新 先天奇形症候群アトラス

New Atlas of Congenital Malformation Syndromes

改訂第2版

| 監修

梶井　　正
黒木　良和
新川　詔夫

| 編集顧問

成富　研二
福嶋　義光

| 編集

大橋　博文
岡本　伸彦
黒澤　健司
小崎健次郎
水野　誠司

南江堂

■監修
梶井　　正　　かじい　ただし　　山口大学名誉教授
黒木　良和　　くろき　よしかず　川崎医療福祉大学客員教授／聖マリアンナ医科大学客員教授
新川　詔夫　　にいかわ　のりお　北海道医療大学名誉教授／長崎大学名誉教授

■編集顧問
成富　研二　　なりとみ　けんじ　琉球大学名誉教授
福嶋　義光　　ふくしま　よしみつ　信州大学医学部遺伝医学教室特任教授

■編集
大橋　博文　　おおはし　ひろふみ　埼玉県立小児医療センター遺伝科
岡本　伸彦　　おかもと　のぶひこ　大阪府立母子保健総合医療センター遺伝診療科
黒澤　健司　　くろさわ　けんじ　神奈川県立こども医療センター遺伝科
小崎健次郎　　こさき　けんじろう　慶應義塾大学医学部臨床遺伝学センター
水野　誠司　　みずの　せいじ　愛知県心身障害者コロニー中央病院小児内科

■執筆
大橋　博文　　おおはし　ひろふみ　埼玉県立小児医療センター遺伝科（A-3, 9, C-2, D-2, 3, H-5, K-3, Q-2, 3）
大橋　裕子　　おおはし　ゆうこ　イムス富士見総合病院小児科（A-5, D-5, N-4, P-11）
岡本　伸彦　　おかもと　のぶひこ　大阪府立母子保健総合医療センター遺伝診療科（A-6, 8, B-7, 8, E-6, G-2, 3, 6, 8, 9, J-3, L-24, Ⅱ-表4）
加古　結子　　かこ　ゆうこ　昭和大学医学部小児科（A-9, H-5, K-3, Q-3）
梶井　　正　　かじい　ただし　山口大学名誉教授（Ⅱ-表3, Ⅲ-1, 症候群人名索引）
川目　　裕　　かわめ　ひろし　東北メディカル・メガバンク機構遺伝子診療支援・遺伝カウンセリング分野（A-1, 11, E-12, I-12, O-1, 3, T-2）
黒木　良和　　くろき　よしかず　川崎医療福祉大学客員教授／聖マリアンナ医科大学客員教授（先天奇形症候群に求められる医療, A-3, 10, 16, B-7, 15, 33, C-16, D-1, E-6, G-9, I-9, J-4, 6, 7, Ⅳ-2）
黒澤　健司　　くろさわ　けんじ　神奈川県立こども医療センター遺伝科（A-4, D-6, E-5, 7, 9, 10, 11, F-5, G-7, H-4, I-1, 9, 14, 15, 17, J-5, K-4, 8, 9, L-17, 20, 21, 25, P-7, 9, 10, T-5, 9, 10, Ⅳ-1）
小崎健次郎　　こさき　けんじろう　慶應義塾大学医学部臨床遺伝学センター（本アトラス使用の手引き, 先天奇形症候群の診断の進め方, A-10, E-2, 4, 15, 16, F-1, 2, 3, 4, 7, 8, G-4, H-3, 6, 7, 8, 9, 11, 12, 13, 14, I-5, 6, 10, 16, K-1, 2, L-19, 26, N-1, 5, O-2, Q-1, T-1, 3, 6, 7, 8, 14, 15, Ⅳ-4, 5, 用語解説）
古庄　知己　　こしょう　ともき　信州大学医学部附属病院遺伝子診療部（O-1, 3）
近藤　達郎　　こんどう　たつろう　みさかえの園総合発達医療福祉センターむつみの家総合発達外来部門（J-1, 2, 7, R-7）
坂爪　　悟　　さかづめ　さとる　原町赤十字病院小児科（C-2, D-2, 3, Q-2）

永井　敏郎	ながい　としろう	社会福祉法人東埼玉中川の郷療育センター（A-2, IV-4）	
成富　研二	なりとみ　けんじ	琉球大学名誉教授（D-4, E-13, 14, H-2, I-4, 11, J-6, K-5, 6, L-3, P-3, R-1, 2, 4, 5, 6, 8, 11, T-11）	
新川　詔夫	にいかわ　のりお	北海道医療大学名誉教授／長崎大学名誉教授（A-7, D-1, H-10, I-2, 13, K-7, N-6, R-10, IV-2, 症候群人名索引）	
西村　玄	にしむら　げん	東京都立小児総合医療センター放射線科（F-6, I-7, 8, L-1, 2, 7, 8, 9, 10, 11, 12, 13, 14, 15, 16, 18, 22, 23, M-1, 2, N-2, 3, O-5）	
沼部　博直	ぬまべ　ひろなお	お茶の水女子大学基幹研究院自然科学系遺伝カウンセリングコース（インターネットを用いた診断支援システム, E-3, 8, S-1, 2, 3）	
福嶋　義光	ふくしま　よしみつ	信州大学医学部遺伝医学教室特任教授（A-12, E-17, H-1, P-12, II-表3, III-1）	
藤丸　浩輔	ふじまる　こうすけ	医療法人栄寿会真珠園療養所（IV-1, 2, 3）	
蒔田　芳男	まきた　よしお	旭川医科大学教育センター（E-1, L-4, 5, 6, M-3, N-7, O-4, P-6, R-9）	
升野　光雄	ますの　みつお	川崎医療福祉大学大学院医療福祉学研究科医療福祉学専攻遺伝カウンセリングコース（G-5, I-3, K-10, P-8, T-4, 12, 13）	
松浦　伸也	まつうら　しんや	広島大学原爆放射線医科学研究所放射線ゲノム疾患研究分野（B-1, 2, 3, 4, 5, 6, C-1, 3, 4, G-1, J-4, IV-1, 2, 3）	
水野　誠司	みずの　せいじ	愛知県心身障害者コロニー中央病院小児内科（G-10, P-1, 2, 4, 5, R-3）	

■執筆協力

中川奈保子　なかがわ　なおこ　鳥取大学医学部附属病院次世代高度医療推進センター／遺伝子診療科

歴代執筆者（五十音順）

●先天奇形症候群アトラス（初版・増補版）

青木　宜治	阿部　京子	有賀　正	家島　厚	五十嵐美絵	石切山　敏	今泉　清
大堂　庄三	大橋　博文	小野栄一郎	梶井　正*	加藤　敦子	亀井　勉	川上　初美
帰山　雅人	黒木　良和*	栗野　聡	近藤　達郎	齋藤　仲道	佐々木暢彦	提島　俊一
清水　隆	杉尾　嘉嗣	杉野　茂人	早田みどり	染井　利英	棚川　信夫	塚原　正人
外木　秀文	中司　謙二	新川　詔夫*	馬場　常嘉	濱辺　淳一	浜本　淳二	林　隆
広田　哲也	福嶋　義光	升野　光雄	待鳥　浩司	松浦　伸也	松浦　稔展	松浦　信夫
松尾　清巧	松本　正	村野　一郎	三戸　博志	山田　豊	山中　龍宏	吉山　裕規

●新 先天奇形症候群アトラス（初版）

石切山　敏	今泉　清	大堂　庄三	大橋　博文	梶井　正*	加藤るみ子	黒木　良和*
黒澤　健司	栗野　聡	後藤　雄一	近藤　郁子	近藤　達郎	齋藤　仲道	染井　利英
塚原　正人	外木　秀文	永井　敏郎	成富　研二	新川　詔夫*	西村　玄	福嶋　義光*
升野　光雄	松浦　伸也	松浦　信夫	松尾　清巧	村野　一郎	矢野　正二	山中　龍宏

(*編集者)

監修の序

　奇形症候群の診断は特徴的な臨床症状の正確で落ちのない記述から始まる．奇形症候群の診断に役立つアトラスとしてはSmithの"Recognizable Patterns of Human Malformation"が広く利用されていた．しかし，各奇形症候群の臨床像には微妙な人種差があり，日本人症例に基づくアトラスが求められていた．そのような趣旨で日本人症例に基づく初版『先天奇形症候群アトラス』が1990年に刊行された．予想通りアトラスは臨床現場で広く活用されてきた．その後相次ぐ疾患責任遺伝子の同定や疾患分類の変更等にも対応して版を重ねてきた．しかし，近年の急速なマイクロアレイ解析や次世代シーケンサーを用いたエクソーム解析による責任遺伝子の同定，新たな疾患概念の整理などを受けて本書も抜本的見直しを迫られた．そこで，編集をわが国の第一線で活躍中の7氏（成富研二，福嶋義光，大橋博文，岡本伸彦，黒澤健司，小崎健次郎，水野誠司；敬称略）にお願いし完成したのが本書である．

　本書は従来からの診断の手引き的内容に加えて，できるだけ最新の遺伝情報，近年の厚生労働省研究事業等に基づく日本人での頻度や臨床像の整理，小児慢性特定疾病医療費助成制度の情報，さらに医学管理にも触れるようにした．

　本書の中心をなすのは「第Ⅰ章 先天奇形症候群アトラス」であるが，本アトラス使用の手引き，診断へのアプローチ，診断支援システム，さらに現場での遺伝医療のあり方を総論としてまとめてある．これらは特に初学者が奇形症候群症例を診療する際によいガイドラインとなるはずである．さらに，Ⅱ章以降の各章で，鑑別に必要な奇形症候群一覧（第Ⅱ章），小奇形の判定基準（第Ⅲ章），正常者の身体計測値や代表的症候群の成長パターン（第Ⅳ章）などをまとめているので，奇形症候群の正確な診断や，患者家族のケア，QOLの向上に活用してほしい．

　アトラスで最も重要な症例写真は，本版では個人情報保護に配慮しつつ，典型的な例やより質の高いものを極力採用するよう心がけた．また，遺伝子情報等も最新の内容の記載に努めたが，日進月歩の情報をすべて盛り込むことはできていない．各自最新の情報収集に努めてほしい．文献も日本人によるもの以外はほとんど割愛したので，OMIM，GeneReviewsなどを参照して欲しい．

　最後に，本書の企画から編集まで重要な役割を担われた編集者諸氏，本書の改訂に尽力された執筆者各位，貴重な症例写真を提供された諸氏，辛抱強くご協力いただいた南江堂出版部の方々に深く感謝したい．そして何よりも本書のために患者情報を提供いただいた患者・家族のご好意に感謝し敬意を表したい．

　本書が奇形症候群をもつ患者の診断や適切な医療対応に役立ち，もって患者・家族のQOLの向上に役立つことを願ってやまない．

2015年6月

監修者一同

改訂の序

　本書の前身である『先天奇形症候群アトラス』は，わが国における臨床遺伝学の発展には人種的な形態学的特徴を考慮した日本人患者のアトラスが不可欠であるという先達者の強い思いから，当時山口大学医学部小児科の梶井正教授と，神奈川県立こども医療センター小児科（遺伝科）の黒木良和部長，長崎大学医学部原爆後障害医療研究施設先天異常（遺伝学）部門の新川詔夫教授の3氏が大変な苦労をされて編集し，1990年に出版されたものである．

　この非常に画期的な成書は日本での標準教科書として定着し，1993年には増補版が刊行されその後も版を重ねたが，分子遺伝学の進歩により判明した責任遺伝子の増加や疾患分類の改定・変更に対応する必要が生じたため，新しい編集者として信州大学医学部衛生学の福嶋義光教授を加えた4名の編集陣で，書名を『新 先天奇形症候群アトラス』と改め，1998年に新版として刊行された．このことにより本書はわが国の臨床遺伝学標準教科書としてさらに重要度を増すことになったのである．

　しかしながら，21世紀に入るとともに責任遺伝子はさらに加速的に解明され，特に近年，従来の特定領域のみを解析するサンガー法から全ゲノム領域を対象としたマイクロアレイ解析やエクソーム解析など新しい分子遺伝学的解析方法へと分子遺伝学は急激な進化を遂げた．この結果，広範囲の遺伝性疾患で多数の責任遺伝子および感受性遺伝子が爆発的に判明し報告されるに至っている．Dysmorphologyの分野でも3,000におよぶ奇形症候群や単独奇形で責任遺伝子が同定されたことにより，奇形症候群の病名や分類が変更され，臨床および分子遺伝学的診断や臨床的管理，遺伝カウンセリング，患者家族ケアについてもより多くの情報を掲載する必要性が生じた．

　こうした大きな変化に対応すべく，数年前から改訂作業のための体制作りが検討され，新しい編集体制のもとで全面的な見直しが行われ，今回の改訂第2版の刊行に至った次第である．

　第2版では，第Ⅰ章先天奇形症候群アトラスの［MIM No.・マップ・Gene］の項目に，2014年末時点で判明しているほぼすべての遺伝的異質性を記載している．症状と検査については臓器別に解説し，日本人の頻度が判明しているものは原則として「厚生労働省難治性疾患に関する研究事業」（2013年までは「厚生労働省難治性疾患克服研究事業」）の報告内容を頻度の項に追記するようにした．遺伝様式・病因についてはできるだけ責任遺伝子との関連を述べるように留意するとともに，経過・治療のマネジメント項目を充実させ，臨床により役立つように配慮したつもりである．おりしも小児慢性特定疾病に関する新たな医療費助成制度が2015年より始まっており，対象となる奇形症候群には，目次と本文にその旨の記載（マーク）を付している．

　このように症候群の解説を優先させたため，紙面の都合上，重要と思われる日本人著者以外の文献の多くを割愛した．したがって，文献などの最新情報が必要な場合は，OMIMやGeneReviews，UR-DBMSのような公開されているWebサイトの参照をお願いしたい．

　最後に，本書刊行の主旨に賛同し症例写真を提供していただいた諸氏ならびに長期にわたり本書の改訂作業にご尽力いただいた執筆者の皆様，また，最新の遺伝情報や日本人頻度の調査にご協力いただいた中川奈保子氏に深謝するとともに，南江堂出版部の諸氏に謝意を表したい．

2015年6月

編集者一同

初版の序

　本書は「新先天奇形症候群アトラス」と題した．1990年11月に出版した「先天奇形症候群アトラス」の改訂版としなかったのは，内容を一新して旧版に匹敵するものにしようとする編者一同の心意気を示すものにほかならない．奇形症候群の領域は第二の発展期を迎え，従来の臨床的記述から分子遺伝学的記述の時代になった．200種の奇形症候群で責任遺伝子が判明していたのは，旧版第1刷では12種のみだったのに対して，旧版増補版では19種，本書では75種に増加し，またマップされた疾患は113種で，各症候群の発生機構が次第に明らかになりつつある．旧版の計画では刊行後は定本となると考えたが予想は外れ，旧版の序文の予想どおり逆行遺伝学の急速な展開をみたことが今回の改訂の理由のひとつである．

　本書では紙数を増やさないで内容を充実するのに腐心した．まず，旧版から19症候群を除いた．染色体異常による症候群については他に成書があるので，微細欠失・重複症候群に属するもの以外は除き，円錐動脈幹異常顔貌症候群）を統合して，22q11.2欠失症候群とした．これによって生じた余裕を用いて新たに21症候群を採用し，総計200症候群の線を守った．これとは別に10症候群について名称を変更または一部修正した．

　MIM No.（McKusickのMendelian Inheritance in Manの疾患番号），マップ（遺伝子の染色体上の局在）で旧版の発刊以降に変わったものが多いので改訂し，責任遺伝子が同定・単離された症候群はTIG Genetic Nomenclature Guideに従って記載することにした．1980年以前の文献は歴史的意義の深いもの以外は原則として削り，新しい文献，マップや遺伝子同定に関する文献を収録した．このため臨床的に重要な文献でも除外せざるを得なかったものもある．MIM No.によってMcKusickの遺伝病カタログと連動しているので，その文献を参照されたい．患者のプライバシーに配慮して，顔写真の多くは眼を覆った．このため症候群の認識に価値が減ずることもあるが，致し方ないと考える．これに伴って写真の多くを入れ替え，スケッチを一掃した．

　巻末付録では旧版の「X連鎖精神遅滞症」，「隣接遺伝子症候群と考えられる奇形症候群」，「染色体異常をときに認める奇形症候群」を削り，新たに「Mendel遺伝病に伴う染色体異常」と「染色体FISH法と奇形症候群」を採録した．また，旧版巻末の「症候群索引」は一部の読者に好評ではあったが，新版では割愛した．頁数の節約とコンピュータプログラムによる検索が主流の時代の流れに応じた処置である．旧版と同様に「症候群人命索引」を巻末に置いて，人名の発音，国籍を表示した．我が国の各種の教科書に流布している仮名書きの記載が正されることを望むものである．

　旧版と新版の比較をすることが本稿の目的ではなく，その間に編者が考えて実行したことを具体的な形で示したに過ぎない．この間の変化はめざましいものがある．旧版の序文では奇形症候群の数は1,000種以上と確定したが，現在では4,000種以上がある．奇形症候群の分野は激動の時代に突入し，分子生物学の応用も速度を増し，遺伝子の同定もポジショナルクローニング（遺伝子の局在情報から出発して遺伝しに至る方策）から，候補遺伝子アプローチ（すでに単離・解析されている遺伝子を奇形症候群の候補として解析する方策）に移りつつある．原稿の段階では

最新の情報を盛ったつもりだが，出版の暁はすでに内容が古くなる部分もあり得よう．読者の賢明な利用を願うものである．

　なお，旧版の執筆に携わり新版では割愛した諸氏，本書の刊行に主旨に賛同して症例を提供された諸氏に感謝する．

　最後に西出　勇，大武博始両氏をはじめ，新版の出版にご尽力いただいた南江堂の方々に謝意を表したい．

　1998 年 9 月

編集者一同

目　　次

本アトラス使用の手引き ……………………………………………………………………… 1
診断へのアプローチ …………………………………………………………………………… 2
インターネットを用いた診断支援システム ………………………………………………… 9
先天奇形症候群に求められる医療 ………………………………………………………… 14

第Ⅰ章　先天奇形症候群アトラス　（※小児慢性特定疾病）…………………………… 17
A．微細欠失症候群 ………………………………………………………………………… 18
- A-1　22q11.2 欠失症候群※：22q11.2 deletion syndrome …………………………… 18
- A-2　Prader-Willi 症候群※：Prader-Willi syndrome …………………………………… 20
- A-3　Angelman 症候群※：Angelman syndrome ………………………………………… 22
- A-4　1p36 欠失症候群※：1q36 deletion syndrome …………………………………… 24
- A-5　4p 欠失症候群※：deletion 4p syndrome …………………………………………… 26
- A-6　Williams 症候群※：Williams syndrome …………………………………………… 28
- A-7　Langer-Giedion 症候群※：Langer-Giedion syndrome ………………………… 30
- A-8　9q34 欠失症候群※：9q34 deletion syndrome …………………………………… 32
- A-9　WAGR 症候群※：WAGR syndrome ………………………………………………… 34
- A-10　Miller-Dieker 症候群※：Miller-Dieker syndrome ……………………………… 36
- A-11　Smith-Magenis 症候群※：Smith-Magenis syndrome ………………………… 38
- A-12　小眼球症・線状皮膚欠損症候群※：microphthalmia-linear skin defects …… 40

B．染色体不安定・DNA 修復障害 ……………………………………………………… 42
- B-1　Fanconi 貧血※：Fanconi anemia …………………………………………………… 42
- B-2　Roberts 症候群：Roberts syndrome ………………………………………………… 44
- B-3　Bloom 症候群※：Bloom syndrome ………………………………………………… 46
- B-4　PCS 症候群/MVA 症候群：PCS syndrome/MVA syndrome …………………… 48
- B-5　Rothmund-Thomson 症候群：Rothmund-Thomson syndrome ………………… 50
- B-6　毛細血管拡張性失調症※：ataxia-telangiectasia ………………………………… 52
- B-7　色素性乾皮症※：xeroderma pigmentosum ………………………………………… 54
- B-8　脆弱 X 症候群：fragile X syndrome ………………………………………………… 56

C．老人様顔貌 ……………………………………………………………………………… 58
- C-1　Hutchinson-Gilford 症候群：Hutchinson-Gilford syndrome …………………… 58
- C-2　Wiedemann-Rautenstrauch 症候群：Wiedemann-Rautenstrauch syndrome … 60
- C-3　Cockayne 症候群※：Cockayne syndrome ………………………………………… 62
- C-4　Werner 症候群※：Werner syndrome ……………………………………………… 64

D．過成長を主徴とする症候群 …………………………………………………………… 66
- D-1　Sotos 症候群※：Sotos syndrome …………………………………………………… 66
- D-2　Weaver 症候群※：Weaver syndrome ……………………………………………… 68

D-3	Simpson-Golabi-Behmel 症候群：Simpson-Golabi-Behmel syndrome	70
D-4	Berardinelli 症候群※：Berardinelli syndrome	72
D-5	Beckwith-Wiedemann 症候群※：Beckwith-Wiedemann syndrome	74
D-6	半側肥大症：hemihyperplasia	76

E．低身長とその他の異常 …… 78

E-1	成長ホルモン単独欠損症ⅠA型※：isolated growth hormone deficiency type IA	78
E-2	Russell-Silver 症候群：Russell-Silver syndrome	80
E-3	Dubowitz 症候群：Dubowitz syndrome	82
E-4	Brachmann-de Lange 症候群※：Brachmann-de Lange syndrome	84
E-5	Johanson-Blizzard 症候群：Johanson-Blizzard syndrome	86
E-6	Seckel 症候群：Seckel syndrome	88
E-7	Hallermann-Streiff 症候群：Hallermann-Streiff syndrome	90
E-8	Smith-Lemli-Opitz 症候群：Smith-Lemli-Opitz syndrome	92
E-9	Noonan 症候群※：Noonan syndrome	94
E-10	LEOPARD 症候群※：LEOPARD syndrome	96
E-11	CFC 症候群※：cardiofaciocutaneous syndrome	98
E-12	Costello 症候群※：Costello syndrome	100
E-13	Aarskog 症候群：Aarskog syndrome	102
E-14	Robinow 症候群：Robinow syndrome	104
E-15	Opitz G/BBB 症候群：Opitz G/BBB syndrome	106
E-16	Cohen 症候群：Cohen syndrome	108
E-17	Börjeson-Forssman-Lehmann 症候群：Börjeson-Forssman-Lehmann syndrome	110

F．頭蓋癒合を伴う症候群 …… 112

F-1	Crouzon 症候群※：Crouzon syndrome	112
F-2	Apert 症候群※：Apert syndrome	114
F-3	Pfeiffer 症候群※：Pfeiffer syndrome	116
F-4	Saethre-Chotzen 症候群※：Saethre-Chotzen syndrome	118
F-5	Carpenter 症候群：Carpenter syndrome	120
F-6	Antley-Bixler 症候群：Antley-Bixler syndrome	122
F-7	Loeys-Dietz 症候群※：Loeys-Dietz syndrome	124
F-8	頭蓋・前頭・鼻症候群：craniofrontonasal dysplasia	126

G．脳の異常を主徴とする症候群 …… 128

G-1	Neu-Laxova 症候群：Neu-Laxova syndrome	128
G-2	Meckel-Gruber 症候群：Meckel-Gruber syndrome	130
G-3	Fryns 症候群：Fryns syndrome	132
G-4	Menkes 症候群※：Menkes syndrome	134
G-5	Zellweger 症候群※：Zellweger syndrome	136
G-6	Schinzel-Giedion 症候群：Schinzel-Giedion syndrome	138
G-7	肢先端脳梁症候群：acrocallosal syndrome	140
G-8	Aicardi 症候群：Aicardi syndrome	142

| G-9 | Walker-Warburg症候群：Walker-Warburg syndrome | 144 |
| G-10 | Mowat-Wilson症候群：Mowat-Wilson syndrome | 146 |

H. 顔面の異常を主徴とする症候群 … 148

H-1	眼瞼裂狭小症候群：blepharophimosis syndrome	148
H-2	Ohdo眼瞼裂狭小症候群：Ohdo blepharophimosis syndrome	150
H-3	Axenfeld-Rieger症候群：Axenfeld-Rieger syndrome	152
H-4	Fraser症候群：Fraser syndrome	154
H-5	Waardenburg症候群：Waardenburg syndrome	156
H-6	前額・鼻異形成症：frontonasal dysplasia	158
H-7	Stickler症候群：Stickler syndrome	160
H-8	Marshall症候群：Marshall syndrome	162
H-9	Treacher Collins症候群：Treacher Collins syndrome	164
H-10	van der Woude症候群：van der Woude syndrome	166
H-11	鰓弓症候群：branchial arch syndrome	168
H-12	鰓・耳・腎症候群：branchio-oto-renal dysplasia	170
H-13	CHARGE症候群※：CHARGE syndrome	172
H-14	Alagille症候群※：Alagille syndrome	174

I. 顔面と四肢の異常を主徴とする症候群 … 176

I-1	Nager肢先端・顔面異骨症：Nager acrofacial dysplasia	176
I-2	TRP症候群I型，III型：tricho-rhino-phalangeal syndrome types I, III	178
I-3	口・顔・指症候群I型：oral-facial-digital syndrome type I	180
I-4	口・顔・指症候群II型：oral-facial-digital syndrome type II	182
I-5	無舌・無指症候群：aglossia-adactylia syndrome	184
I-6	Townes症候群：Townes syndrome	186
I-7	耳口蓋指症候群I型，II型：otopalatodigital syndrome types I, II	187
I-8	Melnick-Needle症候群：Melnick-Needle syndrome	190
I-9	Coffin-Lowry症候群※：Coffin-Lowry syndrome	192
I-10	欠指・外胚葉異形成・唇裂症候群：ectrodactyly, ectodermal dysplasia, clef lip/palate (ECC) syndrome	194
I-11	眼・歯・指症候群：oculodentodigital syndrome	196
I-12	Weill-Marchesani症候群：Weill-Marchesani syndrome	197
I-13	歌舞伎メーキャップ症候群※：Kabuki make-up syndrome	198
I-14	Rubinstein-Taybi症候群※：Rubinstein-Taybi syndrome	200
I-15	Greig頭蓋・多合指趾症：Greig cephalopolysyndactyly syndrome	202
I-16	FG症候群：FG syndrome	204
I-17	X連鎖αサラセミア/精神遅滞症候群：X-linked α-thalassemia/mental retardation syndrome	206

J. 関節拘縮を主徴とする症候群 … 208

J-1	遠位関節拘縮症候群：distal arthrogryposis syndrome	208
J-2	Freeman-Sheldon症候群：Freeman-Sheldon syndrome	210
J-3	Pena-Shokeir症候群I型：Pena-Shokeir syndrome type I	212

J-4	COFS症候群：cerebro-oculo-facio-skeletal syndrome	214
J-5	Schwartz-Jampel症候群※：Schwartz-Jampel syndrome	216
J-6	Marden-Walker症候群：Marden-Walker syndrome	218
J-7	開口不全・偽屈曲指症候群：trismus-pseudocamptodactyly syndrome	220

K．四肢の異常を主徴とする症候群 222

K-1	Poland奇形：Poland anomaly	222
K-2	Holt-Oram症候群：Holt-Oram syndrome	223
K-3	大腿骨・顔症候群：femoral-facial syndrome	224
K-4	Adams-Oliver症候群：Adams-Oliver syndrome	226
K-5	裂手裂足：split hand/split foot malformation	228
K-6	外胚葉異形成・欠指・網膜色素変性症候群：ectodermal dysplasia, ectrodactyly, macular dystrophy (EEM) syndrome	230
K-7	膝窩翼状片症候群：pepliteral pterygium syndrome	232
K-8	Escobar症候群：Escobar syndrome	234
K-9	Bardet-Biedl症候群※：Bardet-Biedl syndrome	236
K-10	Coffin-Siris症候群：Coffin-Siris syndrome	238

L．骨軟骨異形成を主徴とする症候群 240

L-1	前頭骨幹端異形成症：frontometaphyseal dysplasia	240
L-2	頭蓋骨幹端異形成症：craiometaphyseal dysplasia	242
L-3	Dyggve-Melchior-Clausen症候群：Dyggve-Melchior-Clausen syndrome	244
L-4	軟骨無形成症※：achondroplasia	246
L-5	軟骨低形成症※：hypochondroplasia	248
L-6	致死性骨異形成症：thanatophoric dysplasia	250
L-7	軟骨無発生症：achondrogenesis	252
L-8	弯曲肢異形成症：campomelic dysplasia	254
L-9	Kniest骨異形成症：Kniest dysplasia	256
L-10	遠位中間肢異形成症Maroteaux型：acromesomeric dysplasia Maroteaux type	258
L-11	多発性骨端異形成症：multiple epiphyseal dysplasia	260
L-12	先天性脊椎骨端異形成症：spondyloepiphyseal dysplasia congenita	262
L-13	骨幹端軟骨異形成症：metaphyseal chondrodysplasia	264
L-14	軟骨毛髪低形成症：cartilage hair dysplasia	266
L-15	脊椎骨幹端異形成症：spondylometaphyseal dysplasia	268
L-16	捻曲性骨異形成症：diastrophic dysplasia	270
L-17	変容性骨異形成症：metatropic dysplasia	272
L-18	点状軟骨異形成症：chondrodysplasia punctata	274
L-19	Langer中間肢異形成症：Langer mesomelic dysplasia	277
L-20	Jeune症候群：Jeune syndrome	278
L-21	14番染色体父性片親性ダイソミー：paternal UPD14	280
L-22	短肋骨多指症候群：short rib polydactyly syndrome	282
L-23	Ellis-van Creveld症候群：Ellis-van Creveld syndrome	284

L-24	脊椎・肋骨異形成症：spondylocostal dysplasia	285
L-25	脳・肋骨・下顎症候群：cerebro-costo-mandibular syndrome	288
L-26	Shwachman-Diamond 症候群※：Shwachman-Diamond syndrome	290

M．骨硬化を主徴とする症候群 ... 292
M-1	大理石骨病※：osteopetrosis	292
M-2	濃化異骨症：pyknodysostosis	294
M-3	Camurati-Engelmann 症候群：Camurati-Engelmann syndrome	296

N．その他の骨異形成症候群 ... 298
N-1	鎖骨・頭蓋異骨症：cleidocranial dysostosis	298
N-2	Larsen 症候群：Larsen syndrome	300
N-3	多発性外骨腫症：multiple exostoses	302
N-4	爪・膝蓋骨症候群※：nail-patella syndrome	304
N-5	Léri-Weill 症候群：Léri-Weill syndrome	306
N-6	先端異骨症：acrodysostosis	308
N-7	偽性副甲状腺機能低下症※：pseudohypoparathyroidism	310

O．結合組織の疾患 ... 312
O-1	Marfan 症候群※：Marfan syndrome	312
O-2	Beals 症候群：Beals syndrome	314
O-3	Ehlers-Danlos 症候群※：Ehlers-Danlos syndrome	316
O-4	骨形成不全症候群※：osteogenesis imperfecta syndrome	319
O-5	進行性化骨性線維異形成症：fibrodysplasia ossificans progressive	322

P．過誤腫症 ... 324
P-1	Sturge-Weber 症候群：Sturge-Weber syndrome	324
P-2	Klippel-Trénaunay-Weber 症候群：Klippel-Trénaunay-Weber syndrome	326
P-3	線状皮脂腺母斑症候群：linear sebaceous nevus syndrome	328
P-4	結節性硬化症※：tuberous sclerosis	330
P-5	von Recklinghausen 病※：von Recklinghausen disease	332
P-6	McCune-Albright 症候群※：McCune-Albright syndrome	334
P-7	Proteus 症候群：Proteus syndrome	336
P-8	Ollier 病/Maffucci 症候群：Ollier disease/Maffucci syndrome	338
P-9	Peutz-Jehgers 症候群：Peutz-Jehgers syndrome	340
P-10	Gorlin 症候群※：Gorlin syndrome	342
P-11	Goltz 症候群：Goltz syndrome	344
P-12	多発性内分泌腺腫瘍 2B 型※：multiple endocrine neoplasia type 2	346

Q．皮膚色素沈着異常 ... 348
Q-1	色素失調症：incontinentia pigmenti	348
Q-2	伊藤白斑：pigmentary dysplasia	350
Q-3	Pallister-Killian 症候群：Pallister-Killian syndrome	352

R．外胚葉異形成症候群 ... 354
| R-1 | 重症先天性魚鱗癬症※：ichthyosis congenita gravis | 354 |

R-2	先天性角化異常症候群：dyskeratosis congenita syndrome	356
R-3	Sjögren-Larsson 症候群※：Sjögren-Larsson syndrome	358
R-4	Papillon-Lefévre 症候群：Papillon-Lefévre syndrome	360
R-5	減汗性外胚葉異形成症：hypohidrotic ectodermal dysplasia	362
R-6	有汗性外胚葉異形成症：hydrotic ectodermal dysplasia	364
R-7	先天性爪肥厚症：pachyonychia congenita	366
R-8	弛緩性皮膚症候群：cutis laxa syndrome	368
R-9	Donohue 症候群※：Donohue syndrome	370
R-10	ミシュランタイヤ児症候群：Michelin-tire baby syndrome	372
R-11	先天性無痛無汗症※：congenital insensitivity to pain with anhidrosis	374

S．外因による症候群 ... 376
S-1	胎児性アルコール症候群：fetal alcohol syndrome	376
S-2	胎児性ヒダントイン症候群：fetal hydantoin syndrome	378
S-3	胎児性バルプロ酸症候群：fetal valproate syndrome	380

T．シークエンス・スペクトラム・連合 ... 382
T-1	位置決定シークエンス：laterality sequence	382
T-2	全前脳症シークエンス※：holoprosencephaly sequence	385
T-3	鎖骨下動脈血流遮断シークエンス：subclavian artery supply disruption sequence	388
T-4	Pierre Robin 症候群：Pierre Robin syndrome	390
T-5	髄膜脳瘤・無脳症シークエンス：meningomyelocele, anencephaly sequence	392
T-6	Klippel-Feil 症候群：Klippel-Feil syndrome	394
T-7	OEIS 連合※：OEIS complex	396
T-8	人魚体シークエンス：sirenomelia sequence	397
T-9	羊膜破裂シークエンス：amnion rupture sequence	398
T-10	Potter シークエンス※：Potter sequence	400
T-11	臍上腹部縫線・顔面血管腫症：supraumbilical midline raphe and facial cavernous hemangioma	402
T-12	VATER 連合/VACTERL 連合：VATER association/VACTERL association	404
T-13	Cantrell 五徴：pentalogy of Cantrell	406
T-14	一卵性双胎に関連する奇形：monozygotic twinning	408
T-15	Currarino 症候群：Currarino syndrome	410

第Ⅱ章　鑑別に必要な奇形症候群の表 ... 411
表1　頭蓋骨癒合症候群 ... 412
表2　遺伝性（単独）短指趾 ... 414
表3　骨系統疾患国際分類（2010） ... 415
表4　過成長を伴う症候群 ... 450

第Ⅲ章　パターン認識による小奇形の判定 ... 453
1．視診（触診）による小奇形の判定 ... 454
2．医学皮膚紋理学 ... 461

第Ⅳ章　身体測定値 ……………………………………………………………………… 469
1. 正常者の身長・体重・成長曲線 ……………………………………………………… 470
2. 正常者の頭囲・眼間距離 ……………………………………………………………… 474
3. 中手骨・指節骨の長さ ………………………………………………………………… 475
4. Down症候群患者の成長パターン …………………………………………………… 479
5. 軟骨無形成症候群患者の成長パターン ……………………………………………… 485
6. Prader-Willi症候群（PWS）患者の成長パターン ………………………………… 486
7. Turner症候群患者の成長パターン …………………………………………………… 489

用語解説 …………………………………………………………………………………… 493
症候群人名索引 …………………………………………………………………………… 501
索　引 ……………………………………………………………………………………… 509

> 謹告　著者ならびに出版社は，本書に記載されている内容について最新かつ正確であるよう最善の努力をしております．しかし，薬の情報および治療法などは医学の進歩や新しい知見により変わる可能性があります．薬の使用や治療に関しては，読者ご自身で十分に注意を払われることを要望致します．
> 　　　　　　　　　　　　　　　　　　　　　株式会社　南江堂

本アトラス使用のてびき

先天奇形症候群の診断の進め方

マイクロアレイ染色体解析や全エクソーム解析などにより診断がなされることもあるが，先天奇形症候群は，医師自身が奇形の組み合わせによるパターン認識をもち，遺伝学・発生学の考え方を基盤に診断することが基本となる．診断にいたるプロセスを「診断へのアプローチ」（2頁）として解説する．コンピューターを利用した奇形症候群の検索プログラムについては「インターネットを用いた奇形症候群診断支援システム」（9頁）で解説する．

第Ⅰ章　先天奇形症候群アトラス

本書に収録した198種の症候群は症状の特徴によってA～Tの20群に分けてある．目次あるいは索引からの探索が容易なように，群別記号と群内番号を各症候群の見出しの前に付した．遺伝性の症候群にはMcKusickの「ヒトMendel遺伝形質のカタログ」の6桁の数字から成る番号を［MIM No.］として見出しに表示した．最初の数字が1は常染色体優性（AD），2は常染色体劣性（AR），3はX連鎖性（XL），4はY連鎖性，5はミトコンドリア，6（600000台）は1994年5月15日以降登録された常染色体上の座位および遺伝形質を示す．数字の前に＊が付けば遺伝性や表現型が確立していることを示し，#が付くときは2種類以上の遺伝子の変異が同じ表現型をもたらす場合を意味する．責任遺伝子座の局在が判明または推定されている症候群には染色体番号・領域を［マップ］として見出しに記載し，責任遺伝子がクローニングされたものは［Gene］として略号を記載した．GeneReviewsとGeneReviewsJapanに症候群名の記載がある場合には，各々【GR】，【GRJ】として記載した．

第Ⅰ章の執筆にあたっては，特殊な症候群を除いて解説と図譜を見開き2頁以内で収め，左頁に「概念」，「症状と検査所見」，「頻度」，「遺伝様式・病因」，「経過・治療」，「鑑別診断」，「文献」の順で記述し，写真解説を右頁に収めてある．「症状と検査所見」は各症候群において頻度および診断価値の高い症状・所見を，主として身体部分毎に記述した．頻度が低いかまたは付加的な症状は「ときにみられる症状」としてまとめた．文献は特に重要と思われる文献および最新の文献を引用した．本文中の先天奇形および遺伝学に関する用語は日本先天異常学会用語委員会および日本人類遺伝学会用語委員会で定めたものをできるだけ採用した．本書のみの独特の用語や定義もあるので，この部分は付録の「用語解説」を参照されたい．核型記載法は「ヒト染色体の分類と命名に関する国際標準規約：International System for Human Cytogenetic Nomenclature (ISCN), 2013」に従った．なお本アトラスにおいて用いた主な略語は以下の通りである．

MIM：Mendelian Inheritance in Man
　　　1960年代初期にJohns Hopkins大学のVictor A. McKusick博士が中心となって編纂を始めたヒトの遺伝子変異と遺伝病のデータベースの略称．OMIMはこのオンライン版．
SD：標準偏差値（Standard Deviation Score）
IQ：知能指数（Intelligence Quotient）
DQ：発達指数（Developmental Quotient）
AD：常染色体優性遺伝（Autosomal Dominant Inheritance）
AR：常染色体劣性遺伝（Autosomal Recessive Inheritance）
XLD：X染色体連鎖優性遺伝（X-linked Dominant Inheritance）
XLR：X染色体連鎖劣性遺伝（X-linked Recessive Inheritance）
厚難：厚生労働省難治性疾患に関する研究事業

文献：著者が5人以上のときは3人まで記載し，以降はet alとして省略した．雑誌名はThe International Committee of Medical Journal Editors（ICMJE）に従った．Birth Defects Original Article SeriesはBirth Defectsとした．

第Ⅱ章　鑑別に必要な奇形症候群の表

「鑑別に必用な奇形症候群に関する表」を第Ⅱ章に示した．表中の症候群の中には，本アトラスでは解説していないものがあるので注意されたい．

第Ⅲ章　身体測定値

「身体測定値」は奇形の診断，特に小奇形の診断には欠かせないが，従来わが国にはこの種の系統的な測定値がなかった．第Ⅲ章では，正常者，Down症候群，軟骨無形成症，Prader-Willi症候群患者各々の「身体測定値」と「医学皮膚紋理学」について述べてある．

用語解説・症候群人名索引

特殊な用語を「用語解説」の項で解説した．解説用語は奇形の用語のみならず，若干の臨床遺伝学用語も含んでいる．また発音記号を付した「症候群人名索引」を加えた．

診断へのアプローチ

はじめに

近年の人口動態統計によれば先天奇形は乳幼児期（0～4歳）における死亡原因の第1位を占めている．また，入院を要する小児患者の50％程度は，背景に先天奇形を有する．小児科医は自らのサブスペシャリティーにかかわらず，形態異常・奇形のある子どもに対してどのようにアプローチをするか，基礎的な考え方を身につけることが求められる．

複数部位に形態異常を認めた場合には，先天奇形症候群（多発奇形症候群）と称される．

先天奇形症候群を正確に診断できれば，以下のことが可能となる．

①合併症のスクリーニングと予防的対応・不必要な侵襲的検査の回避など，患児の健康管理に役立てることができる．

②家族会やインターネットホームページなど，社会的資源について情報を提供できる．

③家族内再発の可能性と予防法や出生前診断・治療などについて家族計画に関する情報を提供できる．

④自然歴情報蓄積，原因究明，病態解明など遺伝医学研究への貢献ができる．

多発奇形を主徴とする疾患を原因別に分類すると，メンデル遺伝（単一遺伝子）病，染色体異常症，多因子遺伝病，主として環境要因による疾患，およびメンデル遺伝病と染色体異常症の中間に位置する隣接遺伝子（微細欠失・重複）症候群の5群に分けることができる．分子遺伝学の発展に伴い，多くの古典的な先天奇形症候群の原因が明らかにされたことから，特定の先天奇形症候群が疑われた場合，遺伝学的検査によって確定診断が可能となった．しかし多くの疾患を一度の検査で網羅するような分子遺伝学的な診断方法（マイクロアレイ染色体解析，全エクソーム解析など）は未だ一般化しておらず，各奇形の臨床的な評価に基づく臨床診断が重要であることに変わりはない．本項では，臨床診断に至るための手がかりと道筋について概説する．

1 診断の実際

A．問診について

一般的な小児科の診察と同様であるが，多発奇形・家族歴に関する詳細な質問は家族にとって答えやすい内容ではないので，静かでプライバシーが保てる部屋で問診するように心がける．診察室の構成（椅子の座り心地や担当医との距離，部屋の広さなど）を考慮すべきである．親からの話に静かに耳を傾ける．患児を名前で呼ぶ，児や兄弟の世話をするスタッフを確保するなど，話しやすい雰囲気を保つことは重要である．

1）妊娠分娩歴

胎児に何らかの基礎疾患がある場合，切迫流産，子宮内発育不全，骨盤位分娩などの異常分娩の頻度が高いので注意が必要である．

催奇形因子への曝露歴（母体の糖尿病，TORCH感染，薬物，特に抗痙攣薬・降圧薬，アルコール）について必ず問診する．

胎動の開始の遅れ（正常では4～5ヵ月）や胎動の程度の減少・羊水過多は特定の疾患の診断には結びつかないが，異常が周産期以前より存在していたことを示す病歴である．同胞に比較して胎動が減少していなかったか？　また，出生時に高度の変形を有する例では，妊娠末期に，「胎動が下腹部のある部分に限られていた」という病歴をしばしば耳にする．

また，過去の妊娠における流・死産歴の情報も重要である．特に3回以上の自然流産歴に注意する．

いずれも，医師から，積極的に問診しなければ得られない情報である．

2）出生時記録（身体計測，アプガースコア）と成長曲線，発達歴

出生時の身体計測やその後の成長記録を成長曲線上に記録し，発達歴を確認することは必須である．過成長や大頭を呈するなどの特徴は，鑑別診断を絞り込むうえで極めて有用である．Down症候群，軟骨無形成症などの数種類の疾患については，疾患患者群の中での成長曲線が発表されているので参考にされたい．

特徴的な行動特性（例：Williams症候群の人なつこい性格や音声過敏，Smith Magenis症候群の睡眠障害など）が診断の手がかりとなることがあるが，医師が積極的に質問しなければ親の方から積極的に話してくれることは少ない．

3）家族歴

"最も安価な遺伝学的検査"と称されることがある重要な情報である．3世代程度の家系図を大きな図に描き，問診で得られた情報を順次追記してゆく．出生時の両親年齢，同胞の情報についても記載する．発達遅滞を特徴とする男児例ではX連鎖性の遺伝性疾患（母方家系の家族歴）を，また，必ずしもメンデル遺伝に従わない家族内再発では染色体転座などを念頭に置く．

近親結婚はないか（常染色体劣性遺伝），患児出生

時に母親が高年齢（染色体の不分離）あるいは父親が高齢（常染色体優性遺伝）であったかなどを聞き出す．正常と考えられる家族に患児と同様の小奇形を認める場合にはその小奇形の病的意義は少ない．したがって可能な限り両親および同胞を診察すること，および両親の乳児期・小児期の写真を評価することも有用である．親も子と同じ疾患に罹患していることがあることにも留意する．

4) 過去の検査歴

前医により行われた過去の遺伝学的検査の内容と結果についても問診するが，家族が正確に理解していなかったり，記憶が曖昧なことが少なくないので，患者・家族に報告書のコピー等を持参するようにあらかじめ依頼しておく．二重の検査を避けるために，家族の許可を得て，前医から結果を取り寄せることも考慮する．

B．身体所見の取り方
1) 奇形の評価

見落としのないように全身をくまなく診察したうえで，ある1ヵ所の解剖学的部位だけに奇形が局在するのか，それとも解剖学的に離れた複数の部位に，複数の奇形が分布する「多発奇形症候群」であるのかを判断する．SFD（small for dates）児あるいは巨大児ではないか，身体各部の均整はどうか（手足が短くないか，頭囲が大きくないかなど），左右の非対称はないか，筋緊張の異常はないか，その他，皮膚の色調，色素斑の有無，毛髪・爪の状態にも注意する．頭蓋と顔面，眼，鼻，上下顎，口，口腔（舌，歯，歯肉，口蓋），耳，頸，胸郭・体幹，四肢，爪，関節，皮膚・毛，腹部，外陰部といった順序を決めておくとよい．得られた外表奇形から鑑別疾患をあげて，さらに詳細に外表奇形を検討することを繰り返して奇形の見落としを避けつつ確定診断をめざす．患児の外表奇形の生じ方を類別することも大切である．過成長，外胚葉形成異常（体毛頭髪，爪，歯の低形成，発汗減少），結合織疾患（関節過伸展，弾性の皮膚，骨格，心血管，眼科異常など）といった具合に把握し，その観点から詳細に検討する．多くの先天奇形症候群においては中枢神経奇形，先天性心疾患，消化管奇形，呼吸器系奇形，腎・尿路・性器奇形，耳鼻科・眼科疾患などの合併頻度が高い．必要に応じて各科にコンサルトするとともに，腹部エコー・心エコーを行い，骨系統疾患が疑われる場合には骨X線写真で確認する．

特に小奇形の正確な把握と正しい記載が重要である．特異な症状・形態は検索を行う際の重要なキーワードとなることから，標準的な用語の使用も大切である．2009年に各国の代表が集まり，小奇形の記載法の国際的なコンセンサスが作られた．その要約はAmerican Journal of Medical Genetics誌の2009年第1号に刊行された．当該号は「Elements of Morphology : Standard Terminology」と称する特集号となっている．頭部(1)・眼囲(2)・外耳(3)・鼻(4)・口囲(5)・手足(6)に分けて記述され，数百枚の写真も掲載されており，先天異常症候群の専門家ばかりでなく，小児科医一般にとって有用なリソースと考えられる．雑誌のホームページから無料で閲覧が可能で，PDFとしてもダウンロードできる（http://www3.interscience.wiley.com/journal/121641055/issue）．

また，本書の著者らが日本語訳を行い，日本小児遺伝学会のホームページ（http://plaza.umin.ac.jp/p-genet/）で公開している．

どこまでが正常範囲で，どこからが異常所見かについて判断する必要がある．小奇形については可能な範囲で定量的な評価を試みる．日本人の正常身体測定値を巻末にまとめてあるので活用されたい．さらに，計測方法についてはHandbook of Physical Measurements（Gripp KW et al, 3rd edition, Oxford University Press, 2013）が有用である．

低身長のある新生児・小児では上節長／下節長比を必ず計測する．下節長は恥骨上縁から踵までの長さで，上節長は身長から上節長を差し引いて求める．上節長／下節長比は新生時期には1.7で徐々に減少し，成人では1.0前後となる．骨系統疾患の中で，四肢が椎骨に比較して短くなる疾患（例：軟骨無形成症）では，上節長／下節長比は増加する．四肢短縮がある場合に，主に近位部（上腕骨，大腿骨）の短縮か（rhizomelia），前腕／下腿の短縮か（mesomelia），手・足の短縮か（acromelia）を判断する．逆に，四肢よりも椎骨に強い影響がでる疾患（例：Morquio症候群など）では上節長／下節長比が減少する．またMarfan症候群やKlinefelter症候群，XYY症候群でも上節長／下節長比は減少している．小頭症のみられるときは身長年齢に対して，何パーセンタイル相当かを評価する．また新生児期において，正常では頭囲と頭殿長の差は1.0 cm以内であり，この範囲外のときは小頭症あるいは大頭症が示唆される．小頭症あるいは大頭症があるときは両親の頭囲を測定する．両親のどちらかに小頭症・大頭症があるときは病的意義がないと判断してよい場合も多い．内眼角間距離の測定は両眼解離を客観的に評価するうえで重要である．眼瞼裂長（新生児平均18 mm），耳介長（最大長を記載する）も必ず記載する．他に外眼角間距離，瞳孔間距離，鼻長，鼻幅，人中，口幅などを評価する．

手長は手関節屈側の屈曲線（複数の屈曲線が存在する場合には最も遠位の屈曲線）から中指の先端までの長さ，中指長は中指先端からMP関節の屈曲線までの長さである．中指長／手長比が増加していればくも状指（arachnodactyly；本書では"長い指"と表記），

減少していれば短指（brachydactyly）である．正常では乳頭間距離は胸囲の1/4，胸骨長は軀長（胸骨上縁から恥骨上縁までの距離）の1/3である．左右の足底長，脚長，大腿／下腿周囲長の比較は下肢の片側性肥大／萎縮を発見するうえで重要である．

ここでモザイク（mosaicism）の存在を示唆する身体所見について簡単に触れる．1個体に2種類以上の異なる性質をもったcell lineが存在する状態をモザイクと称し，その遺伝学的背景は，染色体のモザイク（いわゆる Hypomelanosis of Ito など），女性におけるX染色体の不活化に起因するモザイク（Incontinentia Pigmenti, Goltz症候群，MLS症候群など），体細胞突然変異によるモザイク（McCune-Albright症候群，Proteus症候群など）などがある．これらの疾患では高頻度に，①Blaschkoの皮膚線条に沿う皮膚病変，②片側性肥大がみられる．逆にこの2つの所見はモザイクを疑う有力な手がかりとなる．

計測のみならず，Gestalt（ゲシュタルト；後述）により判断できる能力も重要であり，患者だけではなく，正常集団についても常日頃から観察して，正常・異常を判断できる「目」を養うことが望まれる．

2）顔面部の評価

まず頭蓋の形，大きさ，対称性，泉門，縫合に注意する．分娩が頭位か骨盤位かで，頭蓋の形は大きく異なる．頭位分娩では後頭部が隆起した長頭となるが，骨盤位分娩では頭蓋は本来の形が保たれている．小頭症（microcephaly），大頭症（macrocephaly），頭蓋骨早期癒合症（craniosynostosis）の有無に注意する．新生児期に大泉門が開いているからといって頭蓋骨早期癒合症を否定することはできない．

次に顔貌全体の印象をとらえる．幅広い顔（broad face），狭い顔（narrow facies），つまんだような顔（pinched face，目・鼻・口などがお互いに近接している顔），老人様顔貌（prematurely aged face）などである．脳の発育は正常で，顔面骨の形成不全があると三角形の顔（triangular face）となる．顔面正中部の形成不全があると鼻根部は扁平となり，平坦な顔（flat face）となる．羊水過少症などでは顔面が子宮壁に圧迫され，著しい変形をきたす．Potter症候群でよくみられるので，これをPotter顔貌（Potter facies）という．

眼周囲は顔の印象をつくる最も重要な部分で，診断の手がかりとなる所見が得られやすい．眼間開離（hypertelorism）・眼球近接（hypotelorism），眼瞼裂斜上・斜下，内眼角贅皮（epicanthus），陥凹した眼球（deep-set eyes），突出した眼球（prominent eyes）などである．新生児では閉眼していることが多く，眼瞼裂狭小（blepharophimosis）や眼瞼下垂（ptosis）あるいは無虹彩症（aniridia），白内障（cataract），青色強膜（blue sclera）などの眼球の異常は見落されやすいので注意が必要である．

鼻も顔貌の印象に影響を与える重要な部分である．長い鼻（long nose），短い鼻（short nose），幅広い鼻（wide nose），狭い鼻（narrow nose），低い鼻稜（low nasal bridge），高い鼻稜（high nasal bridge），鼻翼低形成（hypoplastic alae nasi），大きな鼻翼（extended alae nasi），前向き鼻孔（anteverted nostrils）などである．長い鼻では人中は短く，短い鼻では人中は長くなる傾向がある．新生児では鼻の形成は十分ではなく，鼻根部は扁平であるものが多い．

口周囲では，口の大きさ，口唇の形，人中の長さ，下顎の大きさに注意する．

耳は複雑な発生の過程を経て形成されるので，その形は変化に富んでいる．多くの奇形症候群で，耳の特徴の記載があるが，ほとんどの場合，非特異的な形態異常である．耳介は一生成長し続ける数少ない体の構成成分である．新生児の耳介は柔らかく，正確な形の評価は困難である．耳介低位（low-set ear）の定義はいろいろあるが，外後頭隆起と眼窩下縁とを結んだ線より，耳介の起始部上端が低いものとするのが実用的である．

3）発生学的な立場からの奇形の評価

各部位の評価を行うとともに個別の奇形の発症機転を推測したり，関連する奇形を評価することで，患者の持つ問題の全体像が理解しやすくなる．

a．個別の奇形の発症機序による分類

先天奇形をその発生機序から分類することは，診断を進めるうえで基本となる．①奇形，②破壊，③変形，④異形成の4つの範疇を整理したい．

①**奇形（malformation）**：内在性の異常な発生過程によって生じる器官，器官の一部，または，より大きなからだの領域の形態異常を示す（例：口蓋裂，心室中隔欠損，神経管閉鎖不全）．

②**破壊（disruption）**：外因性の断裂，または干渉によって生じる器官，器官の一部，または大きなからだの領域の形態異常を示す．この外因性とは，感染・催奇形因子・外傷などを示す．

③**変形（deformation）**：変形とは，機械的な外力によって生じた形態異常，あるいは位置異常を示す（例：内反足，先天性股関節脱臼）．

④**異形成（dysplasia）**：細胞から組織化に至る構成の異常とその形態異常を示す．したがって組織発生のプロセスを含む（例：肥厚性幽門狭窄）．

上記の奇形の分類は，形態異常や位置異常の組み合わせ，あるいは相互関連の結果として，全体像をみた場合，①シークエンス，②連合，③症候群などに区分できる．

①シークエンス（sequence）：発生段階の早期に，特定の1つの形態異常あるいは外力が，直接的ないしは間接的にカスケード的に二次三次の発生異常や複数の奇形を生じる場合をいう（例：Potterシークエンス，Robinシークエンス）．

②連合（association）：複数の形態異常が1個体に非偶然的に出現することをいう．ただし，これらの合併がシークエンスや症候群でないものをいう（例：VATER連合）．

③症候群（syndrome）：個々の奇形が発症病理的に関連あり，1つの要因で説明し得るものをいう（例：Down症候群）．

上記の分類は，診断に到達するまでの考え方として重要であることの他に，合併症などの医療管理や予後を推定するうえで必要となる．「破壊」が原因であるならば再発リスクは一般に低いことが多いが，「奇形」であるならば，原疾患を十分検討し，それがメンデル遺伝疾患であるか否かを慎重に検討する．

b. 関連する奇形の包括的な評価

多種類の小奇形はランダムに発生する訳ではなく，一部の各小奇形は発生学的な見地から相互に密接に関連していることに着目し，小奇形を発見した際にはこれに関連の深い小奇形の有無をさらに検索するというアプローチをすると見落としが少ない．高頻度にみられる組み合わせをいくつかあげる．後頚部の皮膚の弛み，翼状頚，後頚部毛髪線低位はいずれも，胎児期の頚部リンパ管浮腫の結果であると考えられる．母指低形成，tri-phalangeal thumb（3指節母指），bifid thumb（母指先端が二分）およびproximally-placed thumb（母指のつく位置が手関節に近い位置にに変位している）はすべて橈骨側の異常の表現（いわゆる軸前性の異常）で，病的意義は同じと考えてよい．plagiocephaly（片側後頭部平坦化）のある症例では，同側の前頭部突出，同側の耳が反対側の耳より大きい，同側の内眼角贅皮などの所見を同時に認める．小頭症と前頭縫合隆起，眉毛の異常と眼窩上縁の異常，いわゆるWidow's peakと眼間解離，内眼角贅皮と鼻背低形成，歯槽縁の低形成と，歯牙の欠損，爪低形成と末節骨低形成，単一手掌屈曲線と第3/4/5中手骨低形成，足底内側の短軸に平行な屈曲線と内反足などはいずれも同時にみられることが多い組み合わせである．

外胚葉に異常をきたす疾患では，①毛髪（薄い，細い，成長が遅い，折れやすい），②歯牙の異常（萌出の遅延，円錐形），③爪の異常（小さい，薄い，平坦），④発汗の異常（指先の汗腺の欠如，高温環境下での異常高体温）の組み合わせにより鑑別すべき診断が異なってくる．外胚葉異形成ではこのほかに，耳介，鼻涙管閉鎖，乳頭の異常（先端の分裂，埋没乳頭，副乳）を伴うことも多い．

c. microformについて

大奇形徴候と病的意義は同じであるが微妙な（subtle but real）小奇形をmicroformと称し，臨床的に重要であるので特に強調しておきたい．全前脳症／単一上顎正中切歯（single maxilary central incisor）および上口唇小帯の欠損，Treacher Collins症候群／下眼瞼の睫毛欠損，口蓋裂／二分口蓋垂，膀胱外反／尿道上裂，腰椎部のmidline上の母斑（蒙古斑を除く）／神経管閉鎖障害，橈骨欠損／手掌橈側の屈曲線の低形成，鎖肛／肛門の前方変位（新生児男児において陰嚢後縁と肛門の距離は1cm程度であるがこれより短いときは前方変位と考えてよい），外陰部低形成／襟巻様陰嚢（shawl scrotum）などの組み合わせがあげられる．特に，①常染色体優性遺伝の疾患においては患児のどちらかの親が罹患しているか，あるいは罹患している親の子どもが罹患しているかを，②X連鎖性遺伝性疾患において母親が保因者であるかを判断する場合にmicroformを見逃さないことが重要である．

d. 奇形の発症時期を示唆する所見の評価

同時に，奇形が出生前から存在していたのか（prenatal onset problem），あるいは出生後に出現し進行したのか（postnatal onset problem）について，診察を通じて推定できる場合がある．prenatal onset problemであることをretrospectiveに示す病歴や所見を列挙する．胎動の開始が遅れ，胎動の程度も少ない傾向が中枢神経奇形，筋疾患，short limb dwarfismを有する症例でよく見受けられる．また胎動の少ない症例では，臍帯が短いことが多い．中枢神経奇形を有する児は羊水過多症（嚥下運動の減少）や骨盤位をとることが多い．また胎児期の早期から運動系の異常が存在していたことを示唆する所見に手指の屈曲線（手掌側）の無形成／低形成がある．手指の屈曲線は胎児が手指を動かすことによって生ずると考えられ，その無形成は，この時期の手指運動の低下を強く示唆する．大関節の動きが少ない場合には，その関節の伸側に陥凹（dimple）を生じたり，屈側に翼状片（pterygium）を生じる．非特異的であるが，つむじが3個以上ある，つむじがない，人中が長いなどの所見は，いずれも中枢神経系の異常を示唆する小奇形として重要である．また高口蓋／歯槽縁過形成は胎児期の筋緊張低下による舌運動の低下を示唆する．これらの奇形は中枢神経異常が，分娩前から存在していた可能性を示唆する所見である．生後に関節の拘縮や顔貌の変化が進む場合には進行性神経性疾患・筋疾患や結合組織疾患や有害代謝産物の蓄積代謝性疾患を鑑別診断として考慮すべきである．

e．複数回にわたり診察することの重要性

一度ですべて診断を下さず，診断が確定的でなければ慎重に次回2回目の診察を予定に組むべきである．その第1の理由は，最初の印象だけで診断を下すことを避ける意味がある．再来で印象が異なり，最初の診断がやや疑わしくなることは少なくはない．疾患によっては新生児期・乳児期の顔貌と幼児期以降の顔貌で大きく変化してくるものもある．

再来を予定とする第2の理由は，多発奇形症例は診断が確定しなくとも合併症管理は不可欠だからである．器官毎の合併症管理と同じく，児の医療および生活全体を見渡し，適切なアドバイスを与えることは重要で，dysmorphologist（異常形態学の専門家）が現代医療の最後のgeneralistとも表現される所以でもある．また，代謝疾患では緩やかな症状の進行を見逃さないようにしなければならない．

f．写真撮影について

写真撮影は文章で表現しがたい特徴の記録，見落としの予防に役立つ．成長とともに変化する形態特徴の記録は大切である．上に述べたように，必ずしも一度の診察で診断が得られるとは限らず，症候群によっては新生児期・乳児期の顔貌と幼児期以降の顔貌で大きく変化してくるものもある．期間をおいて再度診察することもときに必要であるが，再評価の際に前回に撮影した写真が有用となる．

患児の記録を写真として残すには保護者の承諾は当然ながら，十分な倫理的配慮が必要である．写真を発表で使用する場合には改めて同意を得ることを説明する．

撮影は，頭部顔面の正面と側面，全身正面と奇形部位とする．フラッシュをたいてシャッタースピードを短くするとぶれが少ない．コンパクトなデジタルカメラが便利である．さりげなく撮影でき，撮影した像をその場でみて，印刷してカルテに添付することで，患者家族への不快感を減らし，診療上必要であることの理解も得やすい．

以上，視診を中心に述べたが，"耳で聞く"ことも重要である．声の質や話し方に診断的価値をもつ症候群も少なくない．乳幼児 Williams 症候群での hoarseness，Rubinstein-Taybi 症候群の低い声での早口，Cri du chat（5p-）症候群の mewing cry（ただし，年長児では消失），などがある．

2 診断の進め方

上記の身体所見，病歴からの情報を加味し，患児にとって最も特徴的な所見をいくつか選び出す．この作業は診断のために極めて重要である．患者の最も特徴的な所見を cardinal feature とし，診断の方向性をつけ，検索を行うことが重要である．他の複数の所見がある疾患と合致していても，cardinal feature が合致しない場合は，確定診断しがたいので注意を要する．

診断には大きく分けて2つのアプローチがある．パターン認識によって rule-in する方法と，長い鑑別診断のリストをつくった後，rule-out（除外診断）する方法である．

奇形のパターンが説明抜きに1つの疾患を示す認識を与える場合，それを Gestalt（ゲシュタルト）という．患児を一見した瞬間に診断名が浮かぶという場合，この Gestalt を認識したためである．well-known syndrome については疾患の Gestalt を把握しておくことが望ましい．客観的な診察（あるいは検査）で確定診断をはかることはいうまでもない．非常に稀な，特異的な所見に留意することにより，疾患を rule-in することが有効な場合もある（前額部の垂直な皺／Miller-Dieker 症候群，足底の平行な3本の皺／トリソミー8モザイク，子宮内発育遅延のある自然流産児にみられるⅢ・Ⅳ合指症／triploidy，Ⅳ・Ⅴ合指症／眼・歯・指症候群など）．

パターン認識が困難な場合，Smith あるいは Gorlin の教科書の巻末付録を利用して鑑別診断のリストを作った後で可能性のない疾患を順次除外していく．もし何の手がかりも見いだせない場合，とにかく成書を1頁目から順にめくっていくことも大切である．患児の症状，外表奇形の特徴に合わないかを根気強く調べていくことは，いわゆる well-known syndrome の見落としを防ぐとともに，代表的先天奇形症候群の Gestalt ならびに基礎知識の獲得に有効である．該当する症候群がない場合には，インターネット上のデータベースを利用して鑑別すべき疾患のリストを増やすこともしばしば有効である．診断上鍵となる患児の特異的所見を選択し，その奇形の組み合わせをもつ症候群を検索する．稀な疾患の診断，よく知られた疾患の見落としの防止などに威力を発揮する．詳細は次項にゆずる．

3 臨床診断名の告知

総合的な判断の結果，特定の先天奇形が疑われる場合には，臨床診断について，患者・家族に説明する必要がある．

患者・家族は診断を希望して来院しているものの，「診断をはっきりさせてほしい」という気持ちと「症候群というほどの異常ではないかもしれない」という複雑な心境であろうことに十分に注意したい．

この際，親にどのような根拠にもとづいて臨床診断を行ったかについての説明が必要である．特徴的顔貌

が診断基準となっている場合も少なくないと考えられるが，説明に際して強調すべきでない．顔貌の評価は患児の基礎疾患の確定診断のために必要なのであり，他の児と異なることを際立たせるために行うのではないことを銘記すべきである．また疑われる病名についても慎重に伝えるべきである．先天異常をもった児の出生は，親に大きな衝撃をもたらす．診断告知や病状経過説明は，こうした親の心理過程を十分配慮しなければならない．特に初期の医療サイドの対応は親に強い印象を与え，その後の児の受容にも影響をもたらすことになる．説明として所見をそのまま親に伝えることは慎しむべきである．また，インターネット上に様々な情報が提供されていることから，病名の告知後に患者家族が過大な不安をいだく可能性についても認識し，あらかじめ適切な対応を取っておくべきである．

4 遺伝学的検査

多数の先天奇形症候群を網羅的にスクリーニングする遺伝子診断法は開発されているものの一般化していないので，できるだけ正確な臨床診断をつけて，特定の疾患に対して遺伝子の解析を進めることが重要である．FISH検査以外の多発奇形症候群の遺伝学的検査の大部分は自費ないし研究費によってのみ実施が可能であるが，海外の検査会社への外注を仲介する国内企業も運営されている．一部の疾患についてはNPO法人を介して大学や研究所に委託が可能である．発達遅滞を伴う多発奇形症候群患者（MCA/MR）の中で，特定の先天奇形症候群を想起できない場合には，まずGバンド染色体検査を行う．染色体検査，Gバンド染色体検査の異常検出率は3～4％程度にとどまるため，必要に応じてさらなるゲノムの構造異常のスクリーニング検査を行う．正常人では原則として1番から22番の染色体まで，ゲノムの各領域は2コピーずつ存在する．すなわち父由来1コピー，母由来1コピーで計2コピーが存在する．X染色体は女性では2コピー，男性では1コピー存在し，Y染色体は女性では0コピー，男性では1コピー存在する．本来2コピーあるべき領域において「欠失」がある場合には1コピーとなり，「重複」がある場合には3コピーとなる．ゲノムコピー数異常症またはゲノムコピー数バリエーション（CNV）ともよばれる．

A．サブテロメア・スクリーニング法

染色体の末端部位サブテロメアに異常が起こりやすいことからスクリーニング検査が行われている．すべてのサブテロメアをFISH法により検査する方法，定量的PCR法の一種であるMLPA法による検査法が検査会社により実施され，普及しつつある（自費）．患者がサブテロメアの欠失ないし重複を有していて，両親がサブテロメア間の均衡転座の保因者であることが示されれば，次子の再罹患率は無視できない．臨床診断が困難な，発達遅滞を伴う多発奇形症候群患者（MCA/MR）の中に染色体検査で検出し得ないサブテロメアの異常は，染色体検査により検出し得る異常と同程度と高頻度に存在する．特定のサブテロメアの異常が示唆された場合はFISH法で確認する．

B．マイクロアレイ染色体検査法

全染色体上の数万から数十万ヵ所におけるコピー数を同時に測定する．発達遅滞を伴う多発奇形症候群患者における異常すなわち欠失や重複の検出率はサブテロメア・スクリーニング法では，5％程度，マイクロアレイ染色体検査法では15～20％とされる．マイクロアレイ染色体検査法は従来のGバンド染色体検査に比較して極めて解像力の高い検査であるが，検査の利用に関しては下記の点に注意すべきである．①均衡型相互転座は検出できない．②三倍体・四倍体は検出できない．③モザイクも検出が困難である．④CNVが同定されたとき，病的意義がある場合（disease causing CNVs）と病的意義がない場合（normal CNV polymorphism）の場合がある．両者の区別のために両親の検査が有用である場合がある．すなわち，両親に病的CNVがない場合（de novo）にはdisease causingである可能性が高い．一方，両親のいずれかが病的CNVをもっている場合には，原則的にはpolymorphism（benign variant）と考えられる．なお，サブテロメア異常もマイクロアレイ染色体検査法により検出可能である．

マイクロアレイ染色体検査法はGバンド染色体検査の少なくとも10倍以上の解像力を有しており，異常すなわち欠失や重複の検出率は15～20％とされる．当初，研究的手法として開発されたが，欧米においては臨床検査としての地位が確立しており，分析法についても国際的な標準化がはかられている．

C．次世代シーケンサー

近年，DNAシーケンシングの技術が飛躍的に発展し，多数の遺伝子を同時に解析する技術が実用化しつつある．本アトラスに記載される疾患の責任遺伝子の大部分を1回の解析で網羅することも可能となりつつあり，臨床応用が期待されている．しかし，わが国では健康保険の対象となっておらず，一部の施設で研究的検査として実施されるにとどまっている．

網羅的な解析を行った場合，疾患の原因ではない遺伝子に，機能に影響を与えない多型（バリアント）を認めることがある．遺伝子解析結果が患者の徴候や症状と合致するか，十分な臨床的検討を行う必要がある．

D. 遺伝学的検査により診断が確定した場合の結果の説明について

　診断を下すことのみが目的ではなく，診断を確定させることにより，親の理解を促し，得られる情報を合併症管理に役立て，さらに遺伝カウンセリング（次子再発リスクの評価）に応用することが重要である．その際に，参考となるのは Management of Genetic Syndromes（Cassidy SB, Allanson JE, 3rd edition, Wiley-Blackwell, 2010）である．自然歴に基づいた医療管理のポイントが網羅されている．また，GeneReviews（http://www.geneclinics.org）にも管理の要約がある．

　遺伝学的検査の実施前後の説明や倫理的配慮については，日本医学会「医療における遺伝学的検査・診断に関するガイドライン」を参照いただきたい．

5 診断不明例について

　変異検出率が100％でない疾患については，その旨を家族に伝える．また，本項で述べた様々な方法を試みても診断できない症例が実際には多い．定期的な診察により診断に向けて努力を続けること，技術の進歩により，将来新しい検査法が利用できる可能性が十分期待できること，確定診断がつかなくても，必要な医療ケアを準備することが可能であるし，また担当医にそのような準備があることを患者・家族に伝えることは重要である．

〔小崎健次郎〕

インターネットを用いた奇形症候群診断支援システム

　形態異常を的確に診断し，dysmorphology（形態異常学）の知識を生かして臨床診断に結びつけるには，豊富な知識と経験が必要とされる．現在では，臨床アトラスやインターネット上に公開されている診断補助データベースを用いて，症候群の絞り込みや鑑別診断が可能となっている．

A. 国際基準に基づく形態異常の記載法データベース

　診断補助データベースの利用にあたっては，まず形態異常を適切な用語を用いて的確に診断する必要がある．身体計測などにより定量的に診断できる項目もあれば，形態学的な定性的な診断が必要とされる項目もある．後者については，アトラスなどを参照することが有用な診断補助手段となる．また，なるべく統一された用語を用いて形態異常を表現する必要がある．

　形態異常については，記載法に関する国際的なコンセンサスが得られており，その要約が American Journal of Medical Genetics 誌の 2009 年第 1 号に「Elements of Morphology : Standard Terminology」として刊行されており，この内容はインターネット上の下記のサイトに無料で公開されている．

　http://onlinelibrary.wiley.com/doi/10.1002/ajmg.a.v149a:1/issuetoc

　また，上記サイトの内容は，国際コンセンサス委員会委員長の John Carey 教授の推薦を受け，日本小児遺伝学会の有志により翻訳され，2010 年 8 月に雑誌「小児内科」（東京医学社）42 巻 8 号に発表されている．この内容は，東京医学社の許可を得て，日本小児遺伝学会のホームページ（http://p-genet.umin.jp/）の「国際基準に基づく小奇形アトラスについて」へのリンクから参照できる．

　日米いずれのサイトも，小奇形のアトラスと定義が具体的に記載されており，用語も統一されている．

B. 奇形症候群の診断補助データベース

　インターネット上で利用可能な主な先天奇形症候群診断データベースとしては，以下の 7 つがある．

1) Online Mendelian Inheritance in Man（OMIM）: Johns Hopkins University
　URL: http://www.ncbi.nlm.nih.gov/omim/
　ヒトの表現型に関わる遺伝子変異・遺伝子多型のデータベースであり，情報量と新規性において優れている．奇形症候群の責任遺伝子やその座位，分子生物学的な発症機序，既知の遺伝子変異などの概要を知ることができる．

2) Orphanet: Consortium of around 40 countries, coordinated by the French INSERM team
　URL: http://www.orpha.net
　ヨーロッパ諸国を中心とする国際的コンソーシアムにより運営されている稀少疾患に関する情報を集積したサイトである．サイト内の Assistance-to-diagnosis tool により，症状からの疾患検索が可能である．

3) Phenomizer: Charité Universitätsmedizin, Institute for Medical Genetics and Human Genetics
　URL: http://compbio.charite.de/phenomizer/
　様々な表現型からの疾患検索が可能なサイトである．すでにエントリーされている表現型からの選択が可能となっている．

4) PhenoTips: University of Toronto, Hospital for Sick Children
　URL: http://www.phenotips.org/
　Human Phenotype Ontology Website を用いて，表現型の用語が統一されている．Phenomizer 同様，既存の表現型リストからの選択により疾患検索が可能である．

5) Winter-Baraitser Dysmorphology Database（WBDD），Baraitser-Winter Neurogenetics Database（BWND），The London Ophthalmic Genetics Database（GENEEYE）: London Medical Databases Ltd.
　URL: http://www.lmdatabases.com/
　コンピューターによる奇形症候群の補助診断システムの起源となったプログラム．Windows ベースの有料プログラムをインストールして用いる．定期的にプログラムや画像ファイルがネット経由でアップデートされる．

6) POSSUMweb（Pictures of Standard Syndromes and Undiagnosed Malformations），The Murdoch Institute and the Telemedia Software Labs.
　URL: http://www.possum.net.au/
　上記同様の有料の奇形症候群の診断補助データベースである．患者画像などを参照しながら診断を進めることのできるシステムである．現在は Web ベースのシステムとなっており，利用にはライセンス契約が必要である．

7) UR-DBMS（University of Ryukyus-Database for Malformation Syndromes），Syndrome Finder: 琉球大学 成富研二

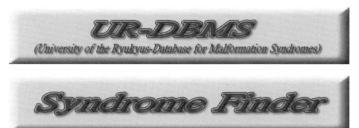

図1 UR-DBMS/Syndrome Finder のホームページ画面

URL: http://becomerich.lab.u-ryukyu.ac.jp/
琉球大学大学院医科学研究科・医学部（旧）遺伝医学講座の成富研二名誉教授によって開発された先天奇形症候群診断補助データベースである．2010年4月1日からは，インターネット上で無償公開されている（図1）．唯一の日本語の診断補助データベースである．次項で操作法を説明する．

C. UR-DBMS と Syndrome Finder の操作法

奇形症候群のデータベースである UR-DBMS は日本語の染色体異常症を含む奇形症候群のデータベースであり，入力フィールドに何も入力しないで検索をクリックすると，データベース全体が表示されるようになっている．

UR-DBMS のデータを使って診断を補助するソフトウェアである Syndrome Finder は，登録された医師のみがアクセスできるものである．ユーザ登録のリンクをクリックし，画面に従って入力し，医師であることが確認されれば ID とパスワードが発行される．そのためユーザ登録に際しては，医師であることを確認するための病院名の入力は必須となる．また，ID とパスワードは自分で自由に設定することができる．

使用方法の概略は以下の通りである．

①各項目番号の「症状コード」欄にカーソルを合わせて左上の「症状コード一覧」をクリックし症状コードの検索を行う．英語または日本語の症状名を入力して検索すると検索結果が表示されるので，その中から該当するものを選択すると症状コード欄に"["ではじまるコードが自動的に入力される．なお，症状コードは器官別・症状別に階層化されており，図2の「コロボーマ」の検索例の"[06013"は，上位の"[06"が眼球の異常を示している．

②順次症状を入力した後，症候群検索を行うことになるが，この際に必須症状としたい項目には，5個まで「必須」欄にチェックを入れることができる（図3上段）．この必須症状を加味しての検索を行う場合

項番	症状コード	英語症状名	日本語症状名	よみ	
1	06013	coloboma of eye components ocular coloboma	目のコロボーマ	めの ころぼーま	選択
2	060131	aniridia iris coloboma	無虹彩症 虹彩コロボーマ	むこうさい こうさい けっそん ころぼーま	選択
3	060132	retinal coloboma	網膜コロボーマ	もうまく けっそん ころぼーま	選択
4	060133	optic disc coloboma optic nerve coloboma	視神経乳頭コロボーマ 視神経コロボーマ	ししんけい にゅうとう けっそん ころぼーま	選択
5	060134	macular coloboma	黄斑コロボーマ	おうはん けっそん こ ろぼーま	選択
6	060135	choroidal coloboma	脈絡膜コロボーマ	みゃくらくまく けっそん ころぼーま	選択
7	060136	lens coloboma	水晶体コロボーマ	すいしょうたい けっそ ん ころぼーま	選択
8	060137	uveal coloboma	ぶどう膜コロボーマ	ぶどうまく けっそん ころぼーま	選択
9	06605	anophthalmia clinical anophthalmia colobomatous microphthalmia microphthalmia (nanophthalmia)	無眼球 臨床的無眼球 コロボーマ性小眼球 小眼球	むがんきゅう がんき ゅう りんしょうてき こ ろぼーませい しょうが んきゅう	選択
10	06802	coloboma of eyelid	眼瞼コロボーマ	がんけん ころぼーま	選択

図2 Syndrome Finder の症状コード検索画面

には，右上の「必須症状加味」欄にもチェックを入れておく必要がある．

③すべての症状を入力後に「検索」を行うと，検索結果が示される．症状の一致件数の多いもの順に（必須症状を加味した場合には必須症状の一致のあるものから順に），該当する症候群・疾患名が羅列される（図3下段）．この際，実際に入力した症状名数が一致症状件数より少なく表示されることがあるが，これは症候群・疾患のデータとして症状コードが重複登録されていることがあるためで特に問題はない．

④検索結果画面の中の「疾患 No.」をクリックすると，UR-DBMS が開かれ，疾患の詳細を参照することができる．例は Rubinstein-Taybi 症候群の詳細画面の一部である（図4）．内容として OMIM の翻訳に加えて，適宜，参考となる知見が加えられている．なお，参考写真は著作権の関係で，縮小されたサムネイル表示だけになっている．

D. その他の先天奇形症候群診断に有用なインターネット・ウェブサイト

疑われる奇形症候群の診断がついた時点で，疾患の疫学，概要，合併症，自然歴，遺伝形式，遺伝学的検査法とその精度，患者自助団体などの社会的資源に関する情報を得ようとする際に有用なサイトとして，GeneTests, GeneReviews（http://www.genetests.org/）がある．GeneTests には数多くの遺伝性疾患について遺伝子診断を実施している施設の情報が掲載されている．また，University of Washington により作成・管理されている GeneReviews には遺伝性疾患に関する詳細な臨床遺伝学的情報が掲載されている．この GeneReviews の内容を運営責任者の許可を得て，重要性の高いと思われる項目を中心にボランティア専門家による日本語訳を行っているのが GeneReviews Japan（http://grj.umin.jp/）である．

一般向けのウェブサイトとしては，Genetics Home Reference（http://ghr.nlm.nih.gov/）が OMIM や GeneTests, GeneReviews へのリンクも含む遺伝性疾患への情報を公開しているほか，わが国においても，難病情報センター（http://www.nanbyou.or.jp/）が先天奇形症候群を含む希少疾患に関する情報を公開している．

また，ゲノム上の遺伝子変異・多型に関する情報

Syndrome Finder - 検索条件入力

トップ　ヘルプ　FAQ

※必須症状は5個まで指定可能です。
※手動入力する場合は、コードの前に[をつけて入力してください。(例: [160120)
※条件に一致する検索結果が多い場合、一覧表示に時間が掛かります。

症状コード一覧　　全条件クリア　検 索
☑ 必須症状加味

表示件数 25件ごと

必須	項番	症状コード	必須	項番	症状コード	必須	項番	症状コード	必須	項番	症状コード
☑	1	[15406	☐	14		☐	27		☐	40	
☑	2	[0120	☐	15		☐	28		☐	41	
☑	3	[03013	☐	16		☐	29		☐	42	
☐	4	[0672	☐	17		☐	30		☐	43	
☐	5	[17112	☐	18		☐	31		☐	44	
☐	6	[14010	☐	19		☐	32		☐	45	
☐	7		☐	20		☐	33		☐	46	
☐	8		☐	21		☐	34		☐	47	
☐	9		☐	22		☐	35		☐	48	
☐	10		☐	23		☐	36		☐	49	
☐	11		☐	24		☐	37		☐	50	
☐	12		☐	25		☐	38				
☐	13		☐	26		☐	39				

Syndrome Finder - 検索結果一覧

トップ　検索条件入力　ヘルプ　FAQ

必須症状 [15406 [0120 [03013
検索条件数 6件

印刷ページ

検索結果 185件中1-25件目 次ページ

項番	疾患No	英語疾患名	一致症状件数	必須症状
1	180849	Rubinstein-Taybi syndrome 1 (RSTS1) (Rubinstein syndrome) (Broad thumbs and great toes, characteristic facies, mental retardation) (Broad thumb-hallux syndrome)	6	含む
2	309800	Microphthalmia, syndromic 1 (MCOPS1) (Lenz microphthalmia syndrome) (Lenz dysplasia) (MAA, formerly)	6	含む
3	312870	Simpson-Golabi-Behmel syndrome, type 1 (SGBS1) (SGBS) (Bulldog syndrome) (Dysplasia gigantism syndrome, X-linked; DGSX) (Golabi-Rosen syndrome) (Simpson dysmorphia syndrome; SDYS)	6	含む
4	610536	Mandibulofacial dysostosis, Guion-Almeida type (MFDGA) (Mandibulofacial dysostosis with microcephaly; MFDM) (Growth and mental retardation, mandibulofacial dysostosis, microcephaly, and cleft palate)	6	含む
5	610543	Chromosome 16p13.3 deletion syndrome (Rubinstein-Taybi deletion syndrome) (RSTS deletion syndrome)	6	含む
6	613684	Rubinstein-Taybi syndrome 2 (RSTS2)	6	含む
7	B00330b	2p2 trisomy (2pter-p21 trisomy) (dup (2)(pter-p21))	6	含む

図３　Syndrome Finder の検索条件入力画面と検索結果一覧画面（一部）

```
疾患詳細                                    ■トップ ■検索結果一覧 ■ヘルプ ■FAQ

┌─────────────────────────────────────────────────────────┐
│      サムネイル（縮小）写真画像がある場合には，ここに説明文をつけて表示        │
└─────────────────────────────────────────────────────────┘

#180849
Rubinstein-Taybi syndrome 1 (RSTS1)
(Rubinstein syndrome)
(Broad thumbs and great toes, characteristic facies, mental retardation)
(Broad thumb-hallux syndrome)

Rubinstein 症候群 1                          ┌──────────────────┐
(幅広母指および母趾-特異顔貌-精神遅滞)             │ 要約，症状に続いて，頻度，│
(Rubinstein-Taybi 症候群)                     │ 有病率，責任遺伝子などの臨 │
(幅広母指・母趾症候群)                          │ 床遺伝学的情報が文献リスト │
                                            │ とともに記載されている     │
責任遺伝子：600140 CREB-binding protein (CREBBP) <16p13.3>
遺伝形式：常染色体優性，孤発例                  └──────────────────┘
```

(要約) Rubinstein-Taybi 症候群
(Broad Thumbs-Hallux Syndrome)
●Rubinstein-Taybi 症候群 (RSTS) は，特異顔貌，幅広く角度のある母指と母趾，低身長，中等度〜重度の知能障害が特徴である
　特異顔貌は，眼瞼裂斜下，鉤鼻と鼻孔より下へ伸びた鼻小柱，高口蓋，しかめ顔の笑み，距錐咬頭 (talon cusp；永久歯上顎切歯舌側) からなる
　出生前成長は正常なことが多いが，身長，体重および頭囲は生後2-3か月で急速に低下する
　肥満が小児期または思春期に生じうる

(症状)
【一般】出生時体重 2.05-4.28 kg (平均 3.09)，出生時体長 43.9-53.3 cm (49.3)，出生時頭囲 29-38 cm (33.4)，*精神遅滞 (平均 IQ=51；33-72) (80%) / 発達遅滞 (100%)，重度発語遅延，*異常な脳波 (67%)，けいれん，便秘 (74%)，中耳炎，思春期以後の肥満
【神経】筋緊張低下，深部腱反射亢進，協調運動不全，社会性良，短い注意力，気分不安定
【頭】小頭 (93%) (<10 パーセンタイル 85%)，*大きな泉門 (64%)，泉門閉鎖遅延
【顔】額突出 (51%)，上顎低形成，*軽度の小下顎後退 (76%)，*ほぼ閉眼したしかめた笑顔 (72%)
【眼】眼瞼下垂 (41%)，内眼角贅皮 (54%)，*斜視 (72%)，鼻涙管閉塞 (36%)，白内障 (6%)，緑内障 (2%)，虹彩 +/- 網膜コロボーマ (6%)，*眼瞼斜下 (93%)
【鼻】*くちばし状のまたは真っ直ぐな鼻 (90%)，*突出した鼻中隔 (72%)，*幅広い高い鼻陵 (71%)
【口】小口，狭口蓋，混雑歯，上顎切歯のタロン (talon) (> 90%)，*高口蓋 (93%)，交叉咬合，Screwdriver 永久歯門歯，エナメル質低形成，エナメル質色異常
【耳】*異常な耳介 (74%)，耳介低位，難聴 (24%)
【胸郭】胸骨または肋骨異常 (56%) (胸骨早期癒合)
【心】(36%) PDA, ASD, VSD

図 4　UR-DBMS による疾患詳細説明画面（一部：写真画面は省略）

データベースとしては，OMIM のほかにも University of California Santa Cruz の UCSC Genome Browser（http://genome.ucsc.edu/cgi-bin/hgGateway）や HGMD: Human Gene Mutation Database（http://www.hgmd.cf.ac.uk/），マイクロアレイや SNP アレイ解析などで判明した染色体微細欠失・重複に関するデータベースとしては DECIPHER: DatabasE of Chromosomal Imbalance and Phenotype in Humans using Ensembl Resources（https://decipher.sanger.ac.uk/）がある。

（沼部博直）

先天奇形症候群に求められる医療

はじめに

本書は先天奇形症候群の診断支援と正確でコンパクトな知識を臨床家に提供することを目的としている。そのため、遺伝医療の詳細な紹介は行っていない。しかし、正しい診断は遺伝病患者の理解と包括医療の出発点でもあるので、本項では先天奇形症候群の医療のあるべき姿について述べる。

先天異常の理解

先天異常と一言でくくってよいのか疑問に思うことがある。そもそも正常とは何か、異常とは何か。一般に正常とは大多数の普通に生活している人たちで、異常とは稀少で、日常生活に多少なりとも不自由を感じている人たちと理解することもできる。それでは多数が正しく少数が異常といえるのか。少数民族が尊重され、少数意見が無視されず、稀少動植物が保護されるのは現在の常識となっている。人の7割近くが広義の遺伝病を有しており、外見上まったく健康にみえても、誰でも10個近い変異遺伝子をもち、遺伝的に完全無欠な人など存在しない。そう考えると、遺伝病・先天異常を異常とするのではなく、人の多様性の1つと理解すべきである。ユネスコ「ヒトゲノムと人権に関する世界宣言」[1] にも遺伝病をもつ人の尊厳と人権が尊重される権利、独自性と多様性の尊重、さらに遺伝差別の禁止が謳われており（表1）、グローバルスタンダードとなっている。

遺伝医療とは

遺伝医療とは、遺伝病の狭義の医療にとどまらず、出生前診断、発症前診断等を含む遺伝カウンセリング、様々な患者支援、遺伝教育、福祉対応など広範かつ包括的な医療である。先天代謝異常症の一部には治療法の確立した疾患もあるが、多くの遺伝病においては治療法・予防法が未だ確立されていない。治療医学優先のわが国では、遺伝医療の概念そのものが広く理解されているとはいえない。健康の定義も、WHOの定義に限定せず、それぞれの人の特性に合わせて多様であるべきであろう（表2）。

遺伝医療では扱う疾患が広範囲に及び、対象年齢も出生前から小児そして成人までと生涯にわたり、さらに患者のみでなくその家族・家系全体が対象に含まれる。疾患の性質上、生命そのものや生き方に大きな影響が及ぶことも多く、医療方針の決定には、イン

表1　人の尊厳と人権の尊重，遺伝差別の禁止

第2条	a）何人も、その遺伝的特徴の如何を問わず、その尊厳と人権を尊重される権利を有する。 b）その尊厳ゆえに、個人をその遺伝的特徴に還元してはならず、また、その独自性および多様性を尊重しなければならない。
第6条	何人も、遺伝的特徴に基づいて、人権、基本的自由および人間の尊厳を侵害する意図または効果をもつような差別の対象にされてはならない。

（文献1より抜粋）

表2　健康の定義

健康とは、単に病気でないというだけではなく、身体的、精神的および社会的にも完全に良好な状態をいう。
（WHO憲章）

障害者の健康
障害者の健康とは、身体的、精神的および社会的にも、その人にとって最良の状態をいう。障害の存在はこれを容認する。
（黒木良和）

フォームド・コンセントのもと、患者の自己決定権が十分に保障されるよう配慮するなど慎重な対応が求められる。

本書の性質上、根本的治療法のない先天奇形症候群を念頭に遺伝医療の概要を解説する。どのような疾患でも治癒させる（cure）ことはできなくても、適切な医療対応（care）は可能である。治療法のない疾患では適切なケアが極めて重要になってくる。遺伝医療の基本になるのは自然歴の解明である。厚生労働省では、先駆的「先天異常疾患の成因と自然歴およびトータルケアに関する研究」[2] 以来、多くの遺伝病の自然歴、遺伝要因の解明、治療法の開発等が全国規模で進められてきた[3]。

それらの成果が認められ、2015年に小児慢性特定疾病の医療費助成が開始されたが、この制度の対象としている14疾患群（704疾病）の中に、「染色体または遺伝子に変化を伴う症候群」（19疾病）が加わることになった。本アトラスでは、小児慢性特定疾病の医療費助成制度の対象となっている先天奇形症候群には、「※小児慢性特定疾病」の表記を付しているので、是非、臨床の場で役立てていただきたい。

遺伝医療では多くの診療科が関わるが、遺伝診療部

表3 Down症候群患者のフォローアップ

年齢	フォロー間隔	チェック項目	患者家族支援
1歳未満	3ヵ月	成長・発達の評価 心臓病 消化管奇形 甲状腺機能 足関節不安定性	告知,自然歴の説明 児の受容を最優先 早期療育 患者支援団体紹介
1〜3歳	6ヵ月	頸椎(環軸不安定性) 眼科異常 難聴 成長・発達の評価	療育,保育園 遺伝カウンセリング
3〜5歳	1年	成長・発達の評価 各種合併症	保育,療育 就学相談
学童期	1年	成長・発達の評価 肥満 血液/腫瘍疾患 皮膚疾患 歯科	教育の相談 健康の維持・増進 スポーツ 芸術参加
思春期	1〜2年	肥満 甲状腺疾患 高尿酸血症 歯科	食事指導 スポーツ 余暇活動 社会生活準備
成人期	2〜3年	甲状腺疾患 脂質異常症 高尿酸血症 歯科 心因反応/活動力低下 早期老化	規則正しい生活 就労支援 余暇活動 グループホーム 家族支援

(文献5より改変)

(遺伝子医療部門)がキーステーションの役割を担い,真に患者のメリットとなるようアレンジすることが望まれる.また,認定遺伝カウンセラーや臨床心理士,遺伝看護師,理学療法士,作業療法士,言語聴覚士,さらに福祉関連の職種や患者支援団体等とも協力し,患者のQOL向上に努めるべきである.遺伝病患者は症状も重症度も様々で画一的な医療対応は好ましくない.それぞれの患者にふさわしい医療対応を検討する必要がある.

先天奇形症候群の医療

先天奇形症候群の医療の原則は,通常の医療との間に差をつけないことである.そのうえで,疾患の自然歴に応じた適切な医療を提供する.どのように重篤な疾患であっても,児の尊厳・QOL,家族の思い・満足度を最大にしていく医療を目指すべきである.

各疾患の医療は,当該疾患の自然歴に応じて,乳児

表4 先天奇形症候群の医療の留意点

- 児の受容(特に母児の絆形成)を重視する
  罪悪感や孤独感を抱かないように助言し,児のマイナス面のみ強調せず,将来のプラス面も理解させる
- 健常者と医療に差をつけない(遺伝差別の排除)
- 自然歴と個人特性に応じた包括医療を年齢に沿って適切に行う
- インフォームド・コンセントを重視し,当事者の自己決定権を最優先させる

期,幼児期,学童期,思春期,青年期,成人期に分けて,その時期にチェックすべき項目,フォローすべき病態,治療を含む健康管理,遺伝カウンセリング等を事前に十分に検討しておくことが望まれる.この考え方が広く臨床現場に周知されることにより,日本のどこに住んでいても,必要最低限の適切な遺伝医療を受けることができる体制の整備が期待される.

表5 生命予後不良群の医療のあり方

- 人の尊厳と人権およびQOLを重視する
- 家族との触れ合いを重視する
- 画一的な治療方針に固執せず，個々の症例ごとに置かれた条件を考慮し，患者・家族との十分な相談により最適な治療を選択する

常染色体異常症としては最も頻度の高いDown症候群の経年的な医療管理を表3に示した．初診時からDown症候群の自然歴と定期的医療管理の情報を提供することにより，患者・家族は将来予測を十分に見通すことができ，不安の解消，孤独感の排除により育児に専念できるようになることが期待される．表4に先天奇形症候群の医療における留意点を示した．

生命予後不良群の医療

トリソミー18やトリソミー13など生命予後のきわめて悪い疾患がある．これらの疾患では出生に至らず流死産に終わることもしばしばである．また生まれても重篤な先天性心臓病や中枢神経系異常を合併することが多く，治療はきわめて厳しく困難をきわめる．従来この種の疾患に対しては積極的な治療を控える傾向があった．しかし，家族，特に母親にとっては，長い妊娠を経てようやく迎えた児の誕生であり，その誕生は祝福されるべきものである．そこで生命予後不良群に対する医療のあり方を表5にまとめた．特に児の尊厳とQOLを重視すること，家族との触れ合いを大切にすること，および画一的医療方針を排し，家族の意向を十分に尊重した医療の選択をすることがポイントである．

■文献

1) 位田隆一：ユネスコ「ヒトゲノムと人権に関する世界宣言」に関するアンケート調査 報告書．ユネスコ「ヒトゲノム宣言」研究チーム，1998
2) 黒木良和ほか：先天異常疾患の成因と自然歴およびトータルケアに関する研究．厚生省心身障害研究，1995〜1997
3) 厚生労働省：厚生科学研究「難治性疾患克服研究」．特に研究奨励分野，2009〜現在
（詳細は難病情報センターホームページを参照．http://www.nanbyou.or.jp）
4) 黒木良和：先天異常の包括医療．別冊 日本臨牀 領域別症候群シリーズ No.34 先天異常症候群辞典，pp851-859, 2001

〈黒木良和〉

第I章
先天奇形症候群アトラス

A. 微細欠失症候群
B. 染色体不安定・DNA修復障害
C. 老人様顔貌
D. 過成長を主徴とする症候群
E. 低身長とその他の異常
F. 頭蓋癒合を伴う症候群
G. 脳の異常を主徴とする症候群
H. 顔面の異常を主徴とする症候群
I. 顔面と四肢の異常を主徴とする症候群
J. 関節拘縮を主徴とする症候群
K. 四肢の異常を主徴とする症候群
L. 骨軟骨異形成を主徴とする症候群
M. 骨硬化を主徴とする症候群
N. その他の骨異形成症候群
O. 結合組織の疾患
P. 過誤腫症
Q. 皮膚色素沈着異常
R. 外胚葉異形成症候群
S. 外因による症候群
T. シークエンス・スペクトラム・連合

22q11.2 欠失症候群
22q11.2 deletion syndrome

※小児慢性特定疾病

[MIM No.] #188400（DiGeorge 症候群）；#192430（口蓋帆・心・顔症候群）；#217095（円錐動脈幹異常顔貌症候群）；#187500（Fallot 四徴症）
[マップ] 22q11.21　[Gene] *TBX1*（*602054）
[キーワード] DiGeorge 症候群，口蓋帆・心・顔症候群，円錐動脈幹異常顔貌症候群，Fallot 四徴症
[key words] DiGeorge syndrome, velo-cardio-facial syndrome, conotruncal anomaly face syndrome, tetralogy of Fallot
【GR】22q11.2 Deletion Syndrome　【GRJ】22q11.2 欠失症候群

概　念

22q11.2 の微細欠失による先天奇形症候群．表現型は非常に幅広い．1981 年 DiGeorge 症候群と染色体 22 番の異常の合併例が報告され，1991 年には多くの症例で 22q11.2 の微細な欠失が認められた．共通の症状を有することから velo-cardio-facial 症候群（VCFS）や conotruncal anomaly face syndrome（円錐動脈幹異常顔貌症候群）においても 22q11.2 の欠失を有することが明らかになった．以前は，共通の症状である Cardiac defects, Abnormal facies, Thymic hypoplasia, Cleft palate, Hypocalcemia, Chromosome 22 の頭文字をとって CATCH22 とよばれていたが，使用されなくなった．

症状・検査所見

[心血管系] 約 80％．円錐動脈幹奇形（Fallot 四徴症，大動脈離断，総動脈幹症など）．大動脈弓とそれから分岐する動脈の走行異常や奇形．

[口蓋裂・鼻咽腔] 口蓋裂（11％），粘膜下口蓋裂（16％）．鼻咽腔閉鎖不全（27％）．哺乳摂食障害．

[免疫] T 細胞の量的また機能的異常．液性免疫の異常．若年性関節リウマチ，自己免疫性溶血性貧血，特発性血小板減少性紫斑病，Graves 病，橋本病などの自己免疫性疾患．

[副甲状腺] 新生児期の低カルシウム血症（約 70％）．成長とともに改善．思春期，感染症や下痢などを契機に低カルシウム血症をきたすことあり．

[発達] 乳幼児期は筋緊張低下による粗大運動発達の遅れと言語発達の遅れを認める．知的障害．

[中枢神経系・精神] 自閉症スペクトラム，精神疾患，痙攣（7％），大脳皮質形成異常．

[その他] 軽度の血小板減少，関節の過伸展性，鼠径ヘルニア，頭蓋骨早期癒合症，側弯，頸椎異常・不安定症．多指趾，過剰肋骨などの骨格の異常．成長ホルモン分泌不全など．眼科的，耳鼻科的合併症．腎泌尿器系の奇形．便秘．下肢疼痛．

[顔貌] 狭い眼瞼裂，腫れぼったい上眼瞼による軽度の眼瞼下垂（hooded eyelids），箱型の長い鼻，小さい鼻翼，常に開いた口，テント状の上口唇，耳介変形．顔貌は成長とともに変化する．

[検査所見] FISH 法による 22q11.2 部位の欠失．心疾患のみを対象に検討した報告では，大動脈弓離断症 B 型：約 50％，総動脈幹症：約 30％，Fallot 四徴症：約 15％に欠失を認める．

頻　度

出生 4 千〜6 千人に 1 人．厚難：4 千〜5 千人に 1 人．

遺伝形式・病因

22q11.2 部位の微細欠失．約 85％ は反復配列（LCR）を介した 3Mb の共通の欠失．常染色体優性遺伝（AD）形式．約 90％が孤発例．約 7％は親にも同様の形質を認める．欠失がなく *TBX1* 遺伝子変異の報告例もある．欠失の領域と表現型には相関はない．

鑑別診断

CHARGE 症候群（H-13），鰓弓症候群（H-11）．22q11.2 重複症候群は類似の症状を呈することがある．

経過・治療

生命予後は先天性心疾患の重症度に左右される．種々症状の早期発見に努め，重症度と発達段階に合わせたチーム医療が必要．診断が確定時には症状の有無にかかわらず，①心電図，心エコーなどの心疾患の評価（大動脈弓などの血管の異常も含めて），②血清カルシウム，③腎超音波，④免疫能のチェックを施行．口蓋裂・鼻咽腔閉鎖不全に関しては十分な評価の後，形成外科より外科的治療．手術時には頸部の血管系

（内頸動脈など）の走行異常に注意．言語面での発達を中心に必要に応じて療育．年齢に従った集団生活，統合教育，積極的な友人との交流により社会性を促進．学

童期以降は，低Ca血症の再発，学習面や情緒不安定，社会不適応に留意し，必要に応じて心理的評価やカウンセリングを考慮する．

■文献
1) Matsuoka R, Takao A, Kimura M et al：Confirmation that conotruncal anomaly face syndrome is associated with a deletion within 22q11.2. Am J Med Genet **53**：285-289, 1994
2) Bassett AS, McDonald-McGinn DM, Devriendt K et al：Practical guidelines for managing patients with 22q11.2 deletion syndrome. J Pediatr **159**：332-339, 2011

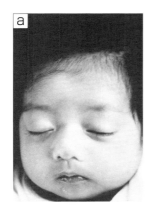
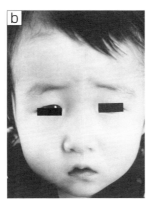
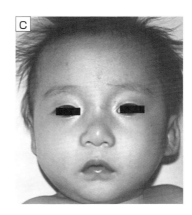
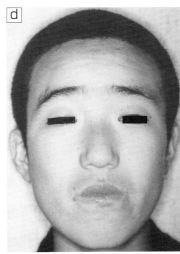
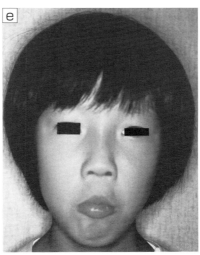

a：1歳男児．小顎．耳介変形を伴う．b：2歳1ヵ月男児（文献1）．腫れぼったい一重まぶた．鼻根部扁平，小さい口，鼻声，Fallot四徴症を伴う．c：1歳男児．
d：12歳男児．e：13歳女児．低身長，細長い体型，上顎低形成を伴う長い顔，鼻翼低形成を伴う鼻，長い人中，小さい口，鼻咽腔閉鎖不全，鼻声，下顎後退，学習障害．

A-2 Prader-Willi 症候群
Prader-Willi syndrome

※小児慢性特定疾病

[MIM No.] #176270　[マップ] 15q11.2-q13　[Gene] *SNRPN, NDN, SNORD116* などの *snoRNA*
[キーワード] 筋緊張低下，知的障害，外性器低形成，過食，肥満，ゲノム刷り込み
[key words] hypotonia, intellectual disabilities, hypoplastic genitalia, hyperphagia, obesity, genomic imprinting
【GR】Prader-Willi Syndrome　【GRJ】プラダー・ウィリ症候群

概念

乳児期の筋緊張低下とその後の過食・肥満，外性器の低形成および他の外表奇形を伴う知的障害．Praderら（1956）により確立された．15番染色体長腕上の刷り込み（インプリンティング）遺伝子との関係が注目されている．

症状と検査所見

[成長・発達] 胎動微弱（76％），骨盤位（26％）あるいは帝王切開（18％）で出生．出生体重は3,000g以下が多い．乳児期の重度の筋緊張低下（94％），哺乳障害（93％），体重増加不良（98％），発達遅滞（歩行開始：平均28ヵ月）．幼児期以降の過食による肥満．−2 SD以下の低身長（50％）．

[知能・行動] 軽〜中度の知的障害．幼少児期の性格は明るく人なつっこいが，長ずるに従いこだわりが強くなったり，爆発的となる．抑制のきかない食欲亢進がみられる．広汎性発達障害の特徴を満たす例もある．

[顔貌] 特徴的顔貌．前額の横径は狭い．アーモンド様の眼瞼裂，細い鼻，下向きの口角，耳介変形．

[性器] 小陰茎，停留精巣（95％），性腺機能不全，陰唇低形成，初潮遅延あるいは原発性無月経．

[四肢・骨格] 小さい手足，側弯（50％）．

[その他] 色白の皮膚・毛髪（欠失例のみ）．中枢性と閉塞性呼吸障害．年長になると糖尿病発症増加（40％）．

[ときにみられる症状] 皮膚のひっかき（skin picking）．痛覚低下．構音障害．眼症状（斜視，近視）．濃い唾液．歯エナメル質低形成．

[検査所見] 染色体FISH法で約70％，メチル化特異的PCR法でほぼ99％診断できる．

頻度

1万〜2万人に1人．性差なし．厚難：約4千人（実態調査結果，発症率，人口，寿命から推定）．

遺伝様式・病因

ほとんどは散発例．典型例の70％に父親由来15q11-q13領域の欠失を認め，30％弱は母性片親性ダイソミー（UPD）例である．ごく稀に刷り込みセンターの変異（imprinting center mutation）の例．候補遺伝子は15q11-q13に存在する*SNRPN*（small nuclear ribonucleoprotein-N遺伝子）と考えられたが，*SNORD116*が注目されている．*SNRPN*は母性刷り込み遺伝子で，父由来アレルのみが発現する．父由来*SNRPN*の欠失，母性UPD，および父性*SNRPN*の刷り込み変異（あたかも母性アレルであるように刷り込まれる）などにより，父性アレル発現がなくなると本症を発症する．刷り込みセンターは*SPRPN*の第1エクソンに存在すると考えられる．15q11-q13領域には多数の遺伝子/転写物がマップされていて，刷り込みを受けない*P*（pink-eyed dilution）遺伝子の欠失によるためUPDでは色素低下は目立たない．高齢出産の増加とともに母性UPD例の割合が高くなっている．

経過・治療

乳児期は，筋緊張低下，哺乳低下，外性器低形成が目立ち，短期間であってもチューブ栄養を必要とする例が多い．3〜4歳頃から過食が始まるため，早めの栄養指導による食事コントロール（10 kcal/cm/日），運動療法が必要である．低身長，体組成改善等には，成長ホルモン療法が有効である．性腺機能不全，骨密度低下に対しては性ホルモン補充が不可欠である．性格障害・行動障害に対しては種々の薬物療法が試みられているが，いまだ決定的治療薬はない．

鑑別診断

筋緊張低下をきたす種々の神経筋疾患．母性UPD14を鑑別する．

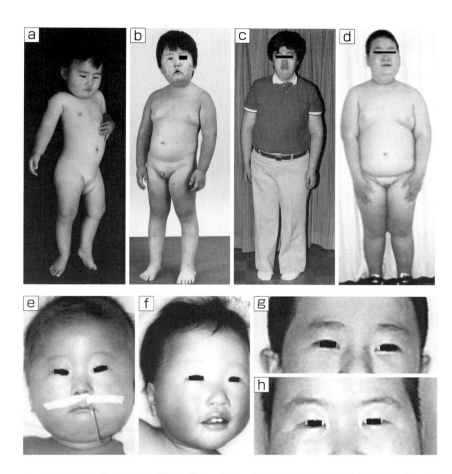

a：9ヵ月女児．色白，特徴的顔貌，筋緊張低下，小さい手足，小陰唇低形成，15q11.2欠失．
b：5歳男児．アーモンド様眼瞼裂，下向きの口角，小さい足，小陰茎，両側停留精巣，過食，肥満，知的障害．15q11.2欠失．
c：19歳男性．低身長（−2SD），肥満，軽度知的障害，15q11.2欠失．
d：12歳男性，体幹部中心の肥満，外性器低形成．
e：10ヵ月男児，チューブ栄養中，せまい前頭部横径．
f：2歳女児，色白で筋緊張低下．
g：12歳男性，色白で頑固な性格．
h：12歳男性，色白で肥満．

Angelman 症候群
Angelman syndrome

※小児慢性特定疾病

[MIM No.] #105830　[マップ] 15q11.2-q13　[Gene] *UBE3A*
[キーワード] 知的障害，てんかん，容易に誘発される笑い，失調歩行
[key words] intellectual disabilities, seizures, easily evoked laughter, ataxic gait
【GR】Angelman Syndrome　【GRJ】アンジェルマン症候群

概念

英国の小児科医 Angelman（1965）により初めて記載された．重度知的障害，てんかん，容易に誘発される発作的な笑い，筋緊張低下，小頭，下顎突出を伴う発達した下顎，失調性歩行などを特徴とする．以前特有な歩行と容易に誘発される笑いから"happy puppet（愉快なあやつり人形）"症候群とも称されたが，現在その病名は用いない．

症状と検査所見

[発達] 重度知的障害．発語がないことが特徴的．容易に誘発される発作的な笑い．

[中枢神経] 痙攣，脳波異常（棘徐波複合），失調性歩行（やや前屈し，「あやつり人形様歩行」と形容される），筋緊張低下，睡眠障害．

[頭部・顔面] 小頭．下顎突出を伴う発達した下顎，舌挺出，流涎．

[ときにみられる症状] 側弯，低色素，斜視．

[検査所見] 患者の70%で FISH 法により 15q11-q13 の微細欠失を証明できる．その他，分子遺伝学的検査で，父性片親性ダイソミー（UPD），刷り込み変異，*UBE3A* 遺伝子変異と原因が識別される．

頻度

1万〜2万人に1人．性差はない．　厚難：15,000人に1人．

遺伝様式・病因

ゲノム刷り込み（母由来遺伝子のみ発現）の関与する *UBE3A* の機能喪失が病因である．患者の約70%が母由来 15q11-q13 の欠失，5%が父性片親性ダイソミー，5%が 15q11-q13 の刷り込み変異，10%が *UBE3A* 遺伝子変異である．ただし原因が同定されない例も10%程度ある．

経過・治療

生命予後は良好．てんかんには抗痙攣薬を使用する．知的障害に対する特別支援教育が必要である．成人期においても側弯症の進行に注意する．

鑑別診断

Prader-Willi 症候群（特に低色素の場合）（A-2）と鑑別を要する場合があるが経過から鑑別可能である．症状が軽微な UPD 例は見逃されている可能性がある．
1p36 欠失症候群（A-4），Rett 症候群，Pitt-Hopkins 症候群．

■文献

1) Kuroki Y, Matsui I, Yamamoto Y et al : The "happy puppet" syndrome in two siblings. Hum Genet **56** : 227-229, 1980

2) Williams CA, Beaudet AL, Clayton-Smith J et al : Angelman syndrome 2005 : updated consensus for diagnostic criteria. Am J Med Genet A **140** : 413-418, 2006

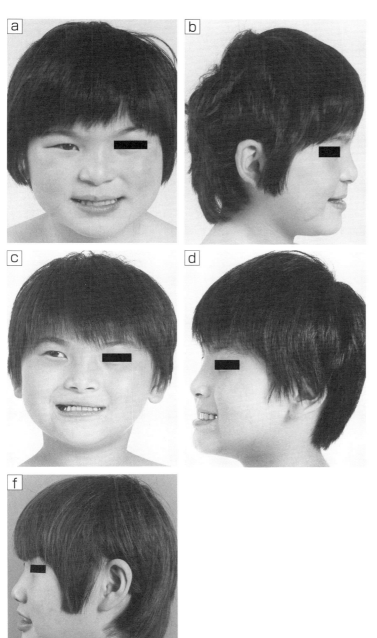
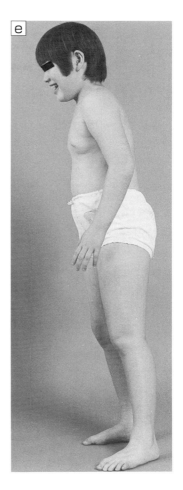
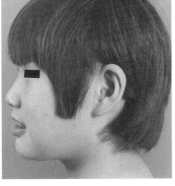

a, b：8歳9ヵ月女児（文献1）．丸い顔，大きな突出した下顎，幸福そうな笑顔が特徴的である．
c, d：7歳5ヵ月女児（文献1）．aの妹．姉と同様の特徴的顔貌を呈する．斜視もある．
e, f：8歳10ヵ月女児．膝を少し屈曲し前傾姿勢で失調性歩行を行う．下顎突出がみられる．

1p36 欠失症候群
1p36 deletion syndrome

※小児慢性特定疾病

［MIM No.］#607872　［マップ］1p36　［Gene］*GABRD*, *PRKCZ*（*176982）, *SKI*（*164780）など
【GR】1p36 Deletion Syndrome

概　念
1番染色体短腕末端部 p36 の微細欠失を原因とする比較的新しい疾患で，サブテロメア欠失疾患では最も頻度が高い．発達遅滞，特徴的顔貌，てんかん，心奇形を特徴とする．臨床像が明らかにされたのは 2000 年以降．

症状・検査所見
[顔貌] 水平な（一直線の）眉毛，奥まった眼，顔面正中の低形成，幅広い鼻根部，長い人中，尖った頤．大泉門の閉鎖が遅れる．耳介変形．
[骨格] 短い指趾．
[神経・精神] 知的障害，筋緊張低下．痙攣（44～58％）．
[心臓] 心奇形（43～71％）．心筋症（27％）．
[その他] 難聴，甲状腺機能低下，肥満．

頻　度
染色体末端部欠失では最も頻度が高い．5千～1万出生に1例で，知的障害例の1％を占めると推定されている．厚難：約1万人に1人と推測されているが，詳細は不明．

遺伝形式・病因
52％が *de novo* の端部欠失，29％が中間部欠失，12％が染色体複雑再構成，7％が派生染色体．神経発達に関与する遺伝子として *GABRD*，口蓋裂に対して *SKI* が推察されている．診断は1p36のサブテロメアプローブを用いた FISH．ただし，中間部欠失は見落とされる可能性があり，注意を要する．アレイ CGH も適応となるが，転座の可能性も想定し，FISH での確認と，両親の解析を考慮する．MLPA 法もスクリーニングに有効である．

経過・治療
筋緊張低下による哺乳不良は約 1/3 の症例で新生児期から目立ち，経管栄養を要することもある．88％は重度の発達遅滞を認め，12％は軽度から中等度．自傷やかんしゃくなどの行動異常も目立つ．療育等による早期からの介入が必要．痙攣発作の発症は7ヵ月頃と早い．脳 MRI，脳波による精査と抗てんかん薬によるコントロールが必要．斜視に対しては眼科的評価，難聴に対しては耳鼻咽喉科的対応が必要．

鑑別診断
Angelman 症候群（A-3），Prader-Willi 症候群（A-2）と混同されることがしばしばある．他に Rett 症候群など．

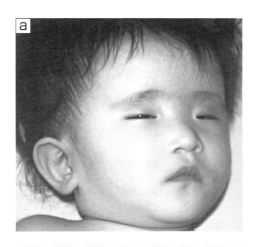

a：1歳女児．水平な眉の形状が特徴的である．

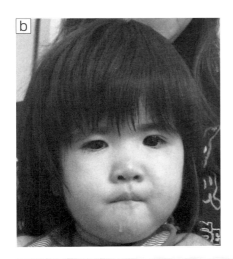
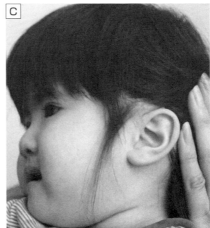

b, c：幼児期の顔貌（女児）．

A-5 4p 欠失症候群
deletion 4p syndrome
（Wolf-Hirschhorn syndrome）

※小児慢性特定疾病

[MIM No.] #194190　[マップ] 4p16.3　[Gene] *WHSC1, LETM1* など
[キーワード] 成長障害，特徴的顔貌，痙攣，知的障害
[key words] growth deficiency, distinctive facies, seizure, intellectual disabilities
【GR】Wolf-Hirschhorn Syndrome　【GRJ】Wolf-Hirschhorn（ウォルフ・ヒルシュホーン）症候群

概念
4番染色体短腕（4p）遠位部欠損による隣接遺伝子症候群であり Wolf-Hirschhorn 症候群ともよばれる．特徴的顔貌，著明な成長障害，痙攣，知的・運動発達の遅れや，様々な身体合併症をきたし得る．

症状と検査所見
[頭部顔面] 小頭症，高い額，頭蓋左右非対称，幅広い鼻稜，凸の鼻堤，眼間開離，内眼角贅皮，弓状の眉，短い人中，小下顎，口角下垂．

[発育] 低出生体重．ほぼ全例に哺乳障害，体重増加不良．

[痙攣] 50～100%に合併．全身性の強直間代性痙攣，片側性の間代性あるいは強直性痙攣で二次性全般化を伴うこともある．その初発は生後5～23ヵ月（平均9～10ヵ月）で，発熱が契機になりやすい．痙攣重積も約半数と高率．

[発達] 半数以上に重度の知的発達の遅れを認めるが，軽度～中等度の遅れの場合もあり，言葉を発する児もある．2～12歳で支持歩行も含めて45%の児が歩行可能．

[眼] 虹彩異常，視神経異常，白内障，緑内障，斜視など（30%）．

[聴力] 慢性滲出性中耳炎による伝音難聴など（40%）．

[心血管系] 心血管奇形を40%に認める．

[骨格系] 内反足，側弯，股関節脱臼，指趾変形，多指症など（70%）．

[腎・泌尿器系] 尿路奇形を約25%に合併．腎形成不全，馬蹄腎，腎回転異常など．男児の半数に尿道下裂や停留精巣．

[中枢神経系] 脳梁の菲薄化，白質容量の低下，小脳半球の低形成・無形成など．

[ときにみられる症状] 口唇口蓋裂，腸回転異常，思春期早発，女児で子宮欠損・索状性腺，IgA・IgG サブクラスの抗体産生異常．

頻度
2万人に1人．厚難：5万出生に1人．おそらく千人以下と推定．

遺伝様式・病因
責任領域（WHSCR2）は末端バンド p16.3 内の端から約2Mb 内側に位置する 165 kb の範囲とされる．WHSCR2 に存在する *WHSC1* 遺伝子は特徴的顔貌に，*LETM1* は痙攣にそれぞれ関連する．通常は 4p 端部から WHSCR を越える数 Mb に及ぶ欠失による．約70%は端部欠失で，残りは均衡型転座や環状4番染色体などによる．約90%は新生突然変異で，残りは片親が構造異常保因者である．欠失範囲の大きさと臨床症状の重症度は大まかに相関し，欠失範囲が広い場合は特に重い知的障害や腎形成不全を呈しやすい．

経過・治療
体重増加不良の原因として，嚥下運動協調障害や胃食道逆流を伴うことが多い．経管栄養や，必要があれば胃瘻造設も考慮する．痙攣発症後，約半数は非定型欠神発作に移行するがバルプロ酸が奏効するといわれ，50%は3～11歳までに痙攣は治まる．臭化ナトリウムが重積の予防に有効とされる．また，従来よりも知的・運動発達の良好な症例の報告が増えている．サイン言語はコミュニケーションを深めるのに有用である．欠失の大きい例では腎奇形（低形成）の管理が長期予後上重要となる．慢性腎不全に移行する例がある．

鑑別診断
発育障害や小頭をきたす疾患が鑑別にあがるが特徴的顔貌所見と FISH で診断可能．

■文献
1) Shimizu K, Wakui K, Kosho T et al : Microarray and FISH-based genotype-phenotype analysis of 22 Japanese patients with Wolf-Hirschhorn syndrome. Am J Med Genet **164A** : 413-418, 2014

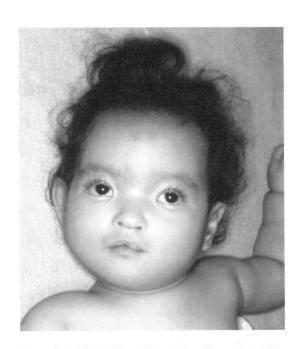

1歳3ヵ月女児．4p16.1 を切断点とする約 8.7 Mb の端部欠失例．高い額，弓状の眉，眼間開離，短い人中を認める．

Williams 症候群
Williams syndrome
(elfin face syndrome ; Williams-Beuren syndrome)

※小児慢性特定疾病

[MIM No.] #194050　[マップ] 7q11.23　[Gene] *ELN* ; *LIMK1* ; *RFC2* ; *CYLN2* など
[キーワード] 成長障害, 知的障害, 妖精様顔貌, 大動脈弁上狭窄, 高カルシウム血症
[key words] growth deficiency, intellectual disabilities, elfin face, supravalvular aortic stenosis, hypercalcemia
【GR】Williams Syndrome

概　念

　Williams ら (1961) が, 知的障害, 大動脈弁上狭窄および特徴的顔貌を有する4例を報告し, 症候群として確立した. その後, 他の心血管奇形の合併も知られ, また乳児高カルシウム血症との関係が注目されている.

症状と検査所見

[発育] 軽度の子宮内発育遅延 (国内での平均は 2,694 g). 生後, 成長障害が出現する. 16 歳以上の 5 例の平均身長は −2.2 SD であった.

[発達] 国内の 21 例の心理検査では, 平均 IQ は 55 であった. 新版 K 式を受けた例 (4～12 歳) では, 認知 51, 言語 53, 総合 52. WISC-III または WISC-R を受けた 3 例では, 言語 61, 動作 48, 全 IQ50 だった. 運動, 認知に比べ, 言語, 記憶力がよい. 視空間認知障害が多い. 人懐こい性格で, 多弁となる. 聴覚過敏のため, 不快な音で耳をふさいでしゃがみこむことがある.

[頭部・顔面] 欧州神話上の小妖精 elf に似た特徴的顔貌. 広い前額, 太い内側眉毛, 眼間狭小, 内眼角贅皮, 斜視, 星状虹彩, 腫れぼったい眼瞼, 頬部は低形成で下ぶくれ, 鞍鼻, 上向き鼻孔, 長い人中, 下口唇が垂れ下った厚い口唇, 口は開いている. 歯牙低形成あるいは欠損 (特に上顎第 2 切歯).

[四肢・骨格] 外反母趾, 爪低形成. 頭蓋底部・眼窩周囲・脊椎板・長管骨骨端線のカルシウム沈着.

[心血管系] 大動脈弁上狭窄, 肺動脈末梢狭窄, 肺動脈弁狭窄, 心室中隔欠損, 心房中隔欠損.

[その他] 低音の声. 膀胱憩室, 大腸憩室, 腎のカルシウム沈着など. 側弯.

[ときにみられる症状] 漏斗胸, 鼠径ヘルニア, 臍ヘルニア, 小陰茎, V 指内弯, 冠動脈狭窄と心筋梗塞, 大動脈狭窄, 高血圧症性脳症, 自閉症, 乳児期の高カルシウム血症. 難聴. 稀に突然死の例がある.

[染色体検査] FISH 法で 7q11.23 の欠失がみられる.

頻　度

　1万～2万出生に1人と推測される. 厚難:2万人に1人.

遺伝様式・病因

　AD で, ほとんどの例が孤発例. 7q11.23 に存在するエラスチン遺伝子 (*ELN*) を含む, LCR に挟まれた約 1.5Mb の領域が欠失する. その中に 17 の遺伝子が存在する. *ELN* のハプロ不全はエラスチンタンパクの産生を半減させ, 代償的に弾性層板ユニット数が増加して, 動脈壁肥厚と狭窄を招く. *LIMK1* は脳で多く発現し, 視空間認知障害に関連する.

経過・治療

　乳児期は易刺激性が強く, 哺乳障害を認めるが, 幼児期には改善し, 多弁となる. 軽度から中等度の知的障害を認める. 高カルシウム血症を放置すれば腎石灰化を生じる. カルシウムの食事制限を行う. 尿カルシウム・クレアチニン比を調べる. SVAS は経年的に増悪する例がある. 圧格差が高い状態が持続すると左室圧の上昇, 左室肥大, 心不全をきたす. 冠動脈狭窄や, 冠動脈や心筋壁の長期高血圧負荷は, 突然死の原因となり得る. 麻酔にも注意が必要である. 肺動脈狭窄は徐々に改善する傾向がある. 腎動脈狭窄は腎血管性高血圧の原因となる. 脳虚血を認めた例もある.

鑑別診断

　特発性高カルシウム血症, 大動脈弁上狭窄症 (*ELN* の単一遺伝子病), Noonan 症候群 (E-9), 22q11.2 欠失症候群 (A-1), Smith-Magenis 症候群 (A-11) などを鑑別する. なお, 7q11.23 の同領域の重複では自閉症, 発語遅滞を認める.

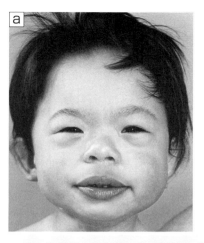
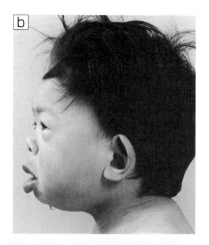

a, b：1歳7ヵ月男児．短い眼瞼裂，腫れぼったい目，低い鼻根，短い鼻，上向きの鼻孔，長い人中，下口唇外反を伴う厚い口唇，鋭角に伸びた口角をもつ特徴的顔貌，嗄声．

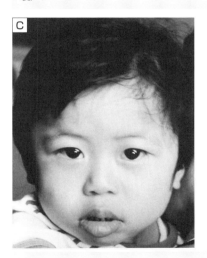
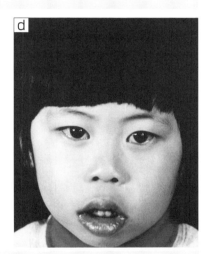

c, d：1歳10ヵ月男児（c）．40週2,350gで出生．運動発達遅滞あり．1歳半時，両側鼠径ヘルニアの手術を受ける．同児6歳時（d）．成長・知的障害あり．特徴的顔貌を示す．

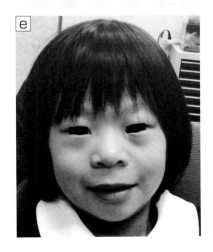

e：5歳0ヵ月女児．短い眼裂，腫れぼったい目，長い人中，厚い口唇．

Langer-Giedion 症候群
Langer-Giedion syndrome
(tricho-rhino-phalangeal syndrome type Ⅱ；acrodysplasia with exostoses Giedion-Langer)

※小児慢性特定疾病

[MIM No.] #150230　[マップ] 8q24.11-q24.13　[Gene] *TRPS1, EXT1*
[キーワード] 薄い毛髪，洋梨状の鼻，円錐骨端，多発性軟骨性外骨腫，知的障害
[key words] sparse hair, pear-shaped nose, cone-shaped epiphyses, multiple cartilaginous exostoses, intellectual disabilities

概念
毛髪・鼻・指節症候群（TRPS）の中で，多発性軟骨性外骨腫，知的障害など，他の特徴を有する症例を Giedion（1969）が新しい疾患として記載し，Hall ら（1974）が Giedion の報告した例と同様の7症例を Langer-Giedion 症候群として報告した．Bühler ら（1980）および Pfeiffer（1980）により，本症の原因が8番染色体長腕部分欠失であることが明らかにされた．本症は毛髪・鼻・指節症候群Ⅱ型である．

症状と検査所見
[頭部・顔面] 軽度の小頭，疎な頭髪，太い弓状眉毛，鼻翼低形成を伴った洋梨状鼻，長い人中，薄い上口唇，小下顎，下顎後退，大きく突出した耳介．
[皮膚] 緩くたるんだ Ehlers-Danlos 様の皮膚（乳幼児期に顕著で，以後軽減する），斑状丘疹様母斑が頭部，顔面，頸部，上肢，上半身に多い．
[指節骨] 円錐骨端を中手骨，指骨の骨端核にみる．3～4歳以後，X線により認める象牙様の骨端．
[他の骨格] 多発性軟骨性外骨腫，長管骨に多いが，肋骨，肩甲骨，骨盤にもみられる．関節過可動性．
[発育] 中度～軽度の成長障害．
[知能] 中度～軽度の知的障害，言語発達遅滞．
[ときにみられる症状] 易骨折性，乳児期の筋緊張低下，乳児期の易感染性，低色素性貧血，聴力障害，屈指，短指，多指，脊椎形態異常，側弯．

頻度
症例報告は100例以上．

遺伝様式・病因
8番染色体長腕 q24.11-q24.13 の部分欠失．*TRPS1* 遺伝子（近位）および外骨腫遺伝子 *EXT1*（遠位）を欠失した隣接遺伝子症候群である．

経過・治療
乳幼児期の易感染性を除けば一般的健康状態は良好．聴力障害を伴うこともあるので注意が必要．年長児では多発性外骨腫による圧迫症状が出現し骨切り術が必要になる場合がある．

鑑別診断
TRPS Ⅰ型は多発性外骨腫，皮膚の弛緩性，知的障害を伴わない．軟骨・毛髪低形成症は疎な頭髪，短指，低身長などの症状は共通であるが他の所見が異なる．AD 型の多発性軟骨性外骨腫症は，多発性外骨腫は一致するが，顔貌など他の所見が異なる．

■文献
1) Fukushima Y, Kuroki Y, Izawa T : Two cases of the Langer-Giedion syndrome with the same interstitial deletion of the long arm of chromosome 8.46, XY or XX, del(8)(q23.3q24.13). Hum Genet **64** : 90-93, 1983

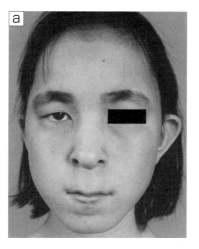
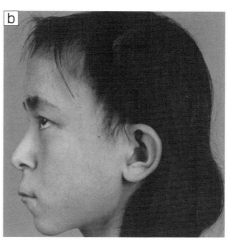
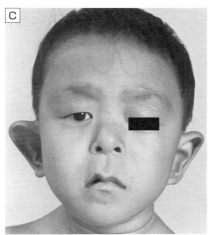
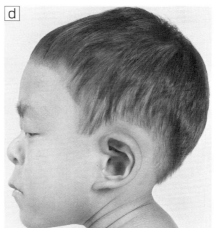
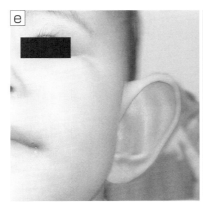
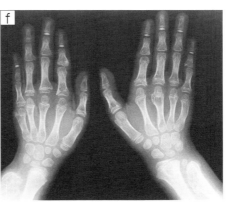

a, b：15歳女児の顔面．（文献1）
c, d：4歳男児の顔面．（文献1）
e：3歳女児の顔面．大きく突出した耳介を認める．
f：15歳女児（a, b）の手指骨X線像．円錐骨端，骨端が象牙様に白くみえる．多発性軟骨性外骨腫を認める．（文献1）

A-8 9q34 欠失症候群
9q34 deletion syndrome
（Kleefstra syndrome）

※小児慢性特定疾病

[MIM No.] #610253　[マップ] 9q34.3　[Gene] *EHMT1*
[キーワード] サブテロメア異常症，知的障害
[key words] subtelomeric deletion, intellectual disabilities
【GR】Kleefstra Syndrome

概　念
　9番染色体長腕サブテロメア領域の微細欠失により，共通の症状を呈する臨床診断可能な染色体異常症．通常のG分染法では異常は同定されず，サブテロメアFISH，マイクロアレイ染色体検査，MLPA法などで診断可能である．重度発達遅滞，特徴的顔貌，内臓奇形を伴う．

症状と検査所見
　[知能]重度精神運動発達障害である．筋緊張低下例が多い．てんかんの合併もみられる．
　[頭部・顔面]小頭で頭部前後径が短い．弓状の眉毛，左右の眉毛が正中で癒合，眼間開離，顔面正中部低形成，鼻根部平坦，前向きの鼻孔，テント状の上口唇，下口唇突出，下顎前突，巨舌などの特徴的顔貌を認める．
　[内臓]先天性心疾患，先天性水腎症，甲状腺機能低下症．
　[その他]年長児で肥満を呈した例がある．

頻　度
　数万人に1人以上と考えられる．症候群としての認識はまだ不十分なため，未診断例が多いと考えられる．1機関で複数例を経験する場合もある．サブテロメア異常は原因不明の多発奇形と知的障害を伴う症例の中で，数％を占めるが，1p36欠失，22q13欠失などとならんで多い疾患である．

病因・遺伝性
　9q34サブテロメア欠失が原因である．不均衡型転座の場合，他の染色体の部分トリソミーを伴う場合がある．染色体の欠失がないが，臨床的に類似した症例（Down症候群やSmith-Magenis症候群を疑ったが否定された症例）において，*EHMT1*遺伝子の変異が同定された．9q34欠失症候群では，*EHMT1*遺伝子のハプロ不全が主要な病因であり，その近傍の遺伝子欠失も症状に修飾を与えていると考えられる．親が均衡型転座保因者の場合がある．

経過・治療
　生命予後に問題はない．重度知的障害の例が多く，サポートを要する．特別な治療は存在せず，症状に合わせた対応を行い，内臓合併症に対しては，外科手術など各分野の専門的治療を実施する．てんかんは通常の薬物治療を行う．

鑑別診断
　本症候群を疑った場合，9q34のサブテロメアFISH検査やマイクロアレイ解析を行う．粗な顔貌のため，ムコ多糖症，Smith-Magenis症候群（A-11）などを鑑別する．*EHMT1*関連遺伝子の新規症候群が他にも報告されており，顔貌は似ている．

■文献
1) Iwakoshi M, Okamoto N, Harada N et al : 9q34.3 deletion syndrome in three unrelated children. Am J Med Genet **126A** : 278-283, 2004

A

微細欠失症候群

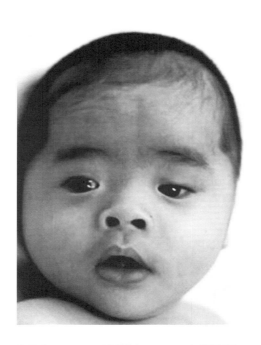

乳児例(男児).濃い眉毛,前向き鼻孔,粗な顔貌である.

A-9 WAGR症候群
WAGR syndrome
(Wilms tumor, aniridia, genitourinary anomaly and mental retardation)

※小児慢性特定疾病

[MIM No.] #194072 ［マップ］11p13 ［Gene］*WT1*；*PAX6*
［キーワード］無虹彩症，Wilms腫瘍，腎尿路生殖器奇形，知的障害，染色体異常
[key words] aniridia, Wilms tumor, genitourinary anomalies, intellectual disabilities, chromosome abnormality
【GR】Aniridiaに含まれる

概念
Wilms腫瘍（W），無虹彩症（A），腎尿路生殖器奇形（G）および知的障害（mental retardationのR）の頭文字で命名される隣接遺伝子症候群．肥満を合併する症例も多いことから，WAGR（O）症候群という名称を提唱する報告者も存在する．

症状と検査所見
[眼] 無虹彩症，先天性白内障，緑内障，眼振，視神経低形成，黄斑/中心窩低形成，網膜剥離，斜視，眼瞼下垂，角膜混濁，小眼球．
[腎尿路生殖器] 奇形は男性に多い．停留精巣，性分化疾患，尿道下裂，鼠径ヘルニア，索状性腺，性腺芽細胞腫，子宮形成異常．タンパク尿，巣状糸球体硬化症．
[発達・神経] 中～重度の知的障害を伴うことが多い．筋緊張亢進/低下，てんかん，注意欠陥/多動性障害，広汎性発達障害，強迫性性格，不安障害，うつ病．
[腫瘍] Wilms腫瘍（合併率は約50％），性腺芽細胞腫．
[呼吸器・循環器] 閉塞性睡眠時無呼吸，繰り返す副鼻腔炎・気道感染症，喘息，先天性心疾患．
[その他] 滲出性中耳炎，側・後弯，半側肥大，外骨腫，肥満，高脂血症．
[検査所見] *WT1*，*PAX6*を含むDNAプローブを用いたFISH法で，11p13欠失およびその範囲を確定することが有効．

頻度
不明だが稀．Wilms腫瘍患者（発生率1/10,000）のうち0.75％がWAGR症候群．

遺伝様式・病因
大半は染色体異常（11p13を含む欠失）が原因．Wilms腫瘍責任遺伝子（*WT1*），無虹彩症責任遺伝子（*PAX6*）および知的障害に関係する遺伝子をともに欠失する典型的な隣接遺伝子症候群．Wilms腫瘍は*WT1*のヘテロ接合性の喪失による．欠失部位が*EXT2*（11p11-12）を含む場合には，外骨腫を合併する．

経過・治療
Wilms腫瘍は両側発生し発生年齢は低い傾向にある．就学齢頃まで3ヵ月毎の腎超音波検査を行う．Wilms腫瘍そのものの短期予後は悪くないが，後に腎不全へと移行する率が高いため，腎症の評価はその後も継続する．各種眼合併症や腎尿路生殖器奇形に対する治療とともに，肥満予防や学習・精神神経面での援助が重要．

鑑別診断
無虹彩症例ではWAGR症候群かどうか（*PAX6*～*WT1*欠失の有無）をFISH，MLPAあるいはアレイ法で判定すべきである．*WT1*に及ぶ欠失がなければWilms腫瘍併発の危険性は低い．遺伝性無虹彩症は腎尿路生殖器奇形を合併しない．Wilms腫瘍・性分化疾患・腎症を主症状とするDenys-Drash症候群は*WT1*の点変異を原因とし，眼合併症を伴わず早期に腎不全となる．Wilms腫瘍を伴う半側肥大症（D-6），Beckwith-Wiedemann症候群（D-5）などは症状から鑑別可能．

■文献
1) Muto R, Yamamori S, Ohashi H : Prediction by FISH analysis of the occurrence of Wilms tumor in aniridia patients. Am J Med Genet **108** : 285-289, 2002

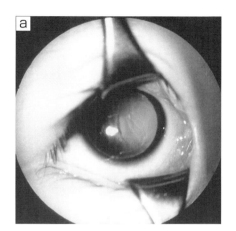
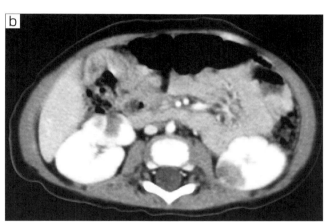
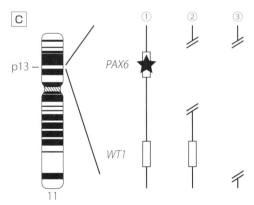

a：無虹彩．
b：Wilms 腫瘍（9ヵ月女児）．両側腎に多発性の造影効果の低い境界明瞭な領域．
c：無虹彩症の遺伝的病因分類．① PAX6 遺伝子内変異．② PAX6 を含む欠失．③ PAX6〜WT1 に及ぶ欠失．③の場合に Wilms 腫瘍発生のリスクがある（WAGR 症候群）．

A-10 Miller-Dieker 症候群
Miller-Dieker syndrome
(lissencephaly syndrome)

※小児慢性特定疾病

[MIM No.] #247200　[マップ] 17p13.3　[Gene] *LIS1/PAFAH1B1, YWHAE*
[キーワード] 滑脳症，知的障害，痙攣，特徴的顔貌，隣接遺伝子症候群
[key words] lissencephaly, intellectual disabilities, seizures, distinctive facies, contiguous gene syndrome
【GR】 *LIS1*-Associated Lissencephaly/Subcortical Band Heterotopia に含まれる

概念
滑脳症に他の種々の奇形を伴う症候群．滑脳症単体でなく，下記に示す Miller と Dieker らの症例にみられる症状をもつときに Miller-Dieker 症候群とよぶ．

症状と検査所見
[脳] 脳回を欠く，表面が平滑な滑脳．団塊状の異所性ニューロン．CT では前頭～側頭葉の蓋形成不全像，すなわち両側側頭の空洞像をみる．この滑脳はI型（小頭と，通常の6層ではなく4層からなる厚い脳皮質）に分類されている．hypsarrhythmia などの脳波異常．脳室拡大．

[行動] 重度の知的障害，筋緊張低下，後弓反張，体重増加不良，痙攣．

[頭部・顔面] 小頭，前額突出，啼泣時の前額正中部の3本の線状の縦しわ．側頭部陥凹．上向き鼻孔を伴う小さい鼻．小顎．耳介変形．

[その他] 心奇形，腎奇形，消化管奇形，成長障害．多指．

[検査所見] 染色体FISH法により患者の90％以上に 17p13.3 の微細欠失を証明できる．17p13.3 の Miller-Dieker 症候群責任領域に特異的な FISH プローブを用いて診断することが望ましい（臨床検査会社にて検査可能）．欠失が 17p サブテロメアに及んでいる患者では，17p サブテロメアの欠失が検出される．17p サブテロメア欠失を伴う症例では，患者が不均衡転座，患者の両親のどちらかが均衡転座の場合がある．この場合，再罹患率が無視できないので，注意を要する．

頻度
稀．性比は1．滑脳症患者の10％以下にみられる．

遺伝様式・病因
本症は滑脳症I型（lissencephaly-1）遺伝子 *LIS1* と他の症状に関与する遺伝子双方を欠失した隣接遺伝子症候群である．本症患者の90％および単独滑脳症患者の15％は 17p13.3 領域の 350 kb 内に DNA 欠失を認める．*LIS1* は，Gタンパクβサブユニットに似た配列をもつので，脳発生に必須なシグナルトランスダクションに関連するとされる．*LIS1* 遺伝子の点変異のある患者も Miller-Dieker 症候群と同様の滑脳症所見を呈する．脳の組織学的所見は胎性3～4ヵ月の正常胎児にみるものと同じであり，この時期以降の発達が停止したものと考えられる．

経過・治療
乳児期に哺乳不良があれば経管栄養・胃瘻造設を考慮する．てんかんに対する治療．筋緊張低下は後に筋緊張亢進に傾く．

鑑別診断
Norman-Roberts 症候群．

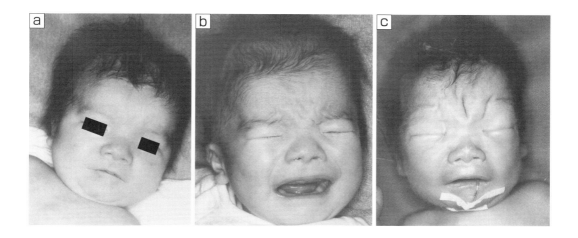
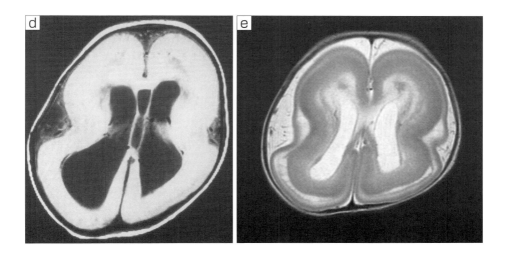

a, b：2ヵ月女児．泣いたときに前額・眉に縦しわが走る．　c：新生児女児．泣いたときの縦のしわ．
d：2ヵ月女児．頭部 CT 像．滑脳．　e：乳児．頭部 MRI 像．

A-11 Smith-Magenis 症候群
Smith-Magenis syndrome

※小児慢性特定疾病

[MIM No.] #182290　[マップ] 17p11.2　[Gene] *RAI1*
[キーワード] 特徴的顔貌，低身長，短指，行動障害，睡眠障害
[key words] distinctive facies, short stature, short fingers, aberrant behavior, sleep disturbance
【GR】Smith-Magenis Syndrome　【GRJ】スミス・マゲニス症候群

概　念

17番染色体短腕の部分欠失による隣接遺伝子症候群．特徴的な顔貌，短指，行動障害などの特徴的な臨床症状を呈する．

症状と検査所見

[成長] 生下時体重，身長は正常．出生後成長障害による低身長．

[発達] 軽〜中等度の精神運動発達遅滞．

[行動] 多動，多弁，指趾の爪を引き抜く（onychotillomania），体の開口部に異物を入れる（polyembolokoilamania）などの自傷行為（80％）．上半身を自分で抱く（self-hug），指をなめて紙などをめくる（lick and flip），入眠障害（サーカディアンリズムの障害），短い睡眠，夜間の覚醒のための夜間徘徊などの行動．昼間の眠気．深部腱反射の低下，末梢神経感覚障害，特に痛覚は鈍．

[頭部，顔貌] 年齢とともに変化する．顔貌の特徴は明瞭になる．丸い扁平な顔，短頭，後頭部扁平，連続した眉毛，眼瞼裂角上，内眼角贅皮，鼻根部平坦，圧排された鼻尖部，張った，ばら色の頬，短い人中，反転した上口唇，口角斜下，軽度突出した下顎，耳介低位，変形した耳介．低いかすれた声．

[四肢] 小さな手，太く短い指，V指内弯．指尖の隆起（pad）．下腿の筋肉の萎縮，扁平足．

[眼] 小角膜，斜視，白内障，屈折異常，網膜剥離．

[皮膚紋理] 軸三叉高位，渦状紋と尺側蹄状紋増加，低総隆起線数．

[遺伝学的検査] del(17)(p11.2p11.2)．標準G分染にて欠失を見落すことあり．臨床的に疑った場合はFISH検査が必須．

[ときにみられる症状] てんかん，難聴（50％），唇裂，口蓋裂，心奇形，腎泌尿器の奇形．

頻　度

1/25,000出生．厚難：30〜50人（推定）．

病　因

約90％が，17番染色体短腕の部分欠失．そのうち約70％は3.5Mbの欠失．5〜10％の症例は本症候群の主要な症状の責任遺伝子である*RAI1*（Retinoic acid-induced protein 1）遺伝子の変異．散発例が大部分だが，患児の母が正常/欠失モザイクの例がある．

経過・治療

生命予後は良好．微細運動あるいは粗大運動の遅れは1歳以前から認められる．2，3歳ころまでには理解言語に比較して相対的な表出言語の遅れが明らかとなる．睡眠障害は1歳から1歳半前には目立たない．行動面の課題（多動，自傷，かんしゃく，など）は幼児期から明らかとなる．これらに関しての包括的管理（OT，PT，STを含める）は重要．眼科検診，腎臓超音波検査を含む泌尿器系の検査，耳鼻咽喉科的評価など．

鑑別診断

Down症候群，脆弱X症候群（B-8），Prader-Willi症候群（A-2），Williams症候群（A-6）．

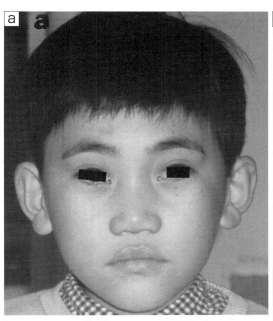
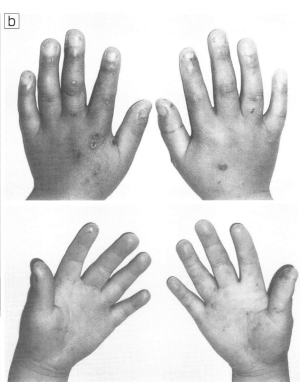

a, b：9歳男児（文献2）．内眼角贅皮，扁平な鼻根部，眼瞼裂斜上，つぶれた鼻尖，短い人中，厚く外反転した上口唇，尖った下顎（a）．小さな手，太く短い指，V指内弯，自傷行為による痂皮，潰瘍（b）．

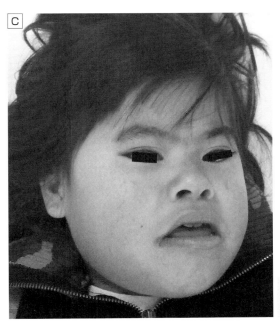

c：8歳女児．濃い眉，眼瞼裂斜上，厚い口唇，軽度巨舌を認める．

小眼球症・線状皮膚欠損症候群
microphthalmia-linear skin defects

［MIDAS（microphthalmia, dermal aplasia, and sclerocornea）syndrome； MCOPS7（microphthalmia, syndromic 7）］

※小児慢性特定疾病

［MIM No.］#309801　［マップ］Xp22.2　［Gene］*HCCS*
［キーワード］小眼球症，線状皮膚欠損，X 短腕端部微細欠失
［key words］microphthalmia, linear skin defect, Xp terminal microdeletion
【GR】Microphthalmia with Linear Skin Defects Syndrome

概念

Xp22 の微細欠失による隣接遺伝子症候群で，小眼球症，角膜混濁および顔面，頸部の特徴的な線状皮膚欠損を伴う．

症状と検査所見

［眼］小眼球症（93％），角膜混濁，白内障，虹彩欠損など．視力障害の程度は様々．

［皮膚］毛細血管拡張を伴う線状皮膚欠損が顔面，頭部，頸部に認められる（95％）．毛細血管拡張は新生児期に顕著でその後消退し，皮膚欠損部は瘢痕状となる．皮膚欠損部に脂肪組織の逸脱はない．

［ときにみられる症状］小頭症，脳梁欠損・低形成，透明中隔欠損などの中枢神経奇形，網膜色素異常，眼窩内嚢胞，先天性心疾患（ASD，VSD など），心伝導障害，横隔膜ヘルニア，低身長など．

［遺伝学的検査］Xp22 の微細欠失が 70％以上で認められる．また，Holocytochronic C synthase（*HCCS*）遺伝子内変異もある．

頻度

不明．50 例以上の報告がある．

遺伝様式・病因

Xp22 バンド内の微細欠失による隣接遺伝子症候群．患者は原則として女性であり，男性に Xp22 欠失が生じると致死となると考えられる．X/Y 転座を伴う XX 男性例および同じ Xp22 欠失を伴う母娘例の報告がある．染色体検査で欠失は認められないが，*HCCS* 変異を伴う母娘例，および孤発例が報告された．*HCCS* の最終産物はチトクローム c であり，酸化的リン酸化の障害が症状の発現に関与していると推測される．

経過・治療

小眼球症，角膜混濁が重度でない場合は視力が保たれる場合がある．新生児・乳児期に心疾患，不整脈のため死亡した例が報告されているが，一般に生命予後は良好で発達遅滞を伴わない例が多い．痙攣合併例では発達評価も必要．家系内，家系間の症状の多様性を考慮する．

鑑別診断

Aicardi 症候群（G-8）は皮膚欠損を伴わない．Goltz 症候群（P-11）．

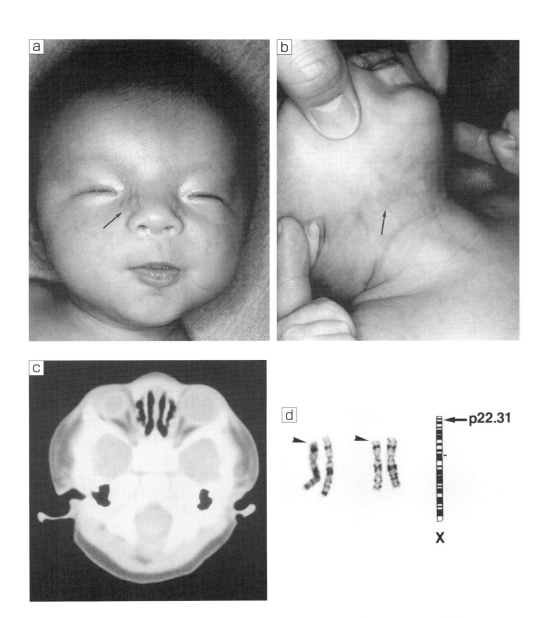

a：両側小眼球症．鼻の両脇に毛細血管拡張を伴う線状皮膚欠損が数本縦走している（矢印）．
b：頸部の線状皮膚欠損（矢印）．
c：CT 検査にて両側小眼球症（特に右側）が認められる．
d：染色体検査で Xp22.31 からの X 短腕端部欠失が認められる．

Fanconi 貧血
Fanconi anemia (Fanconi pancytopenia)

※小児慢性特定疾病

[MIN No.・マップ・Gene] ☞別表
[キーワード] 汎血球減少，橈骨側低形成，色素沈着，染色体断裂症候群
[key words] pancytopenia, radial hypoplasia, hyperpigmentation, chromosome breakage syndrome
【GR】Fanconi Anemia

概念

スイスの小児科医 Fanconi（1927）が，小頭，皮膚色素沈着，性器低形成などを伴った汎血球減少症の3同胞例を初めて報告した．臨床的に皮膚の色素沈着，出生時からの低身長，骨格異常，汎血球減少，高発がん性を特徴とする．患者細胞はマイトマイシンCなどのDNA架橋剤に対して高感受性を示し，薬剤処理後に染色体の断裂・染色分体交換が誘発される．症例の蓄積に従って奇形の存在は必発でないことが明らかになった．

症状と検査所見

[発育] 出生前から始まる成長障害，低身長．
[骨格] 小頭，橈側奇形（母指欠損・低形成，母指重複，二分母指，橈骨欠損・低形成など），股関節脱臼．
[血液] 5～10歳頃から始まる汎血球減少症．
[皮膚] 褐色の全身性色素沈着と多数のカフェオレ斑．
[泌尿器] 腎無・低形成，重複尿管などの腎・尿管奇形，尿道下裂，性器低形成，性腺機能不全．
[知能] 25％に知的障害を認める．
[合併症] 白血病および骨髄異形成症候群，扁平上皮癌などの悪性腫瘍を合併する．
[ときにみられる症状] 眼瞼下垂，斜視，眼振，耳介異常，難聴，合指，多指，心奇形，消化管奇形，脊椎異常，その他の骨格異常など多彩．
[検査] マイトマイシンCなどのDNA架橋剤に高感受性を示し，染色体切断，染色分体交換，核内倍加の染色体異常が高頻度に誘発される．染色体脆弱性試験が本症の確定診断に利用される．

頻度

発生頻度は1万～40万出生に1人，保因者頻度は300～600人に1人と推定される．厚難：わが国では出生100万人あたり5人の発症頻度とされ，年間5～10人が新たに診断されており，そのほとんどが常染色体劣性の遺伝形式をとるため，保因者の頻度は200～300人に1人とされている．

遺伝様式・病因

AR．これまでに16の遺伝的相補性群（別表参照）が知られ，それぞれ責任遺伝子が同定された．わが国ではA群が最も多く，患者の80％を占める．リンパ球や皮膚線維芽細胞で自然発生の染色体切断，染色分体交換，核内倍加が高頻度にみられる．

経過・治療

出生時から成長障害と低身長がみられる．出血傾向や貧血は5～10歳で出現し進行性である．汎血球減少は幼児期から，遅発例では30歳代で発症する．皮膚の色素沈着も進行性である．症例によって臨床症状の組み合わせは様々で，1/3の例ではまったく奇形を認めない．平均生存期間は24歳．白血病やその他の悪性腫瘍を合併した場合，予後はさらに不良である．再生不良性貧血の予防および治癒を目指して，骨髄移植が行われる．患者はシクロホスファミドや放射線照射に感受性が高いとされており，骨髄移植の前処置として用いるときは減量するのが一般的である．

鑑別診断

VATER連合（T-12）やHolt-Oram症候群（K-2）など本症に類似した骨格異常を伴う疾患．Fanconi貧血の患者は必ずしも特徴的な身体所見や血液像を伴っていないので，末梢血リンパ球を用いた染色体脆弱性試験が最も重要である．乳幼児は鑑別が難しい．

相補性群	[MIM No.]	[マップ]	[Gene]	相補性群	[MIM No.]	[マップ]	[Gene]
FANCA	#227650	16q24.3	*FANCA*	FANCI	#609053	15q26.1	*FANCI*
FANCB	#300514	Xp22.2	*FANCB/FAAP95*	FANCJ	#609054	17q23.2	*FANCJ/BRIP1*
FANCC	#227645	9q22.32	*FANCC*	FANCL	#614083	2p16.1	*FANCL/PHF9*
FANCD1	#605724	13q13.1	*FANCD1/BRCA2*	FANCM	#614087	14q21.2	*FANCM/FAAP250*
FANCD2	#227646	3p25.3	*FANCD2*	FANCN	#610832	16p12.2	*FANCN/PALB2*
FANCE	#600901	6p21.31	*FANCE*	FANCO	#613390	17q22	*RAD51C*
FANCF	#603467	11p14.3	*FANCF*	FANCP	#613951	16p13.3	*SLX4*
FANCG	#614082	9p13.3	*FANCG/XRCC9*	FANCQ	#615272	16p13.12	*ERCC4*

B　染色体不安定・DNA修復障害

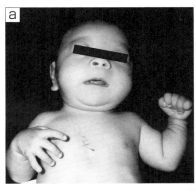
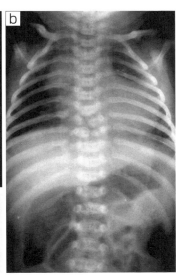
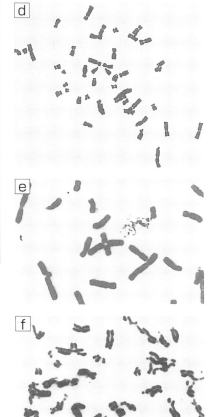

a, b：2ヵ月男児．小頭，内眼角贅皮，短い鼻，小下顎，左橈骨の軽度低形成（a），椎体異常（b），鼠径ヘルニア，視神経委縮．両親はいとこ婚．

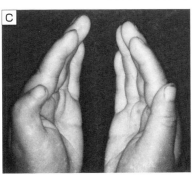

c：5歳5ヵ月男児．軸前性多指（切除済み），母指低形成．両親は4度の近親婚．

d～f：核内倍加（d），染色分体交換（e），染色分体切断（f）．

B-2 Roberts 症候群
Roberts syndrome
(SC phocomelia syndrome ; pseudothalidomide syndrome ; SC syndrome)

[MIM No.] #268300（Roberts 症候群）; #269000（SC phocomelia 症候群）
[マップ] 8p21.1
[Gene] *ESCO2*
[キーワード] 四肢短縮・欠損，子宮内成長障害，口唇裂，知的障害
[key words] phocomelia, intrauterine growth deficiency, cleft lip, intellectual disabilities
【GR】Roberts Syndrome

概念
　四肢短縮・欠損，著明な成長障害，口唇・口蓋裂，重度の知的障害を主徴とする予後不良の疾患．Roberts（1919）が3同胞例を記載したのが端緒である．四肢短縮の程度が軽く，成人まで生存する例も報告され，SC phocomelia 症候群または偽性サリドマイド症候群とよぶ（Herrmann ら 1969）．

症状と検査所見
　[発育] 成長障害は出生前から始まり生後も続く．
　[頭部・顔面] 小頭，短頭，疎な毛髪，眼間開離，眼球突出，眼瞼欠損，青色強膜，耳介奇形，鼻翼低形成，両側口唇裂，口蓋裂，小さい口，小顎，顔面中央部に毛細血管性血管腫．
　[四肢] 左右対称性の四肢短縮（短縮の程度は下肢よりも上肢が強い），合指，橈骨欠損，V指内弯，外反足，骨欠損，中手骨癒合，指趾欠損．
　[外性器] 停留精巣，相対的に大きな陰茎．
　[中枢神経] 重度の知的障害．
　[ときにみられる症状] 前頭部脳ヘルニア，水頭症，角膜混濁，白内障，短頸，心奇形，腎奇形，双角子宮，尿道下裂，血小板減少，横紋筋肉腫．
　[染色体] No.1, 9, 16, Y染色体Cバンド部が互いに反発するように開離（heterochromatin repulsion）または着糸点早期開離を示し，膨化（puffing）を示す（Roberts 効果）．染色体異数性，微小核の増加．

頻度
　海外で約150例の報告がある．わが国でも数家系が知られている．

遺伝様式・病因
　AR．染色分体間の接着に関与する *ESCO2* 遺伝子に変異が同定された．

経過・治療
　出生前からの発育異常と四肢短縮，重度知的障害を伴う．最重症例は死産または生後1週間以内に死亡する．一方，四肢短縮が軽度な SC phocomelia 症候群は，知的障害は軽度で成人まで生存する．症例によって四肢短縮と知的障害の程度は様々．さらに，同一家系内（同一遺伝子変異）で重症例から軽症例まで多様な表現型を示すことがある．治療は症状に応じた対症療法．

鑑別診断
　サリドマイド症候群，橈骨無形成・血小板減少症候群，Fanconi 貧血（B-1）が鑑別の対象．四肢の奇形がほとんどないこともある．

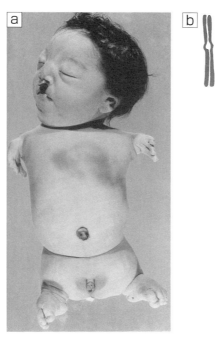
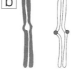

a：四肢短縮，唇・口蓋裂．
b：染色体の着糸点開離．

B-3 Bloom 症候群
Bloom syndrome

※小児慢性特定疾病

[MIM No.] #210900　[マップ] 15q26.1　[Gene] *BLM*（*RECQL3*）
[キーワード] 特徴的顔貌，低身長，皮膚の日光過敏症，悪性腫瘍好発，免疫不全，姉妹染色分体交換増加
[key words] distinctive facies, short stature, photosensitivity of skin, predisposition to malignancy, immuno-deficiency, increase of sister chromatid exchanges（SCE）
【GR】Bloom's Syndrome

概念
　特徴的顔貌，低身長，日光過敏性の毛細血管拡張性紅斑を特徴とする．種々の悪性腫瘍が好発する．Bloom（1954）が全身性エリテマトーデス（SLE）に類似した皮疹を呈する小人症の9歳男児を最初に記載した．高頻度の姉妹染色分体交換の証明が確定診断に必須．

症状と検査所見
　[頭部・顔面] 長頭を伴った軽度の小頭，細長い顔，頬骨低形成．耳介聳立．
　[体格] 出生時からの低身長，低体重，痩身．
　[皮膚] 日光過敏性の毛細血管拡張性紅斑．頬部に好発しSLE様の蝶型紅斑となる．口唇の水疱・痂皮形成．カフェオレ斑．
　[合併症] 白血病の他に悪性リンパ腫，消化器癌，細網肉腫などの悪性腫瘍が好発．免疫不全による易感染性（中耳炎，上気道炎，肺炎）．血清IgA・IgMの低値．T細胞系の異常．
　[染色体] 姉妹染色分体交換（SCE）が種々の培養細胞系で極めて高頻度に出現する（健常人の約10倍）．その他，染色分体切断，相同染色体間に起こる染色分体間交換と4放射状染色体が出現．
　[ときにみられる症状] 小さな鼻，甲高い声，成人型糖尿病の若年発症，先天性心疾患，気管支拡張症，合指症，多指症など．

頻度
　海外で200例以上の報告がある．約半数は東欧系ユダヤ人（Ashkenazi）．わが国では約20例の報告がある．厚難：10～20人．

遺伝様式・病因
　AR．責任遺伝子*BLM*はWerner症候群の責任遺伝子*WRN*やRothmund-Thomson症候群の責任遺伝子*RECQL4*とともにRecQヘリカーゼに分類される．

経過・治療
　出生前からの成長障害，生後も低身長・低体重が持続．知的障害はない．生後1年以内に日光露出部に毛細血管拡張性紅斑が出現するが，日本人では軽症のため幼児期になって気づかれることもある．若年での悪性腫瘍発生が多く，20歳以下の患者の約1/4に何らかの悪性腫瘍が発生する．発生組織は雑多で多所性のこともある．死因は悪性腫瘍が主で，40歳以上の患者は稀．悪性腫瘍の早期発見・治療が重要．易感染性，日光過敏に対する配慮も必要．易感染性に対し抗生物質や免疫グロブリンの投与を行う．

鑑別診断
　Fanconi貧血（B-1），毛細血管拡張性失調症（B-6），Cockayne症候群（C-3），Rothmund-Thomson症候群（B-5），先天性角化異常症候群（R-2），色素性乾皮症（B-7），Russell-Silver症候群（E-2），SLEとの鑑別が必要．日本人の原因不明の低身長では日光過敏症がなくても常に本症を念頭に置く必要がある．確定診断は姉妹染色分体交換の頻度増加の証明が必要．

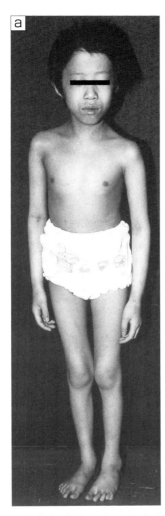
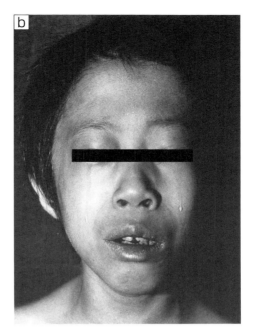
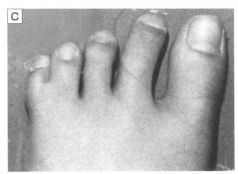

a〜c：7歳女児．6歳で悪性リンパ腫を発症．痩身・下肢の左右非対称，細長く小さな顔・頬部の毛細血管拡張，左Ⅳ・Ⅴ趾の部分合趾症．

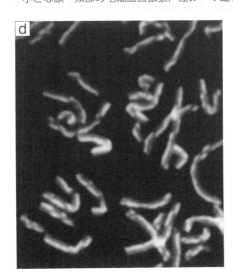

d：姉妹染色分体交換部分核型．BrdU処理による末梢血リンパ球の高頻度SCE．患児では76.1±33.7/細胞のSCE．悪性リンパ腫で同様な化学療法下の同性同年齢の対照では4.9±3.53/細胞．

PCS 症候群/MVA 症候群
PCS syndrome/MVA syndrome
（premature chromatid separation syndrome ; mosaic variegated aneuploidy syndrome）

[MIM No.] #176430（PCS 形質）；#257300（MVA 症候群） [マップ] 15q15.1 [Gene] BUB1B
[キーワード] 小頭症，Dandy-Walker 奇形，Wilms 腫瘍，染色分体早期開離，多彩異数性モザイク
[key words] microcephaly, Dandy-Walker anomaly, Wilms tumor, PCS, MVA

概　念

核板を構成するすべての染色体で2本の染色分体が弓状の形を保ったまま分離する現象を染色分体早期開離（PCS）とよび，優性遺伝する．Kajii ら（1998）は小頭症と脳の奇形を伴って PCS 形質を共優性で受け継ぎ多彩異数性モザイク（MVA）を示す2例を記載し，さらに5例を加えて高発がん性遺伝病とした（2001）．Hanks ら（2004）は BUB1B 遺伝子の複合型ヘテロ接合を8例中5例に認めた．PCS 症候群または MVA 症候群とよぶ．

症状と検査所見

［発育］出生前から始まり生後も続く低身長と低体重．

［頭部・顔面］小頭症（−1.7 SD〜−6.7 SD）．両眼の白内障．

［中枢神経系］小脳虫部の形成不全，Dandy-Walker 奇形，乏しい脳回．生後数ヵ月から始まる難治性痙攣．

［染色体］核型は基本的に正常だが，50％以上の核板で PCS を認め（健常人では2％以下），染色体数46の細胞の他に45あるいは47以上を10％以上の細胞で認める．過剰・喪失した染色体は様々で，この現象を多彩異数性モザイク（MVA）とよぶ．

［合併症］高率に Wilms 腫瘍または横紋筋肉腫を発症する．Wilms 腫瘍は通常の3歳よりも早く発症し，両側性のことが多く，腎嚢胞を伴い，成熟度が高い．

［ときにみられる症状］小眼球症，口蓋裂，外性器異常．

頻　度

海外で約20例，わが国で15例の報告がある．発生頻度は100万人に1人，保因者頻度は200〜300人に1人と推定される．厚難：15〜20人．発生頻度は100万人に1人．保因者頻度は200〜300人に1人と推定．

遺伝様式・病因

臨床症状と MVA は AR．PCS の発現は共優性．一対の BUB1B 遺伝子の一方のアレルがタンパク質（BubR1）を作らない変異で，他方がタンパク質の機能低下をきたす変異（またはタンパク質発現が低下するが変異がみつからない）の組み合わせが本態である（複合ヘテロ接合体）．コヒーシン（染色分体間の接着を司る）の機能低下により細胞分裂中期の PCS をきたす．紡錘体チェックポイント（紡錘糸が動原体に接続する前に染色分体が解離することを防ぐ細胞周期の監視機構）の機能不全のために紡錘体の動原体接続に異常が生じてもチェックされずに細胞周期が進行する．両親（保因者）の表現型は正常で MVA もみられないが，PCS を3〜49％の頻度で発現する．

経過・治療

出生前から低身長と低体重を示し，重度の小頭症を伴い知的障害を呈する．小脳虫部の低形成・Dandy-Walker 奇形・白内障を伴い，生後数ヵ月から難治性痙攣を発症する．高率に Wilms 腫瘍や横紋筋肉腫を合併し，ほとんどが2歳までに死亡する．小頭症はあるが脳の大奇形がなく，成人になるまで生存する群（10数例）も報告されている．紡錘体チェックポイント機能が破綻しているので，腫瘍の化学療法で紡錘体重合に作用点のあるビンクリスチンやビンブラスチン，パクリタキセルを使用する場合は注意する必要がある．

鑑別診断

小頭症を特徴とする Seckel 症候群（E-6）や Nijmegen breakage 症候群．Dandy-Walker 奇形を伴う症候群や Walker-Warburg 症候群（G-9）．

■文献

1) Kajii T, Kawai T, Takumi T et al : Mosaic variegated aneuploidy with multiple congenital abnormalities : homozygosity for total premature chromatid separation trait. Am J Med Genet **78** : 245-249, 1998
2) Kajii T, Ikeuchi T, Yang Z-Q et al : Cancer-prone syndrome of mosaic variegated aneuploidy and total premature chromatid separation : report of five infants. Am J Med Genet **195** : 57-64, 2001
3) Matsuura S, Ito E, Tauchi H et al : Chromosome instability syndrome of total premature chromatid separation with mosaic variegated aneuploidy is defective in mitotic-spindle checkpoint. Am J Hum Genet **67** : 483-486, 2000
4) Matsuura S, Matsumoto Y, Morishima K et al : Monoallelic BUB1B mutations and defective mitotic-spindle checkpoint in seven families with premature chromatid separation (PCS) syndrome. Am J Med Genet **140A** : 358-67, 2006
5) Ochiai H, Miyamoto T, Kanai A et al : TALEN-mediated single-base-pair editing identification of an intergenic mutation upstream of BUB1B as causative of PCS (MVA) syndrome. Proc Natl Acad Sci USA **111** : 1461-1466, 2014

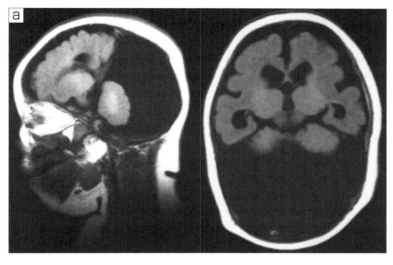

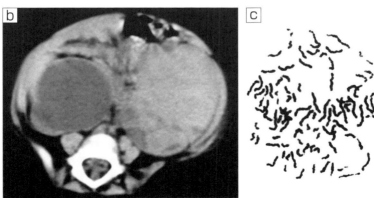

a：小脳虫部の形成不全と巨大な後頭蓋窩嚢胞（Dandy-Walker 奇形）.
b：左腎の Wilms 腫瘍（5.5×7.5 cm）と右腎の嚢胞（5×5 cm）.
（a, b は文献 1 の症例 1）.
c：染色分体早期開離（PCS）陽性の核板.

B-5 Rothmund-Thomson 症候群
Rothmund-Thomson syndrome

[MIM No.] #268400 [マップ] 8q24.3 [Gene] *RECQL4*
[キーワード] 多形皮膚萎縮症，若年性白内障，疎な頭髪，骨肉腫
[key words] poikiloderma, juvenile cataract, sparse hair, osteogenic sarcoma
【GR】Rothmund-Thomson Syndrome

概念
　幼少期から皮膚の萎縮と色素沈着・毛細血管拡張が出現し，若年性白内障，鞍鼻，頭髪の不均等，性腺機能不全，骨格系の異常を特徴とする遺伝性早老症．ドイツの眼科医 Rothmund が 1868 年に皮膚疾患を伴った白内障の 3 例を初めて記載し，英国の皮膚科医 Thomson が 1936 年に 2 例を追加報告した．Kitao らが 1999 年に 7 家系中 3 例に *RECQL4* 遺伝子の変異を同定した．

症状と検査所見
[発育] 出生前からの低身長．
[皮膚] 不整形の紅斑．多形皮膚萎縮症（皮膚萎縮・色素沈着・脱色素斑・毛細管拡張，瘢痕が混在する皮膚病変）．
[毛髪] 疎な頭髪，早期白髪，早期禿頭，薄い眉毛，全身の薄い体毛．
[頭部] 若年性白内障，角膜変性症，前額突出，小さな鞍鼻．
[体幹・四肢] 小さな手足．母指の低形成・欠損．合指症．前腕骨変形，骨粗鬆症．小さな爪．
[歯牙] 小さな歯，歯牙の異所性萌出，齲歯．
[その他] 知的障害，小頭症，水頭症，頭蓋骨癒合，口蓋裂，半身肥大，高血圧，高脂血症，甲状腺機能低下症，側弯，性腺機能低下，停留精巣，前置肛門，白血球減少症．
[染色体] 染色体不安定性があり第 8 染色体トリソミーをもつ細胞がクローナルに増加する．
[合併症] 骨肉腫を多発する．

頻度
　世界で 200 例の報告があり，わが国では 10 数例が知られている．頻度は不明． 厚難 : 10〜20 人．

遺伝様式・病因
　AR．DNA ヘリカーゼ RECQL4 に変異が同定された．変異が検出されない症例も多い．

経過・治療
　乳児期に哺乳障害がみられることがある．生後数ヵ月から皮膚症状が出現する．顔面に始まり，頸部，四肢に広がっていく．不整形の紅斑が毛細管拡張，色素沈着と脱失，皮膚萎縮へと進行し，2〜3 歳で多形皮膚萎縮症となる．2〜7 歳で白内障が出現し進行性である．頭の脱毛は進行性で 20 歳をすぎると禿頭となる．性腺機能不全に対してホルモン療法が適用となる．皮膚症状の進行を防ぐため，日光曝露を避けて紫外線クリームを使用する．白内障の予防と骨肉腫の早期発見が重要である．悪性腫瘍を合併しない例の生命予後は良好である．

鑑別診断
　Bloom 症候群（B-3），Werner 症候群（C-4），Cockayne 症候群（C-3）など．RAPADILINO 症候群，Baller-Gerold 症候群はアレル疾患（同一遺伝子異常）である．

■文献
1) Kitao S, Shimamoto A, Goto M et al : Mutations in RecQL4 cause a subset of cases of Rothmund-Thomson syndrome. Nature Genet **22** : 82-84, 1999

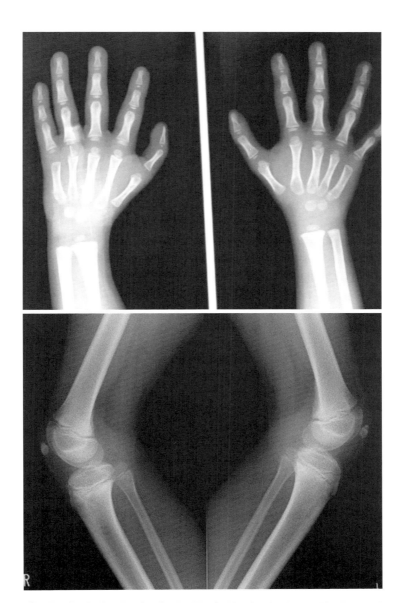

5歳男児．*RECQL4* 変異をもつ RAPADILINO 症候群．母指低形成，膝蓋骨低形成が特徴である．

毛細血管拡張性失調症
ataxia-telangiectasia
(Louis-Bar syndrome)

※小児慢性特定疾病

[MIM No.] #208900　[マップ] 11q22.3　[Gene] *ATM*
[キーワード] 毛細血管拡張，小脳失調症，易感染性，免疫不全
[key words] telangiectasia, ataxia, susceptibility to infection, immune deficiency
【GR】Ataxia-Telangiectasia

概念

小脳性運動失調，皮膚・眼球などの毛細血管拡張，易感染性を特徴とする原発性免疫不全症．Syllaba と Henner（1926）が同胞例を最初に記載した．Louis-Bar（1941）が同様の症状を示す9歳男児例を報告し，新症候群として紹介したので Louis-Bar 症候群ともよぶ．

症状と検査所見

[中枢神経系] 1歳前後から失調性歩行と運動発達遅滞で発症．企図振戦，筋緊張低下，眼振，構音障害，不随意運動．1/3 に知的障害．症状は進行性．

[皮膚・粘膜] 毛細血管拡張（眼球結膜，眼瞼，顔面，頸部，耳介など日光曝露部位に多い）は年齢依存性．

[免疫系] 細胞性および液性免疫両系統の機能不全．免疫不全は患者により多様．胸腺萎縮，末梢血リンパ球減少，リンパ球幼弱化反応低下（70％），遅延型皮膚反応低下（85％），免疫グロブリン IgA 低値（70％），IgE 低値（80％），IgG2 低値，IgG4 低値，α-フェトプロテインの上昇．易感染性（慢性副鼻腔炎，反復性肺炎などの呼吸器感染が特徴）．

[内分泌系] 二次性徴欠如，低身長，耐糖能低下，精巣萎縮，月経不順．

[染色体] リンパ球の培養で 7p13, 7q35, 14q11, 14q32, Xq28 を切断点とする．Inv(7), t(7;7), t(7;14), t(X;14), t(14;14), inv(14) などの構造異常が多発．培養リンパ球のX線照射により染色分体型切断が多発．

[合併症] 約30％の患者はリンパ腫または白血病を発症する．

頻度

厚難：患者数 100～1,000 人，人口 10 万～15 万人に1人，保因者は人口の 0.5～1％．

遺伝様式・病因

AR．責任遺伝子 *ATM* は DNA 損傷チェックポイントで機能する．日本人症例は 7883del5 と 4612del65 の頻度が高く，創始者変異の可能性も考えられる．ヘテロ接合保因者の女性は乳癌発生率が高い．

経過・治療

生後1年頃の歩行開始時期に小脳性失調で気づかれることが多い．その後，企図振戦や筋緊張低下，眼球運動失行，眼振が出現する．表情に乏しく仮面様顔貌を呈する．6歳頃から眼球結膜に毛細血管拡張がみられ，さらに眼瞼，頬部，耳介など日光曝露部分に出現する．皮下脂肪の減少により老人様の皮膚症状を示す．神経症状・免疫不全ともに進行し，10歳代後半までに死亡することが多い．死因は主に肺感染症と悪性腫瘍．根本的治療法はなく，それぞれの症状への対症療法が主体となる．感染症は直接の死因になり得るので早期に強力な治療を行う．放射線に高感受性なので放射線の使用には十分な注意が必要である．

鑑別診断

Friedreich 失調症など運動失調を主徴とする疾患．Nijmegen 症候群は本症と類似した放射線高感受性と染色体脆弱性を示すが，毛細血管拡張や運動失調はみられない．

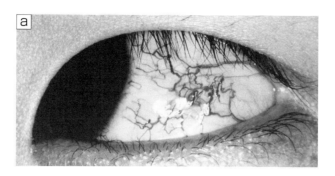

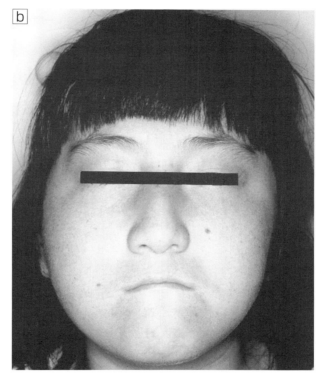

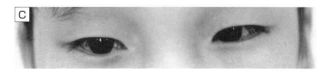

a：11歳男児．結膜の毛細血管拡張．
b, c：15歳女児．表情に乏しく，色素沈着を認める．

B-7 色素性乾皮症
xeroderma pigmentosum

※小児慢性特定疾病

[MIM No.・マップ・Gene] ☞表1参照
[キーワード] 光線過敏症，皮膚癌発生，神経変性，DNA除去修復機構の欠陥
[key words] photosensitivity, sunlight-induced skin cancer, neurologic degeneration, defective DNA excision repair
【GR】Xeroderma Pigmentosum 【GRJ】色素性乾皮症

概念
紫外線によるDNA損傷（ピリミジンダイマー）の除去修復機構の異常である．8種の相補性群が存在する．日光（紫外線）や紫外線類似の作用をもつ化学物質に過敏性を示し，反復曝露の結果，皮膚癌を高率に発症する．確定診断は，日光非露光部位から採取した皮膚線維芽細胞の紫外線照射後の不定期DNA増生能，紫外線感受性試験，相補性群試験などのDNA修復テストおよび責任遺伝子解析によりなされる．

症状と検査所見
日本人に多く重症型であるA群を中心に述べる．
[皮膚] 強い光線過敏症（紅斑や水疱），色素沈着，多数の色素斑と脱色素斑の混在，萎縮・毛細血管拡張が加わる．若年期から基底細胞癌や扁平上皮癌，悪性黒色腫などの皮膚癌の発生がみられ（初発年齢は8歳），その率は一般集団の2,000倍以上，皮膚病変は日光露出部に限局される．
[神経] A群患者に神経症状は必発（DeSanctis-Cacchione症候群）．知的障害，腱反射の消失，四肢痙直が幼小児期から出現，低身長や聴力障害も加わる．後天性小頭症．さらに振戦や失調などの小脳症状，構音障害，嚥下障害，声帯運動異常などを認める．神経症状は年齢とともに増悪．
[眼] 羞明，流涙，結膜炎，角膜炎，眼瞼皮膚の萎縮による眼瞼外反・内反．末期には眼瞼や角膜に腫瘍が発生．
[その他] 内臓悪性腫瘍（一般集団の10～20倍高い），脳腫瘍，白血病，肺癌，胃癌などの発生．

A群以外は概して症状は軽い．神経症状はB, D, G群でも認める．B, D, G群にはCockayne症候群との合併例，またD群には硫黄欠乏性毛髪発育異常症（trichothiodystrophy: TTD）との合併例が報告されている（表1）．

頻度
日本では10万人に1人で，A群が多い．C群は日本では少ない．男女比は1:1である．厚難：日本における患者数の推定は36,000～47,000人．

遺伝様式・病因
すべての群がARである．XPのA～G群は，ヌクレオチド除去修復（nucleotide excision repair: NER）の異常が原因である．除去修復ができなくても複製を行う損傷乗り越え機構（translational DNA replication）があるが，バリアント型（XP-V型）は損傷乗り越え機構の異常である．

経過・治療
乳幼児期に皮膚の初発症状を認める．40歳頃から皮膚癌で死亡する例が多くなる．紫外線防御が予後を左右する．紫外線防御用のつば広の帽子，長袖の紫外線防御服，紫外線防御効果のある特殊な眼鏡を使用する．サンスクリーンはSPF25以上のものがよい．UVカットフィルムを窓に貼る．紫外線を防御により体内のビタミンD合成が不足するため補充する．

鑑別診断
Cockayne症候群（C-3），硫黄欠乏性毛髪発育異常症，Bloom症候群（B-3），Rothmund-Thomson症候群（B-5），種痘様水疱症，先天性骨髄性ポルフィリン症，骨髄性プロトポルフィリン症，

■文献
1) Tanaka K, Miura N, Satokata I et al: Analysis of a human DNA excision repair gene involved in group A xeroderma pigmentosum and containing a zinc-finger domain. Nature **348**: 73-76, 1990

表1 分類

相補性群	MIM No.	マップ	Gene	頻度	皮膚癌	神経症状・合併症
XP-A	#278700	9q22.33	XPA	25%	+	重症,日本
XP-B	#610651	2q14.3	ERCC3	稀	+	CS合併例あり,TTD
XP-C	#278720	3p25.1	XPC	25%	−	なし
XP-D	#278730	19q13.32	ERCC2	15%	+	中等度,CS合併例あり,TTDの多くはERCC2変異
XP-E	#278740	11p11.2	DDB2	稀	+	なし
XP-F	#278760	16p13.12	ERCC4	6%	+	なし
XP-G	#278780	13q33.1	ERCC5	6%	+	CS合併例あり
XP-V	#278750	6p21.1	POLH	21%	+	

CS : Cockayne syndrome, TTD : trichothiodystrophy

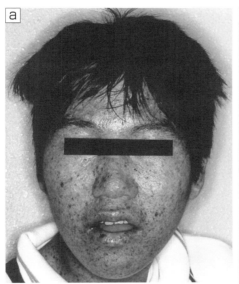
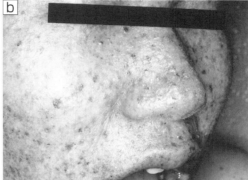
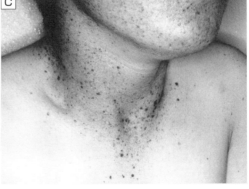

a〜c：16歳. XPのA群（DeSanctis-Cacchione症候群）に罹患. 低身長, 知的障害, 難聴を伴っている. 日光の当たる部分に多数の色素沈着が認められる（c）. 鼻部周囲に多数の基底細胞上皮腫を認める（b）.

B-8 脆弱 X 症候群
fragile X syndrome

[MIM No.] #300624　[マップ] Xq27.3　[Gene] *FMR1*
[キーワード] 自閉症，X連鎖性知的障害，巨大精巣，脆弱X染色体，3塩基リピート
[key words] autism, intellectual disabilities, macroorchidism, fragile X chromosome, triplet repeat
【GR】*FMR1*-Related Disorders　【GRJ】*FMR1*関連疾患

概念

Lubs（1969）が最初に報告したX連鎖性知的障害．100種以上あるX連鎖性知的障害のうちの1つ．原因の判明している知的障害の中ではDown症候群に次いで多い．DNA合成に必要なαT（C）TPの供給を妨げる培養条件（葉酸欠乏・MTX添加・FUdR添加・過剰チミジン）下でリンパ球を培養して核型分析すると，Xq27.3にギャップ〔Fra（X）〕を検出する．*FRAXA*（*FMR1*の変異）は3種の脆弱X症候群の95%以上を占める．*FRXA*より下流に向かって*FRXE*，*FRAXF*の順に並び，*FRAXE*は軽い知的障害を伴う．

頻度

欧米では男性の4,000人に1人，女性の1万人に1人．重度知的障害の男性の6%，軽度知的障害の男女の3%にみられる．厚難：日本人の男性で1万人に1人程度の頻度と考えられている．日本では，約5,000人の患者がいると推定される．しかし実際に本症と診断されている患者は少ない．

症状

完全変異（full mutation）の男性保因者の大部分は発症する．種々の程度の知的障害，長い顔，大きく突出した下顎．柔軟な軟骨の大耳介．小児期には自閉・多動，思春期以降には巨大精巣（80%），ぎこちない喋り方．男性患者の10%は知的障害が唯一の症状．完全変異の女性保因者の1/3は軽〜中程度の知的障害，行動異常を示すことあり．女性患者の半分は男性患者の顔貌の特徴の一部をもつ．前変異（premutation）の保因者の大半は無症状であるが，50歳を過ぎるとパーキンソン病様の症状を呈することがある（fragile X associated tremor/ataxia syndrome：FXTAS）．

*FMR1*遺伝とその変異

*FMR1*遺伝子は種々の臓器で発現するが大脳と精巣で発現が強い．その産物はFMRPで，RNA結合タンパクだと推定される．*FMR1*の約200 bp上流のCpG islandは患者では高度にメチル化され，下流のエクソン1の5'UTRに3塩基反復配列$(CGG)_n$がある．CGG反復配列回数は正常人で6〜54回，保因者（前変異）で54〜200回．患者（完全変異）で200回以上．前変異は世代（特に女性の卵巣）を経ると反復数が増える傾向がある（表現促進）．完全変異の回数に達するとCpG islandの高度メチル化，*FMR1*の不活化，脆弱Xの発現をきたす．男性患者の娘では反復数が減少する傾向がある．前変異をもち症状のない男性の娘が，完全変異をもち症状をもつ男孫を生むことがある．

検査

①上記の条件下でリンパ球を培養し，Fra（X）を検出する方法があるが，検出率は低い．②CGG反復の増加を検出するかメチル化感受性酵素による高度メチル化検出．Southern法は完全変異の検出に，PCR法は前変異による反復数の微細な増加の検出に適する．③リンパ球におけるFMRPの欠如を抗体を用いて証明．胎盤絨毛を用いた出生前診断も可能．

経過・治療

葉酸0.5〜2 mg/kg/日の投与を行って，症状の改善をみたという報告があるが，効果は一過性のようである．適切な療育，言語訓練などを実施する．滲出性中耳炎，てんかんなどの治療を行う．女性で前変異をもつ場合，早発卵巣機能不全（POI）になる例がある．男性の前変異では，晩発性の神経変性による振戦，失調を呈することがある．米国では代謝型グルタミン酸受容体を介する新薬による治験が行われている．

鑑別診断

巨大精巣は成人期以降顕著になるが，他疾患でも認めることがある．Sotos症候群（D-1），22q13欠失症候群も鑑別する．多数存在する，他のX連鎖性知的障害症候群との鑑別が必要である．

表1 *FMR1*の変異とCGG反復の増加

モデル家系図	DNA診断	反復配列の数	過剰メチレーション	反復数の不安定性
	正　常	6〜54	−	安　定
	前変異	54〜200	−	体細胞分裂は安定 減数分裂は不安定
	完全変異	>200	+	体細胞分裂・減数 分裂ともに不安定

□正常男性，○正常女性，■●保因者（前変異の保有者），▨正常または罹患，■罹患

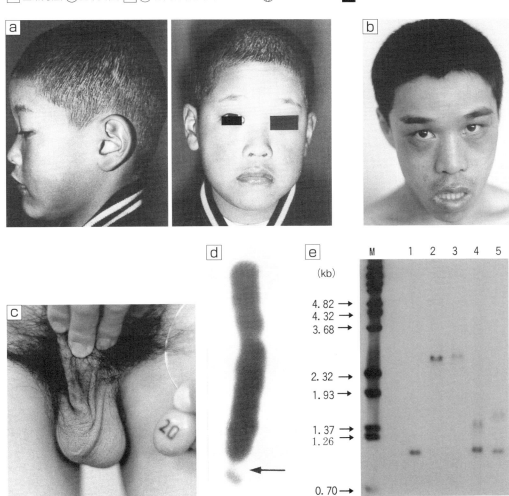

a, b：患者の顔貌．長い顔，大きな耳，突出した眼窩上縁・下顎．c：成人男性の巨大精巣．d：患者のX染色体Xq27に脆弱部位．e：制限酵素（Pst1）によるDNAの消化後のSouthern blot．M：サイズマーカー（λDNA/Bst1）．1：正常男性（1 kb）．2,3：罹患男性（完全変異）．4：前変異をもつ女性．5：罹患女性（正常Xと完全変異をもつX）．

Hutchinson-Gilford 症候群
Hutchinson-Gilford syndrome
(progeria)

[MIM No.] #176670　［マップ］1q22　［Gene］*LMNA*
［キーワード］早老症，小人症，禿頭，皮下脂肪減少，動脈硬化
[key words] premature aging, dwarfism, alopecia, lipodystrophy, arteriosclerosis
【GR】Hutchinson-Gilford Progeria Syndrome

概　念

Werner 症候群とならぶ代表的な遺伝的早老症の1つ．生後1～2年から老化徴候が急速に進行し，10歳代で冠動脈疾患をきたして死亡する予後不良の疾患である．Hutchinson (1886) の母子例が最初の報告で，Gilford (1904) が progeria と命名した．両者の名前をとって Hutchinson-Gilford 症候群ともよぶ．

症状と検査所見

[全身] 1～2歳から早老現象が始まる．著明な成長障害，皮下脂肪の減少．
[頭部・顔面] 禿頭，小下顎を伴う水頭症様顔貌，幅の狭い尖った鼻，歯牙萌出遅延，怒張した頭皮静脈．
[骨格] 細長い胸郭，外反股による騎乗位歩行，大および小関節の拘縮．末節骨の融解．
[循環器系] 著明な動脈硬化，冠状動脈硬化，心不全．
[知能] 正常．
[ときにみられる症状] 強皮症様の皮膚変化，不整形な黄褐色色素沈着，乏汗，難聴，白内障，突出した耳，爪の低形成，骨の菲薄化．

頻　度

世界で約140例の報告がある．欧米では400万人に1人と推定される．性比は1.2：1．厚難：["早老症：ハッチンソン・ジルフォード・プロジェリア症候群（HGPS）およびウェルナー症候群（WS）"として記載] WS は全世界の報告の6割以上が日本人とわが国に多い早老症であり，国内患者数は2,000～3,000名と推定されている．常染色体劣性遺伝形式をとり，保因者はわが国においておよそ100人に1人とされ，計算上は毎年20～30名以上の患者がわが国において誕生することになる．HGPS を含めたその他の早老症は稀少であり，わが国における患者実態も不明である．

遺伝様式・病因

AD．ほとんどが *LMNA* 遺伝子の新生突然変異による孤発例である．同定された *LMNA* 変異のうち1824C→T（G608G）変異が80％を占める．G608G 変異は A 型ラミンの mRNA のスプライスに影響して，C 末端の50アミノ酸の欠失を引き起こし，細胞核の変形やゲノム不安定性をきたす．

経過・治療

乳児期から体重増加不良，疎な頭髪，皮下脂肪の減少などを認める．1歳を過ぎるころから症状が顕著になり，頭髪が抜けて皮下脂肪のないやせた体型となる．関節が拘縮して騎乗様肢位をとる．心筋梗塞，心不全などで死亡することが多く，死亡時年齢は7歳から27.5歳に分布し平均寿命は13.4歳と短い．例外的に45歳まで生存した例もある．知能は正常であり通常の社会生活は可能である．患者と家族への精神的サポートが重要である．

鑑別診断

Werner 症候群は思春期以降に発症する点が異なる．Cockayne 症候群（C-3）の経過は似るが，禿頭がなく，日光過敏性が強い．その他，Rothmund-Thomson 症候群（B-5）とは多形皮膚萎縮症に注目すれば鑑別は容易である．Wiedemann-Rautenstrauch 症候群（C-2）は出生時から早老症状がみられる．

■文献

1) Ogihara T, Hata T, Tanaka K et al：Hutchinson-Gilford progeria syndrome in a 45-year-old man. Am J Med **81**：135-138, 1986

C 老人様顔貌

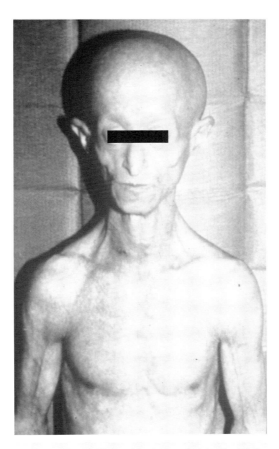

44歳男性．水頭症，尖った鼻，小さな顎，禿頭などの特異な老人様顔貌．報告例では最高齢の患者．（文献1）

Wiedemann-Rautenstrauch 症候群
Wiedemann-Rautenstrauch syndrome
（neonatal progeroid syndrome）

[MIM No.] %264090
[キーワード] 早老症様顔貌，皮下脂肪組織の減少，成長障害，知的障害
[key words] progeroid face, diminution of subcutaneous fat, growth deficiency, intellectual disabilities

概念

出生時から明らかな早老症様顔貌，皮下脂肪組織の減少，成長・発達障害を主徴とする．Wiedemann（1979）がRautenstrauchら（1977）の報告した姉妹例と自験例2例の観察に基づいて記載した．

症状と検査所見

[成長・発達] 出生前に始まる成長障害．知的障害．
[中枢神経系] 痙攣，眼振，脳室拡大．
[頭部・顔面] 早老症様顔貌，水頭症様頭蓋，顔面骨低形成，眼瞼裂狭小，落ちくぼんだ眼，疎な睫毛，鼻背隆起，小顎，薄い口唇，耳介低位，大泉門閉鎖遅延，禿頭，頭蓋静脈怒張．
[歯] 歯牙崩出を出生時に認める．
[体幹・四肢] 相対的に大きな手足，関節拘縮，屈指，足趾の騎乗．乳頭間離開．
[皮膚] 全身の皮下脂肪組織の減少．背尾部の左右対称性の脂肪集積．多毛．
[外性器] 大きな陰茎．
[ときにみられる症状] 中枢神経系の広範囲な脱髄，多発性関節脱臼，心疾患，膀胱尿管逆流，水腎症．

頻度

初期の報告から40年近くになるが，まだ世界で約30例の報告があるに過ぎない．特定の人種に限定されない．本邦からは1例の英文報告例と数例の邦文報告例がある．

遺伝様式

同胞罹患例と血縁のある家系からの発生例があり，ARと考えられる．

経過・治療

経過は様々だが，成長障害が著しい．死亡例は平均生存期間7ヵ月であるが，より長い存命も報告され，16歳で生存の報告もある．対症療法が中心となる．

鑑別診断

出生時から明らかな早老症様顔貌をみれば診断は容易である．白内障がないことはHutchinson-Gilford症候群（C-1），出生時に歯牙崩出を認めることはWerner症候群（C-4）との鑑別となる．皮膚弛緩症，geroderma osteodysplasticum も鑑別が必要である．また，*FBN1*（fibrillin1）遺伝子の3'末端領域の変異を原因とするMarfan症候群様早老症様リポジストロフィ症候群は，新生児期から著しい皮下脂肪萎縮と早老症様顔貌が明らかであり鑑別を要す．しかし，先天歯や臀部の奇異性脂肪蓄積はなく，多くは成長とともに高身長などのMarfan様特徴を呈し，知的障害も伴わない．

■文献

1) Ohashi H, Eguchi T, Kajii T : Neonatal progeroid syndrome. Report of a Japanese infant. Jpn J Hum Genet **32** : 253-256, 1987

C 老人様顔貌

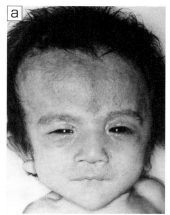
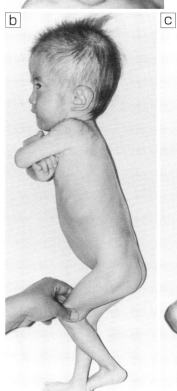
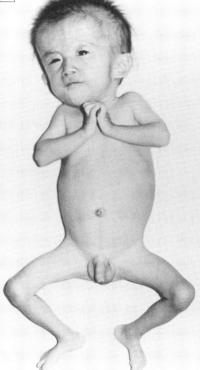
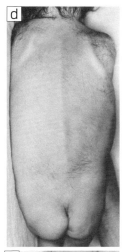
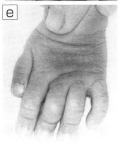
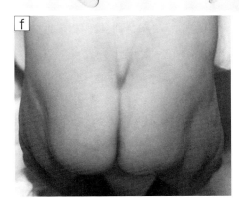

a～e：男児（文献1）．1ヵ月時（a）；早老症様顔貌，大きな頭蓋，顔面骨低形成，眼瞼裂斜下・狭小，疎な睫毛，鼻背隆起，小顎，耳介低位，頭蓋静脈怒張．1歳時（b～e）；全身皮下脂肪組織の減少，多毛，屈指．
f：殿部皮下脂肪沈着が特徴的．

C-3 Cockayne 症候群
Cockayne syndrome
（Cockayne-Neil syndrome）

※小児慢性特定疾病

[MIM No.] #216400（type A）; #133540（type B）
[マップ] 5q12.1（type A）; 10q11.23（type B）
[Gene] *CSA/ERCC8*（type A）; *CSB/ERCC6*（type B）
[キーワード] 老人様顔貌，小人症，日光過敏，網膜変性，神経性難聴，知的障害
[key words] senile-like appearance, dwarfism, photosensitivity, retinal degereration, neural deafness, intellectual disabilities
【GR】Cockayne Syndrome 【GRJ】コケイン症候群

概念

るい痩，神経障害，成長障害，日光過敏，白内障，網膜色素変性症，種々の早老徴候など多様な臨床症状を示す症候群．Cockayne（1935）が網膜萎縮と難聴を伴う悪液質性小人症の同胞例を最初に記載した．ヌクレオチド除去修復機構のうち転写に共役した修復が選択的に障害され，患者由来細胞は紫外線照射に対して高感受性を示す．相補性テストにより2群（CSAとCSB）に細分される．

症状と検査所見

[成長] 低身長，痩身，皮下脂肪発達不全は乳児期後期より明らかとなる．

[頭部・顔面] 小頭，頭蓋骨肥厚，頭蓋骨石灰化，脳室拡大，老人様顔貌，落ちくぼんだ眼，高い鼻，齲歯になりやすい歯．

[眼] 進行性の網膜色素変性（ゴマ塩状），視神経萎縮，角膜混濁，白内障．

[神経系] 知的障害，歩行障害，失調，振戦，感音難聴，脳の脱ミエリン化・石灰沈着．

[皮膚] 皮下脂肪の少ない皮膚，日光過敏性皮膚炎，色素沈着，発汗減少．皮膚癌の発症はない．

[四肢] 比較的長い冷たい手足，関節拘縮．

[体幹] 比較的短い体幹，脊柱後弯，椎骨扁平．

[その他] 肝脾腫，脂肪肝，腎障害，高血圧，動脈硬化．

[ときにみられる症状] 水頭症，脳萎縮，骨粗鬆症，II趾短縮，眼振，脳波異常，末梢神経障害，肺気腫，上室性頻拍，WPW症候群，停留精巣．

頻度

世界で少なくとも180例以上の報告がある．厚難：50名．

遺伝様式・病因

AR．本症の培養細胞は紫外線に高感受性を示す．責任遺伝子はヌクレオチド除去修復のうち転写共役修復に関わる *CSA/ERCC8* または *CSB/ERCC6* である．*CSA* が80%，*CSB* が20%を占める．なお，*CSB* 遺伝子はCOFS症候群（Pena-Shokeir症候群II型），DeSanctis-Cacchione症候群［色素性乾皮症（XP）にCSの神経症状を合併］，UV-sensitive症候群の責任遺伝子としても同定されている．

経過・治療

臨床的に1,2,3型に分類され，1歳頃までに症状が出現する1型が従来の古典的Cockayne症候群に相当する．2型はより重度で出生時に症状を有する．3型は遅発軽症型である．1型は出生時には成長障害は明らかでないことが多い．乳児期後期から皮下脂肪の発育不全を認め，独歩あるいは発語の遅れで精神運動遅滞に気づかれる．10歳代後半には失調歩行，手指振戦などの小脳症状が進行する．食欲不振による衰弱，呼吸器感染，腎不全などのため成人前期には死亡する．日光過敏症に対する日焼け止めクリーム，齲歯治療，腎不全・高血圧などに対する対症療法．

鑑別診断

Bloom症候群（B-3），Rothmund-Thomson症候群（B-5），DeSanctis-Cacchione症候群，COFS症候群（J-4），Hutchinson-Gilford症候群（C-1），Seckel症候群（E-6）など老人様顔貌，小人症，日光過敏症を呈する疾患と鑑別を要する．培養細胞の紫外線感受性が高いこと，悪性腫瘍の発症が多くないことなどが鑑別に有用である．

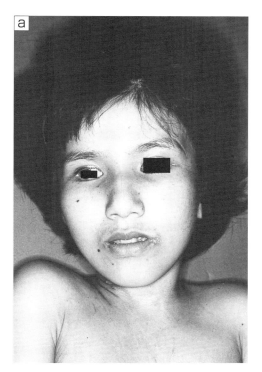
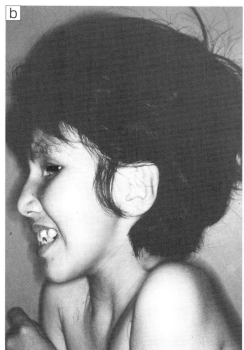
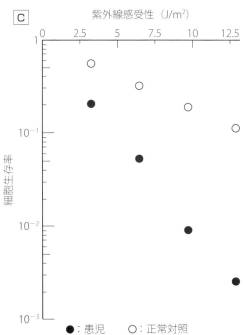

a〜c：14歳女児．低身長，痩身，小頭，眼球陥凹，老人様顔貌，齲歯，皮膚の日光過敏，色素沈着．皮膚線維芽細胞の紫外線感受性は高く，正常対照に比して紫外線照射による細胞生存率は著しく低い（c）．

Werner 症候群
Werner syndrome

※小児慢性特定疾病

[MIM No.] #277700　[マップ] 8p12　[Gene] *RECQL2/WRN*
[キーワード] 早老症，若年性白内障，動脈硬化，悪性腫瘍好発
[key words] premature aging, juvenile cataract, atherosclerosis, predisposition to malignancy
【GR】Werner Syndrome　【GRJ】ワーナー症候群

概念

遺伝的早老症の代表的疾患であり，思春期以降に白髪・白内障・皮膚硬化などの老化徴候が健常人のほぼ2倍の速度で出現する（成人型早老症）．1904年にドイツの眼科医 Otto Werner が強皮症を伴う若年性白内障患者を記載した．

症状と検査所見

[発育] 低身長（140～150 cm），低体重（34～41 kg）．
[頭部・顔面] 早期白髪，早期禿頭，両側性白内障．尖った鼻，顔にはりついたような耳，薄い口唇により早老症様顔貌．
[体幹・四肢] 細い四肢．四肢末梢の骨硬化像，軟部組織石灰化．
[皮膚] 皮膚硬化，皮膚潰瘍，薄い皮膚，乏しい体毛．
[神経・行動] 認知症，統合失調症，高調性の嗄声．
[その他] 早期動脈硬化，心筋梗塞，糖尿病，高脂血症，高尿酸血症，甲状腺機能亢進，性腺機能低下による二次性徴不良・不妊．
[染色体] 核型は基本的に正常だが，様々な種類の染色体転座を高頻度に認める．これを多彩転座モザイク（variegated translocation mosaicism）とよぶ．DNA損傷薬剤である 4-NQO に感受性を示すとされる．
[合併症] 甲状腺癌や悪性黒色腫，軟部組織肉腫，骨肉腫を発症し，多重癌のことも多い．

頻度

世界中で1,100例を超える報告例があり，わが国ではその80％に相当する850例が確認されている．発生頻度は約10万～20万人に1人，保因者頻度は約100人に1人．厚難：Werner 症候群は全世界の報告の6割以上が日本人とわが国に多い早老症であり，国内患者数は2,000～3,000名と推定されている．常染色体劣性遺伝形式をとり，保因者はわが国においておよそ100人に1人とされ，計算上は毎年20～30名以上の患者がわが国において誕生することになる．

遺伝様式・病因

AR．RecQ ヘリカーゼである *WRN* 遺伝子が1996年にクローニングされた．*WRN* 遺伝子変異によりC末端にある核移行シグナルが欠如して，WRN タンパクが核移行できなくなることが原因である．ほとんどの患者では EB 株化リンパ球のウエスタンブロッティングで WRN 変異タンパクを検出しない．

経過・治療

出生後から10歳までの発達で特に異常は認められない．小学校後半，二次性徴を迎える頃から低身長・細い四肢などに気づかれる．20歳以降，白髪，禿頭，白内障，皮膚の萎縮・硬化・潰瘍形成，嗄声などの老化徴候を示すようになり，30歳前後から白内障，糖尿病，骨粗鬆症，動脈硬化など生活習慣病を発症するので，これらの症状に対しては適切な治療を行う．健常人のほぼ倍の速さで老化が規則正しく進行する．平均死亡年齢は46歳で，死因は悪性腫瘍が第1位で，第2位は動脈硬化に基づく心筋梗塞や脳血管障害である．

鑑別診断

臨床的に Werner 症候群と診断された患者のうち *WRN* 遺伝子に変異がみつからないものを異型 Werner 症候群とよぶ．そのうち15％に *LMNA* 遺伝子 [Hutchinson-Gilford 症候群（C-1）の責任遺伝子] に変異が検出される．

C

老人様顔貌

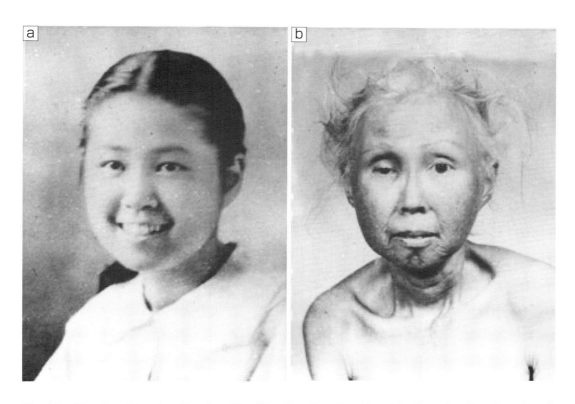

Werner症候群の患者. 15歳時 (a), 48歳時 (b).

(ワシントン大学大島淳子博士提供)

D-1 Sotos症候群
Sotos syndrome
（cerebral gigantism）

※小児慢性特定疾病

[MIM No.] #117550　[マップ] 5q35.2-q35.3　[Gene] NSD1
[キーワード] 特徴的顔貌，過成長，知的障害，脳内奇形，腫瘍好発
[key words] distinctive facies, overgrowth, intellectual disabilities, brain anomaly, susceptibility to tumor
【GR】Sotos Syndrome　【GRJ】ソトス症候群

概念
　出生前から過度の成長を示し，特徴的顔貌，大きな手足，知的障害を認めるAD性の過成長症候群．Sotosら（1964）が5例の小児患者を報告したのが最初である．脳性巨人症ともよぶ．

症状と検査所見
　[中枢神経系] 種々の程度の知的障害，協調障害，脳室の拡大，CTで透明中隔腔，ベルガ腔，硬膜下水腫，くも膜嚢胞，脳波異常，熱性痙攣，てんかん．
　[成長] 出生前に始まり小児期まで続く過成長．骨年齢の促進．出生時には身長の過成長が著しく，小児期には頭囲，身長，体重が過大だが，成人になると身長と体重が正常化する傾向があり，特に女性でこの傾向がある．
　[頭部・顔面] 長頭傾向を伴った大頭．突出した前額，眼瞼裂斜下，眼間開離，眼瞼の浮腫，大きな耳介，高・狭口蓋，先細りの下顎，早い歯牙の萌出，大きい手足．成人すると身長は正常域になるが，横に広いがっしりした体格になり，顎が長くいかつい顔貌を呈する．
　[内臓] 先天性心疾患，水腎症，膀胱尿管逆流，片腎無形成．
　[腫瘍] 奇形腫，神経芽細胞腫，Wilms腫瘍，肝癌などの合併．
　[ときにみられる症状] 斜視．

頻度
　約1万〜2万出生児に1人にみられ，過成長症候群の中では最も頻度が高い．厚難：約800人．

遺伝様式・病因
　大多数は散発例で，新生突然変異に由来する．17例の親子例が知られている．日本人患者の約50%はNSD1を含む約2Mbの微細欠失，12%はNSD1のヘテロ接合変異を示し，NSD1のハプロ不全が原因である．微細欠失はその両端に存在する2セットの反復配列（low copy repeat：LCR）間の組み換えに起因．また，NFIX遺伝子が原因のSotos症候群2（#614753）が発見された．

経過・治療
　新生児期に呼吸不全のため管理を要したり，哺乳障害，原因不明の遷延性黄疸を認めたりすることがある．新生児・乳児期には特徴的顔貌が目立たないことが多いが，顔面頭蓋の発達とともに明瞭になり，1歳半頃には定型的になる．過成長の特異的な治療法はないが，定期的な合併症の評価や発達支援は重要．心疾患，泌尿器の疾患の治療は対症的．NSD1遺伝子全体を含む欠失型では，高身長が目立たず，また内臓奇形を伴いやすい傾向がある．

鑑別診断
　他の過成長症候群，特に下記の症候群と鑑別する必要がある．Weaver（D-2），Marshall-Smith，Beckwith-Wiedemann（D-5），Simpson-Golabi-Behmel（D-3），22q13欠失，脆弱X（B-8）の各症候群．顔貌の特徴，成長のパターン，骨年齢の促進，発達遅滞を指標として鑑別する．II章の表4参照のこと．

■文献
1) Kaneko H, Tsukahara M, Tachibana H et al : Congenital heart defects in Sotos sequence. Am J Med Genet 26 : 569-576, 1987
2) Kurotaki N, Imaizumi K, Harada N et al : Haploinsufficiency of NSD1 causes Sotos syndrome. Nat Genet 30 : 365-366, 2002
3) Kurotaki N, Harada N, Shimokawa O et al : Fifty microdeletions among 112 cases of Sotos syndrome : low copy repeats possibly mediate the common deletion. Hum Mutat 22 : 378-387, 2003

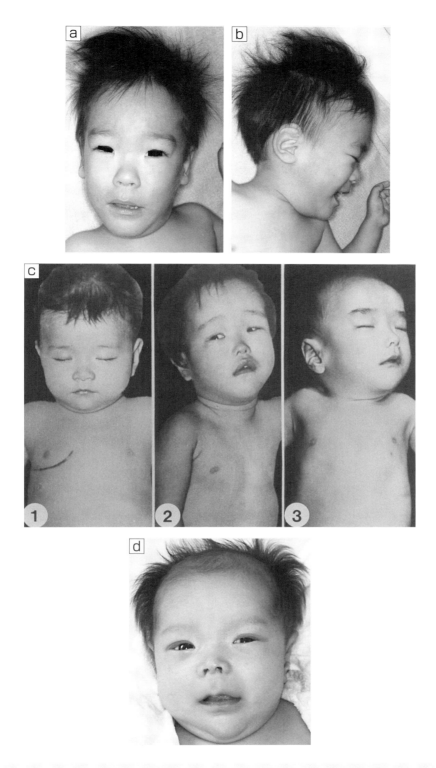

a, b：4ヵ月男児．巨頭，前額突出，眼瞼の浮腫，眼間開離，眼瞼裂斜下，粗な顔貌．
c：①〜③は種々の先天性心奇形を合併（文献1）．
d：乳児例（女児）．広い前額，細い下顎，前向き鼻孔を認める．

D-2 Weaver 症候群
Weaver syndrome
（Weaver-Smith syndrome）

※小児慢性特定疾病

[MIM No.] #277590　[マップ] 7q36.1　[Gene] EZH2
[キーワード] 巨体，大頭，眼間開離，筋緊張亢進，嗄声，関節可動制限
[key words] gigantism, macrocrania, hypertelorism, muscular hypertonia, hoarse voice, limitation of joints

概念
巨体，大頭，特徴的顔貌，筋緊張亢進などを主徴とし，四肢奇形を合併する稀な過成長症候群．Weaverら（1974）が最初に記載した．

症状と検査所見
[成長] 過成長は出生前から著明で生後も続く．身長よりも体重増加が著明．骨成熟は同年齢児の2〜3倍の速さで進行する．手根骨成長は中手・指節骨より早い．

[行動] 筋緊張亢進，痙性，軽い発達遅滞．

[頭部・顔面] 大頭，頭蓋横径拡大，前額突出，扁平後頭，眼間開離，突出した長い人中，小顎．

[四肢] 屈曲指，太い母指，肘・膝関節伸展制限，弯趾，内反尖足，Ⅳ中足骨短縮，大腿・尺骨遠位端拡大．落ち凹んだ薄い爪，単一手掌屈曲線，指尖のpad．

[皮膚] たるんだ皮膚，陥凹乳頭，細い毛髪．

[その他] 低い嗄声．臍・鼠径ヘルニア．

頻度
稀．20数例の報告がある．わが国では次頁の例のほか，数例の報告がある．厚難：20数名．

遺伝様式・病因
ヒストンメチル基転移酵素をコードする EZH2 遺伝子の変異が報告された．これはがん遺伝子でもある．優性遺伝で多くの例は新生突然変異による孤発例である．

経過・治療
過成長は思春期以降も続き最終身長は2SDを超える．加齢とともに発達は改善する．悪性リンパ腫の合併例が報告されている．

鑑別診断
Marshall-Smith症候群は不均整な骨成熟，早期過成長，発達遅滞などが本症と類似するが，頭部・顔面の形態，幅広の基・中節骨，体重増加不良，予後が不良などの点が異なる．Sotos症候群（D-1）では乳幼児期から先細りの下顎が著明．

■文献
1) Kondo I, Mori Y, Kuwajima K : A Japanese male infant with the Weaver syndrome. Jpn J Hum Genet **35** : 257-262, 1990
2) Sakazume S, Okamoto N, Yamamoto T et al : GPC3 mutations in seven patients with Simpson-Golabi-Behmel syndrome. Am J Med Genet **143A** : 1703-1707, 2007

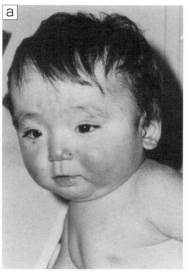
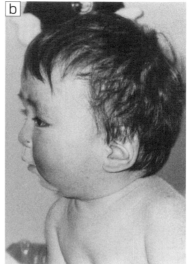
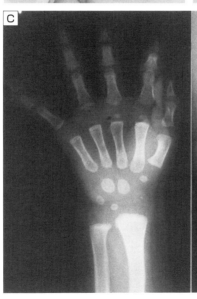
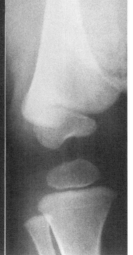
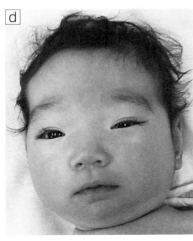

a～c：1歳男児（文献1）．帝王切開で出生．出生時体重4,250g，身長51.5cm，頭囲・胸囲35cm．11ヵ月時体重13.0kg（97パーセンタイル），身長84cm（97パーセンタイル以上）．骨年齢は6歳相当．長管骨末端の拡大（c）．
d：乳児例（女児）．円形顔貌．

D-3 Simpson-Golabi-Behmel 症候群
Simpson-Golabi-Behmel syndrome
(Simpson dysmorphia syndrome)

[MIM No.] #312870　[マップ] Xq26.2　[Gene] *GPC3, GPC4*
[キーワード] 粗な顔貌，過成長，多指趾，副乳
[key words] coarse face, overgrowth, polydactyly, supermumerary nipples
【GR】Simpson-Golabi-Behmel Syndrome Type 1

概念
過成長を特徴とするX連鎖性奇形症候群である．Beckwith-Wiedemann症候群の症状に似る．Simpsonら(1975)が最初に記載した．

症状と検査所見
[成長・発達] 知能は正常の場合もあるが軽～重度の発達遅滞を認めることが多い．出生前から始まる頭囲・身長の過成長．

[頭部・顔面] 大頭，眼間開離，眼瞼裂斜下，短い鼻，広い上向きの鼻尖，大きな口，舌中央部の溝，口蓋裂．

[体幹・骨格] 副乳，13本の肋骨，尾骨部皮膚の隆起，胸郭変形，鼠径ヘルニア，V指内弯．

[四肢] 爪の低形成，軸後性多指，Ⅱ・Ⅲ指間の軟部組織の癒着，Ⅱ指の弯曲．

[ときにみられる症状] Meckel憩室，肝脾腫，腸回転異常，羊水過多，新生児期の高ビリルビン血症，高・狭口蓋，腹直筋離開，囊胞腎，停留精巣，筋緊張低下，指掌紋異常．軽度の顔貌異常と過成長を示す例から，諸臓器の異常を示すものまで多彩である．

頻度
厚難：数十名．

遺伝様式
XLR．原因遺伝子である*GPC3*(Xq26)は細胞外プロテオグリカンであるglypican 3をコードする．glypican 3は胎芽中胚葉で発現し，IGF2タンパクと複合体を形成する．IGF2発現の調節障害により過成長をきたす．女性保因者もときに症状を呈することもある．

経過・治療
出生時の低血糖や，後天的にもみられる横隔膜ヘルニアが予後を左右する．学童期までは腹部腫瘍のスクリーニングを考慮．言語遅滞，発達遅滞には支援が必要．成人例では高身長を示す．

鑑別診断
他の過成長症候群[Beckwith-Wiedemann症候群(D-5)，Sotos症候群(D-1)，Weaver症候群(D-2)など]やGorlin症候群(P-10)などとの鑑別．予後不良の重症例はSGB2(MIM300209)と分類され，Xp22に座位する*CXORF5*遺伝子が関与．

■文献
1) Kajii T, Tsukahara M : Golabi-Rosen syndrome. Am J Med Genet **19** : 819, 1984
2) Okamoto N, Yagi M, Imura K et al : A clinical and molecular study of a patient with Simpson-Golabi-Behmel syndrome. J Hum Genet **44** : 327-329, 1999
3) Sakazume S, Okamoto N, Yamamoto T et al : GPC3 mutations in seven patients with Simpson-Golabi-Behmel syndrome. Am J Med Genet **143A** : 1703-1707, 2007

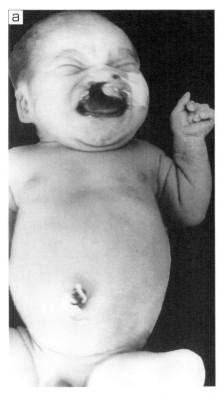
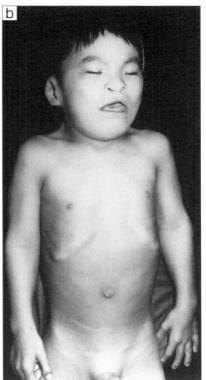

a, b：新生児期（a）と6歳時（b）．（文献1）

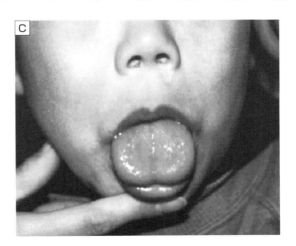

c：6歳男児．巨舌と舌中央部の溝．

※小児慢性特定疾病

Berardinelli 症候群（先天性全身性脂肪ジストロフィ）
Berardinelli syndrome (congenital generalized lipodystrophy)
(Seip syndrome ; Berardinelli-Seip congenital lipodystrophy ; congenital lipoatrophic diabetes)

[MIM No.] #269700（2型），#609584（1型），#612526（3型），#613327（4型）
[マップ] 11q12.3（2型），9q34.3（1型），7q31.2（3型），17q21.2（4型）
[Gene] BSCL2（2型），AGPAT2（1型），CAV1（3型），PTRF（4型）
[キーワード] 全身性脂肪組織萎縮，多毛，色素沈着，肝腫，脂質異常症，インスリン抵抗性糖尿病
[key words] generalized lipodystrophy, hirsutism, pigmentation, hepatomegaly, hyperlipidemia, insulin-resistant diabetes mellitus
【GR】Berardinelli-Seip Congenital Lipodystrophy

概念
Berardinelli（1954）が記載し，Seip（1959）が自験例3例を加えて，先天性全身性リポジストロフィとして報告した．脂肪組織がないため，脂肪は筋肉や肝臓に蓄積する．このため，インスリン抵抗による糖尿病を発症したり，高トリグリセリド血症，脂肪肝，肝硬変，肝不全に至る．Berardinelli症候群は4型に分けられる．BSCL2変異例の方が重症で早期死亡が多い．

症状と検査所見
[発育] 全身脂肪組織萎縮による筋隆起と目立つ静脈．初期の成長促進（ときに成長障害）．思春期以後は低身長．早期の骨年齢促進．体に比し大きな手足．食思亢進．女性での男性化体型．
[顔面] 脂肪萎縮による頬部陥凹，顔面に広がる多毛，大きな耳介，長い睫毛．
[皮膚] 多毛．種々の程度の黒色表皮腫（腋窩，殿部，頸部など）．縮毛．多汗．
[内臓] 肝機能障害，肝腫，脂肪肝，肝硬変，脾腫．腹部膨満．腎拡大．臍ヘルニア
[心血管系] 肥大型心筋症，高血圧，皮膚静脈怒張．
[性器] 陰茎肥大，陰核肥大．多嚢胞卵巣，稀発月経症．
[検査] 高トリグリセリド血症（特に中性脂肪），低コレステロール血症，高インスリン血症，インスリン抵抗性・非ケトーシス性糖尿病．
[ときにみられる症状] 半数に種々の程度の知的障害（2型の方が程度が強い）．腎機能障害，水腎症，高タンパク血症，脳室拡大．骨年齢促進（幼児期以前），アデノイド肥大．

頻度
2型はヨーロッパ，中東に多く，1型はアフリカ系アメリカ人で多数報告されている．1型と2型で95%をしめる．

遺伝様式・病因
AR．脂肪組織の欠如とそれに伴う脂質代謝異常，インスリン抵抗性による糖尿病が基本病態である．

経過・治療
成長促進．高トリグリセリド血症は乳幼児早期から，高血糖は小児期後期から始まるものが多いが，すべての症状が乳幼児早期から始まることもある．高トリグリセリド血症に対し低脂肪食，高血圧に対し降圧薬，糖尿病に対しインスリン治療などの対症療法が必要．ドパミン抑制因子であるピモジドの投与により全身状態が改善したという報告がある．糖尿病，動脈硬化症，肝硬変などにより，多くは成人に達する前に致死的な経過をたどる．

鑑別診断
Leprechaunism は筋肉肥大がないこと以外は多くの症状が一致するが，インスリン受容体αサブユニットの異常と考えられている．間脳症候群は視床部の腫瘍により惹起され，肝腫，高トリグリセリド血症を伴わない．Dunnigan症候群は部分的脂肪ジストロフィである．

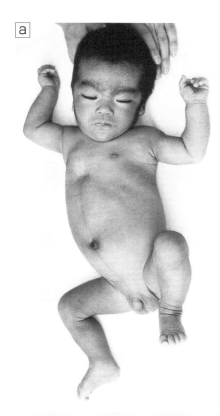
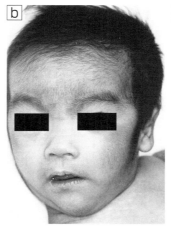
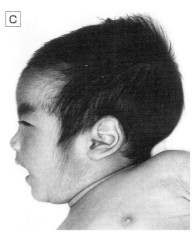
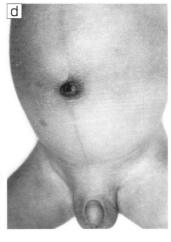

a〜d：3ヵ月男児．頬のこけた逆三角形の顔貌，顔面の多毛，大きな耳介，長頭，腹部膨満，全身の脂肪萎縮，臍周囲の色素沈着，比較的大きな陰茎．

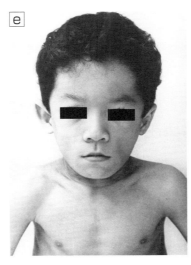
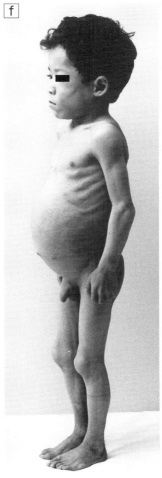

e, f：10歳男児．著明な肝脾腫を伴っている．皮下脂肪が少なく筋肉がよく発達しているようにみえる．頬部の皮下脂肪は少ない．

過成長を主徴とする症候群

D-5 Beckwith-Wiedemann 症候群
Beckwith-Wiedemann syndrome
(exomphalos-macroglossia-gigantism syndrome ; EMG syndrome)

※小児慢性特定疾病

[MIM No.] #130650　[マップ] 11p15.5　[Gene] *IGF2, H19, CDKN1C, KCNQ1OT1*
[キーワード] 臍ヘルニア，巨舌，巨体，低血糖，過成長，半身肥大，胎児性腫瘍
[key words] umbilical hernia, macroglossia, gigantism, hypoglycemia, overgrowth, hemihypertrophy, embryonal tumor
【GR】Beckwith-Wiedemann Syndrome

概念
臍帯脱出（E），巨舌（M），巨体（G）を三徴とする過成長症候群である．胎児性腫瘍や半身肥大を伴うことがある．

症状と検査所見
[周産期異常] 羊水過多，早産，長い臍帯，大きい胎盤．新生児期の低血糖，多血症．
[成長] 胎児期からの過成長．平均出生時体重は3,900 g．過成長は出生後数年間は顕著だが，学童期頃から成長は緩やかとなり最終的には平均に近づく．
[顔貌] 突出した舌，顔面の豊かな肉付，眼窩下縁の比較的低形成（横しわの存在），耳垂の線状溝，耳介後部の小窩．
[腫瘍発生] 7.5％に合併．Wilms腫瘍が最多で，他に肝芽腫や神経芽細胞腫，横紋筋肉腫など．ほとんどは8歳までに発症．
[半身肥大] 25％に合併．半身肥大例では，腫瘍合併のリスクが高い傾向がある．
[腹壁異常] 臍（帯）ヘルニア，腹直筋離開．
[臓器] 肝，脾，膵，腎，副腎などの肥大．腎奇形（重複腎，海綿腎，水腎症など）．
[心血管系異常] 10～30％に合併．その半数は心拡大で通常自然軽快する．他に左心低形成，肺動脈狭窄，心筋症など．
[発達] 知的・運動発達は通常正常．
[ときにみられる症状] 停留精巣．

頻度
1万人に1人．男女比は1：1．孤発例が多いが，15％が家族例．厚難：平成21年度調査によると全国で少なくとも218例．

遺伝様式・病因
表現度に差があるAD．責任遺伝子座は11p15の*IGF2/H19*と*CDKN1C/KCNQ1OT1*の刷り込み領域．*IGF2*は成長促進，*CDKN1C*は成長抑制に働き，それぞれ父性発現，母性発現遺伝子である．*IGF2*の発現亢進か，*CDKN1C*の発現低下が基本病態であり，*IGF2*発現亢進機序として父性11p15 UPD，父性11p15染色体重複．H19-DMR刷り込み異常（両アレルメチル化），*CDKN1C*発現低下機序として母性*CDKN1C*の遺伝子変異，母性11p15染色体転座・逆位，KCNQ1OT1-DMR刷り込み異常（脱メチル化）がある．家族性では母性*CDKN1C*の遺伝子変異が原因と考えられる．

経過・治療
新生児期の低血糖，多血症，巨舌による呼吸・哺乳障害を過ぎた後は生命予後は良好．胎児性腫瘍の早期発見のために，超音波検査を就学前までは3ヵ月毎，就学後は半年から1年毎程度で継続するのが望ましい．下肢長差が大きい場合，靴の補高や骨端閉鎖術を考慮する．巨舌は成長に伴い口腔内に収まることが多いが，構音障害や不正咬合・下顎突出が問題となる場合は，舌部分切除や歯科矯正を行う．

鑑別診断
糖尿病の母より出生した児が類似の症状を示すが，巨舌・耳垂溝・ヘルニアはない．甲状腺機能低下症は巨舌を示す．Simpson-Golabi-Behmel症候群（D-3）やPerlman症候群などの過成長症候群，Klipell-Trénaunay-Weber症候群（P-2），Proteus症候群（P-7）など半身肥大を伴う疾患と鑑別．

■文献
1) Niikawa N, Ishikiriyama S, Takahashi S et al : The Wiedemann-Beckwith (EMG) syndrome : Pedigree studies of five families with evidence for autosomal dominant inheritance with variable expressivity. Am J Med Genet 24 : 41-45, 1986
2) Soejima H, Higashimoto K et al : Epigenetic and genetic alterations of the imprinting disorder Beckwith-Wiedemann syndrome and related disorders. J Hum Genet 58 : 402-409, 2013

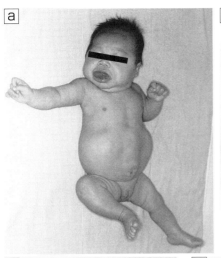
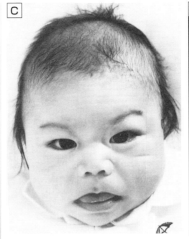
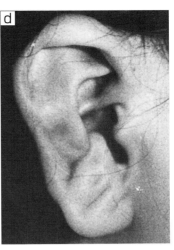
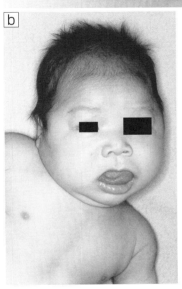
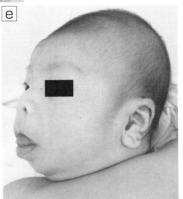
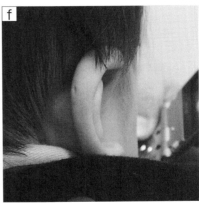
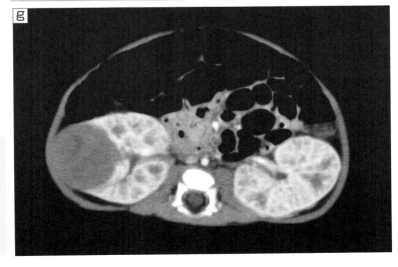

a, b：3ヵ月女児．巨舌，臓器肥大，肥厚した筋，巨体を認める．
c：眼窩下縁の低形成．巨舌．
d：耳垂の線状溝．
e：乳児における巨舌と耳朶の溝．
f：耳介後面の小窩．
g：生後3ヵ月でみられた Wilms 腫瘍．

D-6 半側過形成
hemihyperplasia

[MIM No.] %235000　[マップ] 11p15　[Gene] *KCNQ1OT1*（*LIT1*）, *H19*
[キーワード] 過成長, Wilms腫瘍, 腫瘍発生, 片親性ダイソミー
[key words] overgrowth, Wilms tumor, tumor development, uniparental disomy

概念
体の1ヵ所あるいはそれ以上の領域が非対称性に過成長すること．以前は，半側肥大（hemihypertrophy）とよばれていたが，現在は半側過形成（hemihyperplasia）と記載されている．一般的には独立した疾患単位であるが，Beckwith-Wiedemann症候群の症状の1つとして出現することもある．

症状・検査所見
片側肥大の他に，腎過形成・異形成，内臓肥大，腫瘍発生（Wilms腫瘍，肝芽腫，神経芽腫，副腎皮質腺腫．皮膚の母斑，色素沈着，毛細血管拡張，多毛．知的障害，痙攣．囊胞腎，肝囊胞．斜視．

頻度
一般集団の86,000人に1人．女性に多い．

遺伝形式・病因
複数のメカニズムが考えられている．① 11p15領域の体細胞変異モザイクによる，その領域の父性ダイソミー，② *KCNQ1OT1*のpromoterにある母由来のdifferentially-methylated region 2（DMR2）のメチル化喪失，③母由来*H19*とその上流にあるDMR1の過剰メチル化などがあげられる．

鑑別疾患
Beckwith-Wiedemann症候群（D-5），Klippel-Trénaunay-Weber症候群（P-2），Proteus症候群（P-7），McCune-Albright症候群（P-6），Russell-Silver症候群（E-2）．

経過・治療
8歳頃までは腫瘍発生に対する定期検診が必要．特に乳児期は3ヵ月毎の超音波検査による腫瘍発生への注意が必要．脚長差が拡大する場合には，整形外科的評価，装具の作成なども考慮する．

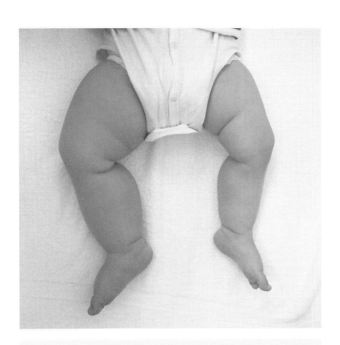

11p15.5 H19DMR 高メチル化, KvDMR1 低メチル化確認例.

過成長を主徴とする症候群

E-1 成長ホルモン単独欠損症 IA 型
isolated growth hormone deficiency type IA

※小児慢性特定疾病

[MIM No.] #262400　[マップ] 17q23.3　[Gene] *GH1*
[キーワード] 小人症，前額突出，低い鼻根，成長ホルモン完全欠損
[key words] dwarfism, prominent forehead, low nasal root, complete deficiency of growth hormone

概　念
　下垂体性小人症の中で成長ホルモン単独の分泌障害を示すもの．遺伝形式および成長ホルモンの分泌量によりIA 型（AR，完全欠損），IB 型（AR，低分泌），II 型（AD，低分泌），III 型（XLA，低分泌）の4 型に分類する．そのうちのIA 型を指す．

症状と検査所見
　[成長] 出生前から始まる著明な低身長，比較的均整のとれた体型．
　[頭部・顔面] 前額突出，鼻根部の陥凹を伴う小さな鼻，かん高い声．
　[内分泌] GH 分泌負荷試験には無反応，甲状腺機能は正常範囲，TRH 負荷試験の血中TSH は過剰反応を示すものが多い．LH-RH 負荷試験では，LH および FSH は正常反応．

頻　度
　下垂体小人症中に占める遺伝性hGH 欠損の割合はわが国では0.9〜3.3%．

遺伝形式・病因
　AR．成長ホルモン遺伝子（*GH1*）の局在は17q23.3．IA 型の患者は，この遺伝子が欠失していることが多い．

経過・治療
　hGH 投与により数ヵ月以内に抗hGH 抗体が出現するので治療は慎重を要す．

鑑別診断
　汎下垂体ホルモン分泌不全症．

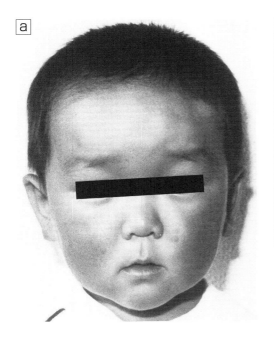
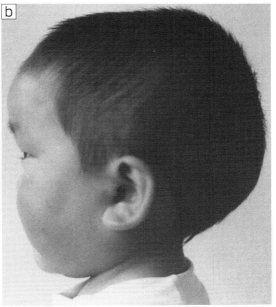
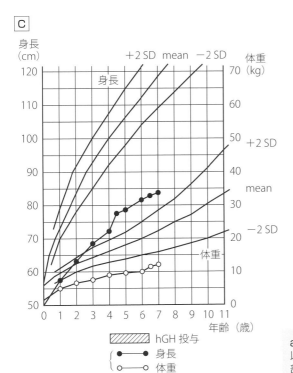

a～c：2歳男児．低身長（c：7歳までほぼ－4 SD以下），低血糖発作，突出した前額部と陥凹した鼻根部．かん高い声．

E 低身長とその他の異常

E-2 Russell-Silver 症候群
Russell-Silver syndrome
（Silver-Russell 症候群）

[MIM No.] #180860　[マップ] 11p15.5 ; 7q11.2　[Gene] *H19, IGF2, CDKN1C*
[キーワード] 子宮内発育遅延，低身長，左右非対称，頭蓋・顔面異骨症，V指短小内弯
[key words] intrauterine growth retardation, short stature, asymmetry, craniofacial dysostosis, small incurved fifth fingers
【GR】Russell-Silver Syndrome

概念

①子宮内発育遅延，②生後も続く低身長，③相対的大頭症（低身長に比して小頭症がないか，または程度が軽い）を特徴とする症候群．特徴的とされる三角形の顔は相対的小頭症の反映と考えられる．しばしば身体左右非対称を認めるが，診断上，必須の所見ではない．これに加えて次の小奇形のうち2～3があれば診断はより確実になる．V指短小内弯，への字の口唇，カフェオレ斑，II・III趾の軟部組織合趾症．

症状と検査所見

[発育] 子宮内成長遅延による低身長．出生時に週齢に比較してすでに小さい（大多数は低出生体重）．精神発達は正常域であることが原則である．

[頭部・顔面] 頭蓋に比し顔面骨の成長が悪く逆三角形の顔を呈する．口角が下降．下顎骨の成長が悪くへの字様の口唇を呈し，上唇はうすい．頭囲が正常で前額が突き出て，顔面が小さいため，一見水頭症様にみえることがある．顔面の左右非対称．高狭口蓋．

[四肢・指趾] 四肢の左右非対称，骨年齢の遅れ，指骨の骨端核濃厚像，V指短小内弯，II・III趾の軟部組織合趾，II中手骨の偽骨端．

[性腺] 尿中ゴナドトロピンの上昇，性早熟，尿道下裂，停留精巣，性分化異常．

[ときにみられる症状] 新生児期の低血糖による発汗，多呼吸，成長ホルモン単独欠損症，汎下垂体機能低下症，尿路奇形，カフェオレ斑．

頻度

低身長を主訴として受診する患者が子宮内発育遅延の病歴をもつ場合に必ず考慮すべき疾患である．実際には非常に多い．厚難：本邦で500～1,000名（2009年インプリンティング関連疾患調査研究班報告）．

遺伝様式・病因

1/2～1/3の症例で11番染色体 *H19* 遺伝子近傍のDMR領域の低メチル化を認める．Beckwith-Wiedemann症候群（D-5）と逆の病態像．10%程度の症例に7番染色体母性片親性ダイソミーを認める．

経過・治療

成人に達すると正常身長に追いつくこともあるが，大部分の最終身長は小児期の身長に比例して低い．身体の左右非対称があっても機能障害を伴うことは少ない．生命予後は一般に良好だが，乳児期に死亡する重症例もある．SGA性低身長症の基準を満たす場合，成長ホルモン投与が行われる．思春期早発症が発症した場合，抗性ホルモン剤の投与を行う．左右の下肢長の差が2cm以上あれば，底の厚さのある靴の使用を考える．

鑑別診断

小人症一般．15番環状染色体が類似の症状をもつ．

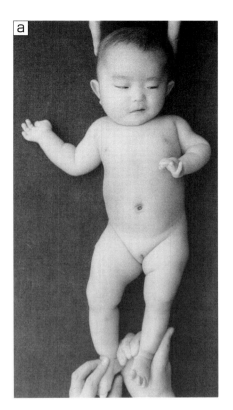

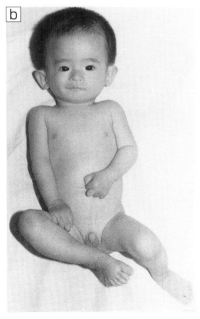

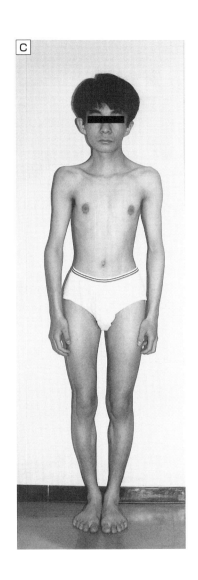

a：7ヵ月女児．身長－1.5 SD．体重－2.6 SD．顔面，上肢，下肢の著しい左右差（左＜右）．左V指短小内弯．左Ⅱ・Ⅲ趾間の合趾症．左膝外側のカフェオレ斑．
b：1歳2ヵ月男児．小さい顔面骨のため逆三角形の顔．
c：16歳男性．週齢39週，体重1,980gで出生．16歳で身長142 cm．逆三角形の顔，左右非対称，二次性徴の出現．

E-3 Dubowitz 症候群
Dubowitz syndrome

[MIM No.] %223370
[キーワード] 成長障害，小頭症，特徴的顔貌，湿疹様皮疹，かん高い嗄声
[key words] growth retardation, microcephaly, distinctive facies, eczematous skin eruptions, high-pitched hoarse voice

概念
子宮内成長障害，低身長，小頭症，特徴的顔貌，皮疹を特徴とする症候群で，Dobowitz（1965）が初めて報告した．病因は不明．

症状と検査所見
[成長] 子宮内成長障害がみられ，生後も成長障害が進行し，低体重・低身長を示す．

[頭部・顔面] 小頭症，前頭径短縮，眼瞼裂狭小，眼瞼下垂，眼間開離，内眼角贅皮，小顎，幅広い鼻梁，突出した丸い鼻尖，耳介低位，軽度の耳介変形．

[皮膚・頭髪] 乳児期よりみられる湿疹様皮疹ならびに疎で薄い頭髪は半数近くに認められる．薄い眉毛（特に外側），前額部・側頭部の毛髪線低下．

[口] 齲歯，歯牙萌出遅延，歯牙発育遅延，高口蓋．

[骨格] V指内弯・短小，骨年齢遅延．

[精神発達・行動] かん高い嗄声．軽度〜中等度の知的障害を伴うが，重度の知的障害も約10％にみられる．多動傾向，恥ずかしがりで，人の集まる場所を嫌う一方で，音楽やリズムを好む傾向がある．

[ときにみられる症状] 痙攣発作，脳波異常，斜視，小眼球，口蓋裂，頭蓋骨縫合早期癒合症，漏斗胸，側弯，蝶形椎，椎体形成異常，外反扁平足，内反足，Ⅱ・Ⅲ趾皮膚性癒合症，母指内反，仙尾部陥凹，二分脊椎，停留精巣，尿道下裂，外陰部低形成，先天性心疾患（心室中隔欠損症，心房中隔欠損症，動脈管開存症，大動脈縮窄症など），好中球減少症，免疫グロブリン異常症，急性リンパ性白血病，非 Hodgkin リンパ腫，悪性リンパ腫，神経芽細胞腫，横紋筋肉腫などの悪性腫瘍の合併が報告されている．

頻度
160 例以上の報告がある．多数の患者が潜在すると推定される．性比は1．

遺伝様式・病因
大部分が孤発例であり，AR と考えられてきたが，AD と考えられる親子例の報告もあり，浸透度の低いAD の可能性も否定できない．病因はいまだに不明である．

経過・治療
乳児期の哺乳障害が強く，ときに嘔吐・下痢を伴う．中耳炎，上気道炎，肺炎，副鼻腔炎，慢性鼻炎などの反復感染がみられる例も多い．生命予後は良好．30 年のフォローアップ例も認める．言語発達の遅滞がみられることが多い（70％）ため，聴力検査を含め，定期的な経過観察が必要．先天性心疾患や停留精巣・尿道下裂などがあれば外科治療を行う．

鑑別診断
子宮内成長障害を伴う胎児性アルコール症候群（S-1），Smith-Lemli-Opitz 症候群（E-8），Seckel 症候群（E-6）などとの鑑別が必要なほか，Bloom 症候群（B-3），Fanconi 貧血（B-1），22q11.2 欠失症候群（A-1）など血液・免疫異常を合併する疾患との鑑別も要する．

■文献
1) Tsukahara M, Opitz JM : Dubowitz syndrome : Review of 141 cases including 36 previously unreported patients. Am J Med Genet **63** : 277-289, 1996

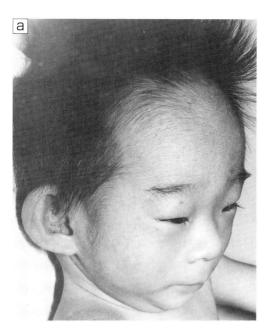
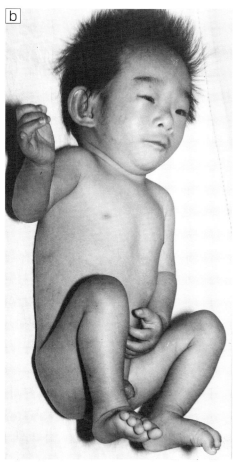

a, b：7ヵ月男児．両親いとこ婚．41週1,230gで出生．7ヵ月時身長58.7cm（−4.2SD），頭囲35.5cm（−5.6SD）．短く狭い眼瞼裂．内眼角贅皮．低い上眼窩縁，後退した前額．小顎．耳介奇形．逆立った頭髪．V指短小内弯．軽度の知的障害．

Brachmann-de Lange 症候群
Brachmann-de Lange syndrome
(Cornelia de Lange syndrome)

※小児慢性特定疾病

[MIM No.・マップ・Gene]
#122470（Ⅰ型）　5p13.2　　*NIPBL*
#300590（Ⅱ型）　Xp11.22　 *SMC1A*
#610759（Ⅱ型）　10q25.2　 *SMC3*
#614701（Ⅱ型）　8q24.11　 *RAD21*
#300882（Ⅱ型）　Xq13.1　　*HDAC8*
[キーワード] 重度成長障害，多毛，両眉毛癒合，小さな手足
[key words] severe growth failure, hirsutism, synophrys, micromelia
【GR】Cornelia de Lange Syndrome　【GRJ】コルネリア デ ランゲ症候群

概念

Cornelia de Lange（1933）により記載され，彼女のフルネームでよばれることが多いが，1916年すでに Brachmann により記載されているので Brachmann-de Lange 症候群ともよぶ．3q 部分トリソミー症候群でも本症に類似した症状がみられるが，3q 部分トリソミーの認められたものは本症から除外して考えるべきであるとされている．コヒーシン複合体を構成するタンパクの異常症．

症状と検査所見

多くの AD 疾患同様重症度の幅や臨床症状の変異が大きい．

[発育] 出生前から始まる重度の成長障害．満期産 SFD 児として生まれることが多い．重度知的障害，多くは IQ 35 以下，一般に男児の方が重度である．

[頭部・顔面] 小頭，短頭，濃く癒合した眉毛，長くカールした睫毛，小さく尖った鼻，上向き鼻孔，長い人中，薄い上口唇，口角下垂，高口蓋，小下顎，耳介低位，短頸，小歯牙．

[皮膚] 多毛，特に前額部，上腕，背部．

[四肢] 小さな手足，短肢，母指近位付着，Ⅴ指内弯，Ⅱ・Ⅲ趾合趾，肘・膝関節屈曲拘縮．

[性器] 停留精巣，索を伴わない尿道下裂．

[ときにみられる症状] てんかん（10～20％），自傷行為，自閉傾向，四肢短縮・欠損，減指趾，膀胱尿管逆流症，水腎症，腎低形成，囊胞腎，双角子宮．

頻度

欧米では2万人に1人．わが国においても稀ではない．

遺伝様式・病因

AD．本症の6割に *NIPBL* 変異が，数％に *SMC1A*, *SMC3* 変異が同定されている．コヒーシン複合体を構成するタンパクの異常症．親子例や性腺モザイクの報告がある．

経過・治療

新生児・乳児期は筋緊張が亢進しており，吸啜・嚥下が下手である．胃食道逆流および誤嚥の管理が重要である．繰り返す嘔吐のある症例では，腸回転異常症を念頭に置く．呼吸器感染症に罹患しやすい．生命予後は感染症をうまく管理すれば比較的良好である．てんかんに対する抗痙攣薬，行動異常・自傷行為に対するトランキライザー，細菌感染症に対する抗生物質など，合併症の早期発見，早期治療が重要である．

鑑別診断

3q 部分トリソミー症候群は，四肢奇形，多毛，両眉毛癒合の頻度が低く，子宮内成長遅滞も軽度で，痙攣，眼・口蓋・腎・心臓の奇形の頻度が高い．

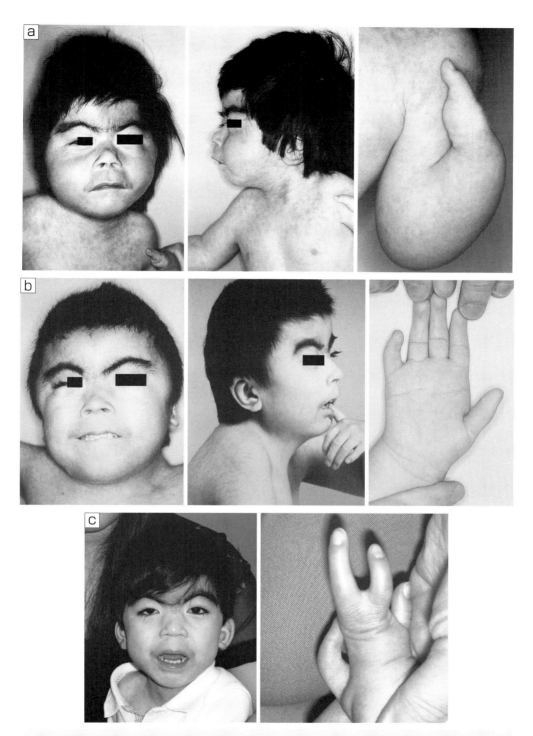

a：1歳男児．小頭，癒合した濃い眉，長い睫毛，低い鼻根と尖った小さな鼻尖，長い人中，薄い上口唇，小下顎，単指，大理石様皮膚．
b：7歳男児．小頭，癒合した濃い眉，カールした長い睫毛，小さな尖った鼻，前向き鼻孔，耳介低位，小さな手，母指近位付着，V指内弯，指遠位屈曲線欠損．
c：4歳男児．多毛，癒合した濃い眉，長い人中．指欠損と位置異常．

E-5 Johanson-Blizzard 症候群
Johanson-Blizzard syndrome

［MIM No.］ #243800　［マップ］15q15.2　［Gene］*UBR1*
［キーワード］膵外分泌機能不全，鼻翼低形成，永久歯欠損，頭皮部分欠損
［key words］exocrine pancreatic insufficiency, hypoplastic alae nasi, absent permanent teeth, scalp defect

概念

JohansonとBlizzard（1971）は，鼻翼低形成，永久歯欠損，腸管吸収不全を主徴とする新しい奇形症候群を記載した．外胚葉異形成を伴う膵外分泌機能不全，成長障害，知的障害が主症状．原因遺伝子 *UBR1* は E3 ユビキチンリガーゼの 1 つをコードする．いわゆるユビキチン化-プロテアソーム系の異常による疾患の 1 つに分類される．

症状と検査所見

［膵臓］外分泌不全．トリプシン，キモトリプシン，リパーゼ，アミラーゼの活性低下と，これによる腸管吸収不全．脂肪便．

［頭部・顔面］鼻翼低形成（100％），永久歯欠損（90％），頭皮部分欠損（87％），後方へ向かう毛流異常を伴った薄い頭髪（96％），小頭（50％），涙腺皮膚瘻（66％）．

［成長・発達］出生前から始まる成長障害（60％），知的障害（67％），感音難聴（75％）．

［ときにみられる症状］泌尿生殖器奇形（25％），鎖肛（40％），甲状腺機能低下（30％），乳頭低形成，筋緊張低下，糖尿病．

頻度

約 25 万出生に 1 例．現在までに 60 例以上の報告があり，国内からは 5 例の報告がある．

遺伝様式・病因

UBR1 遺伝子異常による AR．ナンセンス変異が多く，*UBR1* の機能喪失が原因．同様のユビキチン化-プロテアソーム系の異常による疾患として Angelman 症候群（UBE3A）などがあげられる．膵外分泌機能不全は出生前から始まる腺房細胞の傷害で，膵炎に似る．*Ubr1* ノックアウトマウスでは，膵外分泌不全が共通するものの，ヒトでみられる多くの症状がないために，ヒトの発生における *UBR1* のかかわりが注目されている．

経過・治療

出生時から鼻翼低形成，頭皮部分欠損がみられる．鎖肛，泌尿生殖器奇形，心・肺の奇形を合併すると新生児期に重症となる．重症奇形がない場合でも乳児期には脂肪便，体重増加不良など吸収不全の症状が著明．吸収不全に対しては，消化酵素製剤の補充療法により成長の改善が期待できる．永久歯欠損，難聴については年齢と，その程度に応じて対症的に治療する．

鑑別診断

乳児期から吸収不全を呈する疾患，嚢胞性線維症，Schwachman-Diamond 症候群（L-26）などと鑑別を要するが，顔貌，各種合併奇形など，特徴的な症状に留意すれば診断は困難ではない．

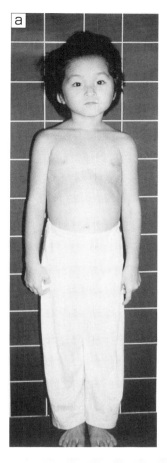
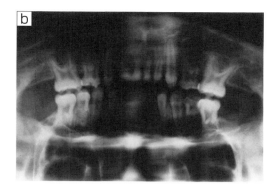
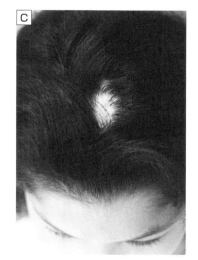

a〜c：5歳8ヵ月女児（文献5）．成長障害［身長99.1 cm（−2 SD），体重13.2 kg］．パンクレアチン大量投与の4年8ヵ月後には身長127.4 cm（−1.5 SD），体重24.2 kgになった．オルソパントモグラフでは乳歯のみで永久歯牙は欠損（b）．頭皮欠損と前方から後上方に向かう毛流（c）．

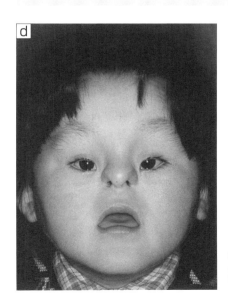

d：3歳女児（文献4）．鼻翼低形成に対する鼻翼形成術後．基本的な特徴的顔貌は残っている．

E-6 Seckel症候群
Seckel syndrome
（bird-headed dwarfism；nanocephalic dwarfism；microcephalic primordial dwarfism）

[MIM No.・マップ・Gene] ☞別表
[キーワード] 子宮内成長障害，低身長症，小頭症，知的障害
[key words] intrauterine growth retardation, dwarfism, microcephaly, intellectual disabilities
【GR】Primary Autosomal Recessive Microcephalies and Seckel Syndrome Spectrum Disorders

概　念
　出生前から始まる成長障害，重度ではあるが均整のとれた低身長症，重度の小頭，後退した前額・下顎，弯曲した高い鼻をもつ特徴的な顔貌，重度の知的障害を主徴とする．Seckel（1960）が自験例2例と報告例13例を分析記載した．しかし，その2例のうち1例は自らが提唱した本症の特徴を満たしていなかった．同様に，従来の報告例の中には他の疾患の混入が多数ある．Virchow（1882）がbird-headed dwarfismと名づけた．

症状と検査所見
　[体格] 出生前から出現する低身長．四肢と体幹の均整はとれている．満期出生時の平均体重1,543 g（1,000～2,055 g），出生後の平均体重は－7.1 SD（－5.1～－13.3 SD），身長は－8.7 SD（－4.1～－14.3 SD）．
　[頭蓋] 小頭，頭蓋骨早期癒合．頭囲は－8.7 SD（－4.1～－14.3 SD）．
　[顔面] 特徴的な顔貌．後退した額と下顎，額から続いた高い曲がった鼻，顔に比して大きい目・耳と歯，眼瞼裂斜下．
　[性腺] 停留精巣，陰核肥大．
　[四肢] V指短縮・内弯，橈骨脱臼．骨年齢遅延（部位により遅延の程度が異なる）．ただし身長年齢以上である．骨盤・股関節の異形成．
　[中枢神経系] 中度～重度の知的障害．脳の種々の奇形．大脳皮質形成異常．
　[その他] 核型は正常．成長ホルモン分泌は正常．
　[ときにみられる症状] 高口蓋，口蓋裂，疎毛，エナメル質の低形成．

頻　度
　稀な疾患であり，Sugioらの報告（1993）では典型例は20例以下であった．数万～数十万人に1人程度と推定される．

遺伝様式・病因
　AR．一部の例では，DNA修復機構の異常（ATR遺伝子）が証明された．遺伝的異質性があり，非典型例，Seckel様症候群の報告が複数存在する．

鑑別診断
　Majewskiおよび Spranger（1976）の記載したMajewski osteodysplastic primordial dwarfism type II（MOPD I #210710）は四肢短縮が特徴である．MOPD II #210720（Seckel症候群よりIUGRが強い．乳児期四肢短縮，中節骨の短縮，I中足骨の短縮，大腿骨骨幹端部の扇状の広がり，高く狭い骨盤，内反股，大腿骨近位端の骨端線分離などを認めるが発達遅滞はないか軽度である），MOPD III（禿頭，扁平椎，骨盤の異形成，長い鎖骨，大腿骨近位端の拡大．この型は1例の記載があるのみである），COFS症候群（J-4），Cockayne症候群（C-3）．

■文献
1) Sugio Y, Tsukahara M, Kajii T：Two Japanese cases with microcephalic primordial dwarfism：Classical Seckel syndrome and osteodysplastic primordial dwarfism type II. Jpn J Hum Genet 38：209-217, 1993

	[MIM No.]	[マップ]	[Gene]		[MIM No.]	[マップ]	[Gene]
SCKL1	#210600	3q23	ATR	SCKL6	#614728	3q22.2	CEP63
SCKL2	#606744	18q11.2	RBBP8	SCKL7	#614851	14q22.1	NIN
SCKL4	#613676	13q12.12	CENPJ	SCKL8	#615807	10q21.3	DNA2
SCKL5	#613823	15q21.1	CEP152				

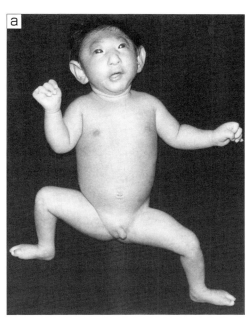
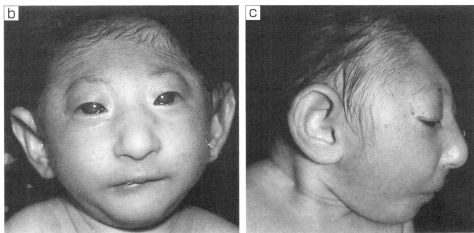

a〜c：4ヵ月の男児（文献1）．身長44.9 cm（−7.5 SD），体重2,192 g（−5.7 SD），頭囲25 cm（−10.6 SD）．高度の小頭以外は均整がとれている．顔に比べ大きな耳と目．後退した額と下顎，額から続く弯曲した高い鼻のため特徴的な顔貌を呈する．

Hallermann-Streiff 症候群
Hallermann-Streiff syndrome
（oculomandibulofacial syndrome）

[MIM No.] %234100
[キーワード] 先天性白内障，小眼球，減毛，低身長
[key words] congenital cataract, microphthalmia, hypotrichosis, short stature

概念

鼻が細く尖った特徴的な顔貌，先天性白内障，小眼球，減毛，歯の異常，均整のとれた小人症を主徴とする症候群．Hallermann（1948）が2例，Streiff（1950）が1例をそれぞれ報告し，François（1958）が自験例1例を含む過去22例の臨床症状を検討し dyscephalia oculo-mandibulo-facialis とした．眼・下顎・顔症候群ともよばれる．

症状と検査所見

[体格] 均整のとれた小人症．
[頭部・顔面] 前額部・側頭部突出を伴う短頭．頭蓋縫合の閉鎖不全．舟状頭，頭蓋底扁平，上顎および頬骨形成不全，耳介低位，高狭口蓋．
[眼] 両側性の小眼球（80%）．先天性白内障（94%）．青色強膜，斜視，眼瞼裂斜下，視神経欠損，緑内障，網膜色素変性．
[鼻] 鼻軟骨の形成は不良で，鼻は細く尖り特徴的な顔貌になる．
[口] 小さい口．高口蓋．小下顎．
[歯] 歯牙欠損，歯列不整，形の異常など．出生時から乳歯を認めることもある．
[皮膚] 頭蓋縫合部および鼻尖部に著明な皮膚萎縮．
[毛髪] 頭髪・眉毛・睫毛の減毛．頭髪は繊細．
[ときにみられる症状] 合指，翼状肩甲骨，前・側弯，二分脊椎，漏斗胸，性腺機能低下，停留精巣，知的障害．

頻度

150例以上の報告があり，稀な疾患ではない．厚難：文献報告によると100症例以下．

遺伝様式・病因

AR に分類されている．Bueno-Sanchez ら（1966）が近親婚での同胞例を報告している．全例が孤発例．責任遺伝子は未同定．

経過・治療

顔面・下顎の低形成による気道閉塞により，重症気道感染，睡眠時無呼吸をきたすことがある．乳児期に哺乳障害・呼吸障害のために気管切開を要することもある．閉塞性気道障害のために，麻酔の際は注意が必要．乳児期以後の生命予後は比較的良好．眼科的医療管理が重要．正常知能が一般的だが，ときに重度知的障害例もある．美容形成的問題があり，心理的サポートは重要．国内外でも成人女性の出産例が複数あり，いずれも帝王切開を必要としている．

鑑別診断

老人様顔貌を呈する疾患，たとえば，Hutchinson-Gilford 症候群（C-1）や Cockayne 症候群（C-3），大泉門閉鎖遅延を伴う短頭症と高口蓋，頬骨形成不全を呈する鎖骨・頭蓋異骨症（N-1）や濃化異骨症（M-2）などを鑑別する必要がある．

■文献

1) Numabe H, Sawai H, Yamagata Z et al : Reproductive success in patients with Hallermann-Streiff syndrome. Am J Med Genet Part A **155A** : 2311-2313, 2011

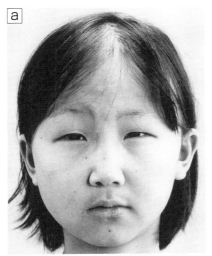
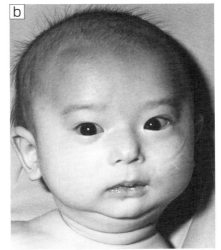
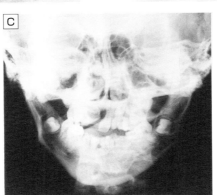
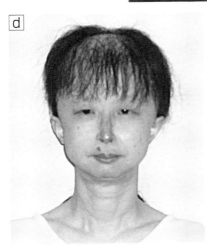
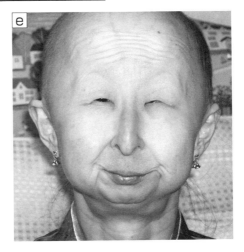

a：10歳女児．均整のとれた低身長（−2 SD）と疎な頭髪・眉毛・睫毛・軽度小眼球，小さな鼻．
b：5ヵ月男児．小顎，鼻尖皮膚萎縮，頭蓋縫合閉鎖不全，疎な頭髪，哺乳・呼吸障害．
c：15歳女児．歯列不整，歯牙欠損，鼻中隔の偏位．
d, e：成人女性例

E-8 Smith-Lemli-Opitz 症候群
Smith-Lemli-Opitz syndrome

［MIM No.］#270400　［マップ］11q13.4　［Gene］*DHCR7*
［キーワード］成長障害，小頭症，知的障害，特徴的顔貌，口蓋裂，外性器異常，合趾，低コレステロール血症
［key words］growth retardation, microcephaly, intellectual disabilities, distinctive facies, cleft palate, genital anomaly, syndactyly of toes, hypocholesterolemia
【GR】Smith-Lemli-Opitz Syndrome

概念
　成長障害，小頭症，知的障害，特徴的顔貌，口蓋裂，外性器異常（男児），合趾を主徴とする症候群．コレステロール代謝の異常に基づく．従来，周産期重症型のII型と長期生存可能なI型とに分類されていたが，これらは本症候群の表現型の広さによるものであり，いずれも *DHCR7* 遺伝子異常によるものである．

症状と検査所見
［成長・発達］出生前より始まる成長障害が80％以上にみられる．95％が中等度～重度の知的障害を示す一方で，わずかではあるが，精神発達が正常範囲の症例も存在する．
［中枢神経系］脳室拡大，脳梁欠損（低形成），小脳低形成，痙攣発作，乳児期の筋緊張低下，青年期以降の筋緊張亢進，易刺激性．
［頭部・顔面］80％以上に小頭症を認める．内眼角贅皮，眼間開離，頭幅狭小，眼瞼下垂（70％），平坦な鼻根部を伴う短い鼻，前向き鼻孔（約80％），小顎などからなる特徴的顔貌．耳介低位，耳介後方回転偏位，下顎後退．高くアーチ状の口蓋，口蓋裂，二分口蓋垂，幅広く際立った歯槽隆起，短い頸，後頸部贅皮．
［心血管系］先天性心疾患が約半数にみられる：共通房室弁口（25％），一次孔欠損型（心内膜床欠損型）心房中隔欠損症（20％），動脈管開存症（18％），膜様部欠損型心室中隔欠損症（10％）．
［消化器］幽門狭窄症（10％）．膵島細胞過形成．Hirschsprung 病．
［腎］約1/4に腎奇形が認められる：腎低形成，腎無形成，腎皮質嚢胞，水腎症，異所性腎，重複尿管．胎児性分葉腎．Potter シークエンス．
［外性器］尿道下裂，停留精巣，二分陰嚢，男性仮性半陰陽．大陰唇低形成，小陰唇低形成．月経不順．
［皮膚紋理］指尖渦状紋の増加．尺側蹄状紋の減少．
［四肢］Y字型のII・III趾皮膚性合趾（生化学的確定診断症例の99％で認める），軸後性多指，短い母指，母指近位付着，I中手骨低形成，母指球低形成．

［検査］低コレステロール血症．

頻度
　欧米での頻度は，2万～6万出生に1人と推定されており，保因者頻度も100人に1人程度とされる．アジアならびに日本における発生頻度はさらに低いものと推定される．

遺伝様式・病因
　AR．*DHCR7* 遺伝子変異により，コレステロールの前駆物質である 7-dehydrocholesterol（7-DHC）をコレステロールに変換する 7-dehydrocholesterol Δ 7-reductase が欠損するため，7-DHC の血中・組織中の濃度が増加し，コレステロールが低値となり，細胞機能異常をきたし，本症候群の多彩な症状が引き起こされると考えられる．血清 7-DHC の測定による生化学的検査が可能である．

経過・治療
　高コレステロール食と胆汁酸（タウロコール酸塩）投与が臨床症状の軽減に有効であるとされる．また，最近では，コレステロール生合成の初期段階で働く HMG-CoA reductase を阻害するシンバスタチンが 7-DHC の生成を抑える作用があるとして注目されている．軽症者では妊娠し，正常児を得た例がある．

鑑別診断
　種々の染色体異常，胎児性アルコール症候群（S-1），Noonan 症候群（E-9），Simpson-Golabi-Behmel 症候群（D-3），Pallister-Hall 症候群，Meckel 症候群などとの鑑別を要する．

■文献
1) Tsukahara M, Fujisawa K, Yamamoto K et al : Smith-Lemli-Opitz syndrome in Japan. Am J Med Genet 75 : 118-119, 1998
2) 蓮井正樹, 斉藤チカ子, 笠間健嗣ほか：コレステロール生成障害を確認できた Smith-Lemli-Opitz 症候群の1例. 脳と発達 29 : 61-66, 1997

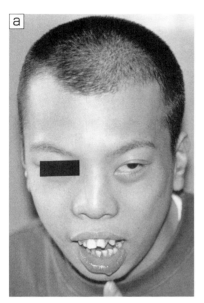
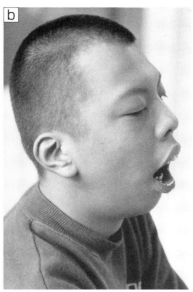
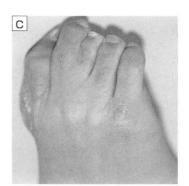
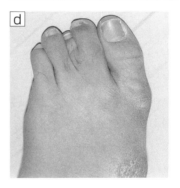

a, b：19歳男性（文献2）．小頭，眼瞼下垂，幅広い鼻根部，上向きの鼻孔，開口，大きい門歯，小顎，耳介低位．身長155 cm（−2.75 SD），頭囲52.5 cm．c, d：両側のⅡ・Ⅲ趾の皮膚性合趾症．

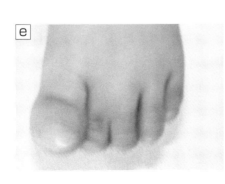
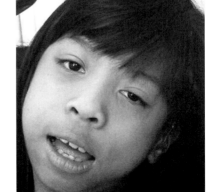

e：10歳女児．Ⅱ・Ⅲ合趾症．
f：8歳女児．色素沈着，内眼角贅皮を認める．

E-9 Noonan 症候群
Noonan syndrome

※小児慢性特定疾病

[MIM No.] #163950（NS1）；#609942（NS3）；#610733（NS4）；#611553（NS5）；#613224（NS6）；#613706（NS7）；#615355（NS8）［マップ］12q24.13；12p12.1；2p22.1；3p25.2；1p13.2；7q34 [Gene] PTPN11；KRAS；SOS1；RAF1；NRAS；BRAF
［キーワード］翼状頸，漏斗胸，停留精巣，肺動脈弁狭窄
[key words] webbed neck, pectus excavatum, cryptorchidism, valvular pulmonary stenosis
【GR】Noonan Syndrome 【GRJ】ヌーナン症候群

概念

Kobylinsky（1883）が最初に記載した．Flavell（1943）の報告後，Noonan と Ehmke（1963）が，肺動脈弁狭窄に軽度知的障害，低身長，眼間開離，眼瞼下垂，停留精巣，骨格異常を伴った 9 例（男 6 例，女 3 例）を報告した．PTPN11 をはじめとした RAS-MAPK 系のシグナル伝達の異常症であることが明らかにされた．

症状と検査所見

［頭部・顔面］眼瞼下垂（42%），眼間開離，内眼角贅皮，眼瞼裂斜下，斜視，眼球突出，近視，眼振などの眼の異常（95%）．耳介低位，肉づきのよい耳介などの耳介異常（44%），高口蓋（34%），小顎（22%）．
［体型］低身長（70%）．短頸・翼状頸（94%）．
［四肢］外反肘（47%）．外反膝，扁平足，短い指，長い指，合指趾，屈指，短い手足など，他の四肢異常（25%）．
［骨格］骨格異常（28%）：後・側弯，翼状肩甲骨，二分脊椎，脊柱異常，頸肋，胸郭異常（53%）：西洋鎧状の胸，漏斗胸，前胸部突出．骨年齢遅延（20%）．
［皮膚・毛髪］後毛髪線低位（32%）．その他の皮膚・付属器の異常（27%）：皮膚の過伸展，リンパ浮腫，母斑，爪異栄養症，縮れた毛髪．
［心血管系］心血管奇形（80%）：肺動脈弁狭窄，心房中隔欠損，動脈管開存，心室中隔欠損，末梢肺動脈狭窄，HOCM（20%），ECG 異常（87%）．右心系奇形が多いとされる．
［性・泌尿器］停留精巣または小さい精巣（77%）．陰茎異常（22%）：小さいかあるいは大きい陰茎，尿道下裂．
［血液］凝固系異常（60%），血小板減少症．
［知能］多くは正常，知的障害（24%）．
［ときにみられる症状］大きい頭蓋，非対称な頭蓋，乳頭離開，小乳頭，歯牙異常，腎奇形，肝脾腫，口蓋裂，難聴，てんかん，リンパ管異形成によるタンパク漏出性腸症，乳び胸，肺リンパ管拡張症，非免疫性胎児水腫，悪性高熱症，性腺機能低下症，若年型骨髄単球性白血病．

頻度

1,000～2,500 人に 1 人．軽度な表現型は見過ごされる．厚難：患者数は数千人以上と推測されているが，実態は不明．

遺伝様式・病因

AD．突然変異例が多いが，親子例も少なくない．Noonan 症候群のうち，PTPN11 に変異を検出する例は 50%，KRAS が 5% 以下，SOS1 が 13%，RAF1 が 3～17%．PTPN11 に変異を有する例では，肺動脈弁狭窄の割合が高く，肥大型心筋症はそれほど高くない．他に NRAS，BRAF，MAP2K1 など．また，PTPN11 変異例では稀に若年型骨髄単球性白血病を発症する．Noonan 症候群における PTPN11 の変異のほとんどがミスセンス変異で，SHP-2 の機能亢進をきたし，RAS-MAPK 系を介したシグナル伝達に異常を及ぼす．LEOPARD 症候群は同じ PTPN11 の特定の変異によって発症する．RAF1 変異例では肥大型心筋症合併が高率である．

経過・治療

心疾患，停留精巣に対する手術を要する．新生児・乳児期には哺乳不良や嘔吐が目立ち，経管栄養を要することもある．心筋症を有する例は 20% 程度で，2 歳までに死亡することもある．凝固系のスクリーニングや，発達遅滞に対する療育支援は重要．成長障害に対する成長ホルモン投与の長期的効果はまだ定まっていない．顔貌特徴は成人するにつれて目立たなくなる．

鑑別診断

Turner 症候群，CFC 症候群（E-11），Costello 症候群（E-12），Williams 症候群（A-6）など．Watson（Noonan-Neurofibromatosis）症候群は NF1 の変異により発症することが確認されている．

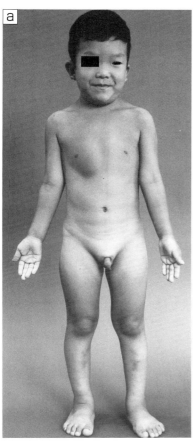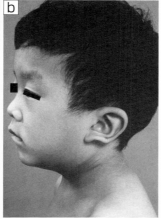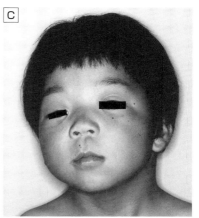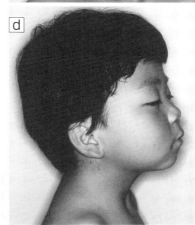

a, b：5歳男児．低身長，西洋鎧状胸郭，外反肘，停留精巣（a），前額突出，耳介低位，耳介後方回転（b）．

c, d：4歳女児．右眼瞼下垂，眼間開離，短頸，耳介低位

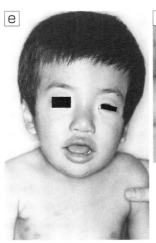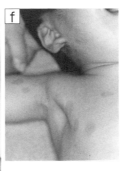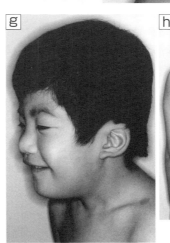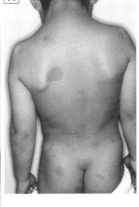

e, f：1歳7ヵ月男児．身長84.5 cm（90パーセンタイル），DQ≒50，カフェオレ斑，眼瞼下垂，眼間開離，内眼角贅皮，短い人中，軽度の肺動脈狭窄．

g, h：同児5歳時．腰背部に神経線維腫が出現した．

E-10 LEOPARD症候群
LEOPARD syndrome
（multiple lentigines syndrome）

※小児慢性特定疾病

[MIM No.] #151100 ; #611554 ; #613707
[マップ] 12q24.13 ; 3p25.2 ; 7q34
[Gene] *PTPN11* ; *RAF1* ; *BRAF*
[キーワード] 多発性黒子, 眼間開離, 肺動脈狭窄, 感音難聴, 肥大型心筋症
[key words] multiple lentigines, hypertelorism, pulmonary stenosis, sensorineural deafness, hypertrophic cardiomyopathy
【GR】LEOPARD Syndrome

概念
Gorlinら（1969）は，汎発性黒子症候群をその主な症状である多発性黒子（lentigines, multiple），心電図上の伝導障害（electrocardiographic conduction defect），眼間開離（ocular hypertelorism），肺動脈狭窄（pulmonary stenosis），外性器異常（abnormalities of genitalia），成長障害（retardation of growth），感音難聴（deafness, sensorineural）の頭文字をとり，多発性黒子がヒョウの皮膚の紋様と似ていることからLEOPARD症候群と命名した．

症状と検査所見
[皮膚] 頸部と体幹を中心とする多発性の直径1〜5 mmの黒子．黒子は出生時からみられることもあるが，その数は乳幼児期（4〜5歳）から増加し思春期に一定となる．

[心臓] 85％で合併．中等度の肺動脈狭窄（25％），左側の進行性肥大性心筋症（70％）．心電図でQRSの延長，脚ブロック，異常P波，PR間隔の延長，STおよびT波の異常など．

[骨格] 中等度の成長障害．眼間開離．翼状肩甲骨．漏斗胸または前胸部突出．

[その他] 大きな耳介．軽度ないし中等度の感音難聴（20％）．成長障害（50％以上），思春期遅発．

[ときにみられる症状] 精神運動発達遅滞（30％），下顎突出，泌尿生殖器の無形成または低形成．カフェオレ斑，尿道下裂，嗅覚減退，大動脈弁下狭窄，斜視，眼球振盪．

頻度
100例以上の報告がある．性比は1.6：1で男性に多い．

遺伝様式・病因
AD．95％以上で遺伝子変異を確認．Noonan症候群病因遺伝子*PTPN11*の変異を原因（90％以上）とするが，特にTyr279CysとThr468Metとが本症例の85％以上に認められる．残りの一部で，*RAF1*（5％以下），*BRAF*（5％以下）の遺伝子変異が確認されている．

経過・治療
黒子は雀斑とは異なる．出生時にははっきりせず，思春期までに増加し，濃くなってくる．しかし，カフェオレ斑は黒子より早い時期から気づかれ，この皮膚所見が黒子とともにNoonan症候群との違いである．進行性の肥大型心筋症が医療管理上最も重要である．停留精巣に対しては外科的対応．性腺機能低下に対してはホルモン補充療法を行う．難聴に対しては早い時期からの補聴器の使用を検討する．発達遅滞が目立つ場合には，療育的対応．

鑑別診断
*NF1*遺伝子の変異によるNF-Noonan症候群とは皮膚所見や顔貌，心奇形などの特徴が共通する．Noonan症候群とは上述の皮膚所見と難聴が鑑別点となる．他にAarskog症候群（E-13），先天性風疹症候群など．LEOPARD症候群では*PTPN11*の変異が特定領域に集中しているために，遺伝子診断がむしろ確定につながることもある．

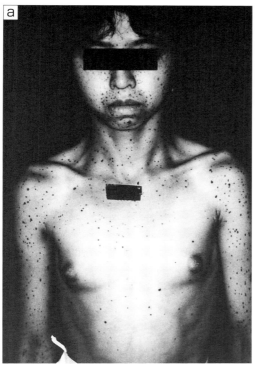
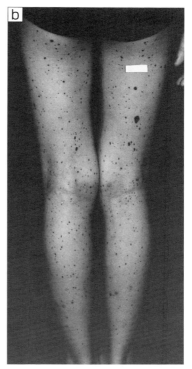
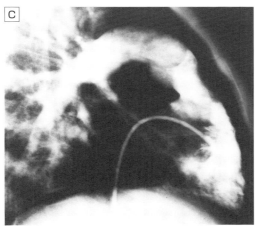

a〜c：14歳女児．4歳から全身に黒子出現．その後も増加中．眼間開離，右瞳孔膜遺残，左虹彩輪欠損．多源性心房性期外収縮頻発．右室内漏斗部軽度狭窄．心室中隔肥大（c）．身長144.6 cm（－2.4 SD）．95〜11 dBの両側性感音難聴．16歳で初潮未発来だが，外性器異常はない．

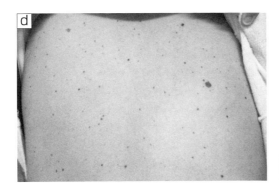

d：黒子の多発．

E-11 CFC症候群
cardiofaciocutaneous syndrome

※小児慢性特定疾病　（心臓・顔・皮膚症候群）

[MIM No.] #115150（CFC1）; #615278（CFC2）; #615279（CFC3）; #615280（CFC4）
[マップ] 7q34; 12p12.1; 15q22.31; 19p13.3
[Gene] *BRAF*; *KRAS*; *MAP2K1*（MEK1）; *MAP2K2*（MEK2）
[キーワード] 心奇形, 特徴的顔貌, 皮膚の角化, 薄く細い毛髪, 知的障害
[key words] congenital heart defects, distinctive facies, hyperkeratosis, thin hair, intellectual disabilities
【GR】Cardiofaciocutaneous Syndrome

概念
Raynold ら（1986）が経験した8例を新症候群として記載した．Noonan 症候群，Costello 症候群と併せて RAS-MAPK シグナル伝達系の異常（機能亢進）による奇形症候群．

症状と検査所見
[頭部・顔] 大きい頭蓋，水頭（非進行性），高い額，狭い両側頭間距離，眼窩上隆起の低形成，眼瞼裂斜下，内眼角離開，内眼角贅皮，眼瞼下垂，眼球振盪，低い鼻梁，上向きの鼻孔，後方に回転した耳介，大きな耳輪，高口蓋．斜視が多い．
[体型] 低身長．翼状頸（40％）．楯状胸．
[心血管系] 心血管奇形（50％）: 肺動脈弁狭窄，心房中隔欠損，肥大型心筋症，心室中隔欠損．
[皮膚・毛髪] 薄く，もろく，カールした頭髪，斑点状の脱毛．うすい眉毛．魚鱗癬様の皮膚，皮膚の斑点状の過角化．血管腫．
[性・泌尿器] 停留精巣．
[知能] 知的障害．
[ときにみられる症状] 漏斗胸．脾腫．ヘルニア．てんかん．

頻度
不明．しかし100例以上の報告がある．厚難: 約100～200名と推定される．

遺伝様式・病因
AD．4つの病因遺伝子が知られ，*BRAF* が最も割合が多く 75％，*KRAS* が 5％，*MAP2K1/2* が 25％を占める．変異遺伝子と症状の関連では，*BRAF* 変異例で皮膚症状が *KRAS* 変異例などより目立つが，それ以外の症状の違いはない．

経過・治療
出生前には羊水過多が目立ち，新生児・乳児期の哺乳不良が特徴で，多くの例が経管栄養を必要とする．また，便秘も共通する．新生児乳児期の肥大型心筋症や不整脈の管理は重要．胃食道逆流症に対しては外科的対応も必要となることがある．著しい成長障害に対しては成長ホルモン補充療法についても考慮する．約半数の症例で痙攣を伴う．急性リンパ性白血病（ALL）の報告例がある．OT，PT，ST，摂食訓練などの包括的医療管理が早期から必要．

鑑別診断
Noonan 症候群（E-9）や Costello 症候群（E-12）との鑑別が問題．遺伝子変異陽性例による正確な症状比較でも厳密な鑑別は難しい．CFC 症候群では，大頭，高い額，狭い両側頭間距離，薄くてもろい毛髪，魚鱗癬様の皮膚，薄い眉毛，斜視などが特徴．

■文献
1) Niihori T, Aoki Y, Narumi Y et al : Germline KRAS and BRAF mutations in cardio-facio-cutaneous syndrome. Nat Genet **38** : 294-296, 2006
2) Narumi Y, Aoki Y, Niihori T et al : Molecular and clinical characterization of cardio-facio-cutaneous (CFC) syndrome. Am J Med Genet **143A** : 799-807, 2007
3) Matsuda Y, Murano I, Kondoh O et al : Cardio-facio-cutaneous (CFC) syndrome : Report of two patients without hyperkeratotic skin lesions. Am J Med Genet **39** : 144-147, 1991

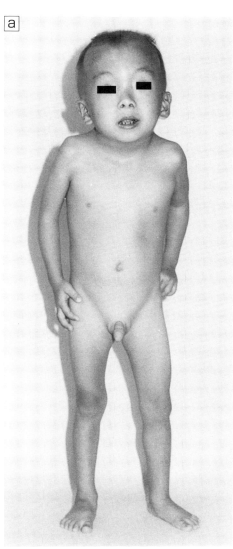
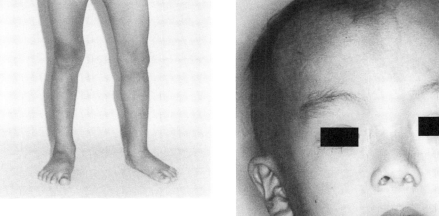

a〜c：4歳男児．（文献3）

E 低身長とその他の異常

E-12 Costello 症候群
Costello syndrome

[MIM No.] #218040　[マップ] 11p15.5　[Gene] *HRAS*
[キーワード] 低身長，粗な顔貌，知的障害，固形腫瘍，心筋症
[key words] short stature, coarse facies, intellectual disabilities, solid tumor, cardiomyopathy
【GR】Costello Syndrome

概　念
　出生後に始まる成長障害，哺乳摂食障害，肥大型心筋症や不整脈などの心合併症，色黒の皮膚，手足の緩い皮膚，足関節の位置異常，精神運動発達遅滞，特徴的顔貌を有する症候群．1977年に，Costelloによって報告され1991年に確立された．*HRAS*遺伝子変異を有する．

症状と検査所見
　[成長] 出生時は，通常の体重あるいは不当重量児，出生後に始まる成長障害，低身長を呈する．相対的な頭囲は大きい．哺乳摂食障害．
　[心臓] 心房性期外収縮，上室性頻拍，心房細動などの不整脈．肥大型心筋症．心筋の肥厚．肺動脈狭窄．その他，心室中隔欠損，僧帽弁逆流症，僧帽弁逸脱など．
　[四肢] 足関節の位置異常（内反足，外反足，尖足）．アキレス腱の硬化．樽状胸郭．肘や膝の関節開排制限，柔らかい手指，手の尺側変位，股関節の脱臼．
　[発達] 精神運動発達遅滞．IQは47～85（平均60）．乳児期の強い人見知り，音や触覚刺激への過敏性，不眠．
　[皮膚] 色黒の皮膚，日焼けをしやすい，湿疹，角化．手足の皮膚は厚く柔らかい．深い手掌皺．カールした毛髪．幼児期以降から乳頭腫．
　[腫瘍] 横紋筋肉腫，神経芽細胞腫，膀胱腫瘍などの固形腫瘍（15%）．
　[その他] 低血糖．痙攣．側弯．二次性徴遅延．

遺伝様式・病因
　*HRAS*遺伝子．80～90％に変異を認める．コドン12および13にのみ変異を認める．ほとんどすべてが孤発例．本症を疑われ*HRAS*変異が認められない場合はCFC症候群を含む他の症候群の可能性．

頻　度
　不明．現在までの報告例をみると人種差はなく，250例以上の報告． 厚難 ：約100名と推定される．

経過・治療
　心合併症と腫瘍が予後に影響．心筋症は年齢とともに発症する可能性あり，定期的循環器管理は必要．麻酔時には注意する．哺乳摂食障害には，チューブ栄養，ときに高カロリー栄養剤や胃瘻が必要．発達の遅れに対する療育は重要．アキレス腱の硬縮に対しては外科的に延長術を考慮する．腫瘍に対しては，3～6ヵ月おきの腹部超音波検査と1年おきの尿検査による腫瘍の早期発見．顔面の乳頭腫への対応．10歳以降では膀胱癌に対する尿検査が必要．乳幼児期は哺乳摂食障害と過敏性が高く，育児が困難なことがあり，心理社会的支援が必要．

鑑別診断
　CFC症候群（E-11），Noonan症候群（E-9）．臨床所見のみではCFC症候群とは鑑別が困難な場合も多い．

■文献
1) Aoki Y, Niihori T, Kawame H et al : Germline mutations in HRAS proto-oncogene cause Costello syndrome. Nat Genet **37** : 1038-1040, 2005
2) Kawame H, Matsui M, Kurosawa K et al : Further delineation of the behavioral and neurologic features in Costello syndrome. Am J Med Genet A **118** : 8-14, 2003

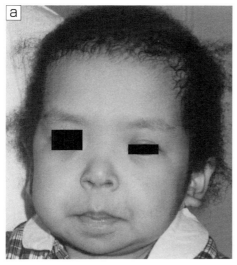
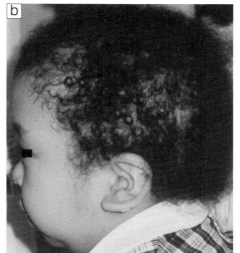
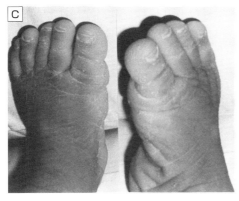

a〜c：5歳女児（文献3）．大きな頭，広い前額，眼間開離，鼻根部扁平，厚い口唇，大きな耳輪，鼻孔部と耳輪部の乳頭腫，褐色で，厚く乾燥し，弛緩した足甲部．薄く小さな爪．

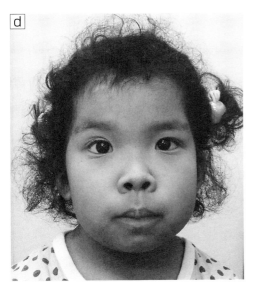
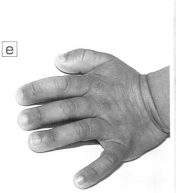
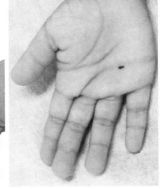

d：学童期女児．眼間開離，鼻根部扁平，厚い口唇．

e, f：手背はしわが多く（e），手掌は柔らかい（f）．手背に比べて手掌の色が白いことが特徴である．

Aarskog 症候群
Aarskog syndrome
(faciodigitogenital syndrome ; Aarskog-Scott syndrome)

［MIM No.］#305400 ; 100050（AD 型）; %227330（AR 型）　［マップ］Xp11.22　［Gene］*FGD1*
［キーワード］特徴的顔貌，襟巻様陰囊，低身長，特異な指関節
[key words] distinctive facies, shawl scrotum, short stature, characteristic finger joints

概　念
特徴的顔貌，襟巻陰囊，低身長を特徴とする症候群．ノルウェーの Aarskog（1970）が最初に記載したとされる．

症状と検査所見
［発達］知能正常～正常下限～軽度の知的障害．多動など発達障害例あり．

［成長］低身長．成長ホルモン分泌不全の例あり．

［顔面］丸顔，広い額と前頭縫合隆起，前額部正中部の V 字型頭髪（widow's peak），眼間開離，眼瞼下垂，眼瞼裂斜下，幅広い鼻稜，短鼻，上向きの鼻孔，長い人中，下口唇の直下の線状圧痕，上顎低形成，肉厚の耳朶．

［四肢］短く幅広い手，V 指短小・内彎，軽度の水かき形成，PIP 関節過伸展と DIP 関節屈曲，小さく幅広い足，扁平足，球状の趾，末節骨低形成，V 中節骨低形成．

［性器］襟巻陰囊（年齢とともに消失），停留精巣．

［ときにみられる症状］斜視，カフェオレ斑，漏斗胸，鼠径ヘルニア，先天性心疾患，突出した特異な形の臍，足のリンパ性浮腫，内転（反）中足，口唇口蓋裂，咬合不全，二分脊椎，頸椎異常．

頻　度
数万人に 1 人程度と考えられる．

遺伝様式・病因
XLR．保因者女性に軽微な症状を認める．同じ均衡型染色体転座 t(X；8)(q13；p21.2) を認めた母・息子例では母親は典型的症状を呈した．その後の詳細な検討で切断点は t(X；8)(p11.2；q11) と改められた．遺伝子局在は Xp11.21 でポジショナルクローニング法により *FGD1* が単離され，変異が確認された．AD と考えられる症例の報告もある．

経過・治療
生命予後は良好．多動や注意力散漫，アスペルガー症候群を認める例がある．患者は生殖可能だが，ときに不妊．成人では思春期前と比べて症状が軽くなる傾向があるが，知能レベルは変わらない．

鑑別診断
Noonan 症候群（E-9），Robinow 症候群（E-14），歌舞伎メーキャップ症候群（I-13）など．

■文献
1) Fernandez I, Tsukahara M, Mito H et al : Congenital heart defects in Aarskog syndrome. Am J Med Genet **50** : 318-322, 1994
2) Kaname T, Yanagi K, Okamoto N et al : Neurobehavioral disorders in patients with Aarskog-Scott syndrome affected by novel FGD1 mutations. Am J Med Genet **140A** : 1331-1332, 2006

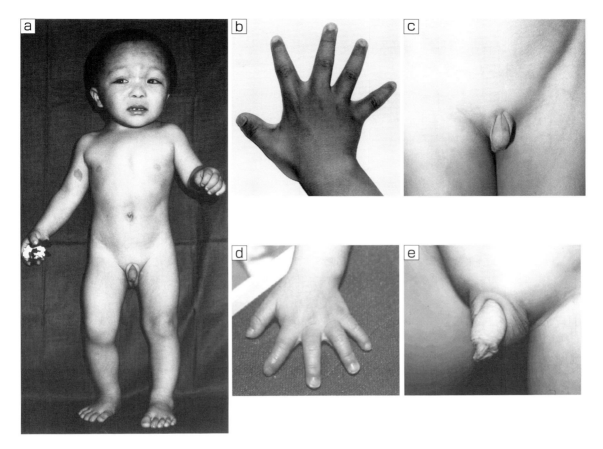
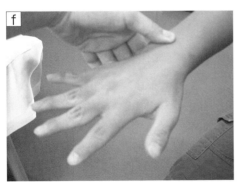
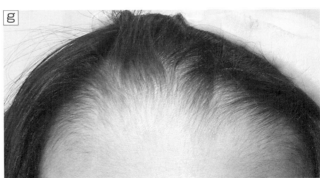

a：3歳男児．低身長（-4 SD），広い前額，眼瞼裂斜下，眼間開離，襟巻様陰嚢．5歳の兄も罹患．
b, c：11歳男児（IQ 90）．平坦な臍，襟巻様陰嚢，短指，皮膚性合指症を認める．
d, e：3歳男児．指間水かき，襟巻様陰嚢．
f：10歳男児．PIP関節過伸展とDIP関節屈曲．
g：6歳男児．widow's peak.

E-14 Robinow症候群
Robinow syndrome
（fetal face syndrome）

[MIM No.] #180700, #268310
[マップ] 3p14.3（AD型），9q22.31（劣性型）
[Gene] WNT5A（AD型），ROR2（AR型）
[キーワード] 胎児様顔貌，四肢中部短縮型小人症，短指，性器低形成
[key words] fetal face, mesomelic dwarfism, brachydacytyly, genital hypoplasia
【GR】ROR2-Related Robinow Syndrome

概念
胎児様の顔貌，低身長症，前腕の短縮，性器低形成を特徴とする症候群．胎児顔貌症候群ともいう．Robinowら（1969）が6世代にわたる1家系4例を報告した．

症状と検査所見
[全身] 軽度〜中等度の低身長．
[頭部・顔面] 大頭．大きな大泉門，前額突出．眼間開離，長い眼瞼裂．短鼻，上向きの鼻孔．長い人中，逆V字型の上口唇，歯槽隆線の過形成，混雑歯，小顎．歯肉肥大．
[四肢] 前腕短縮．短い指趾．肘関節運動制限．爪異形成．橈骨頭脱臼．
[椎骨] 半椎骨＋／－脊椎骨癒合．側弯．肋骨異常．
[性器] 小さな陰茎，停留精巣．陰核・大陰唇低形成．
[ときにみられる症状] 単純血管性母斑，内眼角贅皮，後方に回旋した耳，巨舌，高口蓋，二分口蓋垂または口蓋垂欠損．幅広い母指趾，V指の内弯・短小・過伸展する指関節，中手骨の短小，前腕のMadelung奇形，股関節脱臼，痙攣，言語発達遅滞，知的障害，心房中隔欠損，鼠径ヘルニア，漏斗胸．

頻度
不明だが稀．十数万に1人程度と考えられる．

遺伝様式・病因
ADとARを示す家系がある．両型は典型的顔貌，低身長，性器低形成，知能正常を共有するが，AR型では顔貌所見，低身長と短肢症がより顕著で，肋骨・脊椎骨奇形，橈骨頭脱臼が多い．AD型では口腔内異常がより顕著である．

経過・治療
口蓋裂・歯牙異常は口腔外科的処置を必要とする．出生時は性器の低形成のため性の決定が困難なことがある．男女患者とも一般的に妊孕性は正常域．

鑑別診断
男性患者ではAarskog症候群（E-13）との鑑別が必要である．

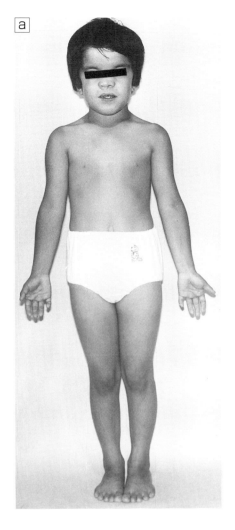

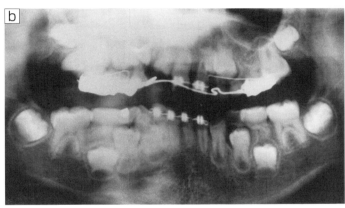

a, b：9歳女児．身長125 cm(-1.2 SD)．頭囲59 cm(+4.8 SD)．前額突出，眼間開離，短く平坦な鼻，広い鼻根部，唇裂の手術痕．歯列不整は矯正中．

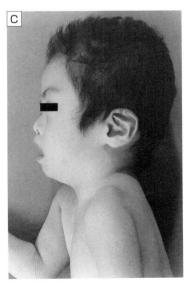 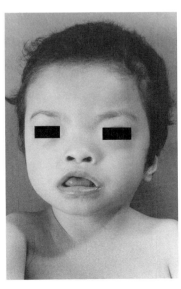

c：1歳9ヵ月男児．眼間開離，眼瞼裂斜下，低い鼻稜，上向きの鼻孔，短い人中，巨口，対耳輪突出，小下顎などを示す胎児様顔貌．

E-15 Opitz G/BBB 症候群
Opitz G/BBB syndrome
（Opitz-Frias syndrome ; Opitz oculogenitolaryngeal syndrome）

［MIM No.］#145410（AD 型）；#300000（XL 型）
［マップ］22q11.2 ; Xp22.2
［Gene］OGS2（AD 型）；MID1（XL 型）
［キーワード］眼間開離，尿道下裂，停留精巣，嚥下障害
[key words] hypertelorism, hypospadias, cryptorchidism, dysphagia
【GR】X-Linked Opitz G/BBB Syndrome（AD 型は 22q11.2 Deletion Syndrome に含まれる）
【GRJ】AD 型は 22q11.2 欠失症候群に含まれる

概　念
　顔貌［眼間開離・前額突出・widow's peak（寡婦のかぶるような帽子の前ひさし状の前額毛髪線）・幅広い鼻稜・上向きの鼻孔］，喉頭気管食道奇形・尿路奇形（尿道下裂・停留精巣・二分陰嚢）を主徴とする．Opitz らは 1965 年に眼間開離と尿道下裂をもつ男性の 3 家系，さらに 1969 年には眼間開離，尿道下裂に喉頭・気管・食道奇形を伴う 4 家系を報告した．当初，異なった疾患として考えられ，前者を Opitz-BBB 症候群，後者を Opitz-G 症候群あるいは Opitz-Frias 症候群とよんだ．しかし，現在では両者をまとめて Opitz G/BBB 症候群とよぶ．いずれも正中線上の先天異常を特徴とする．

症状と検査所見
　［発達］男児例の半数程度に軽度から中度の知的障害を認める．中枢神経系正中部の奇形（脳梁低形成・小脳虫部低形成）を伴うことがある．
　［頭部・顔面］頭部非対称，widow's peak，眼間開離（必発），斜視，高く広い鼻梁，口唇・口蓋裂．
　［泌尿生殖器］尿道下裂（85〜90％）と停留精巣，尿路奇形．
　［その他］鼠径ヘルニア，腹直筋離開，鎖肛，心奇形．同胞群に双生児が多い傾向あり．女性は眼間開離のみが多い．喉頭・気管・食道奇形（60〜70％）に基づく喘鳴，嚥下障害，嗄声．X 染色体に連鎖するタイプと AD のタイプでは表現型にまったく差がない．

頻　度
　1/50,000〜1/100,000．

遺伝様式・病因
　Xp 22.2 の MID1 遺伝子の変異により発症する．X 連鎖半優性の伝達形式をとる場合と，22q11.2 に局在する遺伝子（推定）異常による AD の場合がある．その他の症状も男性患者の方が重度である傾向がある．XL 型の責任遺伝子は正中部の発生に関与する MID1 である．MID1 の変異は典型例の 15〜45％程度にのみ認められる．AD 型の 22q11.2 の欠失による．家系内でも表現度の差が大きい．

経過・治療
　嚥下障害とそれに引き続く嚥下性肺炎に注意．嚥下障害も示す例では食道気管瘻，胃食道逆流症，その他の咽頭食道奇形の有無について検索する．重症例では胃瘻造設を考慮，乳児期を乗り越えると嚥下障害は軽快することが多い．尿道下裂は外科的に治療する．

鑑別診断
　Aarskog 症候群（E-13），Robinow 症候群（E-14）など眼間開離を伴う疾患．尿道下裂の有無がポイント．

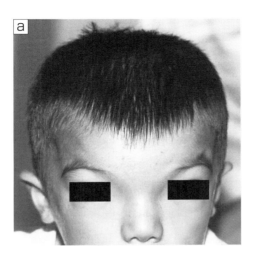
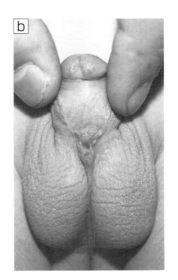
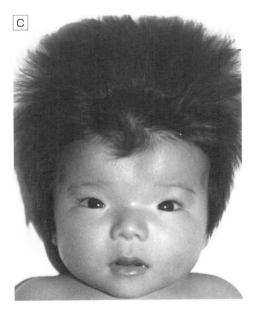

a〜c：2歳男児（a, b）．著明な眼間開離，尿道下裂を認める．妹（c）・母は眼間開離のみ．

E-16 Cohen 症候群
Cohen syndrome

[MIM No.] #216550　[マップ] 8q22.2　[Gene] COH1
[キーワード] 筋緊張低下，肥満，門歯突出，視力低下，知的障害
[key words] hypotonia, obesity, prominent incisors, decreased visual acuity, intellectual disabilities
【GR】Cohen Syndrome

概念
　筋緊張低下，肥満，視力障害，低身長，特徴的顔貌および知的障害を伴う症候群．Cohenら（1973）が最初に報告した．

症状と検査所見
　[成長・発達] 出生時体重は平均を下まわる．生後の発育も悪く低身長（68%）となる．小児期の中頃より体幹の肥満（73%）が始まる．軽度～重度（多くは中度）の知的障害（97%），筋緊張低下（92%）は不変．二次性徴発現遅延．性格は協力的で上機嫌．
　[頭部・顔面] 生後に著明となる小頭（52%），眉毛の外1/3は太い．眼瞼裂斜下（54%），弓状で波状の上眼瞼（このために目が輝いて笑っているようにみえる），高い鼻稜（92%），頬骨低形成（70%），短く低形成の人中（84%），突出した上顎骨前部と突出した切歯（70%），短い上口唇，開いた口（87%），小下顎（87%），毛髪線低位，高口蓋あるいは狭口蓋（97%）．
　[四肢] 手足は細長いが小さくはない．指趾は先細り（89%）である．Ⅱ・Ⅲ指合指．Ⅰ・Ⅱ趾間開離．関節過伸展（54%），外反肘（52%），外反膝（43%）などは筋緊張低下あるいは腱・靱帯弛緩のためである．中手・足骨は短い．単一手掌屈曲線．
　[眼] 斜視（52%），近視（46%），虹彩欠損（14%），小眼球，小角膜のほか，網膜の斑状色素沈着，壁板網膜変性などの脈絡膜ジストロフィ（41%）による視力障害や視野狭窄．網膜電位図は異常のことが多い．
　[ときにみられる症状] 腰椎前・側弯．腎尿路奇形．僧帽弁弛緩．心雑音．間欠的白血球（顆粒球）減少症は特異的な所見であり，診断上有用である．
　（上述の症状と所見で，体幹の肥満，知的障害，上機嫌，顔面所見，関節過伸展，脈絡膜ジストロフィ，間欠的白血球（顆粒球）減少症の八徴のうち六徴以上でCohen症候群が強く疑われる．）

頻度
　150例以上の報告がある．

遺伝様式・病因
　AR．原因遺伝子は VPS13B（COH1）．

経過・治療
　筋力低下・筋緊張低下は幼児期を過ぎても継続する．体幹の肥満開始時期は小児期の中頃．早期からの眼科学的検査が必要．

鑑別診断
　Prader-Willi症候群（A-2）．乳幼児期の体重増加不良の後，肥満を認めるという成長パターンがPrader-Willi症候群に似る．メチル化検査等でPWSが否定されたとき，Cohen症候群を考慮する．Bardet-Biedl症候群（K-9）では肥満に多指症を合併する

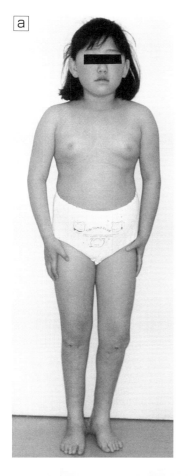
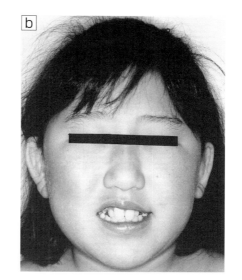
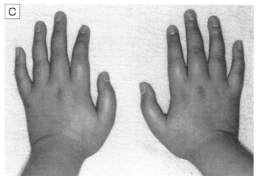

a〜c：8歳女児．体幹の肥満，高い鼻稜，短い人中，大きく突出した上顎正中切歯，先細りの指．

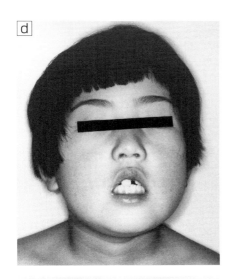

d：7歳女児．特徴的顔貌．

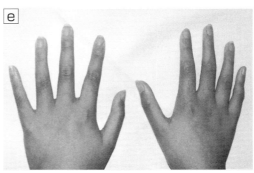

e：先細りの指．

Börjeson-Forssman-Lehmann症候群
Börjeson-Forssman-Lehmann syndrome
(Börjeson syndrome)

[MIM No.] #301900　[マップ] Xq26.2　[Gene] *PHF6*
[キーワード] 特徴的顔貌，知的障害，てんかん，肥満，性腺機能低下
[key words] distinctive facies, intellectual disabilities, epilepsy, obesity, hypogonadism

概念

肥満，小頭，特徴的顔貌，重度の知的障害，てんかん，性腺機能低下を特徴とする症候群．スウェーデンのBörjesonとForssmanおよびLehmann（1962）が5人の男性患者と3人の女性保因者をもつ家系を報告した．XLRだが，女性保因者は軽度～中等度の症状を呈する．Börjeson症候群ともいう．

症状と検査所見

[身体] 生後出現する低身長，肥満．

[頭部・顔面] 小頭，粗な顔貌，眼窩上縁の突出，眼瞼裂狭小，くぼんだ眼，眼瞼下垂，眼球振盪，斜視，大きい耳，種々の眼底異常．

[性腺] 性腺機能不全，小さい陰茎と精巣．

[四肢] 小さい手，先細りの手指，外反膝．

[中枢神経系] 重症の知的障害（IQ20～40），難治性てんかん．脳波α波の減少，θ波の増加．CTは側脳室の拡大．男性患者は落ちつきがなく，攻撃的である．

[その他] 練った小麦粉様の柔らかい感触の皮膚，筋緊張低下，頬・胸・腹部の皮下結合組織の脂肪蓄積．保因者女性ではX不活化の偏りがみられる．

[ときにみられる症状] 骨の変形（側弯，脊椎骨狭小，厚い頭蓋冠，小さい大腿骨骨頭），円形脱毛症，痤瘡．

頻度

比較的近年（1983）に広く知られるようになった症候群で，報告例以外に多数が潜在していると推定される．6家系，11例の男性患者と，ほぼ同数の女性患者の報告がある．女性は一般に軽症だが，例外的に重症のものもある．

遺伝様式

XLR．責任遺伝子はXq26.3に局在する*PHF6*．

経過・治療

生命予後は良好と思われる．てんかん，性腺機能不全に対する対症療法が必要．男性患者は不妊．女性保因者は妊娠可能であり，遺伝カウンセリングの対象となる．*PHF6*変異を有していながら軽症の男児例が報告されている．対症療法が中心．早期からの療育参加は必要．てんかん，ペルテス病への対応は重要．

鑑別診断

症候性肥満や性腺機能不全を呈する疾患，たとえば，Prader-Willi症候群（A-2），Bardet-Biedl症候群（K-9），Coffin-Lowry症候群（I-9），Klinefelter症候群などと鑑別する必要がある．

■文献

1) Kubota T, Oga S, Ohashi H et al : Börjeson-Forssman-Lehmann syndrome in a woman with skewed X-chromosome inactivation. Am J Med Genet **87** : 258-261, 1999

2) Matsuo K, Murano I, Kajii T : Börjeson-Forssman-Lehmann syndrome in a girl. Jpn J Hum Genet **29** : 121-126, 1984

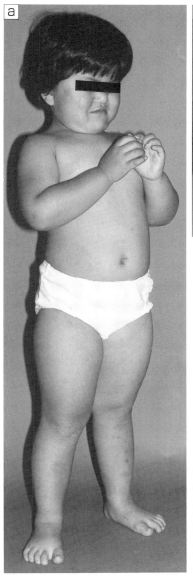
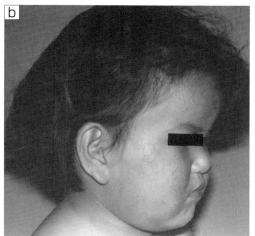

a, b：3歳11ヵ月女児（文献2）．身長−0.4 SD，体重＋4.0 SD，頭囲−0.6 SD．肥満を認める．発達指数は25，難治の痙攣発作．柔らかい皮膚，外反膝，小さい手，先細りの指．粗な顔貌．前額狭小，眼窩上縁の突出，くぼんだ眼，鼻根部の後退．大きな耳，ふくらんだ頰部．両側の内斜視（写真では明らかでない）．

F-1 Crouzon 症候群
Crouzon syndrome
(craniofacial dysostosis)

※小児慢性特定疾病

[MIM No.] #123500　[マップ] 10q26.13　[Gene] *FGFR2*
[キーワード] 浅い眼窩，頭蓋骨早期癒合，上顎骨低形成
[key words] shallow orbit, premature craniosynostosis, maxillary hypoplasia
【GR】*FGFR*-Related Craniosynostosis Syndromes　【GRJ】*FGFR* 関連頭蓋骨縫合早期癒合症

概念
　頭蓋縫合の早期癒合に伴う頭蓋の変形，顔面中央部の形成不全に伴う下顎の前突と鼻の変形，浅い眼窩による眼球突出が主な症状である．付随した種々の神経症状，眼症状を示す．フランスの Crouzon（1912）が記載した．頭蓋・顔面異骨症ともよぶ．

症状と検査所見
[頭部・顔面]　浅い眼窩による眼球突出，ときに外斜視・眼間開離，前額突出，上顎骨の低形成，ときに口嘴様の鼻，逆 V 字形の口蓋，冠状・人字・矢状縫合の早期癒合，頭蓋の変形（舟状頭，三角頭，塔状頭），頭蓋の前後径の短縮および幅の拡大をきたすことがある．

[ときにみられる症状]　くぎ状の歯，歯間の拡大，部分的無歯，大きな舌，鼻中隔偏位，耳道閉鎖，難聴，三角状の視神経孔．

頻度
　頭蓋骨早期癒合ののの 4.8 ％に生じ，6 万人に 1 人の発生率と推定される．厚難：[クルーゾン病として記載] 2 万〜3 万出生に 1 人．

遺伝様式・病因
　AD．1/3 は新生突然変異による．
　本症の責任遺伝子は 10q26.13 に局在する *FGFR2* である．発見されたほとんどの点変異は第 3 免疫グロブリン様ドメイン（エクソン Ⅲa，Ⅲc）に集中している．*FGFR2* の点変異は Apert 症候群，Pfeiffer 症候群，Jackson-Weiss 症候群でも発見されている．本症に acanthosis nigricans を合併した例で *FGFR3* の膜貫通領域の点変異 p.Ala391Glu が報告されている．

経過・治療
　頭蓋縫合の早期癒合には個人差が大きい．頭蓋内圧の亢進があるときは，脳の正常な発達のために縫合の細切術をできるだけ早期に行う．10〜12 歳で顔貌の整容的改善を含む手術を行う．

鑑別診断
　頭蓋縫合の早期癒合をきたす先端異骨症（N-6），Apert 症候群（F-2）（合指趾を伴う）など．他の頭蓋縫合早期癒合症と異なり，指趾の形態異常が目立たない．

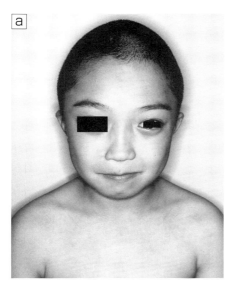
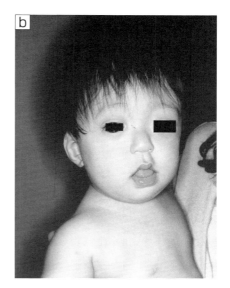
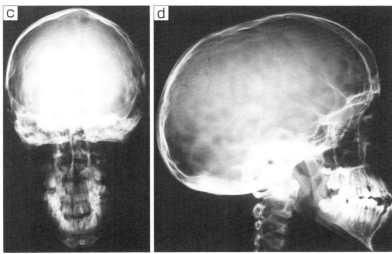

a：13歳5ヵ月男児．身長−2.2 SD，体重−2.3 SD，頭囲−1.6 SD．舟状頭蓋，軽度の眼球突出と下顎の突出．狭い逆V字形の口蓋，歯列の不整．
b：1歳男児．眼球突出と顔面正中部の低形成．
c, d：頭蓋X線写真．前後径の拡大，頭蓋穹隆部の指圧痕，浅い眼窩，上顎骨の発育不全と下顎の突出．

Apert 症候群
Apert syndrome
(acrocephalosyndactyly type Ⅰ)

※小児慢性特定疾病

［MIM No.］#101200 ［マップ］10q26.13 ［Gene］*FGFR2*
［キーワード］尖頭，合指趾，頭蓋骨縫合早期癒合，眼球突出，眼間開離
［key words］acrocephaly, syndactyly, premature craniosynostosis, exophthalmos, hypertelorism
【GR】*FGFR*-Related Craniosynostosis Syndromes 【GRJ】*FGFR* 関連頭蓋骨縫合早期癒合症

概　念
　先天性頭蓋骨癒合による尖頭（塔状頭蓋），高度の合指趾，手・足・頸椎の骨癒合を示す遺伝性奇形症候群．Wheaton（1894）が2症例を記載したのが最初で，フランスの小児科医 Apert（1906）が症候群として確立した．わが国でも古川（1930）の報告以来多数の症例が知られている．尖頭合指趾症は尖頭多合指趾症とは別に5型に分類し，本症は尖頭合指趾症Ⅰ型である．

症状と検査所見
　［頭部］冠状縫合の早期骨癒合により尖頭となる．前頭・後頭骨形成不全のため前頭骨は隆起し後頭骨は平坦になる．頭蓋最頂部は頭頂のさらに前方に位置する．頭蓋内圧は慢性的に高い．
　［顔面］眼間開離，眼瞼裂斜下，眼球突出，浅い眼窩，眼窩下縁皮膚の溝，斜視，眼圧上昇，緑内障．鼻根部は低く鼻尖は突出し，口嘴状．耳介低位．上顎低形成のため下顎が突出してみえる．不整咬合，狭口蓋，歯間狭小．
　［四肢］対称性合指趾．合指趾は皮膚癒合のみから骨性癒合まで様々である．Ⅱ・Ⅲ・Ⅳ指の完全癒合が多く，手全体はスプーン状を呈する．趾ではⅡ・Ⅲ・Ⅳ趾の軟部組織癒合が多い．指趾は一般に短い．
　［ときにみられる症状］短い上肢．大きい母指．肘・肩・股関節の強直．橈・尺骨癒合．異所性肛門．幽門狭窄症．肺形成不全．心・血管奇形．嚢胞腎．双角子宮．知的障害．

頻　度
　英国での調査では16万人に1人．性差はない．わが国では出生50万人に1人とされるが過少推定と思われる．神奈川県の先天異常モニタリング調査では15万人に1人の発生頻度とされている．厚難：6万〜10万出生に1人．

遺伝様式・病因
　AD．大多数は新生突然変異により発症する．孤発例では父の平均年齢が高い．責任遺伝子［線維芽細胞成長因子受容体2遺伝子（*FGFR2*）］が同定され，p.Ser252Trp および p.Pro253Arg が98%を占めることが判明した．他の頭蓋癒合症である Crouzon 症候群，Pfeiffer 症候群，Jackson-Weiss 症候群に同じ *FGFR2* の塩基置換が証明された．

経過・治療
　生命予後は奇形・合併症の程度によるが，乳児期での死亡率は比較的高い．知能は一般に正常．治療はすべて対症的．頭蓋縫合離断術は乳児期に行い得る．頭部・顔面形成術および合指趾に対する整形・形成外科的手術．先天性心疾患の合併例があり，術前の評価が必要である．

鑑別診断
　他の型の尖頭合指趾症あるいは尖頭多合指趾症．しかし，厳密に鑑別できないことも多い．

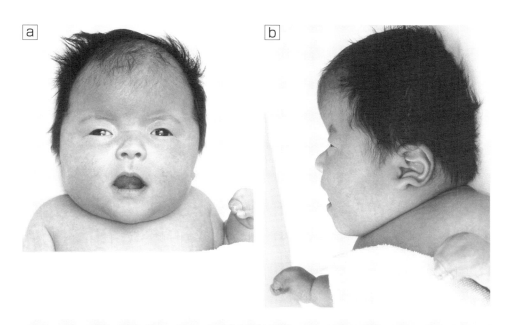

a, b：1ヵ月男児．尖頭，前頭突出，顔面中央部低形成．

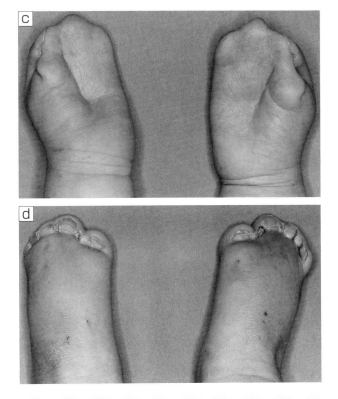

c, d：1歳5ヵ月女児．両側のI～V指完全合指（c）と両側完全合趾（d）．

F-3 Pfeiffer症候群
Pfeiffer syndrome
(acrocephalosyndactyly type Ⅴ)

※小児慢性特定疾病

[MIM No.] #101600　[マップ] 8p11.23-p11.22；10q26.13　[Gene] *FGFR1*；*FGFR2*
[キーワード] 顔面形態異常，幅広い母指趾，部分合指趾
[key words] facial dysmorphism, broad thumbs and great-toes, partial syndactyly
【GR】*FGFR*-Related Craniosynostosis Syndromes　【GRJ】*FGFR*関連頭蓋骨縫合早期癒合症

概念

Pfeiffer（1964）によって報告された遺伝性尖頭合指趾症．尖頭合指趾症Ⅴ型に分類されている．Cohen（1993）は本症を3亜型に分類している（表）．

症状と検査所見

[頭部・顔面] 冠状縫合あるいは矢状縫合の早期癒合による短尖頭．顔は平坦．幅広く平坦な鼻根と小さな鼻，眼間開離，眼瞼裂斜下，斜視，眼球突出，眼瞼下垂，耳介低位，上顎骨低形成，下顎突出，高口蓋，不整生歯．

[四肢] 幅広で短く，変形した母指および母趾．特にⅠ末節骨が幅広く，多くは外反する．皮膚性（部分性）の合指趾，特にⅡ・Ⅲ指とⅡ・Ⅲ・Ⅳ趾間に認める．

[その他] 知能は正常．

[ときにみられる症状] クローバー葉頭蓋，中枢神経系奇形，上腕骨短縮，橈・尺骨癒合，外反肘，頸・腰椎癒合，低身長，弯指，指趾節骨癒合，後鼻孔閉鎖，二分口蓋垂，幽門狭窄，大血管奇形，胆嚢低形成，単一臍動脈，臍ヘルニア，耳介前肉柱，聴力障害，歯肉肥厚，知的障害，鎖肛．

頻度

性比は1．10万人に1人．厚難：[症候性頭蓋縫合早期癒合症（クルーゾン／アペール／ファイファー／アントレー・ビクスラー症候群）として記載] 約6万～18万人に1人出生．本邦での患者数は不明．

遺伝様式・病因

AD．浸透率はほぼ完全だが表現度差異は大きい．散発例も多く，新生突然変異と推定される．線維芽細胞成長因子受容体1遺伝子（*FGFR1*）と受容体2遺伝子（*FGFR2*）が原因遺伝子である．

経過・治療

頭部・顔面異常は年齢とともに軽減する傾向がある．1型では知能は一般に正常．著明な眼球突出・クローバー様頭蓋を伴う2型，著明な眼球突出を伴う3型では，発達遅滞を伴うことが多い．皮膚性合指趾症は外科的治療の対象となる．

鑑別診断

Crouzon症候群（F-1）および他の尖頭合指趾症．Saethre-Chotzen症候群（F-4）との鑑別はときに困難であるが，Saethre-Chotzen症候群では眼瞼下垂，左右非対称な顔貌が特徴である．Pfeiffer症候群患者の顔貌は，Apert症候群（F-2）患者のそれに似る．

表　Pfeiffer症候群の亜型

型	臨床症状	生命予後	遺伝形式
Ⅰ型	古典的Pfeiffer症候群 短尖頭，平坦な顔，幅広く短い母指趾，短い指趾，皮膚性合指趾	良好	AD
Ⅱ型	Ⅰ型＋クローバー葉頭蓋，眼球突出，肘の拘縮	早期死亡	散発例
Ⅲ型	Ⅰ型＋眼球突出，肘の拘縮	早期死亡	散発例

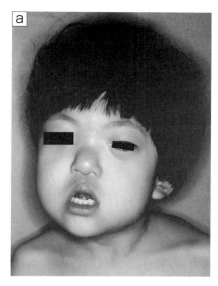
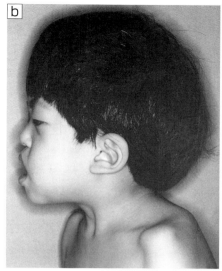
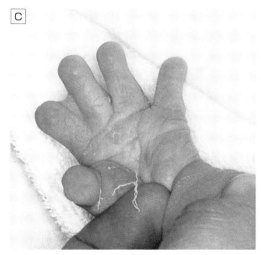
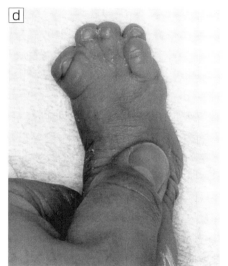
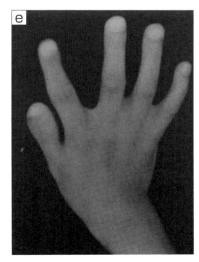

a, b：2歳8ヵ月女児．頭蓋骨早期癒合症，短頭，眼間開離，眼球突出，顔面正中部の低形成，耳介低位，小耳介など．
c, d：同患者の手術前の手と足．小さな手足．Ⅱ，Ⅲ合指症，幅広い母指，Ⅱ～Ⅴの屈指症，Ⅰ～Ⅳ趾の重合．
e：男児．尖頭（矢状・冠状縫合癒合），眼間開離，平坦鼻根，頬部低形成，幅広で短縮した母指．

Saethre-Chotzen 症候群
Saethre-Chotzen syndrome
(acrocephalosyndactyly type Ⅲ)

※小児慢性特定疾病

[MIM No.] #101400　［マップ］7p21.1 ; 10q26.13　[Gene] *TWIST1* ; *FGFR2*
[キーワード] 頭蓋縫合早期癒合症，眼間開離，眼球突出，眼瞼下垂，皮膚性（部分）合指
[key words] early fusion of cranial sutures, hypertelorism, exophthalmos, ptosis, cutaneous (partial) syndactyly
【GR】Saethre-Chotzen Syndrome

概念

Haakon Saethre（1931）が患者とその母，異父妹に尖頭合指症を認めて報告し，翌年ドイツの Chotzen が頭蓋癒合症，眼間開離，顔面非対称，口蓋の異常，低身長，難聴，知的障害をもつ父と息子2人を記載した．その後，Pantke ら（1975）が前記の2報告が同一の症候群と考えられることを示した．

症状と検査所見

[頭部・顔面] 頭蓋縫合の，特に冠状縫合の早期癒合による尖頭，短頭，舟状頭，泉門，頭頂孔の開存．前額は突出し狭小．前額毛髪線低位．鼻中隔偏位と上顎・頬骨低形成を伴う左右非対称の顔．口嘴様の鼻．耳介低位．耳介根部から耳甲介を越えて横走する突出した耳輪脚．眼球突出，眼瞼下垂，眼窩間開離，斜視．屈折異常．高狭口蓋，下顎突出，歯牙異常．眼瞼下垂・左右差は診断に必須ではないが，診断を支持する所見である．

[指趾] 指趾間皮膚がみずかき状になった皮膚性の部分合指趾．

[ときにみられる症状] 知的障害．軽度の難聴．低身長．頭蓋内圧亢進．前頭・上顎洞欠損．頸椎癒合．母指低形成，外反母指，斜視，Ⅳ中手骨短縮．口蓋裂．心奇形，腎奇形，停留精巣．皮膚紋理総隆線数と a-b 隆線数減少．小指球部紋理出現．

頻度

従来，比較的稀と考えられていたが，症候群の頭蓋縫合早期癒合症の中では頻度が高い．Apert 症候群より頻度は高いと推定される．

遺伝様式・病因

AD．大部分が家族性．浸透率はほぼ100％だが，表現度の差異は大きい．新生突然変異体では父年齢は高い．責任遺伝子は 7p21 に局在する *TWIST1*．

経過・治療

治療はすべて対症的．頭蓋内圧亢進には脳外科的処置．眼瞼下垂，合指に対して形成外科・眼科的手術．視神経圧迫症状や屈折異常の早期発見のため眼科的フォローアップが必要．*TWIST1* の点変異症例では発達遅滞は稀．ただし *TWIST1* 遺伝子全体と周囲の遺伝子の欠失を含む例では発達遅滞が起こり得る．

鑑別診断

本症では多指趾症・骨性合指趾症を認めないことが原則である．他の尖頭合指症，尖頭多合指症，頭蓋癒合症とは合併指趾奇形の種類と程度より鑑別する．しかし，軽度症状をもつ散発例ではときに鑑別困難．

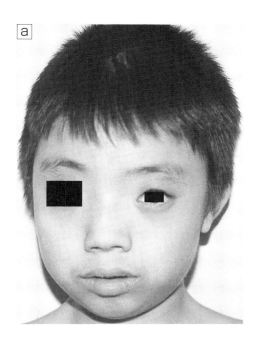
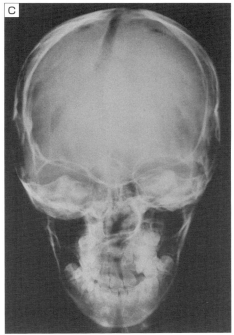
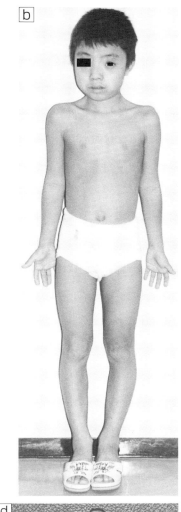
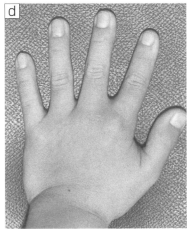

a〜d：10歳男児．母・母方叔父・祖父が本症罹患．中等度の尖頭，眼間開離，左眼瞼下垂，眼球突出，頬部低形成を伴った非対称の顔（a）．低身長（b）．部分癒合した人字縫合，前頭部低形成，眼窩間開離，鼻中隔偏位，不整生歯（c）．Ⅱ・Ⅲ指間の部分合指（d）．

Carpenter 症候群
Carpenter syndrome
(acrocephalopolysyndactyly type II)

[MIM No.] #201000（I型）；#614976（II型） ［マップ］6p11.2；19q13.2 ［Gene］*RAB23*；*MEGE8*
［キーワード］尖頭症，多合趾，頭蓋縫合早期癒合症，肥満症
[key words] acrocephaly, polysyndactyly, craniosynostosis, obesity

概念
頭蓋縫合早期癒合症，足の軸前性多合趾，皮膚性癒合指，肥満症などを特徴とし，ほかに心奇形，知的障害，低身長などを合併する．1901年に最初に報告され，現在までに60例以上が報告されている．責任遺伝子は*RAB23*．

症状・検査所見
[頭蓋・顔面] 頭蓋骨縫合早期癒合症は矢状，人字（ラムダ），冠状縫合に及ぶ．頭蓋は非対称で尖頭，クローバー葉状となる．内眼角贅皮，眼瞼裂斜下．耳介低位，短い頸部，下顎低形成，高口蓋．

[心奇形] 約33％に合併し，心室中隔欠損症，心房中隔欠損症，Fallot四徴症，肺動脈狭窄など．

[四肢・骨格] 軸前性の多合趾．指は短く，特にⅢ，Ⅳ指で皮膚性癒合指を呈す．Ⅴ指内弯．中節骨の低形成あるいは無形成．外反膝，膝蓋骨の偏移，股関節の可動域制限．外反股．

[その他] 知的障害，臍ヘルニア

頻度
不明．報告例が中心．

遺伝形式・病因
AR．原因遺伝子は*RAB23*．*RAB23*はhedgehogシグナルのnegative regulatorとして機能するために，四肢の奇形はGreig症候群（*GLI3*）に似ると推測される．また同様にAntley-Bixler症候群とも症状が一部共通する．肥満については機序が不明．

鑑別診断
頭蓋骨縫合早期癒合症をきたす疾患［Apert症候群（F-2），Sakati症候群，Antley-Bixler症候群（F-6）］等．Greig頭蓋・多合指趾症（I-15），Bardet-Biedl症候群（K-9）．

経過・治療
頭蓋骨縫合早期癒合に対する外科的対応は重要．ただし，必ずしも，頭蓋顔面手術時期と知的障害とは相関しないとの報告もある．指の異常による微細運動への対応や，発音が不明瞭なことによる言語障害への対応などは重要．

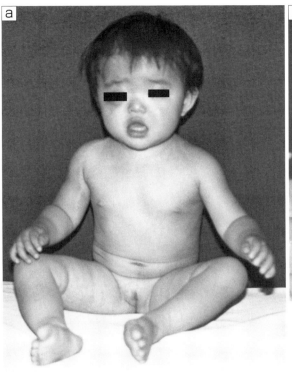
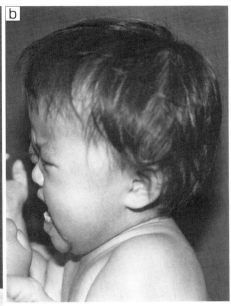
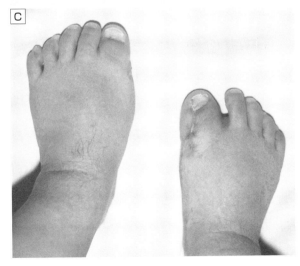

a～c：1歳7ヵ月女児．塔状頭蓋，眼間開離，右眼は緑内障（牛眼），鼻根部平坦．下顎突出（a, b）．Ⅲ・Ⅳ部分合指．線状白皮症．右多合母趾，左軸前性多趾（c）．ともに1歳時に外科的に切除した．

F-6 Antley-Bixler 症候群
Antley-Bixler syndrome

[MIM No.] #207410（ABS2）; #201750（ABS1）
[マップ] 10q26.13（ABS2）; 7q11.23（ABS1）
[Gene] *FGFR2*（ABS2）; *POR*（ABS1）
[キーワード] 頭蓋縫合早期癒合，長い指，関節癒合，ステロイド合成障害，西洋梨型の鼻
[key words] craniosynostosis, long fingers, joint fusion, impaired steroidogenesis, pear-shaped nose
【GR】Cytochrome P450 Oxidoreductase Deficiency

概　念

Antley と Bixler（1975）が頭蓋縫合早期癒合，上顎骨低形成，上腕骨橈骨癒合，大腿骨弯曲（胎内骨折），長い指を主徴とする奇形症候群として報告した．その後 Peterson（1985）が副腎ホルモン合成障害の存在に注目した．Aleck（1997）によりフルコナゾール胎芽症が本症候群の表現模写であることが指摘された．現在ではミクロソーム内チトクローム P450 が関与する複数の酵素欠損をもたらす *POR* 遺伝子変異が原因であることが解明されている．

症状と検査所見

[頭蓋，顔面] 頭蓋縫合早期癒合（短頭が多いが重症のクローバー葉頭蓋のこともある），前頭部突出，大泉門開大，顔面正中部低形成，下顎突出，西洋梨型の鼻，耳介変形．ときに後鼻孔閉鎖．

[四肢，体幹] 肘関節運動制限，上腕骨橈骨癒合，橈骨尺骨癒合（肘関節癒合としてはこれが多い），長い指，有頭骨有鉤骨癒合，近位指節関節運動制限．ときに大腿骨弯曲，子宮内骨折．細い長管骨．細長い胸郭と腸骨．体幹に比べて長い四肢（特に年長児）．

[外性器，内分泌異常] 女児では外性器異常（陰核肥大，陰唇癒合，膣閉鎖，総排泄孔遺残）は必発．ときに男児の小陰茎．思春期の二次性徴出現不全，母の妊娠中多毛．ストレス時の副腎不全．

[その他] 尿路奇形（頻度は高い）．鎖肛．

頻　度

70 例以上の報告．日本には遺伝集積があり稀でない．厚難：[症候性頭蓋縫合早期癒合症（クルーゾン／アペール／ファイファー／アントレー・ビクスラー症候群）として記載] 約 6 万～18 万人に 1 人出生．本邦での患者数は不明．

遺伝様式・病因

AR．*POR* はチトクローム P450 関連酵素への電子伝達を行う酵素をコードする．POR 異常は副腎皮質ホルモン合成酵素 CYP21A2, CYP17A1, CYP19A1，コレステロール合成酵素 CYP51A1，レチノール酸分解酵素 CYP26A1，CYP 関連薬剤分解酵素欠損をもたらすことになる．副腎皮質ホルモン合成酵素は外性器異常などの内分泌異常の，コレステロール合成酵素とレチノール酸分解酵素欠損が骨異常や尿路奇形の原因と考えられている．

経過・治療

乳児期に後鼻孔閉鎖による呼吸不全が問題となる例がある．頭蓋縫合早期癒合に対する頭蓋顔面形成術が必要である（頭蓋形成術は幼児早期，顔面形成術は学童後期）．外性器異常に対する対処も必要である．ストレス時の副腎不全発症に注意が必要．薬剤に対する明らかな過剰反応は現在のところ知られていない．

鑑別診断

かつて *FGFR2* 遺伝子変異が Antley-Bixler 症候群（F-6）の原因とされたが，現在では *FGFR2* 変異例は Pfeiffer 症候群（F-3）の亜型として扱う．Shprintzen-Goldberg 症候群（F-7）（*FBN1* 変異）も細長い指と頭蓋縫合早期癒合を示す．骨変化のない軽症 POR 欠損症が報告されているが，患児を子細に観察すれば，軽度の顔貌異常，軽度の長い指，近位指節関節運動制限を伴うことがほとんどである．

■文献

1) Suzuki K, Kanda Y, Sugiyama K et al : Antley-Bixler syndrome in a sister and brother. Jpn J Hum Genet **32** : 247-252, 1987

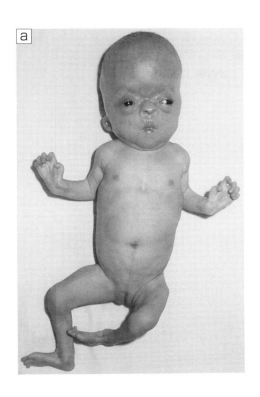
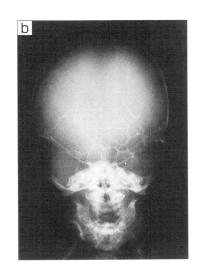
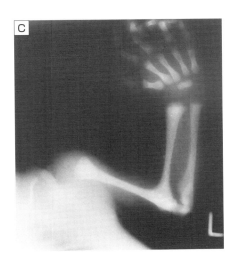
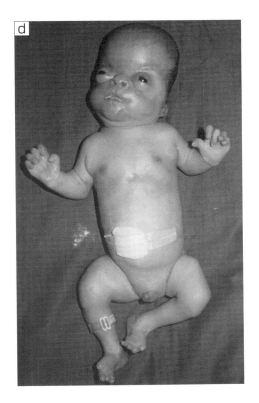

a〜c：10日齢の女児（文献1）．両親はいとこ婚．前額突出を伴う短頭，開大した大泉門，顔面中央部低形成，後鼻孔閉鎖，軟口蓋裂，外耳道狭窄，肘・腕・膝・指関節拘縮，長い指，合指趾，頭蓋癒合，後頭骨の copper beaten appearance，橈尺骨癒合，両側大腿骨弯曲と右大腿骨骨折，水頭症．
d：3日齢の弟．姉と同様に罹患．

F-7 Loeys-Dietz 症候群
Loeys-Dietz syndrome
（Shprintzen-Goldberg 症候群を含む）

※小児慢性特定疾病

[MIM No.] #609192（LDS1）；#610168（LDS2）；#613795（LDS3）；#182212（SGS）
[マップ] 9q22.33（LDS1）；3p24.1（LDS2）；15q22.33（LDS3）；1p36.33（SGS）
[Gene] *TGFBR1*（LDS1）；*TGFBR2*（LDS2）；*SMAD3*（LDS3）；*SKI*（SGS）
[キーワード] 動脈瘤，Marfan 症候群様体型，特徴的顔貌
[key words] arterial aneurysm, marfanoid habitus, distinctive facies
【GR】Loeys-Dietz Syndrome 【GRJ】ロイス・ディエツ症候群

概念

全身の血管拡張・血管瘤（脳，胸部，腹部）と骨格徴候（前胸部突出・漏斗胸，側弯，関節の過伸展，長い指，内反足）を主徴とする．顔面奇形（眼間開離，小顎症，二分口蓋垂，頭蓋縫合早期癒合症）を合併する群を特に type 1，皮膚所見（ベルベット様で血管が透見され，易出血性，易瘢痕化）が目立つ群を type 2 と称する．両者の区別は明確なものではない．

症状と検査所見

[顔貌] 眼間開離，小顎症，二分口蓋垂・口蓋裂，頭蓋縫合早期癒合症，外斜視．

[骨格] 前胸部突出・漏斗胸，側弯，関節の過伸展，長い指等の Marfan 症候群に似た症状を呈する．ただし Marfan 症候群と異なり，高身長は目立たない．先天性股関節脱臼，多発性の亜脱臼．

[その他] 多くの症例は発達正常．頭蓋縫合早期癒合症や水頭症は発達遅滞のリスク要因．

頻度

厚難：不明．推定では 1,000 人程度．

遺伝様式・病因

AD 原因遺伝子は *TGFBR2*（変異陽性例の75%程度）と *TGFBR1*（変異陽性例の25%程度）．原因遺伝子による表現型の差はない．*TGFBR2* ないし *TGFBR1* 変異陽性例の 3/4 程度は新生突然変異とされる．

経過・治療

心血管系のフォローが最も重要．血管の易拡張性は大動脈に限らず，頸動脈や他の動脈にも拡張・蛇行を認めることがある．降圧薬による血管病変の進行の阻止が図られる．大動脈基部径をエコーや MRI により定期的にフォローし，必要に応じて速やかに手術を考慮する．環軸亜脱臼を伴うことがあり，血管やその他の先天奇形の手術時の麻酔の際に注意．

血管病変は表現型が類似する Marfan 症候群より進行が早い．平均死亡年齢を 26 歳とする論文もある．妊娠に伴い症状の増悪や子宮破裂など重篤な合併症を呈することがあり，注意を要する．

鑑別診断

骨格徴候は Marfan 症候群（O-1）に類似する．特徴的な顔貌により区別が可能である．皮膚所見から Ehlers-Danlos 症候群（O-3）との鑑別が必要．骨格徴候からは Beals 症候群（O-2）．

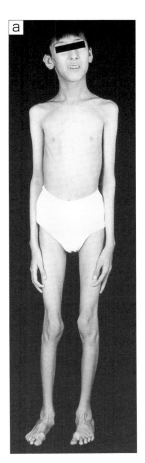
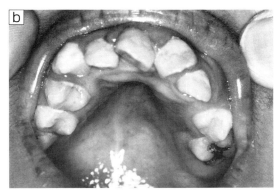
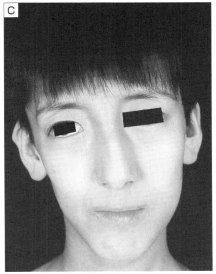
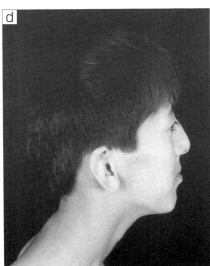
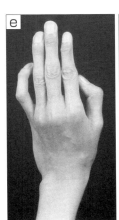
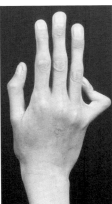

a〜e：10歳男児．四肢の細長いMarfan様体型，DQは55（a）；歯周囲軟部組織の肥厚と高口蓋（b）；非対称な顔面と眼球の突出，耳介低位（c, d），長い指，およびⅤ指PIP関節の屈曲拘縮（e）．

F-8 頭蓋・前頭・鼻症候群
craniofrontonasal dysplasia

[MIM No.] #304110　[マップ] Xq13.1　[Gene] *EFNB1*
[キーワード] 頭蓋縫合早期癒合症，眼間開離，顔面の非対称
[key words] craniosynostosis, hypertelorism, facial asymmetry

概　念
1979年にCohenによって新規疾患として提唱された．その後，GrutznerとGorlin (1988) が58家系の分析に基づき，男女の表現型の差異を明らかにした．女性の方が男性より重症となる数少ない遺伝性疾患の1つである．

症状と検査所見
[頭部・顔面] 頭蓋縫合早期癒合症・短頭・前頭部の突出（男性で稀），眼間開離，幅広い鼻根部，二分鼻尖，顔面頭部の左右非対称性．
[体格・骨格] 爪の長軸方向の溝，合指趾症，幅広の母趾，屈指．
[ときにみられる症状] 眼球突出，眼振，難聴，口唇口蓋裂，発達遅滞．

遺伝様式・病因
XLD．症状は男性に比して女性に強い．責任遺伝子は*EPHB1*．女性では，X染色体の不活化の偏り（skewing）が前景に立つため，左右の非対称性が増強する．

経過・治療
頭蓋縫合早期癒合症に対する形成外科手術，斜視や眼圧に関する眼科医によるフォローアップが必要．発達予後は良好であることが原則．

鑑別診断
他の頭蓋縫合早期癒合症をきたす疾患群 [Apert症候群（F-2），Pfeiffer症候群（F-3），Crouzon症候群（F-1）等] および前頭鼻異形成と鑑別する必要がある．

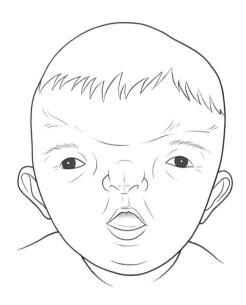

前頭部の突出,眼間開離,幅広い鼻根部と二分鼻尖が特徴的な所見である.

G-1 Neu-Laxova 症候群
Neu-Laxova syndrome

[MIM No.] #256520（Ⅰ型）;#616038（Ⅱ型）
[マップ] 1p12（Ⅰ型）;9q21.2（Ⅱ型）
[Gene] *PHGDH*（Ⅰ型）;*PSAT1*（Ⅱ型）
[キーワード] 子宮内発育遅延，小頭症，関節の屈曲変形，合指趾症，浮腫，外性器低形成
[key words] intrauterine growth retardation, microcephaly, flexion deformities, syndactyly, edema, hypoplastic genitalia

概　念
　子宮内発育遅延と小頭症，関節の屈曲変形を特徴とする稀な致死性症候群．Neu ら（1971）が3同胞例を初めて記載し，Laxova ら（1972）がいとこ婚の両親から生まれた同様の3同胞例を報告した．

症状と検査所見
[発育] 子宮内発育遅延．
[頭部・顔面] 高度の小頭症，傾斜した額，眼間開離，耳介低位，平坦な鼻．
[四肢] 指の形成不全，揺り椅子状の足底，合指趾．
[中枢神経系] 滑脳症，小脳の形成不全，脳梁欠損．
[その他] 短頸，全身の皮下浮腫．
[ときにみられる症状] 魚鱗癬様の皮膚の変化．肺の低形成．外性器低形成．羊水過多．胎盤形成不全．

頻　度
　稀．海外で60例以上の報告がある．わが国で確定例1例と疑い例1例の報告がある．

遺伝様式・病因
　病因は不明．近親婚家系が多くみられることからARが推定されている．

経過・治療
　ほとんどの例は死産するか，生後間もなく死亡する．国内の1例は生後134日まで生存した．両親の心理的サポートが必要．

鑑別診断
　COFS症候群（Pena-Shokeir症候群Ⅱ型）（J-4）の重症型だとする説がある．Pena-Shokeir症候群Ⅰ型，先天性魚鱗癬との鑑別が必要．

■文献
1) Neu RL, Kajii T, Gardner LI et al : A lethal syndrome of microcephaly with multiple congenital anomalies in three siblings. Pediatrics **47** : 610-612, 1971
2) Hirota T, Hirota Y, Asagami C et al : A Japanese case of Neu-Laxova syndrome. J Dermatol **25** : 163-166, 1998

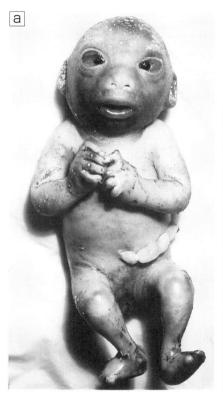 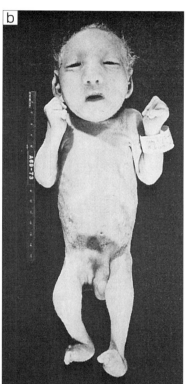

a, b：文献1の症例．小頭，短頸，眼間開離，屈指，合趾が認められる．a は全身の浮腫が顕著である．

Meckel-Gruber 症候群
Meckel-Gruber syndrome
（Meckel syndrome ; Gruber syndrome ; dysencephalia splanchnocystica）

[MIM No.・マップ・Gene] ☞別表
[キーワード] 脳瘤，多指趾，嚢胞腎，メッケリン
[key words] encephalocele, polydactyly, polycystic kidney, meckelin

概念
Meckel（1822）により記載され，その後 Gruber（1934），Opitz と Howe（1969）により疾患単位として確立した．

症状と検査所見
[中枢神経] 脳瘤，小頭，全前脳胞症，水頭，Arnold-Chiari 奇形，Dandy-Walker 奇形，無脳症，小脳低形成，脳梁欠損症など，種々の脳奇形がほぼ全例にみられる．

[顔面・頸部] スロープ状前額部，小眼球，虹彩欠損，人中・鼻中隔低形成，口唇・口蓋裂，小下顎，耳介奇形，舌・喉頭奇形，齲歯，短頸．

[四肢] 軸後性多指趾，弯曲足，合指，単一手掌屈曲線，弯指．

[腎] 多嚢胞腎，腎低形成．

[肝] 胆管増殖性線維症，多嚢胞肝．

[心] 心室中隔欠損，心房中隔欠損，動脈管開存，大動脈縮窄，肺動脈狭窄．

[性器] 停留精巣，内・外性器低形成．

[ときにみられる症状] 肺低形成，単一臍動脈，尿膜管遺残，臍帯ヘルニア，腸回転異常，無脾・副脾，副腎低形成，鎖肛．

頻度
イスラエルのユダヤ人（MKS2）では5万人に1人，フィンランドでは9千人に1人（MKS1）と頻度が高い．日本での報告は少なく，正確な頻度は不明であるが，数万人に1人以下であろう．

遺伝様式・病因
AR である．フィンランドに多い MKS1 の遺伝子産物は，繊毛機能に関係するタンパク質であり，本症は繊毛関連疾患（ciliopathy）の一種である．MKS2 は北アフリカから中東に多いが，責任遺伝子は不明である．MKS3 は native American の近親婚家系の解析から座位が判明し，メッケリンとよばれる膜貫通型受容体タンパクをコードする遺伝子の異常が見出された．MKS3 は多指趾異常の頻度が少ない．

経過・治療
妊婦血清のαフェトプロテインが高値になる．胎児超音波で異常を確認できる．死産あるいは新生児早期に死亡する例が多い．呼吸障害，腎機能障害，中枢神経奇形の程度が予後を左右する．軽症例では脳ヘルニア切除・修復，水頭症に対するシャント手術で生存可能であるが，重度の精神運動発達遅滞を認める．

鑑別診断
13 トリソミーは嚢胞腎，脳瘤を伴わず，染色体検査で鑑別可能．Smith-Lemli-Opitz 症候群（E-8）は低コレステロール血症を認める．

	[MIM No.]	[マップ]	[Gene]		[MIM No.]	[マップ]	[Gene]
MKS1	#249000	17q22	MKS1	MKS7	#267010	3q22	NPHP3
MKS2	#603194	11q12.2	TMEM216	MKS8	#613885	12q24.31	TCTN2
MKS3	#607361	8q22.1	TMEM67	MKS9	#614209	17p11.2	B9D1
MKS4	#611134	12q21.32	CEP290	MKS10	#614175	19q13.2	B9D2
MKS5	#611561	16q12.2	RPGRIP1L	MKS11	#615397	16q23.1	TMEM231
MKS6	#612284	4p15.32	CC2D2A				

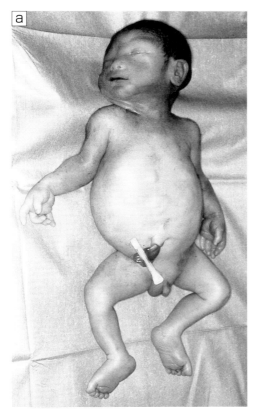
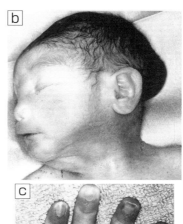
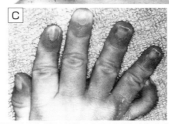
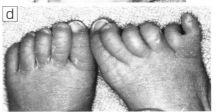
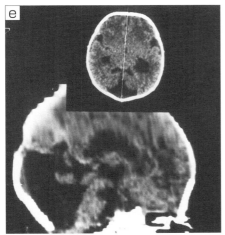
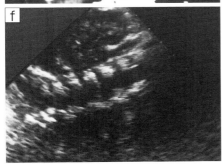
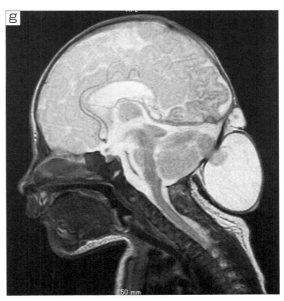

a〜f：新生男児．スロープ状前額，小顎，後頭部の脳瘤（b），軸後性多指趾（c, d）．後頭部の大きなくも膜下嚢胞と小脳低形成を示すCT像（e）．腎エコーで腎低形成を認める（f）．
g：新生児．脳瘤を認める．

G-3 Fryns 症候群
Fryns syndrome

[MIM No.] %229850
[キーワード] 先天性横隔膜ヘルニア，特徴的顔貌，末節骨低形成，知的障害
[key words] congenital diaphragmatic hernia, distinctive facies, distal digital hypoplasia, intellectual disabilities
【GR】Fryns Syndrome

概　念

横隔膜ヘルニア，特徴的顔貌，および四肢末端の低形成を主徴とする AR 疾患で，多くは致死的である．Fitch ら（1978），Fryns ら（1979）により報告され，疾患単位として確立した．

症状と検査所見

[発育] 妊娠中羊水過多を示すことが多い．多くは新生児期に死亡．生存したものは知的障害を伴う．

[頭部・顔面] 水頭症，無嗅脳症，Dandy-Walker 奇形，粗な顔貌，眼間開離，角膜混濁，幅広い鼻根部，前向き鼻孔を伴った大きな鼻，大きな口，小下顎，耳介変形，口蓋裂・口唇裂．

[骨格系] 末節骨低形成，爪低形成，屈指，側弯，過剰椎体，過剰肋骨，骨軟骨異形成．

[胸腹部] 横隔膜ヘルニア，横隔膜挙上症，横隔膜低形成，肺低形成，小さい胸郭，乳び胸，心奇形（VSD，ASD，左大静脈遺残），乳頭開離，乳頭低形成．

[骨尿路生殖器] 襟巻様陰囊，双角子宮，腎囊胞，腎異形成．

頻　度

100 例以上の報告がある．1 万人に 1 人程度と推定されている．先天性横隔膜ヘルニアの 10％が本症候群という推定もある．

遺伝様式・病因

複数の同胞例が報告され，AR と考えられていたが，マイクロアレイで 15q26.2 あるいは 8p23.1 の微細欠失の例が報告された．1q42 欠失など他の染色体異常が判明した例もある．正確な診断のために FISH 法やマイクロアレイによる解析が必要と考えられる．Pallister-Killian 症候群の鑑別のために，12 番染色体短腕同腕染色体の FISH も必要である．

経過・治療

横隔膜ヘルニアに伴う肺低形成で，新生児期死亡例が多い．先天性心疾患も半数に合併する．横隔膜ヘルニアが外科的に修復できれば長期生存も可能であるが，重度の発達遅滞を認める．

鑑別診断

先天性横隔膜ヘルニアでは，合併奇形の検索を行う．Simpson-Golabi-Behmel 症候群（D-3），Cornelia de Lange 症候群，Brachmann-de Lange 症候群（E-4），Donnai-Barrow 症候群，Matthew-Wood 症候群，Pallister-Killian 症候群（Q-3），他の染色体異常症．

■文献

1) 岡本伸彦，井村賢治，岡田　正：横隔膜ヘルニアの家族内発生．小児外科 **26**：289-292, 1994

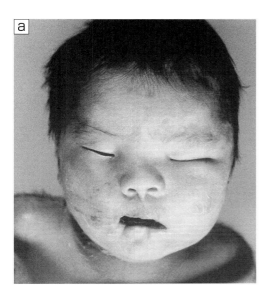
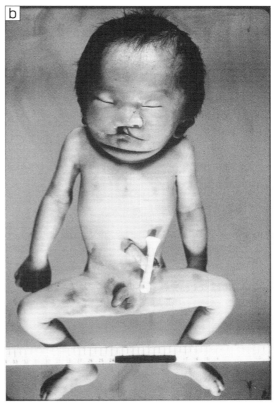
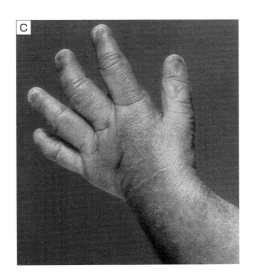

a〜c：生後9日目に死亡した男児（文献1）．横隔膜ヘルニア，肺低形成，口蓋裂，指末節低形成（c）．

Menkes 症候群
Menkes syndrome
(kinky hair disease)

※小児慢性特定疾病

[MIM No.] #309400　[マップ] Xq21.1　[Gene] ATP7A
[キーワード] 縮れ毛，乾燥した皮膚，進行性脳皮質変性，成長障害，銅転送障害
[key words] kinky hair, dried skin, progressive degeneration of cerebral cortex, growth deficiency, copper transport deficiency
【GR】ATP7A-Related Copper Transport Disorders　【GRJ】ATP7A 関連銅輸送異常症

概念

連珠状毛髪，痙攣および進行性の精神運動発達障害を特徴とし，男児のみ罹患する予後不良の遺伝性疾患である．根底に銅転送障害が存在する．Menkes ら（1962）が最初に記載した．

症状と検査所見

[毛髪] 疎で短く折れやすい毛髪と眉毛．生直後は黒いが1週間後頃から色素脱出を認める．顕微鏡下では長軸に対して捻れ，連珠状・捻珠状・結節状を呈する．

[頭部・顔面] 小頭，膨らんだ頬部，下向きの口角，小顎，生歯遅延，歯牙欠損．表情は乏しい．

[皮膚] 青白い．脂漏性の乾燥した厚い皮膚．

[中枢神経系] 知的障害，痙攣，筋緊張亢進または低下，易刺激性，四肢麻痺，脳出血，硬膜下出血，低体温，脳波異常，脱ミエリン化を伴う脳皮質・小脳・基底核の萎縮．

[骨格] 矢状縫合に沿った多数のウォルム氏骨．肋骨・大腿骨などの長管骨骨幹端はカップ状に広がり，陰影が増加する．骨粗鬆症，漏斗胸，成長障害．

[その他] 脳血管・末梢血管の変性による長さの延長と蛇行．易感染性．

[銅代謝] 血清銅・セルロプラスミン低値．小腸粘膜および培養線維芽細胞内の銅蓄積．

頻度

厚難：実態調査はなされていないが，男児14万人に1人．

遺伝様式・病因

XLR．病因は細胞内銅含有の低値にある．摂取した銅は小腸粘膜細胞に取り込まれるが，細胞内あるいは細胞膜での転送機構異常のため血中に放出されない．毛髪・脳代謝・皮膚・心・血管系・骨格異常はそれぞれチロジナーゼ，リジンオキシダーゼ，アスコルビン酸オキシダーゼなどの銅含有酵素の活性低下にあるとされる．進行性の中枢神経系変性は，繰り返す脳内出血もその一因である．責任遺伝子（ATP7A）はポジショナルクローニング法で単離された．Xq 13.3 にマップされる ATP7A は銅転送 ATPase をコードし，N-端に6個の金属結合モチーフを有する遺伝子で，細菌が有する重金属抵抗遺伝子と相同である．ATP7A の変異は本症患者以外に，結合組織疾患の1つである occipital horn 症候群患者にもみられる．ATP7A と相同部分をもつ遺伝子の探索でWilson病の責任遺伝子（13q14.3）も単離された．

経過・治療

中枢神経系症状は生後2〜3ヵ月で始まり進行する．多くは2〜3歳までに死亡する．抗痙攣薬投与，易感染性に抗生物質．硫酸銅の経静脈投与は効果が毛髪のみに限定される．未熟な新生児期にヒスチジン銅による皮下注射を開始すれば神経障害は予防できると期待されている．ヒスチジン銅によっても結合織異常は予防できない．

鑑別診断

強い筋緊張低下のある小児で白く柔らかい皮膚・縮毛を認めた場合，本症を考える．縮れ毛はアルギニノコハク酸尿症，髪・歯・骨症候群などの一部症状であるが，全体の臨床像から鑑別は容易．栄養障害による銅欠乏症では赤血球内銅は低値を示す．

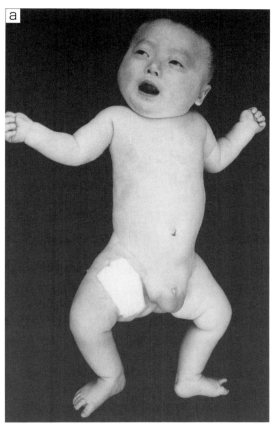
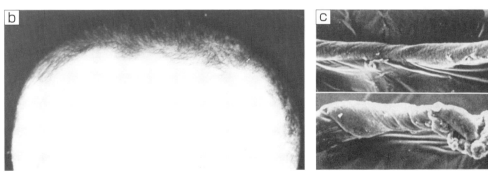

a〜c：男児．短く縮れた淡色の毛髪．青白く厚い皮膚，頻発する痙攣，成長障害を伴う．易刺激性．2歳で死亡．捻珠状および竹節状の毛髪走査電顕像（c）．

G-5 Zellweger 症候群
Zellweger syndrome
(cerebro-hepato-renal syndrome)

※小児慢性特定疾病

[MIN.No・マップ・Gene] ☞別表
[キーワード] 筋緊張低下，知的障害，前額突出，肝腫大，嚢胞腎，ペルオキシソーム形成異常症
[key words] hypotonia, intellectual disabilities, prominent forehead, hepatomegaly, cystic kidneys, peroxisome biogenesis disorder
【GR】Peroxisome Biogenesis Disorders, Zellweger Syndrome Spectrum に含まれる

概 念

筋緊張低下・知的障害などの脳神経症状，肝腫大および嚢胞腎の症状から脳・肝・腎症候群ともよばれる．Bowen ら（1964）が初めて記載した．Goldfisher ら（1973）は肝細胞と近位尿細管上皮細胞におけるミトコンドリアの形態異常とペルオキシソームの欠如を示した．本症はペルオキシソーム酵素が欠損する．ペルオキシソーム形成異常症のプロトタイプである．少なくとも12の遺伝的相補性群とその責任遺伝子が解明されている（別表）．

症状と検査所見

[脳神経] 極度の筋緊張低下，痙攣，知的障害．水平眼振，聴力障害．

[肝] 腫大．肝機能障害，高ビリルビン血症．

[腎] 腎皮質小嚢胞，タンパク尿，アミノ酸尿．

[頭部・顔面] 前額突出，大泉門開大，扁平な眼窩上縁，鼻根扁平，内眼角贅皮，耳介変形，高口蓋，小顎．

[その他] 単一手掌屈曲線，内反足，白内障，乳頭蒼白，網膜色素異常，停留精巣，膝部点状石灰化．

[頭部 MRI] 髄鞘化障害，脳回形成異常．

[検査] ペルオキシソーム β 酸化系酵素の欠損による極長鎖脂肪酸の蓄積，胆汁酸生合成の中間代謝産物のトリヒドロキシコプロスタン酸（THCA）とジヒドロキシコプロスタン酸（DHCA）の蓄積，ジカルボン酸の尿中排泄増加．さらにジヒドロキシアセトンリン酸（DHAP）アシルトランスフェラーゼやアルキル DHAP 合成酵素の欠損によるプラスマローゲンの減少，フィタン酸オキシダーゼ欠損によるフィタン酸の蓄積，ピペコール酸やパラヒドロキシフェニール乳酸の蓄積．ドコサヘキサエン酸の欠乏．またカタラーゼ活性が，正常ではペルオキシソームに局在するのに対し，本症では細胞形質に分布する．

頻 度

厚難：副腎白質ジストロフィ（ALD）のみが XLR であり，他は AR である．ALD の発生頻度は出生男子2万～3万人に1人とペルオキシソーム病の中で最も多いが，他の疾患は極めて稀である（「ペルオキシソーム病」診断・治療指針より）．

遺伝様式・病因

AR．ペルオキシソーム β 酸化系酵素はいったん合成されるが，ペルオキシソームの欠損のため局在化できず，早期に分解されてしまうことが知られており，一次的病因は，ペルオキシソームへの局在化とペルオキシソーム膜タンパクの生合成の異常にある．

経過・治療

治療法は確立されていない．ドコサヘキサエン酸投与により，半数に筋緊張，視力，髄鞘化の改善が報告されている．

鑑別診断

肢根型点状軟骨異形成症，新生児型副腎白質ジストロフィ，乳児型 Refsum 病，β 酸化系酵素単独欠損症．

■文献

1) Shimozawa N, Tsukamoto T, Suzuki Y et al : A human gene responsible for Zellweger syndrome that affects peroxisome assembly. Science **255** : 1132-1134, 1992

2) Shimozawa N : Molecular and clinical aspects of peroxisomal diseases. J Inherit Metab Dis **30** : 193-197, 2007

	[MIM No.]	[マップ]	[Gene]		[MIM No.]	[マップ]	[Gene]
1A	#214100	7q21.2	*PEX1*	7A	#614872	22q11.21	*PEX26*
2A	#214110	12p13.31	*PEX5*	8A	#614876	11p11.2	*PEX16*
3A	#614859	17q12	*PEX12*	10A	#614882	6q24.2	*PEX3*
4A	#614862	6q21.1	*PEX6*	11A	#614883	2p16.1	*PEX13*
5A	#614866	8q21.11	*PEX2*	12A	#614886	1q23.2	*PEX19*
6A	#614870	1p36.32	*PEX10*	13A	#614887	1p36.22	*PEX14*

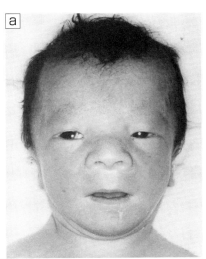
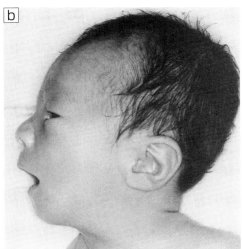
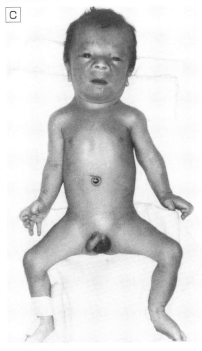

a〜c：新生男児．筋緊張低下，短い頸，漏斗胸，大泉門開大，広い前額部，眼間開離，扁平な眼窩上縁，扁平な鼻根，肉厚な幅広い鼻，耳介低位，小下顎．肝生検でペルオキシソームβ酸化系酵素の欠損と，それによる血中極長鎖脂肪酸の蓄積が証明された．

Schinzel-Giedion 症候群
Schinzel-Giedion syndrome

[MIM No.] #269150 [マップ] 18q12.3 [Gene] *SETBP1*
[キーワード] 顔面正中部低形成，多毛，進行性脳室拡大，水腎症，奇形腫，知的障害
[key words] midface hypoplasia, hypertrichosis, progressive ventricular dilatation, hydronephrosis, teratoma, intellectual disabilities

概　念

顔面中央部陥凹を伴う特徴的顔貌，骨格異常，水腎症，重度の成長障害・知的障害を主徴とする疾患．Schinzel と Giedion が 1978 年に初めて兄妹例を報告した．*SETBP1* 遺伝子の特定領域の変異がヘテロで存在することが判明した．

症状と検査所見

[成長・発達] 子宮内での成長は正常範囲であるが，生後成長障害は顕著となる．知的障害は重度で，痙攣，筋硬直，脳波異常を伴うことが多い．

[頭部・顔貌] 大きな大泉門と幅広く開いた前頭縫合，高く突出した前頭部，顔面中央部陥凹，両眼開離，目の下の特徴的な横じわ，鞍鼻，浅い眼窩，眼瞼下垂，後鼻孔狭窄，耳介低位，短頸など．顔貌は顔面中央部の陥凹が顕著なので，"横 8 の字"と形容される．

[神経系] 脳室拡大，水頭症，脳萎縮，脳梁低形成・欠損，大脳基底核低形成，橋低形成などの中枢神経異常を伴うことがある．難治性痙攣，痙性麻痺，重度精神運動発達遅滞を呈する．退行変性疾患の要素をもつ．

[皮膚] 多毛，爪の低形成，乳頭低形成，皮膚紋理低形成，単一手掌屈曲線．

[泌尿生殖器] 水腎症，尿管拡張，尿道下裂，小陰茎，大陰唇・小陰唇の低形成など．水腎症は胎児期から超音波検査により検出されることがある．

[骨格] 短く硬化した頭蓋底，多発の虫状骨，長い鎖骨，中間肢節の短縮，幅広の肋骨，末節骨低形成，恥骨低形成，内反足．

[その他] 先天性心疾患，巨舌，顔面の血管腫，軸後性多指趾などを伴うことがある．肝芽腫，仙尾部の悪性奇形腫などの悪性腫瘍を合併例が多い．

頻　度

1995 年の段階で 20 例であった．その後，世界で数十例程度と推定される．国内での確実な例は数例程度であるが，未診断例が存在する可能性が高い．

遺伝様式・病因

AD．*SETBP1* 遺伝子の特定領域のヘテロ接合性ミスセンス変異が原因である．新生突然変異による．

経過・治療

約半数が 2 歳までに死亡するが，9 歳までの生存例もある．肝芽腫，仙尾部奇形腫など悪性腫瘍が高率に合併する．腫瘍好発性疾患である．腫瘍に関して，定期的な画像検査や α フェトプロテイン測定が必要である．脳梁欠損などの中枢神経奇形の他，進行性脳室拡大，大脳白質容量減少など中枢神経の退行性病変がみられる．点頭てんかんの例もある．重度精神運動発達遅滞を認める．神経障害は進行性である．てんかん例では，抗てんかん薬治療を行う．

鑑別診断

Miller-Dieker 症候群（A-10），Brachmann-de Lange 症候群（E-4）など，重度の知的障害を伴う疾患との鑑別を要する．

■文献

1) Okamoto N, Takeuchi M, Kitajima H et al : A patient with Schinzel-Giedion syndrome and a review of 20 patients. Jpn J Hum Genet **40** : 189-193, 1995

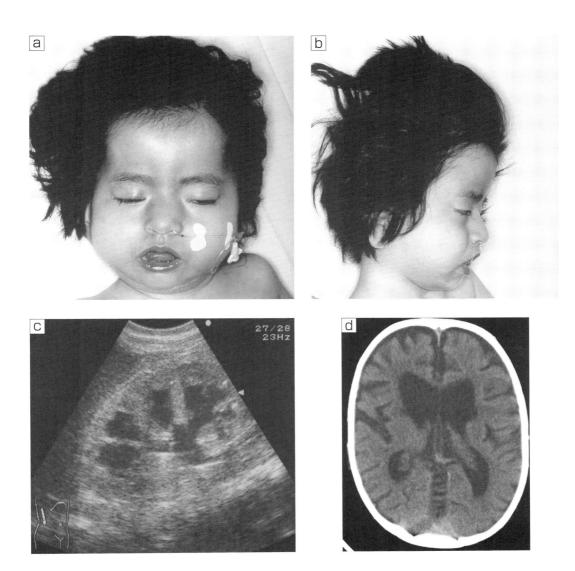

a, b：2歳女児．突出した前頭部，顔面中央部の陥凹，眼瞼下垂などの特徴的顔貌．
c：腎エコーで認められた水腎症．
d：8歳女児．進行性脳萎縮が認められた．

肢先端脳梁症候群
acrocallosal syndrome

[MIM No.] #200990　[マップ] 15q26.1　[Gene] *KIF7*
[キーワード] 軸後性多指趾，重複母趾，大頭，脳梁欠損，知的障害
[key words] postaxial polydactyly, hallux duplication, macrocephaly, agenesis of corpus callosum, intellectual disabilities
【GR】Joubert Syndrome and Related Disorders　【GRJ】ジュベール症候群

概念
Schinzel（1979）が記載した新しい奇形症候群．特徴的顔貌，脳梁欠損，多指趾と知的障害を特徴とする．繊毛関連疾患（ciliopathy）の1つで，Joubert症候群12あるいはhydrolethalus-2と同じアレル疾患（同一遺伝子異常）．

症状と検査所見
［頭部・顔面］大きな頭蓋，前額突出，眼瞼裂斜下，眼球突出，外斜視，内眼角贅皮，眼間開離．太く短い鼻．短い上口唇．高口蓋．耳介後方付着．脳CT検査で脳梁欠損を認める．
［四肢］軸後性多指趾，二分母趾，重複母指あるいは合趾を伴った二分母趾．
［知能］知的障害は必発．
［ときにみられる症状］口唇・口蓋裂，副乳，肋骨低形成，停留精巣，心奇形，反復気道感染．

頻度
不明．現在まで40例以上が報告されている．

遺伝様式・病因
同胞例，近親婚の両側から生まれた例のあることからAR．12番短腕の重複を伴った症例の報告がある．症状はGreig症候群に似るが，7p13マーカーとの連鎖は否定された．2011年に2つのグループが，キネシンファミリーをコードする*KIF7*をそれぞれ肢先端脳梁症候群，Joubert症候群12，hydrolethalus-2の責任遺伝子として報告したことから，両疾患は同一遺伝子異常と考えられている．

経過・治療
発達遅滞は著明．新生児期の呼吸不全や気道感染の管理は重要．家族歴に自然流産が目立つ．

鑑別診断
Greig頭蓋・多合指趾症（I-15）の多指趾や合指趾は重度であり，原則的に知能障害はない．本症との異同が問題となっている．Rubinstein-Taybi症候群（I-14）患者はときに脳梁を欠損していることがあるが，小頭であり多指趾はない．

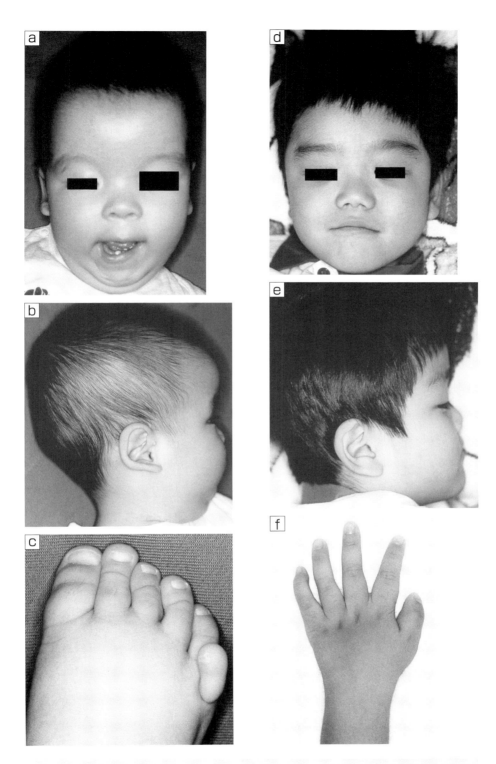

a～c：6ヵ月男児．目立つ前頭部，眼間開離，太くて短い鼻（a），大きな頭蓋（b），軸後性多趾（c）．
d～f：6歳男児．特徴的顔貌（d），大きな頭蓋（e），重複母指（術後）（f）．

G-8 Aicardi 症候群
Aicardi syndrome

[MIM No.] %304050　[マップ] Xp22
[キーワード] 脳梁欠損，網脈絡膜欠損，点頭てんかん，知的障害，椎体異常
[key words] agenesis of corpus callosum, chorioretinal lacunae, infantile spasms, intellectual disabilities, vertebral anomalies
【GR】Aicardi Syndrome

概念
　脳梁欠損，特異な網脈絡膜症，点頭てんかん，椎骨異常，女性のみの発生を特徴とする症候群．Aicardiら（1965）が8人の女性患者を報告した．XLDに従い，男性は胎生の早期に流産すると推定される．

症状と検査所見
　[眼] 特徴的な網脈絡膜症．網脈絡膜欠損．視神経乳頭欠損，コロボーマ，小眼球（患者の1/3）．
　[顔面] 上顎突出，鼻先が上向き，鼻稜の角度減少，眉毛外側が薄い．
　[中枢神経系] 点頭てんかん，知的障害は重度例が多い．MRI検査により脳梁欠損，異所性灰白質，小脳回，小脳低形成，孔脳症，脳室拡大などの中枢神経異常を認める．脳波はhypsarrhythmiaやburst-suppressionが左右非同期で出現．
　[骨格] 半椎，椎体の融合，肋骨の無・異形成，側弯．
　[ときにみられる症状] 頭蓋・顔面の非対称．口唇・口蓋裂．

頻度
　正確には不明であるが，数万人に1人程度の罹患率と予想される．小児神経領域で数十例の報告がある．

遺伝様式・病因
　XLDで，患者はすべてX染色体上の新生突然変異と考えられる．男児は胎生致死と考えられるが，47,XXYの例が報告されている．X染色体短腕末端部（Xp22.3-p22.2）には末端からセントロメアに向かってSHOX不全による低身長，X連鎖点状軟骨異形成症，知的障害，X連鎖魚鱗癬，Kallmann症候群，Aicardi症候群，局所的皮膚低形成の順に並び，最後の2つがX不活性化の作用を受ける．この部位の微細欠失は種々の組み合わせの症状を呈する．

経過・治療
　点頭てんかんに対して抗てんかん薬やACTH治療が行われる．てんかん発作は難治性のことが多い．重度精神運動発達遅滞を認める．脊椎異常により，側弯を認める．腫瘍合併例の報告が散見される．10～20歳で死亡する例もあるが，成人例もある．

鑑別診断
　女児で脳梁欠損と特徴的な網脈絡膜症が存在すれば，ほぼ診断可能である．先天性トキソプラズマ症と眼底所見が類似する．

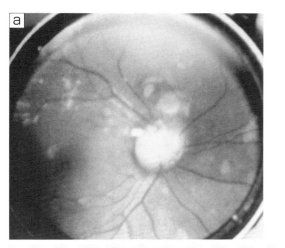
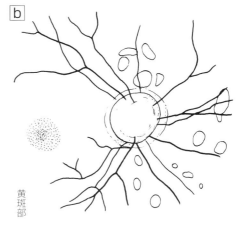

黄斑部

a, b：Aicardi 症候群の眼底写真．視神経乳頭はやや大きく中央に大きな陥凹を認める．乳頭周囲に多数の特徴的な網脈絡膜症を認める．

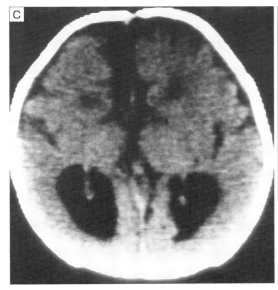
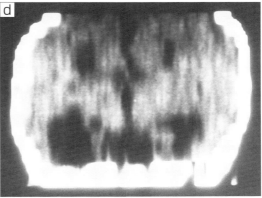

c, d：5 ヵ月女児．Aicardi 症候群（点頭てんかん，脳梁欠損，脳波の左右差，眼底の網脈絡膜の異常）と無脾症候群（右胸心，その他の心奇形，無脾症），左の水腎症を合併した．頭部 CT で脳梁欠損と側脳室後角の拡大を認める．

G-9 Walker-Warburg 症候群
Walker-Warburg syndrome

[MIN No.・マップ・Gene] ☞別表
[キーワード] 滑脳症，水頭症，後頭部脳瘤，網膜異形成，糖転移酵素
[key words] lissencephaly, hydrocephalus, encephalocele, retinal dysplasia, O-mannosyltransferase
【GR】Congenital Muscular Dystrophy Overview　【GRJ】先天性筋ジストロフィー概説

概　念

Walker-Warburg 症候群は別名 HARD+/-E 症候群とよばれ，これは，hydrocephalus（H），agyria（A），retinal dysplasia（RD），with or without encephalocele（+/-E）の略称である．糖転移酵素 POMT1 の異常で，福山型筋ジストロフィ（fukutin 異常）や muscle-eye-brain disease（POMGnT1 異常）を併せて，α-ジストログリカノパチーと総称されることもある．

症状と検査所見

[成長・発達] 筋ジストロフィによる運動機能障害に加えて，中枢神経奇形による重度精神運動発達障害を合併する．
[頭部] Ⅱ型滑脳症，水頭症，脳室拡大，小頭症，後頭部脳瘤を認める．
[眼症状] 小眼球症，網膜異形成を認め，重度視力障害がみられる．

頻　度

福山型筋ジストロフィはほとんどは日本固有の筋疾患であるが，Walker-Warburg 症候群の典型例は国内では非常に稀である．

遺伝様式・病因

AR．骨格筋を構成するタンパク質の糖鎖合成不全が基本病態である．原因遺伝子 POMT1，POMT2 はタンパク質に結合している糖鎖にマンノースを付加する酵素である．α-ジストログリカンのマンノースが欠損すると，タンパクの機能が低下し，筋ジストロフィが生じる．パキスタン人例では，FKRP 遺伝子異常が証明された．脳や眼の発生にも異常を生じる．

経過・治療

重症例が多く，1 歳までに多くの例が死亡する．脳瘤や水頭症に対しては脳外科治療を行う．根本的な治療はなく，対症治療が中心となる．運動機能障害に対しては，リハビリを実施する．

鑑別診断

福山型筋ジストロフィ，Muscle-eye-brain disease は病因のうえで類縁した疾患である．その他の筋ジストロフィも鑑別する．髄鞘低形成を伴う，先天性筋ジストロフィ（メロシン異常症）．脳瘤から，Meckel-Gruber 症候群（G-2）も鑑別する．

[MIN No.]	[マップ]	[Gene]	[MIN No.]	[マップ]	[Gene]
#236670	9q34.13	POMT1	#614830	3p22.1	POMGNT2
#253280	1p34.1	POMGNT1	#615041	12q14.2	TMEM5
#253800	9q31.2	FKTN	#615181	1q42.3	B3GALNT2
#613150	14q24.3	POMT2	#615249	8p11.21	POMK
#613153	19q13.32	FKRP	#615287	11q13.2	B3GNT1
#613154	22q12.3	LARGE	#615350	3p21.31	GMPPB
#614643	7p21.2	ISPD			

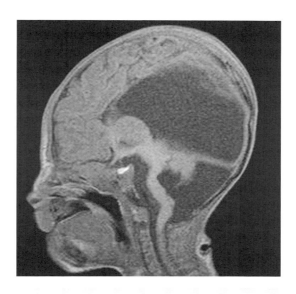

新生児男児．両側脳室拡大，小脳低形成，脳梁欠損．
屈曲した脳幹の形状は本症候群に特徴的である．
（宮城県立こども病院脳神経外科白根礼造先生提供）

G-10 Mowat-Wilson 症候群
Mowat-Wilson syndrome

［MIM No.］#235730　［マップ］2q22.3　［Gene］ZEB2
［キーワード］知的障害，特徴的顔貌，Hirschsprung 病，心血管奇形，脳梁低形成，てんかん
［key words］intellectual disabilities, distinction facies, Hirschsprung disease, congenital heart disease, hypoplasia of corpus callosum, epilepsy
【GR】Mowat-Wilson Syndrome

概　念
　特徴的顔貌，知的障害，小頭症，てんかんを主徴とする症候群．Hirschsprung 病，先天性心疾患，脳梁欠損（低形成），尿道下裂などの多様な臨床症状を合併する．

症状と検査所見
　［発達発育］出生時の身長体重は正常範囲．その後低身長を示す例が約半数．始歩は3〜4歳．知的障害は重度である．
　［頭部顔面］眼間開離，離れた薄い眉毛，深くて目立つ眼，目立つ鼻尖，もち上がった耳朶，後方に回転した耳介，比較的大きな口，やや尅った下顎．
　［四肢，体格］低身長，やせ形の体型，細長い手指，目立つ指骨間関節．
　［中枢神経系］てんかんを約7割に認める．発作型は多様．小頭症，脳梁低形成．
　［感覚器］斜視，眼振，反復性中耳炎．
　［循環器］約半数に先天性心疾患を合併．肺動脈狭窄，動脈管開存症，心房中隔欠損症，心室中隔欠損症，Fallot 四徴症など多様．
　［腎泌尿器系］腎泌尿器奇形を約半数に認める．尿道下裂，陰茎弯曲，二分陰嚢，停留精巣，水腎症，膀胱尿管逆流など．
　［消化器系］30〜50%に Hirschsprung 病がみられ，難治性便秘の合併も多い．
　［ときにみられる症状］口蓋垂裂，粘膜下口蓋裂，気管狭窄，幽門狭窄，小眼球症，虹彩欠損，側弯，歯列不整，腟中隔，嘔吐発作．

頻　度
　Hirschsprung 病患者の数%．厚難：神奈川県の本症候群の発生頻度が11万出生に1例，愛知県が10万出生に1.3例であり，日本では10万出生に約1例であると判断された．

遺伝様式・病因
　AD．染色体2q22.3に存在する，神経板神経堤細胞の形成に関与する ZEB2 遺伝子の片側のアレルの機能不全による．変異例が約8割，同領域の欠失例が約2割．遺伝子型表現型相関は明らかではないが3塩基欠失例，スプライシング領域変異例やミスセンス変異例に非典型的な表現型が報告されている．欠失例における共通領域は報告されていない．性腺モザイクによると考えられる同胞例の報告もある．男女比はほぼ1：1．

経過・治療
　Hirschsprung 病合併例は新生児期から乳児期に根治手術を行う．種々の内部奇形の検索が必要．てんかん合併例は抗てんかん薬で治療．熱性痙攣の合併も多く，痙攣重積例も少なくない．精神運動発達遅滞に対して適切な時期から療育を行い必要に応じて装具を作成する．

鑑別診断
　Goldberg-Shprintzen megacolon 症候群，1p36 欠失症候群，Angelman 症候群（A-3），Rubinstein-Taybi 症候群（I-14），Smith-Lemli-Opitz 症候群（E-8）．Hirschsprung 病がない場合は難治性便秘が多い．小頭であり顔貌と耳介の特徴（前向きにもち上がった大きな耳朶）が診断の参考になる．

■文献
1) Wakamatsu N, Yamada Y, Nagaya M et al : Mutations in SIP1, encoding Smad interacting protein-1, cause a form of Hirschsprung disease. Nature Genet **27** : 369-370, 2001

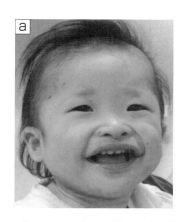 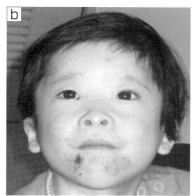 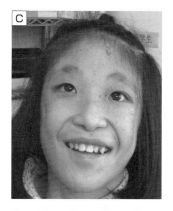

1歳6ヵ月(a), 3歳(b), 15歳(c)の女児. いずれも, 眼間開離, 外側の薄い眉毛, 目立つ鼻柱を有する.

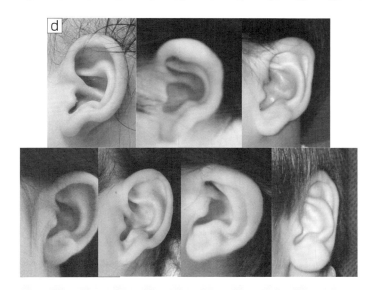

d：中央部が赤血球様に凹んだ肉厚で上向きの耳朶を伴う耳介.

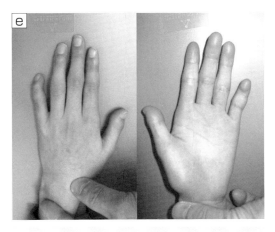

e：節の目立つ細長い指.

H-1 眼瞼裂狭小症候群
blepharophimosis syndrome
（BPES：blepharophimosis, ptosis, and epicanthus inversus）

［MIM］#110100　［マップ］3q22.3　［Gene］*FOXL2*
【GR】Blepharophimosis, Ptosis, and Epicanthus Inversus

概念
　眼瞼裂狭小，眼瞼下垂，逆内眼角贅皮，内眼角開離を主徴とする優性遺伝疾患．女性患者は原発性卵巣機能障害により不妊となるⅠ型と，不妊を伴わないⅡ型に分類される．

症状と検査所見
　［発達］大きな欠失を伴わない遺伝子内の変異による例では正常域．
　［頭部・顔面］眼瞼裂狭小，眼瞼下垂，逆内眼角贅皮，内眼角開離の4主徴以外に，涙管の異常，弱視，眼振，屈折異常を伴うことがある．幅広い鼻根部，耳介低位，短い人中がみられる．
　［性腺］Ⅰ型の女性患者は高ゴナドトロピン性性腺機能低下をきたし，月経周期の不整と不妊を合併する．

頻度
　性，人種による頻度の差はないと考えられているが，正確な頻度は明らかにされていない．先天性眼瞼下垂（3.5％）

遺伝様式・病因
　AD．責任遺伝子はⅠ型，Ⅱ型ともに3q23に位置するフォークヘッド転写因子（forkhead transcription factor）をコードする*FOXL2*であることが明らかにされた．浸透率は100％．シーケンス法およびFISH法（またはMLPA法）の併用により，70％の症例では*FOXL2*遺伝子の変異または欠失，10～15％で遺伝子全体あるいは隣接遺伝子症候群として検出される．

経過・治療
　臨床遺伝医，眼科医，形成外科医，内分泌医，産婦人科医の密接な連携が必要である．眼瞼狭小の改善を目的とした手術を適切な時期に行う．手術は眼瞼の構造の異形成により困難なことがある．卵巣機能不全については性ホルモン補充療法を考慮する．

鑑別診断
　眼瞼裂狭小および眼瞼下垂を伴う疾患としては，遺伝性先天性眼瞼下垂症1型（AD）および2型（XL），Marden-Walker症候群（J-6），Schwartz-Jampel症候群（J-5），Dubowitz症候群（E-3），Smith-Lemli-Opitz症候群（E-8）などがある．

■文献
1) Fukushima Y, Wakui K, Nishida T et al : Blepharophimosis sequence and *de novo* balanced autosomal translocation〔46,XY,t(3;4)(q23;p15.2)〕: possible assignment of the trait to 3q23. Am J Med Genet **40** : 485-487, 1991

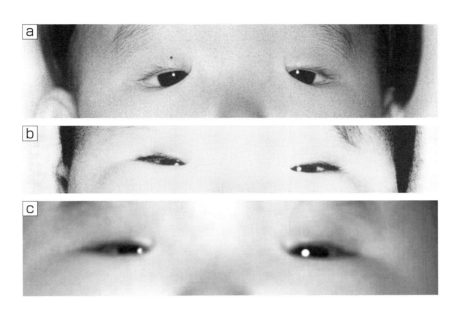

a：1歳半男児．眼瞼裂縮小，逆内眼角贅皮，内眼角開離，眼瞼下垂．
b, c：1歳女児．眼瞼裂縮小．

H-2 Ohdo 眼瞼裂狭小症候群
Ohdo blepharophimosis syndrome

[MIM No.] %249620；#300895（X-linked）；#603736（SBBY variant）
[マップ] －；Xq13.1（X-linked）；10q22.2（SBBY variant）
[Gene] －；*MED12*（X-linked）；*KAT6B*（SBBY variant）
[キーワード] 知的障害，眼瞼裂狭小，眼瞼下垂，先天性心疾患，歯低形成
[keywords] intellectual disabilities, blepharophimosis, ptosis, congenital heart disease, hypoplastic teeth
【GR】*KAT-6B*-Related Disorders に含まれる（#603736）

概念

知的障害，眼瞼裂狭小，眼瞼下垂，先天性心疾患，歯の低形成を主徴とする症候群である．Ohdo（大堂）ら（1986）が姉妹と父方のいとこ（女児）例を報告したのが最初である．以後，Say と Barber（1987），Biesecker（1991），その他の報告がある．成因は確立されていない．2011 年 Claytonsmith らが Ohdo 症候群患者で *KAT6B* 遺伝子の変異を同定したが，これは ♯603736 Ohdo 症候群，SBBYS variant として OMIM 収載された．また，Maat-Kievit ら（1993）が本症候群として報告した例は現在 *MED12* 変異による X 連鎖性 Ohdo 症候群（#300895）とされている．

症状と検査所見

[発達] 全例で知的障害を認め，IQ は 50 前後である．筋緊張低下．
[頭部・顔面] 著明な眼瞼裂狭小，内眼角開離，弱視．幅広く低い鼻稜．眼瞼裂狭小と眼瞼下垂のため，先方をみつめるのに眉毛を上方に引き上げ，下顎を先方に突き出すようにしている．長く平坦な人中，薄い唇紅部，小顎．
[口] 歯の低形成があり，歯間は離開している．
[耳] 耳介はまるくて小さい．外耳道狭窄．難聴．
[外性器] 男児で，陰嚢低形成・停留精巣．
[その他] 先天性心奇形．口蓋裂．V 指内弯．カフェオレ斑．膀胱憩室．タンパク尿．低身長．

頻度

不明．数十例の報告あり．性差なし．

遺伝様式

Ohdo らの同胞例以外はすべて散発例．

経過・治療

根本的治療法はない．眼瞼裂狭小や眼瞼下垂に対しては形成手術を行う．生命予後はよい．

鑑別診断

先天性アルコール症候群は，妊娠期間中の母親の飲酒歴や小頭，低出生体重などを伴うことから鑑別される．Mutchinick 症候群は，発育遅滞，白い皮膚，小頭，前胸部突出などを伴うことで区別される．Day らは，Young-Simpson 症候群との類似性を述べた．

■文献

1) Ohdo S, Madokoro H, Sonoda T et al : Mental retardation associated with congenital heart disease, blepharophimosis, blepharoptosis, and hypoplastic teeth. J Med Genet **23** : 242-244, 1986

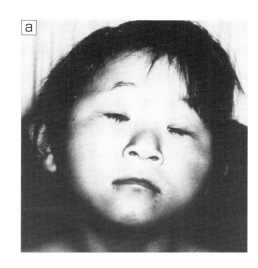

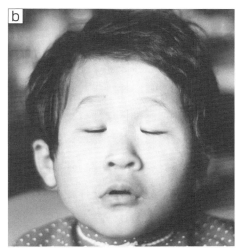

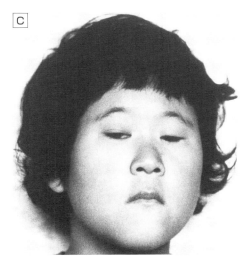

a：発端者．5歳女児．著明な眼瞼裂狭小と眼瞼下垂を認める．
b：発端者の妹．2歳．姉と同様の症候を認める．
c：発端者の父方のいとこ．9歳女児．形成手術のために，眼瞼下垂に左右差を認める．

Axenfeld-Rieger 症候群
Axenfeld-Rieger syndrome

[MIM No.] #180500（Ⅰ型）;%601499（Ⅱ型）;#602482（Ⅲ型）
[マップ] 4q25（Ⅰ型）;13q14（Ⅱ型）;6p25.3（Ⅲ型）
[Gene] *PITX2*（Ⅰ型）;*FOXC1*（Ⅲ型）
[キーワード] 虹彩異形成，歯牙低形成
[key words] iris dysplasia, hypodontia

概念

1935年に Rieger が前眼房病変の奇形（Rieger 奇形）を遺伝形質として記述した．1936年に Mathis が Rieger 奇形に歯牙の異常を伴うことを示し，後に両者の組み合わせが Rieger 症候群と呼称されるようになった．

症状と検査所見

[眼部] 虹彩の異形成（後部胎生環遺残，虹彩-角膜の架橋，虹彩実質の格子状低形成，虹彩前癒着，瞳孔偏位や偽多瞳孔）が様々な組み合わせで生じる．50%程度の患者に緑内障が続発する．

[顔面] 幅広い鼻梁部，上顎低形成，薄い上口唇，短い人中．

[歯牙] 乏歯・小歯（上顎切歯に強い），円錐歯．

[その他] 臍異常（臍周囲の贅皮），尿道下裂，口蓋裂，成長ホルモン分泌不全を含む下垂体異常，肛門狭窄．

遺伝様式・病因

AD．*PITX2*（4q25）や *FOXC1*（6p25.3）など複数の責任遺伝子がある．家系内における重症度には差異が大きい．

経過・治療

隅角鏡による虹彩の評価が必須．発達は正常なことが原則．先天性心疾患以外の内臓奇形を伴うことは少ない．Rieger 奇形のある患者の半数程度に緑内障を発症するのでフォローが必要．緑内障の発症は生後，成人期を通して，いつでも起こり得るので生涯にわたるフォローアップが必要となる．

鑑別診断

Rieger 奇形に全身症状（歯牙異常等）を伴うときに Rieger 症候群と呼称する．SHORT 症候群［S=stature（低身長）；H=hyperextensibility of joints（関節過伸展）or hernia (inguinal)（鼠径ヘルニア）or both；O=ocular depression（眼球陥凹）；R=Rieger anomaly（Rieger 奇形）；T=teething delay（歯牙萌出遅延）］ではリポジストロフィを伴う．

■文献

1) Tonoki H, Harada N, Shimokawa O et al : Axenfeld-Rieger anomaly and Axenfeld-Rieger syndrome : clinical, molecular-cytogenetic, and DNA array analyses of three patients with chromosomal defects at 6p25. Am J Med Genet A **155A** : 2925-2932, 2011

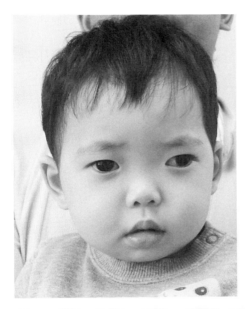 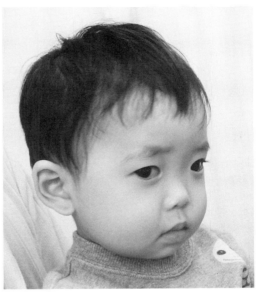

1歳男児.広い前額,短頭,眼間開離,眼瞼裂斜下,上顎低形成,鼻根低形成を伴う小さい上向きの鼻,角膜混濁,眼圧上昇,後部胎生環,虹彩隅角発生不全.大動脈大動脈縮窄症.核型異常［46, XY, inv(6)(p25q14), t(4；22)(q35；q11.1)］による*FOXC1*異常がみられる.

H-4 Fraser 症候群
Fraser syndrome
（cryptophthalmos syndrome）

[MIM No.] #219000
[マップ] 4q21.21（FRAS1），13q13.3（FREM2），12q14.3（GRIP1）
[Gene] *FRAS1, FREM2, GRIP1*
[キーワード] 眼瞼癒合，鼻翼部分欠損，毛髪線異常，合指趾，泌尿・性器奇形
[key words] palpebral fusion, coloboma of nasal alae, hair-line abnormality, syndactyly, genitourinary anomalies

概　念

潜在眼球（先天性完全眼瞼癒合），部分合指趾，鼻翼部分欠損，毛髪線異常と泌尿・性器奇形を特徴とする症候群．Fraser（1962）が2家系を報告し，症候群として確立した．Van Haelst（2007）は主症状（合指趾，潜在眼球，尿路奇形，外性器異常，喉頭・気管異常，家族歴）と小症状（直腸肛門奇形，耳介変形，頭蓋骨異常，臍奇形，鼻の奇形）をあげて，その組み合わせで診断を考慮することを提唱している．

症状と検査所見

[眼] 片側あるいは両側の眼瞼癒着により眼瞼裂がない．眉毛欠損．眼球前方部分欠損．小眼球あるいは無眼球．睫毛欠損あるいは疎．涙管欠損．
[頭部・顔面] 毛髪線が側頭から眉毛部外側までつながる．眼窩上縁低形成．平坦な鼻根部．鼻翼低形成あるいは切痕状の鼻翼部分欠損．耳介奇形，外耳道狭閉鎖，中・内耳奇形．顔は非対称．喉頭狭窄．
[四肢] 指趾の皮膚性合指趾．約半数は重度．
[性・泌尿器] 尿道下裂，停留精巣．腟閉鎖，性分化異常，双角子宮．腎無発生，腎異形成．
[知能] 多くは軽度の知的障害．

[ときにみられる症状] 頭蓋変形，脳ヘルニア，眼間開離，口蓋裂，喉頭狭窄，心奇形，腎・尿路奇形，鎖肛．

頻　度

稀．これまで100例以上の報告がある．潜在眼球症例と合わせると200例以上の報告がある．

遺伝様式・病因

AR．15％に近親婚がある．潜在眼球を特徴とするモデル動物の解析から *FRAS1* および *FREM2* の同定が進んだ．いずれも膜貫通タンパクである．

経過・治療

罹患児の一部は，腎無発生・異形成により子宮内あるいは出生直後に死亡する．新生児期死亡も，喉頭狭窄による呼吸不全や腎無形成によることが多い．罹患児の25％は死産で，20％は1年以内死亡．同一家系内では症状の幅と重症度が一致することが多い．生命予後は合併奇形の程度による．

鑑別診断

MURCS（Müllerian duct aplasia, renal aplasia, cervical dysplasia）連合，Rokitansky奇形，Nager肢先端・顔面異骨症（I-1）など．

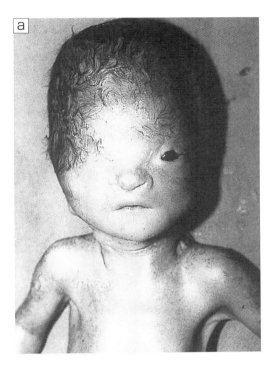
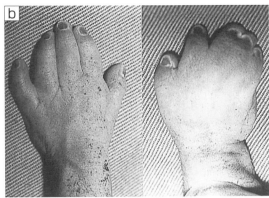
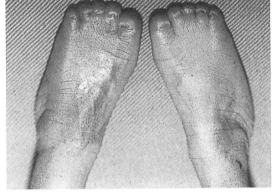

a：生後0日男児．右潜在眼球，同側鼻翼低形成．毛髪線の異常．
b：高度な皮膚性合指趾．

H-5 Waardenburg 症候群
Waardenburg syndrome

[MIM No.・マップ・Gene] ☞別表
[キーワード] 内眼角開離，部分的白皮症，先天性難聴，上肢奇形，両眉毛癒合
[key words] telecanthus, partial albinism, congenital deafness, upper limb defect, synophrys
【GR】Deafness and Hereditary Hearing Loss Overview に一部含まれる
【GRJ】難聴・遺伝性難聴概説に一部含まれる

概 念

内眼角開離，部分的白皮症，難聴を伴う遺伝性疾患．症状の違いと遺伝的異質性から4型とサブタイプに分類される．Waardenburg（1951）が臨床家系調査を行い症候群として確立．この時まとめられた症状を示すものは現在Ⅰ型として知られる．Ⅱ型は内眼角開離を認めず，Ⅲ型（Klein-Waardenburg 症候群）は上肢の筋骨格系異常を伴う．Ⅳ型（Waardenburg-Shah 症候群）はⅡ型に Hirschsprung 病を合併．

症状と検査所見

Ⅰ型

[頭部・顔面] 眼角開離，眼瞼裂縮小．瞳孔間距離は通常正常範囲．虹彩異色症．高く幅広の鼻根．眉毛正中部が毛深い（両眉毛癒合）．毛髪（特に前頭部）・眉毛・睫毛の白毛症，若年で白髪（20代）．

[皮膚] 部分的白皮症．

[聴力] 両側あるいは片側の先天性感音難聴（約6割）．

[ときにみられる症状] 鼻翼低形成，下顎突出，キューピッド弓状の上口唇と厚い下口唇，口唇・口蓋裂．心奇形，消化管奇形，骨形態異常，腎生殖器奇形．神経管閉鎖不全．

Ⅱ型

内眼角開離を伴わない．難聴の頻度はⅠ型より高い（約8割）．

Ⅲ型

低身長，両側上肢の筋骨格系低形成，関節の屈曲拘縮，手根骨癒合，合指症などを合併．

Ⅳ型

Hirschsprung 病を合併．

頻 度

約5万人に1人．先天性難聴者の1%前後を占める．Ⅰ型が最も多く，次いでⅡ型．Ⅲ．Ⅳ型は稀．厚難：約3,000人．

遺伝様式・病因

Ⅰ，Ⅱ，Ⅲ型は AD，Ⅳ型の多くは AR 形式をとる．Ⅰ型の責任遺伝子は 2q35 に位置する PAX3 であり，9割以上で遺伝子内変異を，約5%で遺伝子全体を含む染色体（微細）欠失を認める．Ⅱ型では MITF，SNAI2 に，Ⅳ型では EDNRB，EDN3，SOX10 に変異・欠失が報告されている．これらの遺伝子は神経堤由来メラノサイトの発生に関与するが，内耳蝸牛管血管条の発生に影響した場合難聴を合併する．

経過・治療

生命予後は良好．難聴を認める場合には，補聴器装用や聴能・言語訓練など早期からの対策が重要．症状に応じて外科的治療を行う．前頭部白髪は出生直後に認めても，その後消失することがある．

鑑別診断

限局性白皮症，branchio-oculo-facial 症候群，Fanconi 貧血（B-1），Romberg 症候群，albinism-deafness 症候群．PAX3 変異による craniofacial-deafness-hand 症候群，MITF 変異による Tietz 症候群．

	[MIM No.]	[マップ]	[Gene]		[MIM No.]	[マップ]	[Gene]
Ⅰ型	#193500	2q36.1	PAX3	ⅡE型	#611584	22q13.1	SOX10
ⅡA型	#193510	3p14-p13	MITF	Ⅲ型	#148820	2q36.1	PAX3
ⅡB型	%600193	1p21-p13.3		ⅣA型	#277580	13q22.3	EDNRB
ⅡC型	%606662	8q23		ⅣB型	#613265	20q13.32	EDN3
ⅡD型	#608890	8q11.21	SNAI2	ⅣC型	#613266	22q13.1	SOX10

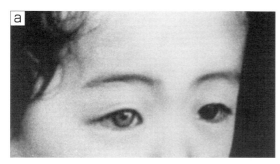
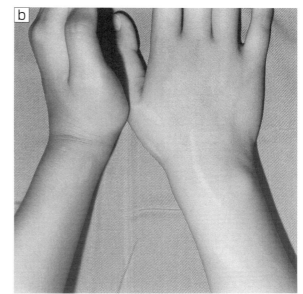
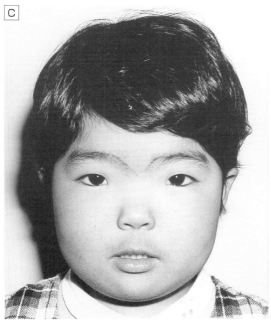
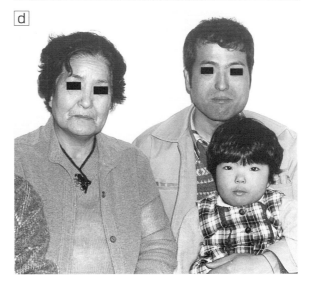

a：1歳8ヵ月男児の虹彩異色症．他に眉毛癒合，内眼角開離，難聴（100 dB），右前腕の白斑を認めた．
b：7歳女児．Ⅰ型．皮膚白斑．
c, d：4歳女児．Ⅰ型．聴力は正常域．祖母と父も罹患．

H-6 前額・鼻異形成症
frontonasal dysplasia
(median cleft face syndrome)

[MIM No.] #136760（FND1）; #613451（FND2）; #613456（FND3）
[マップ] 1p13.3 ; 11p11.2 ; 12q21.31
[Gene] *ALX3* ; *ALX4* ; *ALX1*
[キーワード] 眼間開離，潜在性二分頭蓋，幅広い二分鼻，正中唇裂
[key words] hypertelorism, cranium bifidum occultum, notched broad nasal tip, median cleft lip

概念
　顔面中央部の形態発生の異常に基づく眼領域，鼻，前額に広がる一連の奇形．DeMyer（1967）が顔面正中裂症候群（median cleft face syndrome）として報告したが，Sedanoら（1970）が詳細な症状分析によってfrontonasal dysplasiaとよぶのがより正確な表現であるとした．

症状と検査所見
[頭部・顔面] 眼間開離，内眼角開離，類皮腫，小眼球，内眼角贅皮など眼領域の異常と，前頭骨中央部欠損（潜在性二分頭蓋）がみられる．鼻の異常は程度がまちまちで，ノッチのみられる幅広い鼻尖から完全に二分した鼻孔と鼻背・鼻根部の平坦化まで存在する．

[知能] 大部分の症例で正常．8％に重度〜中等度の，12％に軽度の知的障害．

[ときにみられる症状] 前頭部中央部の頭髪生えぎわがV字型に下降（widow's peak），上口唇中央部口唇裂，耳介前肉柱，耳介低位，伝音難聴，脳梁部脂肪腫，Fallot四徴症，脛骨無形成，軸前多趾など．

頻度
　不明．性比は1．

遺伝様式・病因
　一部の症例に*ALX3*変異（1p13，7家系の報告），*ALX4*変異（11p11.2，1家系のみ），*ALX1*変異（12q21，2家系）．いずれもAR．

経過・治療
　生命予後はよい．顔面の異常が心理的に大きな問題となるので，顔面形成術が有効である．心理面の援助も重要となる．

鑑別診断
　Greig頭蓋・多合指趾症（I-15）は鼻の異常を伴わない．鰓弓症候群（H-11）とは，耳介前肉柱，類皮腫，眼瞼欠損などを伴うときに鑑別が必要となる．Opitz G/BBB症候群（E-15）は鼻の異常を欠き，尿道下裂を伴う．Crainofrontonasal dysplasiaは頭蓋縫合早期癒合症を合併するXLD疾患である．

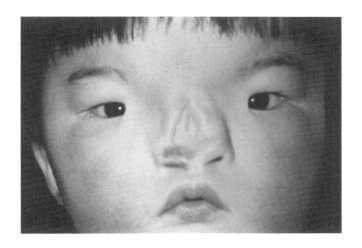

眼間開離, 内眼角開離, 内眼角贅皮, 二分鼻がみられる.

H 顔面の異常を主徴とする症候群

H-7 Stickler症候群
Stickler syndrome

[MIM No.・マップ・Gene] ☞別表
[キーワード] 進行性近視，脊椎・骨端異形成，扁平顔貌，II型，IX型またはXI型コラーゲン異常
[key words] progressive myopia, spondyloepiphyseal dysplasia, midface hypoplasia, type II, or IX or XI collagen abnormality
【GR】Stickler Syndrome

概念
　進行性近視，顔面正中部の低形成，脊椎・骨端異形成などを主徴とするAD性の結合組織疾患で，1995年にSticklerらがhereditary progressive arthroophthalmopathyとして報告したのが最初である．

症状と検査所見
[眼] 近視（−8〜−18D）が5歳頃までに約80％にみられる．20歳までに硝子体・網脈絡膜変性から網膜剥離をきたすものが約70％で，放置すると失明する危険性がある．乱視，白内障，斜視，緑内障などもみられる．

[顔面・頭部] 平坦な顔面正中部，低い鼻，内眼角贅皮，口蓋裂，小下顎（Pierre Robinシークエンス）などがみられる．

[骨・関節] 若年発症の骨関節炎（関節のこわばり，腫脹，疼痛，熱感が，主として股・踵・手関節に起こる）．関節の過伸展．身長は高くなく，25％は低身長を示す．骨X線上，軽度の脊椎骨端異形成像（骨端の扁平化，椎体辺縁の不整）を認める．この所見では関節症状のない時期から認め得るので診断上重要である．

[耳] 難聴を呈する患者が40％程度．感音難聴（II型コラーゲンが内耳に発現），伝音難聴．

[心臓] 約50％に僧帽弁逸脱症を認めるとする報告がある．

頻度
　2万人に1人程度と推定される．Pierre Robinシークエンスの1/3程度が本症．

遺伝様式・病因
　AD．家系間での表現度の差が顕著．遺伝的異質性がある．大部分の患者はCOL2A1の変異を有する．COL11A1変異陽性の場合，難聴および硝子体病変が強い．しかし，COL11A2の異常によるものでは口蓋裂，難聴の頻度が高く，眼症状は軽い傾向がある．COL9A1，COL9A2変異により発症している患者も報告されている．

経過・治療
　網膜裂孔を避けるため，体の接触を伴うような激しい運動は避ける．頻回（5歳まで半年毎，以降毎年）に眼科的検査を行い網膜剥離の早期発見・早期治療に努める．難聴についても早期発見・早期対応に心がける．健康保険による歯科矯正治療が認められている．（Pierre Robinシークエンス）．

鑑別診断
　小顎症とU字型の口蓋裂を伴う場合，Pierre Robinシークエンスと称する．Pierre Robinシークエンスのある症例では必ず本症の可能性を考慮する．AD形式を示す口蓋裂，近視の例ではStickler症候群の可能性を考慮し，他の合併症の有無を検索する．Marshall症候群（H-8）は眼間開離，上顎低形成，鼻骨の低形成があり，Stickler症候群に比較して顔面全体が平坦．

	[MIM No.]	[マップ]	[Gene]	(遺伝様式)		[MIM No.]	[マップ]	[Gene]	(遺伝様式)
I型	#108300	12q13.11	COL2A1	(AD)	III型	#184840	6p21.32	COL11A2	(AD)
I型*	#609508	12q13.11	COL2A1	(AD)	IV型	#614134	6q13	COL9A1	(AR)
II型	#604841	1p21.1	COL11A1	(AD)	V型	#614284	1p34.2	COL9A2	(AR)

*非症候群性眼型

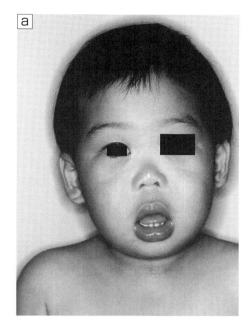
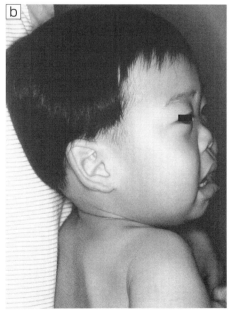

a, b：3歳男児．顔面正中部低形成，低い鼻，鼻中隔低形成，小下顎．

Marshall 症候群
Marshall syndrome

[MIM No.] #154780　[マップ] 1p21.1　[Gene] *COL11A1*
[キーワード] 顔面中部低形成，小さい鼻，浅い眼窩，視力障害，感音難聴，低身長
[key words] midface hypoplasia, small nose, shallow orbit, visual disturbance, sensorineural deafness, short stature

概念
　顔面中部低形成に感音難聴および種々の骨異形成を伴う小人症．Marshall（1958）が3世代にわたる1家族7例を記載したのが最初である．Stickler症候群との異同が問題となったが，AyméとPreus（1984）が両者を明確に区別した．

症状と検査所見
[発育] 低身長．
[頭部・顔面] 顔面中央部の低形成・陥凹．平坦な鼻根部と上向きの鼻孔を伴う小さく短い鼻．浅い眼窩のため眼球は大きく突出してみえる．強度の近視，弱視，緑内障，白内障などの視力障害と強い羞明．頭蓋骨肥厚，前頭洞欠損，脳髄膜の石灰化．
[聴力] 感音難聴．
[骨格] 脊柱・骨端異形成．平坦脊椎，長管骨骨端不整，橈・尺骨弯曲．

[ときにみられる症状] 知的障害，口蓋裂（Pierre Robinシークエンスとして発症）．

頻度
　稀．

遺伝様式・病因
　AD．*COL11A1* の変異がみられる．

経過・治療
　視力障害の進行に留意する．

鑑別診断
　Stickler症候群（H-7）は頬骨の低形成で，顔面中央部ではない．Stickler症候群ではMarshall症候群ほどに眼間開離・上顎低形成・鼻骨の低形成が目立たない．Stickler症候群は *COL2A1* 変異で発症する．しかしStickler症候群とMarshall症候群の鑑別は臨床的には困難な場合があり，*COL11A1* 変異を有するStlickler症候群患者が報告されている．

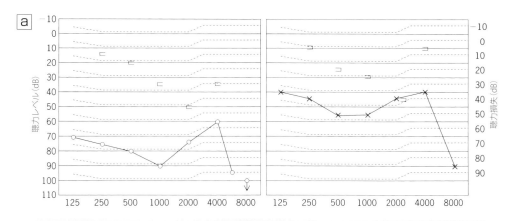

a：Marshall 症候群のオーディオグラム．

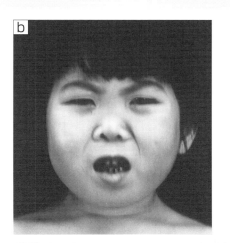
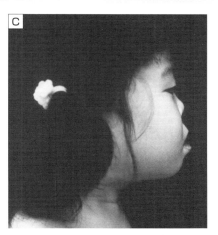

b, c：5歳女児．小人症，顔面中央部の低形成，眼球突出，強度の弱視と羞明感，上向き鼻孔をもつ小さな鼻，右感音難聴，精神遅滞，前胸部突出，厚い頭蓋（X線），前頭洞欠損，浅い眼窩を認める．

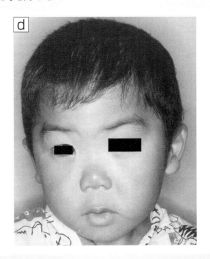
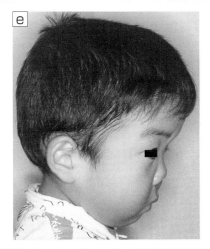

d, e：3歳男児．扁平鼻根，短鼻，長い人中，顔面中央部低形成．

H-9 Treacher Collins 症候群
Treacher Collins syndrome
(mandibulofacial dysostosis ; Franceschetti-Klein syndrome)

[MIM No.] #154500 ; #613717 ; #248390
[マップ] 5q32 ; 13q12.2 ; 6p21.1
[Gene] TCOF1 ; POLR1D ; POLR1C
[キーワード] 頬部低形成, 眼瞼裂斜下, 下眼瞼のノッチ状欠損, 外耳奇形
[key words] malar hypoplasia, downslanting palpebral fissure, defect of lower lid, malformed ear
【GR】Treacher Collins Syndrome

概念
第1鰓弓の発達阻害によって起こる頬部,下顎および聴覚器(外耳,内耳)の低形成を主症状とする奇形症候群.Thomson(1846)が第1例を報告したがTreacher Collins(1900)が2例をまとめ,Franceschetti と Klein(1949)が詳細な病像分析を行い,下顎・顔面骨症と命名した.Franceschetti-Klein症候群ともよぶ.

症状と検査所見
[顔面] 症状はほとんど顔面に集中.眼瞼裂斜下,頬部低形成,下眼瞼のノッチ状欠損,下睫毛の全または部分欠損,下顎低形成,耳介奇形,外耳道閉鎖,伝音難聴.側頬部に三角形に突出する頭髪,不整咬合,巨口または小口,口蓋裂・高口蓋,乳突洞・副鼻腔の含気量低下.
[知能] 大部分の症例は正常.5%に知的障害.
[ときにみられる症状] 気道狭窄,後鼻孔閉鎖,小眼球,耳介と口角を結ぶ線上の皮膚洞または肉柱.耳下腺欠損,心奇形,停留精巣.

頻度
5万人に1人.性比は1. 厚難:50,000出生に1例.

遺伝様式・病因
AD.浸透率はほぼ100%である.60%の症例は新生突然変異による.女性患者の子供の発病率は男性患者のそれより大である.新生突然変異例(散発例)の父年齢は高い.家族間の症状の差は大きい.

大部分の症例は TCOF1 の変異により発症(AD形式を取る.最近,第2・第3の責任遺伝子として,POLR1D(AR), POLR1C(AR)が同定された.POLR1C, POLR1D は RNA ポリメラーゼのサブユニットである.

病因は主に遺伝要因による第1・第2鰓弓形成不全による胎生期の前頭鼻突起の融合不全と考えられる.

経過・治療
生命予後は良好.生後2歳頃まで気道狭窄のために呼吸障害をきたし,気管切開を要することもある.知能は正常だが,新生児期の呼吸障害や難聴のため二次的に成長遅滞をきたす例がある.治療としては,気道確保,難聴に対する補聴器や手術.顔面形成手術は咀嚼機能の改善および整容上有効である.眼窩と頬骨の形成手術は5~7歳頃に行われる.保険診療による歯科矯正治療が認められている.

鑑別診断
母指・橈骨の無・低形成を伴う場合 Nager 肢先端・顔面異骨症(I-1)を.非対称性の顔面の低形成・眼瞼結膜の翼状片・半椎体を認めるときは鰓弓症候群(H-11)を,軸後性欠指,橈・尺骨低形成 Miller-Dieker症候群(A-10)を考慮する.

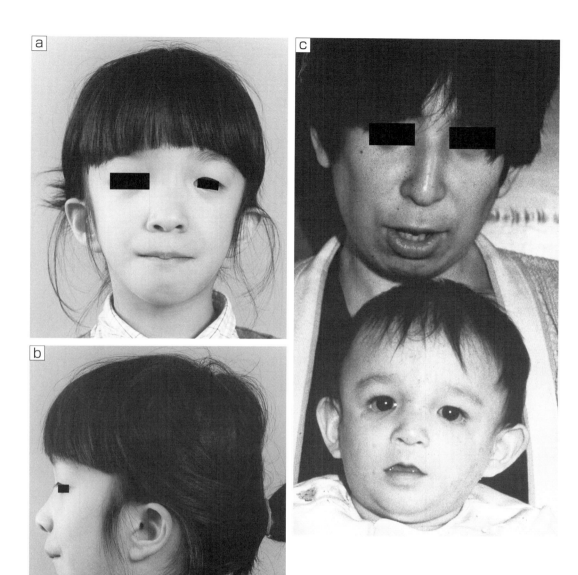

a, b：7歳女児．眼瞼裂斜下，頬部低形成，下睫毛部分欠損，側頬部に突出する頭髪，小下顎．
c：母息子例．眼瞼裂斜下，下眼瞼のノッチ状欠損，頬部低形成，下顎低形成，立ち耳．

H-10 van der Woude 症候群
van der Woude syndrome
（lip pit-cleft lip syndrome）

[MIM No.] #119300（Ⅰ型）；% 606713（Ⅱ型）
[マップ] 1q32.2（Ⅰ型）；1p36.11（Ⅱ型）
[Gene] *IRF6*（Ⅰ型）；*GRHL3*（Ⅱ型）
[キーワード] 下口唇小窩，口唇・口蓋裂，歯低形成
[key words] lower lip pit, cleft lip and palate, hypodontia
【GR】*IRF6*-Related Disorders に含まれる　【GRJ】*IRF6* 関連疾患に含まれる

概念

下口唇小窩と唇裂，または唇・口蓋裂を主症状とする唇小窩・唇裂症候群．Demarquay（1845）が最初に記載し，Watanabe ら（1951）が 100 例ほどについて考察を行い，次いで van der Woude（1954）が遺伝性奇形症候群として確立した．最近では Burdick ら（1985）が 864 例のまとめを行っている．責任遺伝子はインターフェロン調節因子 6 遺伝子（*IRF6*）で，膝窩翼状片症候群とはアレル疾患（同一遺伝子異常）．

症状と検査所見

［顔面・口］下口唇に左右対称の小窩・瘻管（88％），あるいは小隆起．ときに粘液・唾液の分泌をみる．瘻管は口輪筋を貫き，異所性唾液腺を含む．口唇裂あるいは口唇・口蓋裂を伴う（21％）．単独口蓋裂を伴うのは 17％．第 2 切歯または第 2 臼歯などの歯牙欠損（10〜20％）．

［軽微症状］下口唇の粘膜小隆起，粘膜下口蓋裂，二分口蓋垂．

［ときにみられる症状］舌癒着，眼瞼癒着，膝窩翼状皮膚，内反足．

頻度

フィンランドにおける推定頻度は新生児 33,600 人に 1 人．唇裂・口蓋裂患者の 2％．わが国の頻度は不明．

遺伝様式・病因

表現度の差異が大きい AD．*IRF6* のハプロ不全が原因．ミスセンス変異部位は DNA 結合ドメインおよびタンパク結合ドメインのいずれにもある．*IRF6* 発現を調節する修飾因子（17p11.2-p11.1）の存在が疑われている．7 世代にわたって罹患者のいる家系が知られている．浸透率は 96.7％．新生突然変異体は全体の 1/2〜1/3 と推定される．胎生 40〜50 日における下口唇外側溝の減少の障害と同時期の口唇・口蓋の癒合不全が病因である．

治療

感染を繰り返す口唇瘻は切除する．口唇・口蓋裂は形成外科的治療と同じ．言語治療．

鑑別診断

本症と同一遺伝子異常である膝窩翼状片症候群（K-7）とは症状の一部が重なる．口・顔・指症候群Ⅰ型（Ⅰ-3）とは指症状から鑑別する．

■文献

1) Kondo S, Schutte BC, Richardson RJ et al : Mutations in IRF6 cause Van der Woude and popliteal pterygium syndromes. Nat Genet **32** : 285-289, 2002

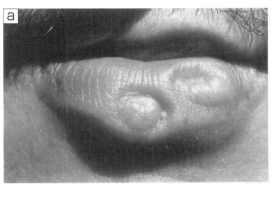
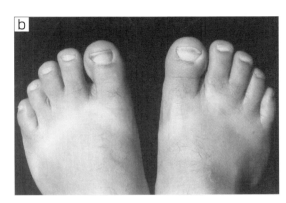
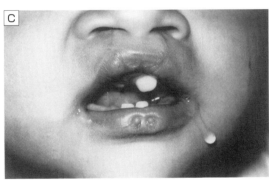
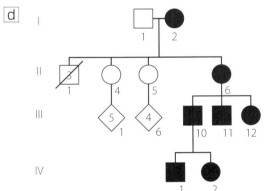

a〜d：van der Woude 症候群家系．Ⅰ-2（唇口蓋裂と単一の下口唇小窩），Ⅱ-6（唇裂と部分皮膚合趾），
Ⅲ-10［唇口蓋裂，下口唇小窩（a），難聴，Ⅱ〜Ⅳ趾の部分合趾（b），短指趾］，Ⅲ-11（下口唇小窩，合趾），
Ⅲ-12（下口唇小窩），Ⅳ-1（下口蓋小窩，舌癒着），Ⅳ-2［唇口蓋裂，下口唇小窩（c），難聴］．家系図（d）．
（写真提供：Dr. Piranit Kantaputra, Chiang Mai University による）

鰓弓症候群
branchial arch syndrome
（first and second branchial arch syndrome；oculoauriculovertebral dysplasia；hemifacial microsomia；Goldenhar syndrome）

[MIM No.] %164210；301950（XLR 型）
[マップ] 14q32；不明（XLR 型）
[キーワード] 耳介前部の皮膚隆起，眼球結膜類上皮腫，顔面非対称，耳介前部小窩
[key words] preauricular tag, epibulbar dermoid, hemifacial microsomia, preauricular pit
【GR】Craniofacial Microsomia Overview

概念
　上顎骨・頬骨・下顎骨・上下唇・耳輪・耳珠・槌骨・砧骨は第1鰓弓から発生し，第2鰓弓からは耳輪後部・耳朶・鐙骨・耳筋が発生する．その第1および第2鰓弓の発生異常により起こる奇形症候群．Arltら（1845）が初めて記載した．異常の重要度や合併奇形の組み合わせにより病状が異なる．Goldenhar（1952）は眼球結膜類上皮腫や脊椎の奇形を合併した症例を記載したが，現在，眼球結膜類上皮腫の合併例をGoldenhar症候群とよぶことが通例である．また障害が片側に強く認められ，顔面非対称性の著明な例はhemifacial microsomiaとよぶ．

症状と検査所見
[顔面] 症状の重症度に左右差があることが多い．上顎骨・頬骨・下顎骨の低形成，特に下顎骨枝や下顎骨関節突起の形成不全，障害側の口角裂（巨口），顔面筋の低形成．耳珠と口角を結ぶ線上にある耳介前部の皮膚隆起や小窩，小耳，耳介変形，付着異常．眼球結膜類上皮腫または脂肪類皮腫．
[口腔] 耳下腺の分泌不全，舌および口蓋垂の異常．
[脊椎] 頸部領域を中心とした片側頸椎の完全または部分欠損や低形成，後頭骨環椎癒合．
[ときにみられる症状] 斜視，小眼球，外耳道狭窄または閉塞，伝音難聴，口唇・口蓋裂，高口蓋，心室中隔欠損，Fallot四徴症，動脈管開存．

頻度
　3,000〜5,000人に1人．性差は男3：女2．最も頻度の高い多発奇形症候群の1つである．

遺伝様式・病因
　大部分は散発例であり，再罹患率は低い．動物実験では，鰓弓部分に人工的に出血を起こすと本症類似の奇形ができるという．

経過・治療
　大多数は知能障害を認めないため予後は良好．それゆえ機能改善と美容を目的とした治療が必要となる．眼球結膜類上皮腫と耳介前部の皮膚隆起の除去術．口角裂は機能上の問題から早期治療が必要．難聴の検査と補聴器の使用．歯科矯正治療が保険で認められるようになった．

鑑別診断
　Treacher Collins症候群（H-9）は顔面奇形が対称性で眼瞼裂斜下，頬部に突出した三角形の被髪部が特徴，結膜類上皮腫と脊椎異常を欠く．Townes症候群（I-6）は小耳症が類似する．Townes症候群では鎖肛が特徴的だが，鰓弓症候群では鎖肛は認めない．鎖骨下動脈血流遮断シークエンス（T-3），Pierre Robin症候群（T-4），前額・鼻異形成症（H-6）に眼球結膜類上皮腫がみられることがある．

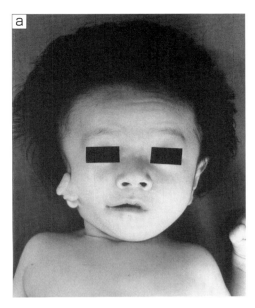
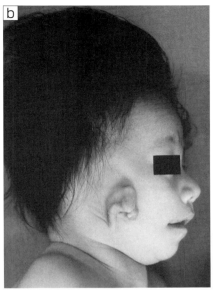
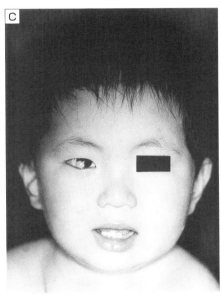
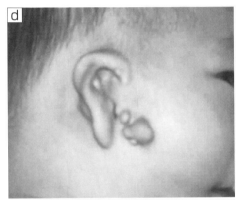
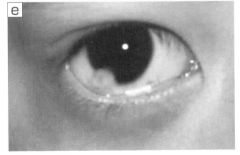

a, b：4ヵ月男児．顔面非対称，右上下顎低形成，右口角裂（a）．右耳介変形と耳介前肉柱
（副耳），耳介低位（b）．
c：1歳半男児．眼球結膜類上皮腫．
d：1歳男児．右耳介変形と耳介前肉柱（副耳）．
e：6歳女児．眼球結膜類上皮腫．

H-12 鰓・耳・腎症候群
branchio-oto-renal dysplasia
（Melnick-Fraser syndrome ; BOR syndrome）

[MIM No.] #113650（BOR1）; #610896（BOR2）　[マップ] 8q13.3 ; 19q13.32　[Gene] *EYA1* ; *SIX5*
[キーワード] 鰓弓奇形，鰓洞，耳奇形，難聴，腎低・異形成
[key words] branchial arch anomaly, branchial fistula, ear anomaly, hearing loss, renal hypoplasia (dysplasia)
【GR】Branchiootorenal Spectrum Disorders

概　念
鰓弓由来器官・組織の奇形，難聴と腎低・異形成を特徴とする症候群．Melnickら（1975）が最初に記載しFraserら（1978）が確立した．Melnick-Fraser症候群ともいう．

症状と検査所見
[鰓器官] 耳介変形（41％）．耳介は小さく耳輪は厚くカップ状．耳介前孔．副耳（75％）．難聴（89％）の多くは20〜100 dBで，伝音難聴，感音難聴，混合難聴と種々．胸鎖乳突筋の前方の両側頸洞あるいは頸嚢胞（63％）．

[腎] 腎奇形（66％）．低形成，異形成，嚢胞腎，腎盂奇形，水腎症，巨大尿管など．

[ときにみられる症状] 外耳道閉鎖，中・内耳奇形，涙管閉鎖・閉塞，耳介低位．顔面麻痺．細長い顔．狭口蓋．近視．腎不全（6％）．

頻　度
欧米では4万人に1人．モントリオール市での調査では聴力障害児の2％．厚難：わが国の推定患者数（受療者数）は250人．

遺伝様式・病因
AD．浸透率は高いが，表現度の差異が大きい．責任遺伝子は8q13.3に局在する*EYA1*遺伝子である．40％程度の患者で*EYA1*の変異が同定される．数％の患者に*SIX5*や*SIX1*遺伝子の変異が同定される．ヘテロ接合体の6％が重症の腎異形成を伴う．胎齢35日で閉鎖するはずの頸洞が第2鰓裂の閉鎖不全によって遺残し鰓洞となる．鰓瘻は第2鰓溝と第2咽頭嚢の残存による．

経過・治療
腎不全は進行する．耳断層撮影と聴力検査も重要．鰓洞・鰓瘻はときに感染を起こす．頻回の感染には形成外科的根治手術．家族内の重症度の差が大きい．家系員に対して，腎エコーや腎機能の評価を行うことを考慮する．

鑑別診断
AD形質である単独の鰓裂・鰓瘻症，耳・腎異形成症，鰓・耳異形成症．特に最後者は本症とアレル疾患（同一遺伝子異常）である．

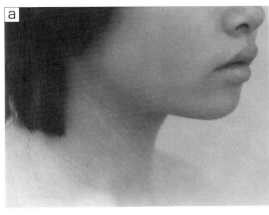
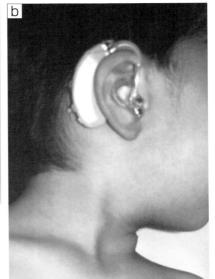

a：14歳女児．両混合性難聴，小耳介，頭洞の手術痕，慢性腎不全（腎低・異形成）．
b：5歳男児．側頸瘻を認める．

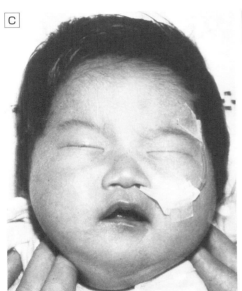
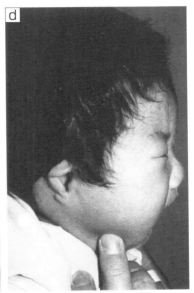

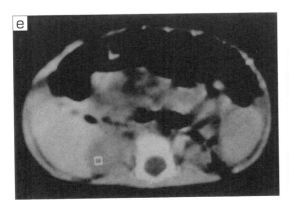

c〜e：1ヵ月男児．右顔面神経麻痺，小顎，耳介低形成，右外耳道狭小，左副耳，両耳介低位．両側頸瘻（c, d）．聴性脳幹反応聴力検査で右高度難聴，左50 dBの難聴を認める．BUNは84 mg/dL．クレアチニンは1.7 mg/dLと高値，代謝性アシドーシス，尿は低張でタンパク陽性．腹部CTで両腎の低形成（e），腹部CTで右腎は機能低下を示すhigh density mass，左腎は描出されない．レノグラムでは両腎とも無機能パターンを示した．

H-13 CHARGE症候群
CHARGE syndrome

※小児慢性特定疾病

[MIM No.] #214800　[マップ] 8q12.1-q12.2, 7q21.11　[Gene] *CHD7, SEMA3A*
[キーワード] 眼コロボーマ，先天性心疾患，後鼻孔閉鎖，成長障害，発達遅滞，性器低形成，耳介変形，難聴
[key words] coloboma, congenital heart defects, choanal atresia, growth retardation, developmental delay, genital hypoplasia, ear anomalies, deafness
【GR】CHARGE Syndrome

概念
　眼コロボーマ（Coloboma），心疾患（Heart defects），後鼻孔閉鎖（Atresia choanae），成長障害と発達遅滞（Retarded growth and development），性器低形成（Genital hypoplasia），耳介の変形と難聴（Ear anomalies and deafness）を主徴とし，その症状の頭文字を取って命名された．

症状と検査所見
[眼] 虹彩・網膜・脈絡膜または乳頭の欠損（80％），片側または両側性．網膜と乳頭の欠損が多い．視力・視野障害は欠損の部位や大きさに左右される．小眼球・網膜剥離や白内障を伴うこともある．
[心] 先天性心疾患（69％）．Fallot四徴症，動脈管開存，心室中隔欠損が多い．
[鼻腔] 膜性または骨性の後鼻孔閉鎖（54％），あるいは狭窄．
[成長・発達] 成長障害（79％）・知的障害（97％）・中枢神経系の奇形（55％）．成長障害は出生後に出現．知的障害は境界領域〜重度と様々である．
[性器] 停留精巣，尿道下裂，陰唇の低形成，二次性徴の欠如など性器低形成（73％）．
[耳] 耳垂の無または低形成，感音・伝音または混合難聴（80％）．
[ときにみられる症状] 無嗅脳症，全前脳胞症，非対称の顔，眼瞼下垂，顔面神経麻痺，上・下顎の低形成，口蓋裂，唇裂，Pierre Robinシークエンス，哺乳障害，嚥下障害（口蓋・咽頭・喉頭の機能不全），DiGeorge症候群，滲出性中耳炎や耳小骨の異常，尿路系の異常，気管食道瘻，肋骨異常，臍帯ヘルニア，関節の過伸展，短いⅤ指，手掌側のⅡ・Ⅲ指間の深い溝（ホッケースティックサイン）．下垂体性または視床下部性性腺刺激ホルモン分泌不全，成長ホルモン分泌不全．骨年齢の遅延．

頻度
厚難：2万分の1程度．

遺伝様式・病因
　AD．*CHD7*遺伝子のヘテロ接合体変異．大部分が孤発性（両親の表現型は正常）．

経過・治療
　新生児・乳児期には後鼻孔閉鎖・喉頭異常による呼吸不全に注意．哺乳障害・摂食障害の管理（経管栄養・胃瘻造設）が必要．大部分の症例で難聴を合併するため，すみやかに補聴器の適応を評価すべき．眼疾患・発達遅滞に対する長期フォローアップが必要．心疾患・口唇口蓋裂があれば外科治療．

鑑別診断
　気管食道瘻例ではVATER連合，小顎症・口蓋裂例では22q11.2欠失症候群（A-1），Stickler症候群（H-7），外耳奇形，顔面非対称では鰓弓症候群（H-11），小顎症・外耳奇形例ではTreacher Collins症候群（H-9）．染色体異常症の中にも，本症候群と類似した所見を呈するものがある．

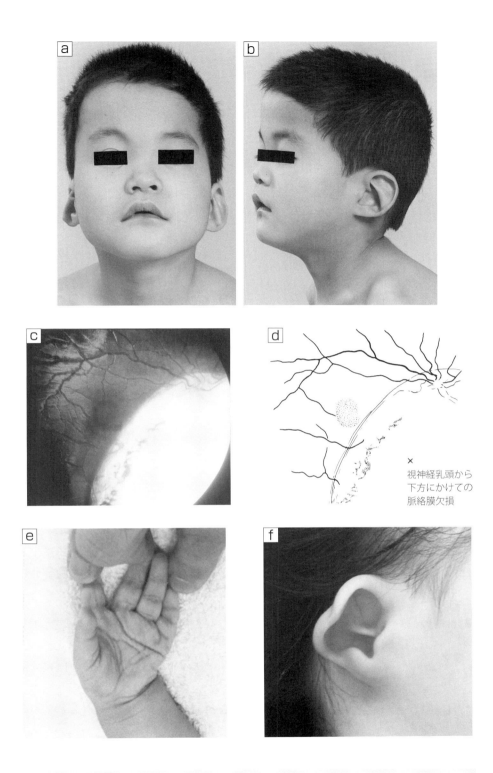

視神経乳頭から
下方にかけての
脈絡膜欠損

a, b：6歳男児．網脈絡膜欠損，後鼻腔閉鎖，耳介低位と変形，高度難聴，眼振，顔中央部陥凹，中等度の成長障害，重度の知的障害，Fallot四徴症，真性包茎，移動性精巣．
c：眼底．視神経乳頭から下方にかけて脈絡膜の欠損．d：眼底の模式図．
e：ホッケースティックサイン．f：耳介の変形．

H-14 Alagille 症候群
Alagille syndrome

※小児慢性特定疾病 (arteriohepatic dysplasia ; cholestasis with peripheral pulmonary stenosis)

[MIM No.] #118450（ALGS1）; #610205（ALGS2）　[マップ] 20p12.2 ; 1p12-p11　[Gene] JAG1 ; NOTCH2
[キーワード] 慢性胆汁うっ滞, 特徴的顔貌, 心・血管異常, 成長障害, 知的障害, 思春期遅発
[key words] chronic cholestasis, distinctive facies, cardiovascular abnormalities, growth deficiency, intellectual disabilities, delayed puberty
【GR】Alagille Syndrome

概念

肝外胆道の閉塞のない肝内胆汁うっ滞に, 特徴的顔貌, 先天性心奇形, 脊椎骨異常, 成長障害, 知的障害, 性腺機能不全を伴う症候群. フランスの小児肝臓病学者 Alagille（1975）が最初に記載した.（肺）動脈・肝異形成症ともいう.

症状と検査所見

[顔面] 広く突出した前額, 落ちくぼんだ眼, 軽度眼間開離, 鼻筋の通った鼻, 先の尖った小下顎などの特徴的顔貌（92%）.

[肝] 慢性肝内胆汁うっ滞（98%）. 黄疸は生後3ヵ月以内に出現し加齢とともに減少する. 灰白色便, ビリルビン尿, 肝脾腫大. 中等度の高ビリルビン血症（4〜8 mg/dL）, 高コレステロール血症, 高脂血症, 血清アルカリホスファターゼ上昇, トランスアミナーゼの軽度上昇. 病理組織所見の特徴は小葉間胆管の減少である. すなわち, 門脈域数に対する小葉間胆管数の比は 0〜0.4 と減少する（正常小児対照：0.9〜1.8）. 一般に肝細胞壊死や門脈周囲の線維化はないか, あるいは軽微.

[心・血管] 肺動脈狭窄を代表とする心・血管奇形（93%）. 正常もしくは軽度の右室肥大を示す心電図. 他に大動脈縮窄, Fallot 四徴症.

[脊椎] 潜在性二分脊椎（76%）.

[発育] 成長障害（84%）は脊椎異常や胆汁うっ滞の程度とは無関係で, 加齢とともになくなる傾向がある.

[ときにみられる症状] 黄色腫, 皮膚のかゆみ, 性腺機能不全, 知的障害. 後部胎生環（posterior embryotoxon）（50%）は比較的高頻度にみられ診断価値が高い. 腎異形成・多嚢胞腎による重症腎障害. もやもや病様の脳内血管奇形による頭蓋内出血を合併することがある.

[検査所見] JAG1 遺伝子のヘテロ接合性変異. 染色体の高精度分染で 20p11.2 を含む微細欠失を認める例が数%ある. この場合, FISH法により診断可能である.

頻度

厚難：患者数 114 名（2009 年）.

遺伝様式・病因

AD. Notch 受容体をコードする遺伝子 JAG1 のヘテロ接合性変異. 少数の症例に Notch 受容体リガンドである NOTCH2 変異が同定されている.

経過・治療

比較的予後良好で, 胆汁うっ滞症状をもちながら 15〜20 歳に達する患者が多い. 門脈周囲の線維化は軽微で, 胆汁うっ滞も年齢とともに軽減する傾向がある. 肺動脈狭窄も一般に経過良好で手術は要しない. 胆汁うっ滞によるかゆみに対し陰イオン交換樹脂や脂質降下薬を投与する. 脂溶性ビタミン（A, D, K, E）や中鎖脂肪酸（MCT）投与も必要. 消化器・移植・循環器・眼科などの専門医の連携が必要.

鑑別診断

乳児早期に始まる胆汁うっ滞, 特徴的顔貌, 心雑音, 潜在性二分脊椎を認めたら本症を疑い, 肝生検で小葉間胆管の低形成を証明する. 胆道閉鎖を伴う症例も報告されており, 診断上, 注意を要する.

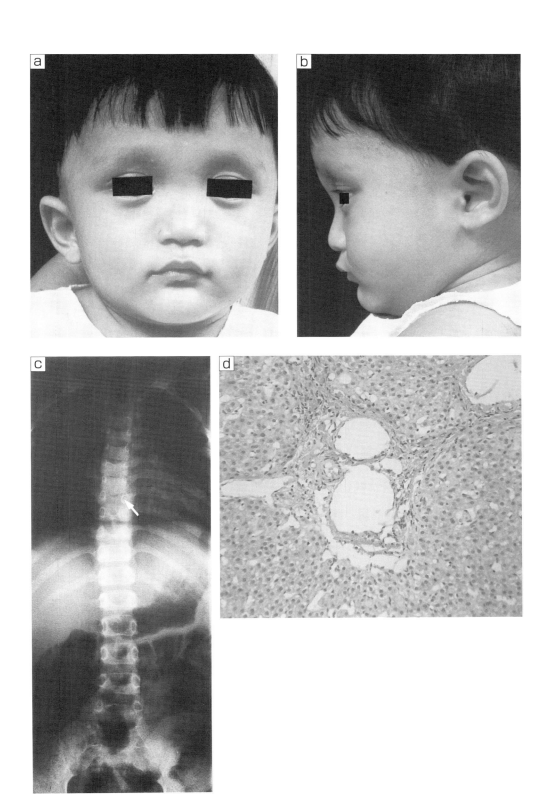

a〜d：男児．前額突出，落ちくぼんだ眼，二分脊椎（cの矢印），慢性肝内胆汁うっ滞，門脈域に小葉間胆管を認めない肝生検像（HE染色）．

I-1 Nager 肢先端・顔面異骨症
Nager acrofacial dysostosis
（Nager syndrome ; mandibulofacial dysostosis with limb anomalies）

［MIM No.］#154400　［マップ］1q21.2　［Gene］SF3B4
［キーワード］下顎・顔面異骨症，母指無・低形成，耳介異常，伝音難聴
［key words］mandibulofacial dysostosis, aplastic/hypoplastic thumb, ear defect, conductive deafness

概念
Treacher Collins（Franceschetti-Klein）症候群と類似の特徴的顔貌と上肢第1放線の低形成をもつ下顎・顔面異骨症（mandibulofacial dysostosis）と区別のため，acrofacial dysostosis 1型またはNager症候群と命名された．

症状と検査所見
［顔面］眼瞼裂斜下（85％），下眼瞼中央～外1/3の睫毛欠損（60％），頬骨低形成（85％），耳介奇形（85％），耳介前肉柱，外耳道狭小あるいは閉鎖（70％），伝音難聴（60％），口蓋裂（57％），小下顎（76％）．これらはTreacher Collins症候群の顔貌に酷似するが，本症では外耳道奇形と口蓋裂の頻度が高く，下眼瞼欠損（19％）の頻度は低い．
［上肢］母指無・低形成（100％），橈骨無・低形成（50％），橈・尺骨癒合，肘関節伸展制限．

頻度
2005年までに報告例は100例以下．

遺伝様式・病因
ほとんどが孤発例．ADが疑われる親子例の報告が7家系あり，ARが疑われる正常両親からの同胞例が6家系ある．表現度の幅が大きい．1q21.2にマップされるSF3B4のヘテロ接合性変異であることがエクソーム解析により判明した[1]．

経過・治療
早期の聴覚評価と補聴器の検討や，形成外科的対応はTreacher Collins症候群の場合と同様に重要．麻酔処置時の合併症に注意する．乳幼児期には呼吸障害および哺乳・摂食困難も生じる．周産期死亡率は約20％．管理はRobinシークエンスと同様である．

鑑別診断
小頭症を伴うTreacher Collins症候群（H-9），Miller症候群，Fontaine症候群（裂足と正常上肢），鰓弓症候群（H-11），2番染色体長腕遠位部重複症など．

■文献
1) Bernier FP, Caluseriu O, Ng S et al : Haploinsufficiency of SF3B4, a component of the pre-mRNA spliceosomal complex, causes Nager syndrome. Am J Hum Genet 90 : 925-933, 2012

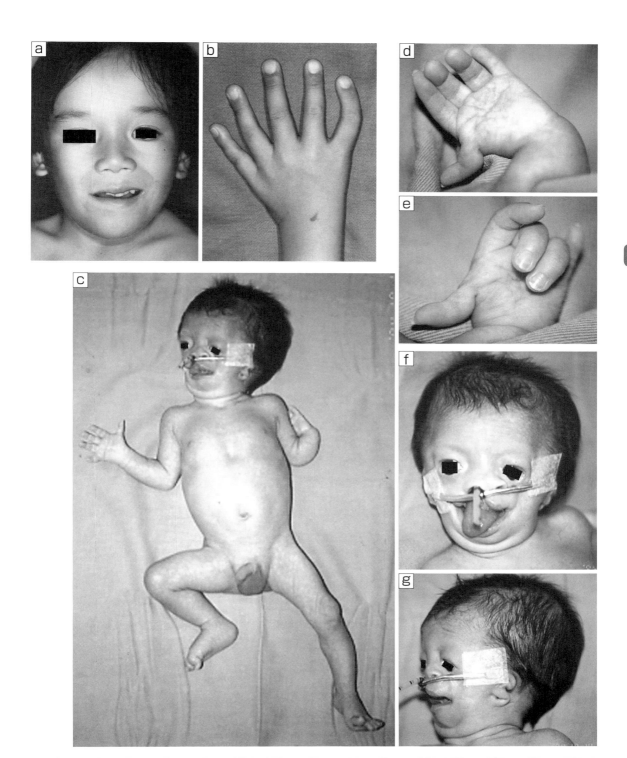

a, b：6歳児．両親は血族婚でない．眼瞼裂斜下，下眼瞼1/3に小さな組織欠損・睫毛欠損，両側頬骨の低形成，小額，右顔面の軽度麻痺（a），右耳垂裂，軟口蓋裂．両3指節母指（b），母指球筋欠損，左肩甲骨のSprengel変形・肩関節の運動制限．下垂体性小人症を合併．
c〜g：8ヵ月男児．眼瞼裂斜下，下眼瞼睫毛欠損，小顎症，口唇裂，口蓋裂，耳介低位，耳介奇形，外耳道閉鎖，左母指低形成，左橈骨欠損，左肘関節伸展障害．

I-2 TRP症候群I型，III型
tricho-rhino-phalangeal syndrome types I, III
（TRP III ; Sugio-Kajii syndrome）

[MIM No.] #190350（I型），#190351（III型）　[マップ] 8q23.3（I，III型）　[Gene] TRPS1（I，III型）
[キーワード] 特徴的顔貌，鼻翼低形成，低身長，小さい手足，短指趾，弯指趾
[key words] distinctive facies, hypoplastic alae nasi, short stature, stubby hands and feet, brachydactyly, clinodactyly

概念
毛髪・鼻・指節症候群（TRPS）I型は細く疎な頭髪，鼻翼低形成，斜短指趾を三徴とする．またSugioとKajii（1984）が報告した，重度の低身長と短指症を呈するTRPS III型は，TRPS Iのスペクトラムの重症型である．

症状と検査所見
I型とIII型とは基本的に類似．III型は特に低身長と短指が強い．

[発育] 低身長（患者の40％は3パーセンタイル以下）が多い．知能は正常域．

[毛髪] 細く疎でやや赤茶けている．疎毛は前頭〜側頭・眉毛外側1/2で著明．

[頭部・顔面] 鼻翼低形成と球状で尖った鼻尖のため鼻全体は細長くみえ，洋梨状と表現される．長く幅広で突出した人中，突出した薄い上口唇，低い頬部，平坦な鼻根などの顔面中部低形成，耳介突出，小顎．生歯遅延，切歯の過剰または欠損，歯列不整．

[骨格] 主に中節骨短縮による短指趾，近位の指関節は膨隆．II〜IV指の尺側偏位，母指趾末節骨短縮．原則的に指関節運動制限はない．II〜IV指中節骨の円錐骨端，骨年齢遅延と骨幹端早期癒合．

[ときにみられる症状] 三角頭蓋，薄く脆い爪，爪白斑，側・後弯，翼状肩甲，大腿骨頭のペルテス病様変化，女性化乳房，心・血管奇形，重複腎盂・尿管．

頻度
不明だが稀ではない．

遺伝様式・病因
AD．同一家系内でも個人によって表現度に差がある．I型は*TRPS1*のハプロ不全が，そしてIII型はTRPS1タンパクのGATA DNA結合Zinc fingerの構造を変化させるような*TRPS1*のミスセンス変異が原因とされる．

経過・治療
幼少期は上気道感染を反復することが多い．顔・髪の特徴は出生時から存在するが指変形は思春期頃までに著明になる．さらに年齢が長ずると脊柱・肘関節の変形が出現する．平均余命は一般集団と差がない．治療は対症的．女性ではかつら装着も考慮する．

鑑別診断
TRPS II型（Langer-Giedion症候群；A-7）は多発性外骨腫と知的障害を伴い，8q24微細欠失が（G分染あるいはFISH法で）検出される．

■文献
1) Sugio Y, Kajii T : Ruvalcaba syndrome : Autosomal dominant inheritance. Am J Med Genet 19 : 741-753, 1984
2) Niikawa N, Kamei T : The Sugio-Kajii syndrome, proposed tricho-rhino-phalangeal syndrome type III. Am J Med Genet 24 : 759-760, 1986
3) Nagai T, Nishimura G, Kasai H et al : Another family with tricho-rhino-phalangeal syndrome type III（Sugio-Kajii syndrome）. Am J Med Genet 49 : 278-280, 1994
4) Kajii T, Gonzales FI, Matsuura S : Tricho-rhino phalangeal syndrome type III. Am J Med Genet 49 : 349-350, 1994

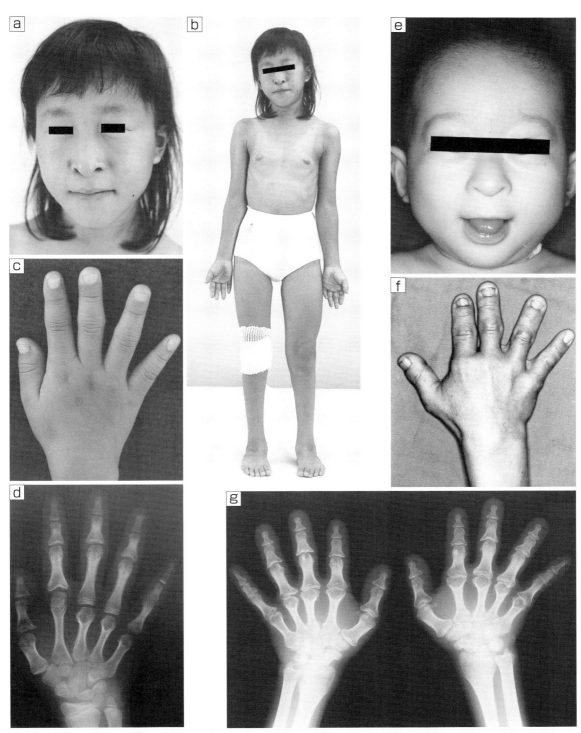

a〜d：10歳女児．疎な毛髪，鼻翼低形成，尖った鼻尖，低身長（125 cm，−2 SD）．兄・母・祖父も罹患．斜め短指（特にⅢ指），膨隆した指関節．Ⅰ・Ⅱ・Ⅴ指基節およびⅡ〜Ⅴ指中節骨に円錐骨端．
e：10ヵ月男児．特徴的顔貌（弓状眉毛，疎な毛髪，洋梨状の鼻，小顎症，薄くて長い上口唇，耳介低位など）．
f：患者の父親（35歳）．小さく短い指．患者同様弓状眉毛，疎な毛髪，洋梨状の鼻などを認めた．
g：短くマッシュルーム状の中手・指節骨．

I-3 口・顔・指症候群 I 型
oral-facial-digital syndrome type I
(OFD syndrome type I ; Papillon-Léage-Psaume syndrome)

[MIM No.] #311200　[マップ] Xp22.2　[Gene] OFD1（CXORF5）
[キーワード] 口腔小帯，歯槽堤裂，鼻翼低形成，指の左右差，多囊胞腎
[key words] oral frenulae, partial cleft in alveolar ridge, hypoplasia of alae nasi, digital asymmetry, polycystic kidney
【GR】 Oral-Facial-Digital Syndrome Type I

概念

頬粘膜と歯槽堤間の小帯，舌や歯槽堤の分裂，鼻翼低形成，不規則な指の短縮を主徴とする遺伝性疾患．Papillon-Léage と Psaume（1954）の記載に始まるが，Gorlin ら（1961）の報告以来よく知られるようになった．OFD は I～X 型があるが，I 型について記載する．一次繊毛の機能異常を原因とする繊毛関連疾患（ciliopathy）の 1 つ．

症状と検査所見

[口] 頬粘膜と歯槽堤間の小帯，歯槽堤裂，分葉舌，舌の過誤腫，側切歯欠如，犬歯萌出異常，上口唇中央裂，不規則な軟口蓋裂，齲歯，下顎発育不全．

[顔面] 鼻翼軟骨低形成による鼻翼の張り出しのない細い鼻，内眼角開離，斑状脱毛．

[指] 不規則な指の短縮，弯指，合指，短指，多指が特徴的である．骨 X 線で中手骨，指骨に部分的骨粗鬆症や円錐骨端を認める．

[知能・中枢神経系] 半数に知的障害．平均 IQ は 70．水頭症，孔脳症，脳梁部分欠損などの中枢神経異常を 40％に合併するので画像診断が必要．

[内臓] 多囊胞腎は OFD1 の重要な合併症である．肝臓や膵臓に囊胞を認める例もある．

[その他] 皮膚は乾燥し，毛髪は疎，縮毛の場合が多い．

[ときにみられる症状] 乳幼児期の顔面，耳介の稗粒腫．

頻度

5 万～25 万人に 1 人といわれている．厚難：25 万～50 万出生に 1 人．

遺伝様式・病因

XLD であり，原則として患者は女児．男児は胎性致死となる．OFD1 の変異・欠失の検出率は 85％である．スプライス変異と囊胞腎，エクソン 3，8，9，13，16 の変異と知的障害など，ある程度遺伝型と表現型の関連がみられる．

経過・治療

哺乳障害などのため乳幼児期に 1/3 が死亡する．口腔内異常に対する形成手術と義歯を含む歯科治療が必要である．多囊胞腎の合併は生命予後を左右する．

鑑別診断

口・顔・指症候群 II 型（I-4）は AR で口腔内小帯を欠き，皮膚・毛髪は正常，しばしば難聴を認める．Ellis-van Creveld 症候群（L-23）に口腔内小帯，歯槽堤裂，上口唇中央裂がみられるが，顔貌や指の所見が異なる．Waardenburg 症候群 I 型（H-5）は内眼角開離と鼻翼低形成をしばしば伴うが，前頭部白髪，感音難聴に注目すれば鑑別できる．

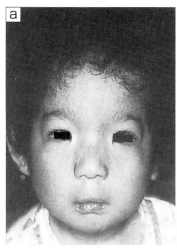
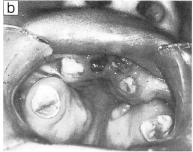

a, b：3歳女児．鼻翼低形成，内眼角贅皮，内眼角開離，小さな口，上口唇裂，小下顎（a），上下顎の歯槽堤裂（b）．

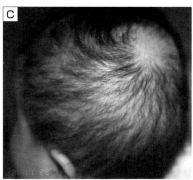
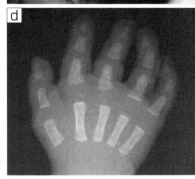

c, d：1歳女児．縮毛（c）と手指の短縮（d）を認める．

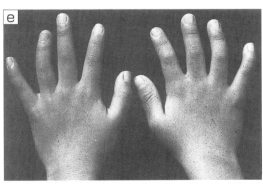
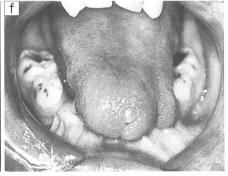

e, f：6歳女児．不規則な指の短縮，弯指（e），分葉舌と歯牙欠損（f）．

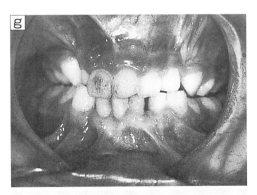
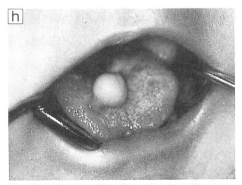

g：5歳女児．頬粘膜と歯槽堤間の小帯．

h：2ヵ月女児．舌の過誤腫．

口・顔・指症候群 II 型
oral-facial-digital syndrome type II
（Mohr syndrome ; OFD syndrome II）

[MIM No.] %252100
[キーワード] 分葉舌，口腔小帯の肥厚，伝音難聴，軸後性多指，多合母趾
[key words] cleft tongue, hypertrophic frenula, conductive deafness, postaxial polydactyly, polysyndactyly of hallux

概念

分葉舌，口腔粘膜索状小帯などの口腔内奇形と顔面小奇形および指趾奇形を特徴とする稀な遺伝性奇形症候群．口・顔・指症候群は I～X 型に分類されているが，本症はこのうちの II 型である．Mohr（1941）が 4 人の同胞例を最初に記載し，後に Claussen（1946）がこの家族を追跡調査し，症候群として確立した．

症状と検査所見

[口] 結節状の分葉舌，舌癒着症．舌・唇小帯の過形成は著明．歯槽隆起不整．正中唇裂．中切歯欠損．舌背部の脂肪過誤腫．

[顔面] 幅広い鼻根と低い鼻稜．幅広でときに二分した鼻尖．眼間開離．下顎体部の低形成による小顎．稗粒腫はなし．

[指趾] 両側性軸後性多指と両側性多合母趾．V 指尺側弯曲．III・IV 指の合指．短く太い舟状骨と I 中足骨，重複楔状骨．

[その他] 頭蓋の縫合骨（wormian bones），側弯，漏斗胸，くも膜嚢胞，孔脳症，水頭症，小頭，小脳虫部低形成，筋緊張低下，呼吸障害，骨幹端の不整陰影，停留精巣，鼠径ヘルニア，心奇形，耳介低位または後方回転，砧骨奇形による伝音難聴，低身長，知的障害．

頻度

比較的稀．海外から約 30 例，わが国では数例の報告がある．報告例の男女比は 1.7．

遺伝様式・病因

両性同胞罹患および両親の近親婚が 2 家族にみられるので AR と考えられる．病因は不明だが，本症と Majewski 症候群の症状を両方有する患者の報告があり，両者は軽症と重症型の，同じ劣性変異遺伝子による，アレル疾患（同一遺伝子異常）であるとの考え方がある．

経過・治療

呼吸器系の易感染性のため，乳幼児期での死亡率が高い．治療は対症的であるが，特に口腔内奇形と指奇形の外科的治療が重要．

鑑別診断

I 型（I-3）にない II 型のみの特徴は，幅広い鼻根，軸後性多指，両側多合母趾，筋緊張低下，心奇形，呼吸障害，難聴などである．口腔内索状小帯は，I 型では舌・唇小帯以外に多発するのに対し，II 型ではこれらが短縮・肥厚する．I 型は側切歯欠損が多く II 型は中切歯欠損が多い．

■文献

1) 有賀 正，太田文夫，太田八千雄ほか：Mohr-Claussen 症候群（orofaciodigital 症候群 II 型）の 1 例．小児診療 **45**：498-501, 1982

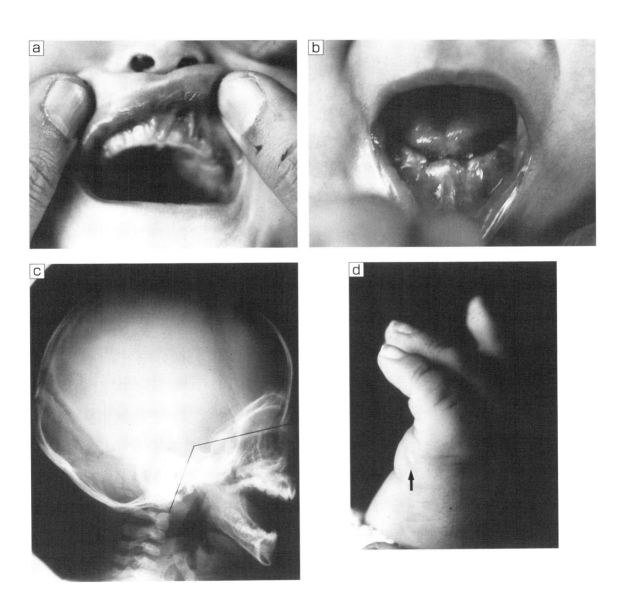

a〜d：6ヵ月男児（文献 1）．蒼白顔色と著明な筋緊張低下．前額突出，平坦な鼻根，両側耳介前瘻孔，小さい下顎（a, d）．結節状の舌，太く短い正中唇小帯と左右の上下唇粘膜と歯根との間の数本の索状小帯（b, c），両側軸後性多指（d：矢印はその切除痕），両側の太い母趾．心内膜床欠損を合併．

I-5 無舌・無指症候群
aglossia-adactylia syndrome
（hypoglossia-hypodactylia syndrome, oromandibular limb hypogenesis）

[MIM No.] %103300
[キーワード] 舌低形成・欠損，指趾欠損
[key words] hypo-aglossia, limb deficiency

概念
Rosenthal（1932）が舌の欠損と指趾の形成不全を合併する疾患を数例記載したのが最初で，その後Kaplan（1976）が，口腔，顔面の先天奇形と四肢の形成不全を合併する疾患を"a community of face-limb malformation syndromes"として提唱した．これには本症やglossopalatine ankylosis症候群，hypoglossia hypodactyly症候群，Hanhart症候群，Moebius症候群，Charlin M症候群などが含まれる．主要三徴候は小顎症・舌欠損ないし舌低形成・四肢遠位部の欠損である．

症状と検査所見
[顔面・口] 舌の欠損や低形成，小下顎，下顎後退，小口症，下顎歯の欠損，口蓋裂．
[四肢] 上腕や下腿より末梢の完全欠損から指趾の低形成まで多彩．
[ときにみられる症状] Moebius症候群の原因となるような脳神経の欠損，合指，伝音難聴．

頻度
非常に稀（FosterとBairdによれば1/175,000）．

遺伝様式・病因
ほとんどが散発例で遺伝様式は不明．病因の仮説として，胎児期における出血とそれによる吻合枝のない終末動脈の灌流域の血流不全による障害と考えられている．早期の絨毛検査後や子宮内掻爬術後に出産した患児が報告されており，この仮説を裏付ける．近親婚に生まれた患児がいるが，同胞例ではなく，AR疾患とは確定されない．一卵性双生児で片方のみが罹患している症例が報告されている．

経過・治療
舌の欠損については治療法はない．乳児期に哺乳や発声の障害が起これば訓練を行う．四肢の障害には形成術や補装具を使用する．中枢神経奇形を伴わない場合，発達予後は悪くない．

鑑別診断
羊膜破裂シークエンス（T-9），Poland奇形（K-1），常染色体劣性無手足症．

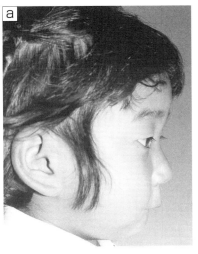 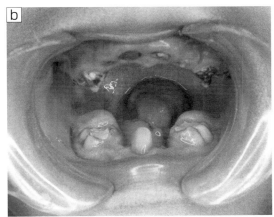

a, b：5歳9ヵ月女児．下顎後退，小さな口（a, b）．知能は正常であるが s, dz, r などの子音発語障害著明．両V指低形成．舌欠損（b）．表面の平滑な，平行した2本の舌下隆起．高口蓋，エナメル質低形成を伴う乳歯．パノラマX線像では歯牙欠損．

I-6 Townes 症候群
Townes syndrome
(Townes-Brocks syndrome)

[MIM No.] #107480　[マップ] 16q12.1　[Gene] *SALL1*
[キーワード] 母指奇形，耳介奇形，顔面半側萎縮，肛門奇形，腎尿路奇形
[key words] thumb anomaly, malformed ears, hemifacial microsomia, anal anomaly, renoureteral anomalies
【GR】 Townes-Brocks Syndrome

概念
Townes と Brocks が 1972 年に記載した遺伝性多発奇形症候群．Townes-Brocks 症候群ともよぶ．VATER 連合の部分症状と鰓・耳・腎症候群の部分症状を併せもつ症候群である．

症状と検査所見
[顔面] 大耳介あるいは小耳介．耳介前肉柱（副耳）．顔面非対称．顔面半側横裂．
[四肢] 低形成あるいは指状の母指．軸前性多指趾．
[肛門] 鎖肛，肛門狭窄．肛門前方開口．
[腎・尿路] 腎低形成．膀胱尿管逆流．
[ときにみられる症状] 感音難聴．

頻度
不明だが稀．

遺伝様式
AD．表現度差異は大きい．責任遺伝子は 16q12.1 の *SALL1*．

治療
体表の先天異常に対する外科的処置とともに，診断後，速やかに聴力・腎機能を評価し，対応する．文献によっては 40% の症例が末期腎不全にいたると報告している．

鑑別診断
VATER 連合/VACTERL 連合（T-12），鰓弓症候群（H-11），鰓・耳・腎症候群（H-12），Okihiro 症候群（Duane 奇形＋橈側列奇形）．

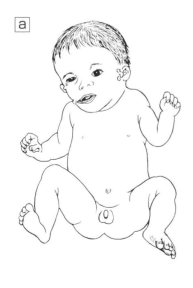
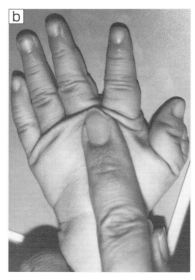
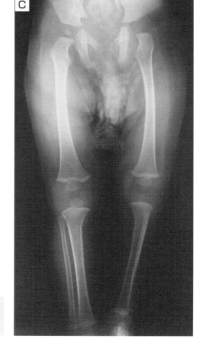

b～c：1 歳男児．左右非対称の顔，左小耳症，左軸前性の多指，左下肢半側萎縮，鎖肛，二分陰囊．知能および発達は正常域．

I-7 耳口蓋指症候群 I 型, II 型
otopalatodigital syndrome types I, II
(OPD I, II)

[MIM No.] #311300（I型）, #304120（II型）　[マップ] Xq28（I, II型）　[Gene] *FLNA*（I, II型）
[キーワード] ボクサー様顔貌, 口蓋裂, 難聴, へら状指趾
[key words] pugilistic face, cleft palate, hearing impairment, spatulate fingers and toes
【GR】Otopalatodigital Spectrum Disorders に含まれる

概念
古典型（I型）と重症表現型（II型）に亜分類される. I型は Taybi（1962）が初例を記載し, Dudding ら（1967）, Langer（1967）が疾患単位として確立した. II型は Fitch（1976）, Kozlowski（1977）が疾患単位として確立した. Pugilistic（ボクサー様）と形容される顔貌, 口蓋裂, 難聴, tree-frog 様と形容されるへら状の指趾の異常を特徴とする. 現在では *FLNA* の機能獲得型変異を原因とする疾患群の1つとみなされる. 前頭骨幹端異形成症（FMD）, Melnick-Needles 症候群（MNS）がアレル疾患（同一遺伝子異常）である. これらの疾患の典型例は一見異なる疾患のごとくみえるが, 症状の重なりも大きく, 中間的な表現型も報告されている.

症状と検査所見：I型
[頭部・顔面] 前額は幅広でその両側は突出する. 後頭も突出. 眉毛は弓状, その外側1/3が太い. 眼窩上縁隆起, 眼間開離, 眼瞼裂斜下, 幅広い鼻根部, 平坦な顔面中央部, 小さい口, 下がった口角などの特徴からボクサー様顔貌と称す. 口蓋裂はほとんど必発, それも軟口蓋裂が多い. 部分歯牙欠損, 歯列不整など.
[耳] 耳小骨の異形成による中程度の伝音難聴. 耳介異常.
[四肢] へら状の指趾. 特に母趾は太く短い. 他の指趾も末節が太いなど形態は不整で弯曲する傾向がある. 母趾-II趾間開離. V指内弯. 爪低形成. 指趾は放射状で先端が扁平である.
[体幹] 軽度の低身長, 特に体幹が小さい. 漏斗胸.
[知能] 軽度知的障害（IQ70～90）と難聴のため言語発達は遅れる.
[X線] 前頭骨肥厚, 前頭洞・蝶形骨洞欠損, 下顎角開大, 垂直状の斜台. 太く短い指趾末節骨（特にI指趾）, I中手骨・中足骨および基節骨短縮, 母指末節骨の円錐骨端, II中手（足）骨基部の楔状変形と副骨化中心, 副骨化中心は早期に癒合しII中手（足）骨は相対的に長くなる. 過剰手（足）根骨. 脊椎（特に頚椎）神経弓の癒合不全, 小さな腸骨稜, 外反股, 大腿骨・頚骨の弯曲. 管状骨のモデリング異常（一般には軽度）.

[ときにみられる症状] 長頭, 大泉門拡大, 縫合開離. 小顎, 部分合指, 多指, 指の重なり, 屈曲指, 肘・股関節運動制限, 腕関節亜脱臼.

症状と検査所見：II型
I型に比べてII型が重症で, I型の症状のほかに大泉門離開, 縫合線離開, 小顎, 屈曲指, 多合指趾, 停留精巣, 骨化遅延, 腓骨低・無形成, 肘関節脱臼, 過屈曲した鎖骨, 波打ったような短い肋骨, 椎体骨化不全などを示す.

頻度
稀, しかし報告は多く, I型は100例以上, II型は35例以上.

遺伝様式・病因
XLD. 女児は部分症状を示す. 罹患女児の症状の幅は大きいが, これはX不活化の偏りのためと考えられている. FMD は XLR, MNS は XLD. 各病型と変異との間に比較的よい相関がある.

経過・治療
I型の予後は良好である. 難聴に対する対処が必要. II型は周産期または乳児期に死亡する例がほとんど. I, II型の中間的な表現型も存在する.

鑑別診断
FMD（L-1）, MNS（I-8）, OPD（I-7）の典型例の鑑別は比較的容易. しかし, FMDの主要症状である細長い指を示す OPD 例の報告など中間的な表現型がある. OPD II は強度の管状骨モデリング異常を示して骨発生不全症 I, III型との鑑別を要することがある. MNSの男児致死表現型との鑑別も必要である.

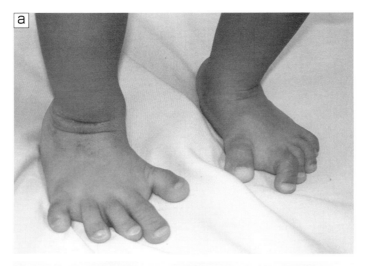

a：趾間開離，幅広い指尖．

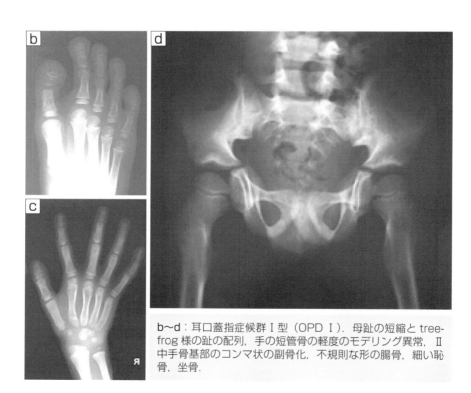

b〜d：耳口蓋指症候群Ⅰ型（OPD Ⅰ）．母趾の短縮と tree-frog 様の趾の配列，手の短管骨の軽度のモデリング異常，Ⅱ中手骨基部のコンマ状の副骨化，不規則な形の腸骨，細い恥骨，坐骨．

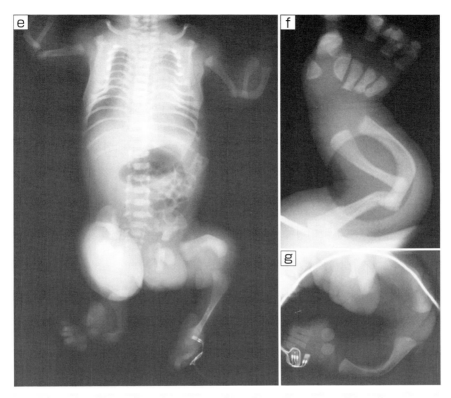

e〜g：耳口蓋指症候群Ⅱ型（OPD Ⅱ）．波状の肋骨，長管骨，短管骨のモデリング異常と弯曲，腓骨無形成，デルタ型のⅡ中手骨，大関節の脱臼．

I-8 Melnick-Needles 症候群
Melnick-Needles syndrome（MNS）

[MIM No.] #309350　[マップ] Xq28　[Gene] *FLNA*
[キーワード] 眼球突出，頬突出，下顎後退，長管骨捻曲，捻曲状肋骨，骨幹端骨幹モデリング異常
[key words] exophthalmos, full cheeks, receding chin, curvature of the long bones, twisted ribs, metadiaphyseal undermodeling
【GR】Otopalatodigital Spectrum Disorders に含まれる

概念
Melnick と Needles（1966）が最初に報告した．眼球突出，突出した頬，下顎後退で特徴づけられる顔貌異常，長管骨の捻曲，捻曲状肋骨を特徴とする．現在では*FLNA*の機能獲得型変異を原因とする疾患群の1つ．前頭骨幹端異形成症（FMD），耳口蓋指症候群（OPD）I，II型がアレル疾患（同一遺伝子異常）である．

症状と検査所見
[頭部・顔面] 前額突出を伴う比較的大きな頭蓋骨．大泉門閉鎖遅延．顔面骨は小さいが豊かな頬を示す．眼球突出，眼間開離，頬部膨隆，小下顎，不整咬合，歯列不整，大きな耳介，肉づきのよい鼻．頭蓋底・乳様突起の骨硬化像．烏口突起低形成．

[四肢・長管骨] 外反肘，外反股，外反膝，腕・脚の弯曲．短い指末節．橈骨・頸骨のS状弯曲．長管骨の骨幹端，骨幹のモデリング異常．肋骨はリボン状でその皮質は不整．胸郭低形成．短い鎖骨．

[その他の骨格] 椎骨（特に胸椎）高は高く，椎体前部が陥凹して上下径が増大してみえる（tall vertebral body）．腸骨稜は広がり臼蓋上部では逆に狭小．側弯．

[体型と行動] 肩幅は小さく胸郭も小さい．やせ型．歩行異常．成人での身長は正常域．

[ときにみられる症状] 股関節異形成，難聴，尿路奇形，分娩困難，水腎症

頻度
希．症例報告は65例程度．

遺伝様式・病因
XLD．かつては男児致死性とされていたが重症男児の生存例が少数報告されている．同一遺伝子異常であるFMDはXLRであるので，MNSをもたらす遺伝子変異の生物学的効果が大きいと考えられる．

経過・治療
一般に予後良好だが，下顎低形成，胸郭低形成による乳児期の呼吸障害や尿路奇形が問題となる例がある．少数であるが重度の発達遅滞を示した例が知られている．成人で後側弯が問題となることがある．歯科的管理が必要．

鑑別診断
FMD（L-1），MNS（I-8），OPD（I-7）の典型例の鑑別は比較的容易．しかし，FMDと鑑別困難な例がある．Ter-Haar症候群（AR型MNS）は類似の顔貌異常を示す．しかし，骨変化は異なりMNSで典型的にみられる長管骨捻曲，捻曲状肋骨，骨幹端骨幹モデリング異常は認められない．

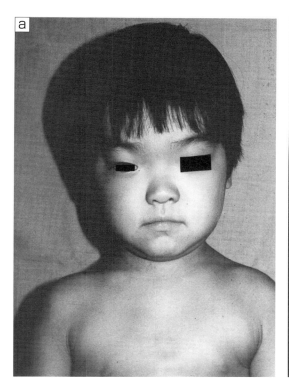
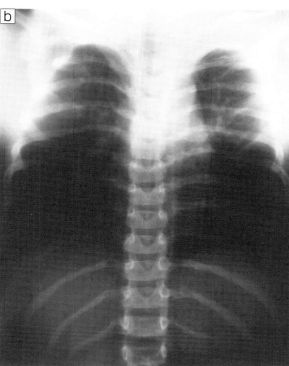
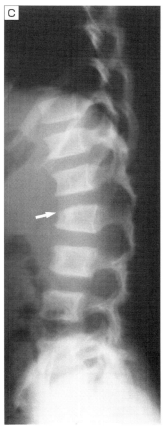
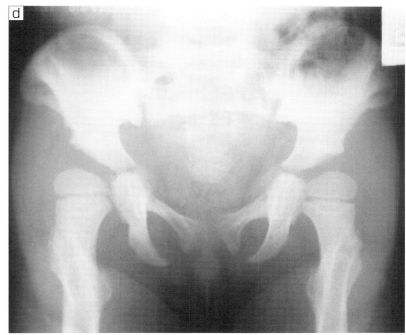

a〜d：5歳女児．心臓検診の際，胸郭変形と肋骨異常で発見される．身長101.8 cm，体重13.7 kg．眼球突出，眼間開離，豊かな頬（a），胸郭狭小とリボン状肋骨（b），椎体変形（c：矢印），腸骨変形と外反股（d）．

I-9 Coffin-Lowry 症候群
Coffin-Lowry syndrome

※小児慢性特定疾病

[MIM No.] #303600　[マップ] Xp22.12　[Gene] *RPS6KA3*（*RSK2*）
[キーワード] 粗な顔貌，低身長，先細り指，知的障害，後側弯
[key words] coarse face, short stature, tapering fingers, intellectual disabilities, kyphoscoliosis
【GR】Coffin-Lowry Syndrome　【GRJ】コフィン-ローリー症候群

概念

粗な顔貌，骨格奇形，低身長を特徴とするX連鎖知的障害症候群．Coffinら（1966）とLowryら（1971）の報告の後に，Temtamyら（1975）が同一疾患として確立した．保因女性の一部は軽い症状を呈す．

症状と検査所見

[頭部・顔面] 側頭狭小を伴った四角の前額部，大泉門閉鎖遅延，頭蓋骨・顔面骨皮質肥厚．眼窩上縁突出，眼間開離，眼瞼裂斜下，上眼瞼肥厚，顔面中央部低形成，上向き鼻孔，幅広い鼻根，厚く突出した口唇，常に開いた口，舌の正中部の深い溝，歯牙低形成・部分欠損，円錐状の切歯，歯列不整，下顎突出，大きく突出した耳介．顔貌はWilliams症候群のそれと似る．年齢とともに粗な顔貌は著明．

[四肢] 大きく柔らかい手．根本が太く先端が細いカエデ様の指．関節過伸展．母趾短縮．扁平足．X線上，末節骨の鍵穴状変化，長管骨の軽度短縮，中手骨短縮を呈する．骨年齢遅延．

[皮膚] 乳幼児期の易発汗性．たるんだ皮膚，大理石様皮膚，静脈瘤，四肢末梢のチアノーゼ．

[筋・骨格] ぎこちない歩行．筋緊張低下．鼠径ヘルニア．前胸部突出・漏斗胸．後側弯．脊椎間狭小．

[皮膚紋理] 小指球部横走屈曲線，Sydney線，atd角増大．

[発育] 低身長．知的障害（IQ50以下），多動．

[女性保因者の症状] 先細りの指と鍵穴状の末節骨．ときに頭蓋骨肥厚，脊柱変形，軽度知的障害．

[その他] 驚愕反応（drop attack），僧帽弁閉鎖不全症．

頻度

4万〜5万出生に1例．100例以上が報告されている．

遺伝様式・病因

XLD．*RPS6KA3*は核内で多くの遺伝子発現の転写制御を行っている．*RPS6KA3*は非症候群性X連鎖性知的障害例でも変異が確認されている．実際に*RPS6KA3*で変異を確認できるのは35〜40％程度．変異検出例の90〜95％が遺伝子内変異．70〜80％が孤発例．

経過・治療

男児では知的障害は重度で，発語は困難．粗な顔貌は年齢とともに目立つ．椎骨異常や後側弯の進行は6歳以降．後側弯の進行による心肺機能への影響を考慮する．驚愕反応は学童期頃から起こる．驚愕反応に対してはバルプロ酸やクロナゼパム，あるいは選択的セロトニン再取り込み阻害薬（SSRI）が有効とされる．車椅子による予防も重要．自傷に対してはリスペリドンも有効とされる．難聴に対しては補聴器などを考慮する．予後は，循環，呼吸，神経，後側弯などの問題に左右される．定期的な後側弯の評価や心エコーでの評価が10歳以降重要．

鑑別診断

鑑別診断としては，X連鎖αサラセミア/知的障害症候群（I-17），Sotos症候群（D-1），脆弱X症候群（B-8），Williams症候群（A-6），Börjeson-Forssman-Lehmann症候群（E-17）など．

■文献

1) Tonoki H, Tomita T, Ishikiriyama S et al : The Coffin-Lowry syndrome. Four new cases in three families. Acta Paediatr Jpn **25** : 298-303, 1983

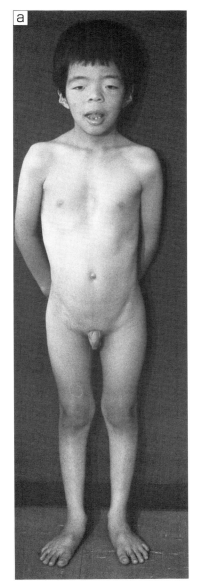
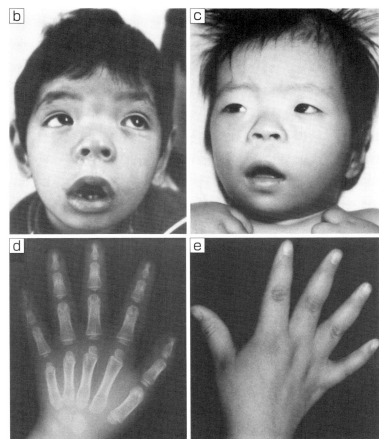

a：8歳男児（文献1）．低身長（116.2 cm，−2 SD以下），眼窩上縁突出，眼間開離，眼瞼裂斜下，上向き鼻孔，厚い口唇，漏斗胸，側弯，ぎこちない歩行，知的障害．弟も罹患，母に脊柱側弯，末節骨変化，軽度知的障害などの部分症状あり．
b, d：4歳男児．典型的顔貌（b）と末節骨の鍵穴状変化，骨年齢遅延（d）．
c, e：2歳男児（c）とその母の先細り指（e）．

I-10 欠指・外胚葉異形成・唇裂症候群
ectrodactyly, ectodermal dysplasia, clef lip/palate（EEC）syndrome

[MIM No.] %129900（Ⅰ型）；#604292（Ⅲ型）
[マップ] 7q11.2-q21.3（Ⅰ型）；3q28（Ⅲ型）
[Gene] TP63（Ⅲ型）
[キーワード] 指欠損，外胚葉異形成，口唇・口蓋裂
[key words] ectrodactyly, ectodermal dysplasia, cleft lip and/or palate

概念
①指欠損，②毛髪や眼の外胚葉系異常，③口唇・口蓋裂を伴う．Rüdigerら（1970）が上記三徴の頭文字をとりEEC症候群と命名した．

症状と検査所見
[全身] 低身長．
[皮膚] 色白の薄い皮膚．軽度の角化症．皮膚乳頭の低形成．
[毛髪] 色は淡く，疎で薄くこわばっている．
[眼] 色素の薄い虹彩，羞明，眼瞼裂狭小，涙管の閉鎖または欠如．眼瞼炎，涙囊炎，斜視．
[顔面] 唇・口蓋裂．上顎骨低形成．軽度の頬部低形成．歯低形成．小さい歯．
[四肢] 裂手裂足．指欠損（Ⅲ指欠損は必発）．合指．軽度の爪低形成．
[ときにみられる症状] 難聴，変形した小さい耳介，尿路奇形，生殖器の異常，後鼻孔閉鎖，鎖肛，胸腺低形成，下垂体機能低下，広い鼻尖，短い人中．

頻度
比較的稀．Rodiniら（1990）によると123例（男63例，女60例）の報告がある．わが国で60例以上．

遺伝様式・病因
AD．表現度の差異は大きい．TP63遺伝子変異による．

経過・治療
知能は正常．口唇・口蓋裂は要手術．義歯，かつら，四肢の手術を必要とする．反復する眼科的感染症，特に角膜損傷を伴った慢性涙囊炎が問題となるので，涙管欠損の検索と抗生物質による治療が必要である．尿路奇形の評価を行い，尿路感染症に留意してフォローする．

鑑別診断
Roberts症候群（B-2）などの四肢の奇形，口唇・口蓋裂を伴う症候群．低・無汗性外胚葉形成異常，発汗性外胚葉形成異常（Clouston型），LADD症候群（線維芽細胞増殖因子の機能喪失性変異）などの外胚葉形成異常を伴う各種の症候群．AEC症候群（眼瞼癒着・外胚葉異形成・口唇・口蓋裂）はTP63変異により生じ，EEC症候群と同一遺伝子異常である．

■文献
1）門井伸暁，斉藤佳孝，星敬一ほか：EEC（ectrodactyly, ectodermal dysplasia, clefting）syndromeの1例．小児診療 48：1553-1556, 1985

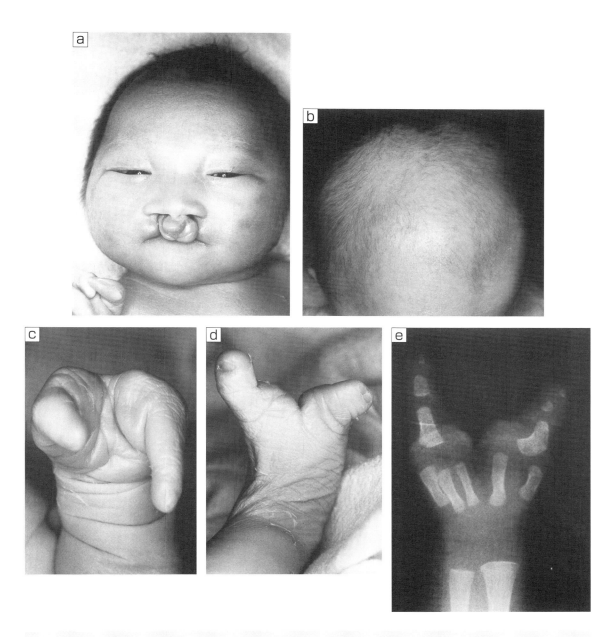

a〜e：新生男児（文献 1）．両側唇・口蓋裂，疎な頭髪・眉毛，右Ⅲ指欠損・Ⅱ指低形成・軸前多指，左Ⅱ・Ⅲ・Ⅳ指欠損．上口唇上部の皮膚生検で皮脂腺数の著明な減少を認める．成長・発育は正常域．

I-11 眼・歯・指症候群
oculodentodigital syndrome
（oculodentodigital dysplasia ; oculodentoosseous dysplasia）

[MIM No.] #164200　[マップ] 6q22.31　[Gene] *GJA1*
[キーワード] 小眼球，エナメル質低形成，屈指，中節骨低形成
[key words] microphthalmia, enamel hypoplasia, camptodactyly, midphalangeal hypoplasia

概　念
①虹彩異常を伴う小角膜（小眼球），②IV・V指の合指+/-屈指，V指またはV趾の中節骨低形成・欠損，③エナメル質低形成の三徴を示す症候群．眼・歯・指異形成症または眼・歯・骨異形成症ともよばれる．

症状と検査所見
［眼］小眼球，小角膜（直径6〜9mm），繊細で有孔性の虹彩，眼瞼裂狭小，内眼角贅皮．
［鼻］小鼻孔，鼻翼低形成と目立つ鼻稜を伴う狭い鼻．
［歯］エナメル質低形成のため歯列が不整．
［四肢］IV・V合指，III・IV合趾，IVまたはV屈指，V趾またはV指の中節骨低形成・欠損，ほっそりした体型．
［毛髪］伸びの悪い貧毛．
［骨］幅広い長管骨，広い歯槽隆線を伴う下顎骨．

［ときにみられる症状］斜視，緑内障，眼間開離または狭小，部分的無歯症，小歯，唇・口蓋裂，伝音難聴，外反肘，股関節脱臼，骨化石症，深部腱反射亢進，（進行性）痙性対麻痺，構音障害．

頻　度
海外で約150例，わが国で8例が報告されている．

遺伝様式・病因
AD．新生突然変異による．父の高年齢が関与．*GJA1*遺伝子変異が証明されている．この遺伝子の変異はIII型合指症でもみられる．

経過・治療
精神運動発達は正常．合指，屈指に対して形成術を行う．

鑑別診断
OFCD症候群，BMP4異常症など．

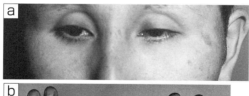
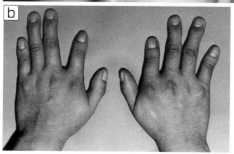
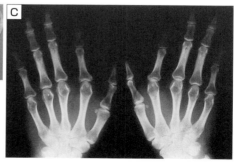

a〜c：32歳男性．鼻翼の低形成，細い鼻，小眼球，眼瞼裂狭小．虹彩は茶褐色．両側のII・V指の中節骨欠損．

I-12 Weill-Marchesani 症候群
Weill-Marchesani syndrome
（brachymorphia-spherophakia syndrome）

[MIM No.] #277600（Ⅰ型：AR）；#608328（Ⅱ型：AD）；#614819（Ⅲ型，AR）
[マップ] 19p13.2；15q21.1；14q24.3
[Gene] *ADAMTS10*；*FBN1*；*LTBP2*
[キーワード] 短指趾，球状小水晶体，低身長
[key words] brachydactyly, small spherical lens, short stature
【GR】Weill-Marchesani Syndrome

概念

球状水晶体と骨格異常を特徴とする症候群．AD型はMarfan症候群と対照的な症状を示す．AR型は*ADAMTS10*遺伝子の変異を原因とし，Weill（1932）が最初に記載し，Marchesani（1939）がさらに広範な記載をした．短指趾・水晶体症候群ともよばれる．

症状と検査所見

[成長] 低身長．
[眼] 小球状水晶体．近視．緑内障を伴うこともある．水晶体偏位．失明．
[骨格] 幅の広い頭骨．小さく浅い眼窩．狭口蓋を伴う軽度の上顎低形成．幅広い指趾と指節を伴う短指趾．特に中指骨の短縮．化骨の遅れ．
[ときにみられる症状] 歯列不整．先天性心疾患．

頻度

10万人に1人と報告．わが国では主として眼科領域から20例以上の報告．

遺伝様式

ARが45%，ADが39%との報告．16%は孤発例．ARでは*ADAMTS10*遺伝子の他に，先天性緑内障の責任遺伝子である*LTBP2*変異の家系例報告あり．AD型の責任遺伝子はMarfan症候群と同じく*FBN1*の遺伝子内欠失の報告例がある．

経過・治療

生命予後は良好で，知的障害はない．眼科的な経過観察，健康管理が必要．眼症状が出現する年齢は，最も早いもので9ヵ月，平均は7.5歳である．早期からの対応が極めて重要．近視，視野狭窄，緑内障の合併による眼痛が主である．緑内障は水晶体の前方偏位により，瞳孔縁を圧迫し生ずる．散瞳薬の使用．重篤な緑内障に対しては，水晶体摘出，周辺虹彩切除を行う．麻酔時の気道確保については，顎関節の制限や歯列不整，上顎低形成による困難なことがあるため注意が必要．

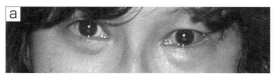
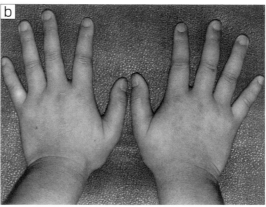

a, b：15歳女児．身長152 cm（−0.85 SD）．7歳の頃から近視．15歳で両眼の緑内障のため，水晶体摘出術．左瞳孔の散大．幅広い指を伴う短指．両親はいとこ婚．水晶体には異常ない．16歳の兄は球状水晶体をもつが，身長は162 cm．

I-13 歌舞伎メーキャップ症候群
Kabuki make-up syndrome
(Niikawa-Kuroki syndrome, Kabuki syndrome)

※小児慢性特定疾病

[MIM No.] #147920；#300867　[マップ] 12q13.12；Xp11.3　[Gene] MLL2；KDM6A
[キーワード] 特徴的顔貌，低身長，脊椎奇形，知的障害
[key words] distinctive facies, short stature, vertebral anomaly, intellectual disabilities
【GR】Kabuki Syndrome　【GRJ】歌舞伎症候群

概念
　特徴的顔貌，骨格異常，特異な皮膚紋理，知的障害，低身長，易感染性を特徴とする．わが国で発見された奇形症候群．Niikawaら（1981），Kurokiら（1981）が別々に報告したので新川・黒木症候群ともよぶ．欧米ではメーキャップという言葉が患者に不快感を与えるので削除することが多い．

症状と検査所見
　[眼] 最も特徴的．切れ長の眼瞼裂（100％），下眼瞼外側1/3の外反（100％）．これは歌舞伎役者の隈取りした目を思わせる．
　[頭部・顔面] 外側1/2が疎な弓状の眉（91％），突出した大きな変形耳介（91％），低い鼻尖（90％），短い鼻中隔（82％），高口蓋（85％），生歯不整（85％）．
　[四肢・骨格] 短い指．特にV指中節骨短縮（82％）と内弯（90％），側弯（62％），椎体矢状裂（48％），椎間狭小，椎体変形．
　[発育] 生後始まる成長障害，特に低身長（88％）．身長の伸びは生後3ヵ月頃より著しく不良（-2SD以下）．知的障害（94％）は軽度～中度（IQ50～77）．多くは特別支援学級などの集団教育に適応している．
　[皮膚紋理] 指尖の尺側蹄状紋増加（72％），指三叉cあるいはd欠損（25％），指間三叉bcあるいはcdの存在（33％），小指球部蹄状紋（67％），指尖部の隆起（pad）の存在（71％）．
　[その他] 反復中耳炎（58％），上気道感染症反復罹患，心・血管奇形（33％）．
　[ときにみられる症状] 唇裂，口蓋裂，側切歯欠損，内臓奇形，股関節脱臼，女児に思春期早発症，難聴，膝蓋骨脱臼，低IgA，IgGあるいはIgM血症など．

頻度
　国内外に400余例が知られている．少なくとも6例の親子例がある．それ以外は全例孤発例．わが国では発生に地域差はない．厚難：推定頻度から算出した推計罹患者は約4,000人．

遺伝様式・病因
　MLL2を責任遺伝子とする1型（AD）とKDM6A遺伝子に変異のある2型がある．MLL2変異陽性率は74％．2012年にKDM6A遺伝子の全体あるいは一部の欠失が報告された．MLL2（混合型白血病2）遺伝子は，転写活性化の目印となるヒストンをメチル化（H3K4me）するtrithorax型ヒストンメチル転移酵素をコードし正常発生に必須な遺伝子発現を調節している．MLL2は腫瘍関連タンパクであるがその機能喪失でも腫瘍リスクは高くならない．Mll2KOマウスでは細胞接着関連機能が異常となり細胞増殖が低下する．

経過・治療
　最長例は40歳なので寿命はまだ不明．中耳炎は反復するので要注意．脊椎変形は進行する．

鑑別診断
　Robinow症候群（E-14），Aarskog症候群（E-13），Weaver症候群（D-2）など．鑑別は顔貌，成長障害の程度から容易．

■文献
1) Niikawa N, Matsuura N, Fukushima Y et al：Kabuki make-up syndrome. A syndrome of mental retardation, unusual facies, large and protruding ears, and postnatal growth deficiency. J Pediatr 99：565-569, 1981
2) Kuroki Y, Suzuki Y, Chyo H et al：A new malformation syndrome of long palpebral fissures, large ears, depressed nasal tip, and skeletal anomalies associated with postnatal dwarfism and mental retardation. J Pediatr 99：570-573, 1981
3) Kuroki Y, Katsumata N, Eguchi T et al：Precocious puberty in Kabuki makeup syndrome. J Pediatr 110：750-752, 1987
4) Niikawa N, Kuroki Y, Kajii T：The dermatoglyphic pattern of the Kabuki make-up syndrome. Clin Genet 21：315-320, 1982
5) Miyake N, Koshimizu E, Okamoto N et al：MLL2 and KDM6A mutations in patients with Kabuki syndrome. Am J Med Genet 161A：2234-2243, 2013

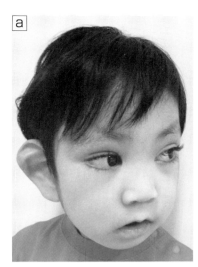
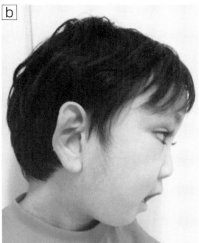
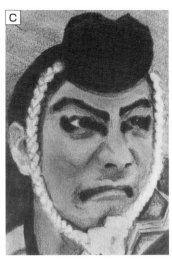
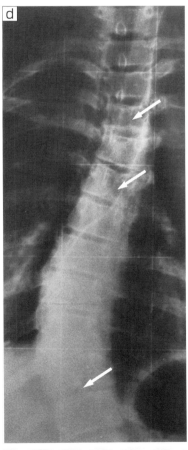
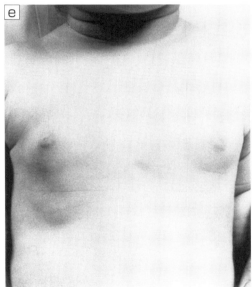
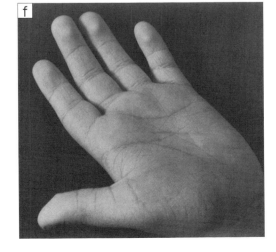

a, b：典型的顔貌を示す 4 歳男児．*ML2* 変異をもつ．
c：歌舞伎役者．本症患児の切れ長眼瞼裂，下眼瞼外反が，この目の隈取りに似る．
d：椎体矢状裂（矢印）．
e：早期乳房発育．腟スメアでエストロゲン効果が証明された（文献 3）．
f：指尖の膨隆（pads）（文献 4）．

Rubinstein-Taybi 症候群
Rubinstein-Taybi syndrome

※小児慢性特定疾病

[MIM No.] #180849（Ⅰ型）；#613684（Ⅱ型）　[マップ]16p13.3；22q13.2　[Gene]*CREBBP*；*EP300*
[キーワード] 幅広い母指趾，眼瞼裂斜下，知的障害，頸椎異形成，腫瘍発生
[key words] broad thumbs and great-toes, downward slanting of palpebral fissures, intellectual disabilities, cervical vertebral defects, neoplasia
【GR】Rubinstein-Taybi Syndrome　【GRJ】ルビンスタイン・テイビ症候群

概念

Rubinstein と Taybi（1963）が "broad thumbs and toes and facial abnormalities" と題して7症例を報告したのが最初．Johnson（1966）は同様の6症例を報告し，Rubinstein-Taybi 症候群の名を提唱した．

症状と検査所見

[成長・発達] 低身長．最終身長は男性患者で150 cm．知的障害．個人差が大きいが，IQ/DQ は30～50．言語理解に比べて表出言語が遅れる．

[頭部・顔面] 小頭，大泉門開大，前額部突出，太い眉毛，長い睫毛，眼瞼裂斜下，内眼角贅皮，眼間解離，上顎低形成，高および狭口蓋，幅広い鼻梁，鼻翼より下方に伸びた鼻中隔，軽度の小下顎，尖った顎，耳介変形，副歯．

[四肢] 幅広い母指趾，幅広い指趾尖，・指内弯，多趾，合趾，関節過伸展性，膝蓋骨脱臼．

[体幹] 副乳頭，後・側弯，頸椎異形成・癒合．

[皮膚] 多毛，前頭部の火焰母斑，ケロイド形成，石灰化上皮腫．

[尿路・性器] 停留精巣，尿道下裂，陰茎軸捻．

[皮膚紋理] 母指球部の渦状紋・蹄状紋出現．指紋では渦状紋が多い．

[ときにみられる徴候] 先天性心疾患（VSD，PDAなど），重複腎盂尿管，膀胱尿管逆流症，椎体の形態異常，脳梁欠損，てんかん，斜視，緑内障・白内障，屈折異常，眼瞼下垂，ネフローゼ症候群，早発乳房，悪性腫瘍の発生．

頻度

稀ではない．一般集団の発生頻度は約6万～12万出生に1例．5歳以上の知的障害児の500人に1人．550例以上の報告がある．厚難：100～200名．

遺伝様式・病因

AD でほとんどが孤発例．生化学的にも CREBBP と似た構造を有し，結合して転写調節をする *EP300* の変異でも，本症が発症する．*CREBBP* 遺伝子のハプロ不全が原因で，変異は染色体微細欠失（約10％），ミスセンス変異，スプライス異常などが30～50％，エクソンレベルでの欠失変異が10～20％．変異を検出する割合は種々の解析方法を組み合わせると約60％以上．*CREBBP*，*EP300* いずれの変異でも，臨床像に違いはない．

経過・治療

乳幼児期には反復性呼吸器感染や哺乳障害，幼児期は便秘，てんかんの出現がある．3～6ヵ月毎の定期健診を薦め，療育訓練の参加を促す．眼科検診も必要．学童期になると，精神運動発達の加速化を認めるものの，肥満が目立つ．二次性徴の発来は，女児では平均13歳で初潮をみる．成人期に至るまで年1～2回の定期健診は必要．生命予後は良好．泌尿生殖器の奇形や心奇形などの合併症に十分注意し，その治療を積極的に行う．幼児期の頸椎異常のスクリーニングは極めて重要．悪性腫瘍は5％に合併し，注意を要す．

鑑別診断

Brachmann-de Lange 症候群（E-14），13トリソミー，Apert 症候群（F-2），Pfeiffer 症候群（F-3），Saethre-Chotzen 症候群（F-4）など．鑑別は容易．

■文献

1) Imaizumi K et al : Rubinstein-Taybi syndrome with *de novo* reciprocal translocation t(2 ; 16)(p13.3 ; p13.3). Am J Med Genet 38 : 636-639, 1991
2) Petrij F et al : Rubinstein-Taybi syndrome caused by mutations in the transcriptional co-activator CBP. Nature 376 : 384-351, 1995

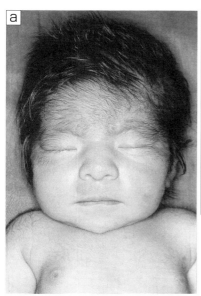
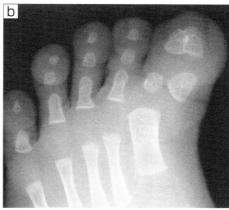
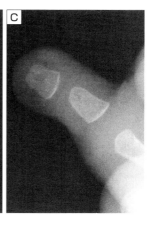

a〜c：新生児．多毛，眼瞼裂斜下，尖った顎，口嘴状の鼻，耳介低位と変形，乳頭肥大．幅広い母指趾のX線写真（b, c）で多合趾を認め，母指末節骨の中央が抜けてみえる．多合指の遺残と考えられる．

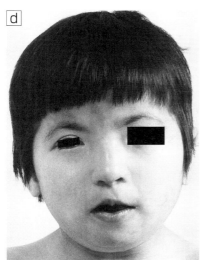
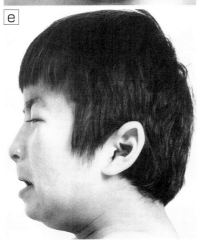
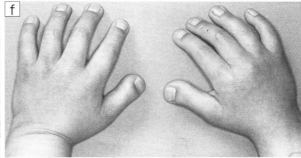
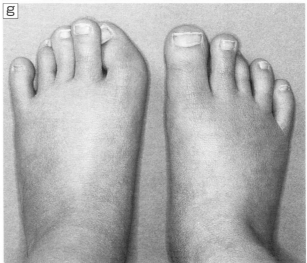

d〜f：6歳8ヵ月女児．濃い眉，眼瞼裂斜下，眼間開離，斜視，尖った顎，耳介変形．外側に偏位した幅広い母指，幅広い母趾．

I-15 Greig 頭蓋・多合指趾症
Greig cephalopolysyndactyly syndrome

[OMIM No.] #175700　[マップ] 7p14.1　[Gene] GLI3
[キーワード] 多合指趾，大頭，Hedgehog シグナル
[key words] polysyndactyly, macrocephaly, Hedgehog signal
【GR】Greig Cephalopolysyndactyly Syndrome

概　念
　眼間開離を伴う大頭症，軸前あるいは軸後性多合指趾症を特徴とし，GLI3 を責任遺伝子とする．同じく GLI3 遺伝子変異による疾患として Pallister-Hall 症候群がある．臨床像の幅が広く，多合指趾症に関する家族歴は重要．軽症例では顔貌の変化は見落とされる．

症状・検査所見
　[頭蓋・顔面] 広い前額（70％），前額突出（58％），大頭症（52％），眼間開離，幅広い鼻根部（79％）．
　[四肢・骨格] 軸前あるいは軸後性多合指趾，幅広い母指趾，合指趾（主にⅢ・Ⅳ指）．
　[その他] 大泉門閉鎖の遅延，骨年齢の加速，眼瞼裂斜下，知的障害，脳梁欠損，頭蓋骨縫合早期癒合，水頭，心奇形，高血糖，多毛，鼠径ヘルニア，臍ヘルニア，尿道下裂，停留精巣．

頻　度
　1／50 万出生以下．

遺伝形式・病因
　AD．GLI3 の変異は，GLI3 領域の転座，欠失，染色体レベルでの構造異常によることもある．浸透率は高いが，表現型の幅は広い．GLI3 の点変異は正常知能だが，欠失が 1 Mb 以上に及ぶと発達遅滞を伴う．Pallister-Hall 症候群は GLI3 に関してアレル疾患（同一遺伝子異常）で発症し，ナンセンス変異あるいはフレームシフト変異が多い．一定の遺伝型・表現型の相関関係がある．変異検出率は，70％がシーケンス法で，5〜10％が MLPA ないしはマイクロアレイ染色体検査で検出される．

鑑別診断
　肢先端脳梁症候群（G-7）は多指趾，大頭など共通するが，遺伝形式は AR．口・顔・指（OFC）症候群（I-3，I-4），頭蓋前額鼻症候群（F-8）など．

経過・治療
　大部分の患者では発達の遅れはないが，欠失遺伝では発達遅滞が目立つため変異のレベルにしたがって評価は必要．また，脳梁欠損などの中枢神経系の異常も同様．多合指趾に対しては形成外科的対応が必要．

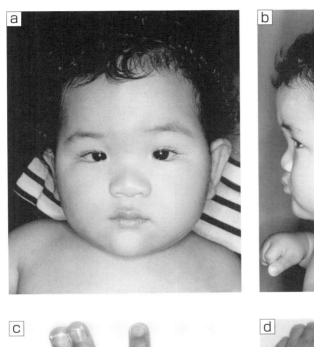
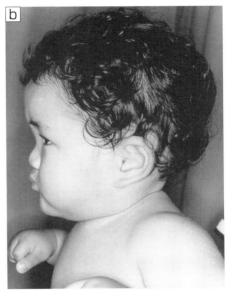
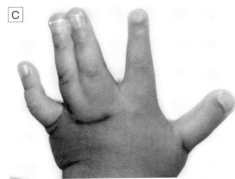
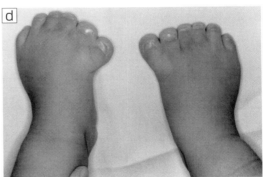

a〜d：1歳3ヵ月男児．大頭，前頭突出，両眼開離，Ⅲ・Ⅳ合指，両側重複母趾．

I-16 FG 症候群
FG syndrome
（Opitz-Kaveggia syndrome）

[MIM No.・マップ・Gene]
FGS1　　#305450　　Xq13.1　　MED12
FGS2　　#300321　　Xq28　　　FLNA
FGS3　　%300406　　Xp22.3
FGS4　　#300422　　XP11.4　　CASK
FGS5　　%300581　　Xq22.3

[キーワード] 知的障害，大頭，鎖肛，先天性筋緊張低下，特徴的顔貌
[key words] intellectual disabilities, macrocephaly, imperforate anus, congenital hypotonia, distinctive facies
【GR】*MED12*-Related Disorders（FGS1 のみ）

概念
Opitz と Kaveggia（1974）により報告された X 連鎖疾患．知的障害，大頭，鎖肛，筋緊張低下などを特徴とする．FG という名称は最初に報告された患者名の頭文字から命名．

症状と検査所見
[中枢神経系] 種々の程度の知的障害（97％），先天性筋緊張低下（90％），痙攣，多動．
[頭部・顔面] 大頭（95％），突出した前額，前額部頭髪の立ち毛（91％），眼間開離，逆 V 字型上口唇，高口蓋，小顎．小さく単純な形状の耳，眼瞼裂斜下．
[消化器系] 鎖肛などの肛門の異常（59％），便秘（72％）．
[指趾] 幅広の母指趾（81％）．
[ときにみられる症状] 脳梁欠損，斜視，感音難聴，長い人中，常に開いた大きな口，先天性心疾患，合指趾，停留精巣，尿道下裂．

頻度
不明．40 例以上の報告がある．

遺伝様式・病因
XLR．患者の 10％程度が *MED12* の変異（pArg-961Trp という共通のアミノ酸置換）を有する．保因者女性にも軽度の症状（前額部頭髪の立ち毛，幅広い前額，眼間開離など）を認めることがある．*MED12*，*FLNA*，*CASK* の遺伝子変異の報告もみられる．

経過・治療
新生児期を過ぎれば生命予後は良好．頑固な便秘では潜在性の鎖肛を伴う場合がある．治療は合併奇形に対する対症療法．

鑑別診断
Golabi-Rosen 症候群，Coffin-Lowry 症候群（I-9）．

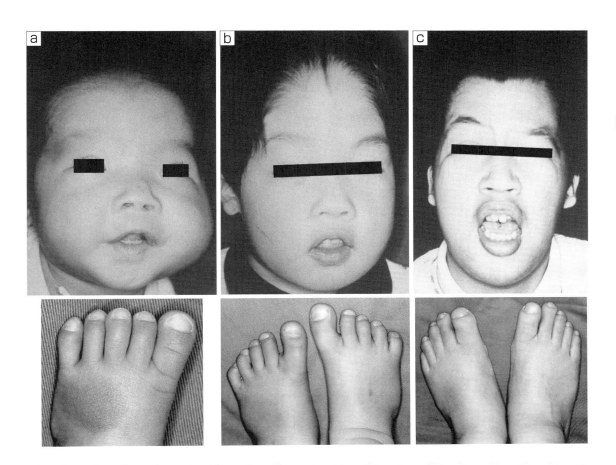

a：発端者（10ヵ月男児）．広くて高い前頭部，巨大母趾．発達遅滞，鎖肛，脳梁欠損．
b：発端者の兄（6歳）．広くて高い前頭部に加え毛髪が立っている．巨大母趾，発達遅滞，鎖肛，脳梁欠損．（保因者の母親の前頭部毛髪は立っている）
c：発端者の母方叔父（27歳）．前頭部の毛髪が立っている．巨大母趾．知的障害，頑固な便秘．

I-17 X連鎖αサラセミア/知的障害症候群
X-linked α-thalassemia/mental retardation syndrome
（ATR-X）

［MIM No.］#301040　［マップ］Xq21.1　［Gene］*ATRX*
［キーワード］αサラセミア，HbH封入体，重度知的障害，粗な顔貌，外性器異常
[key words] α-thalassemia, HbH inclusion, severe intellectual disabilities, coarse face, genital abnormalities
【GR】Alpha-Thalassemia X-Linked Intellectual Disability Syndrome
【GRJ】X連鎖αサラセミア・精神遅滞症候群

概念

粗な顔貌，αサラセミアによる軽度の貧血，重度の知的障害，外性器異常を特徴とするX連鎖性奇形症候群．Weatherallら（1981）がαサラセミアを伴う知的障害3家系を報告した後，Wilkieら（1990）がαサラセミア（HbH病）を呈する知的障害を，αグロビン遺伝子を含む16p13.3の微細欠失によるATR-16（MIM No.141750）とX連鎖の遺伝形式をとるATR-Xとに分類した．

症状と検査所見

［頭部・顔貌］小頭，粗な顔貌，眼間開離，平坦な鼻根，顔面中央部低形成，小さな三角形の鼻，上向きの鼻孔，厚く突出した口唇，下向きの口角，歯列不整，隙間のある切歯，変形耳介（厚い対耳輪など）．

［四肢・骨格］V指内弯，指趾の屈曲拘縮，側・後弯，内反足．

［外性器］停留精巣・小陰茎から半陰陽にいたるまで幅広い表現型を呈する．

［成長・発達］出生後から始まる成長障害．知的障害は重度．歩行達成はできても学童後期．言語表出はほとんど不可能．

［血液学的異常］赤血球を1％ブリリアントクレシルブルー（BCB）で染色することにより，ゴルフボール様のHbH封入体（β4）を認める．診断的価値が極めて高い．HbH封入体を認める赤血球は全体の0.01～30％で幅があり，本症を疑った場合は繰り返して検査を行う必要がある．

［その他］便秘，嘔吐，胃食道逆流，眼瞼炎，結膜炎，無呼吸・チアノーゼ発作，自傷・異常情動行為，てんかん．

［ときにみられる症状］腎奇形，心奇形，臍ヘルニア，末梢チアノーゼ，骨年齢遅延，仙骨部陥凹，口蓋裂．

頻度

2005年までに100家系以上，70以上の変異の報告がある．人種差はない．厚難：日本国内では約80人が診断されている．発生頻度は出生男児58,000～73,000人に1例．日本国内においては，毎年10例が発症していると推定される．

遺伝様式・病因

XLR．*ATRX*は核内タンパクで，複合体を作ってDNAメチル化に関わるクロマチンの再構築に関与している．発症に関わる変異の90％以上は，機能の中心であるヘリカーゼドメインとクロマチンを介した転写制御を行うドメインとに集中している．女性保因者ではX染色体の不活化の偏り（skewed inactivation）のために，保因者診断としてBCB染色法を用いる場合は慎重を要する．性腺モザイク例や，非症候群性知的障害の*ATRX*変異例の報告もある．

経過・治療

対症療法が中心となる．新生児・乳児期には，呼吸器反復感染や哺乳障害，胃食道逆流が問題となる．無呼吸・チアノーゼ発作をきたすことがあるので注意を要する．1/3の症例でてんかんがあり，治療を要す．

鑑別診断

ATR-16は赤血球のHbH封入体があるが知的障害は軽度～中等度で眼間開離．Coffin-Lowry症候群（I-9），Angelman症候群（A-3），FG症候群（I-16），Pallister-Killian症候群（Q-3），Smith-Magenis症候群（A-11），Smith-Lemli-Opitz症候群（E-8）など．MECP2重複症候群．

■文献

1) Wada T, Sugie H, Fukushima Y et al : Non-skewed X-inactivation may cause mental retardation in a female carrier of X-linked alpha-thalassemia/mental retardation syndrome（ATR-X）: X-inactivation study of nine female carriers of ATR-X. Am J Med Genet A **138** : 18-20, 2005

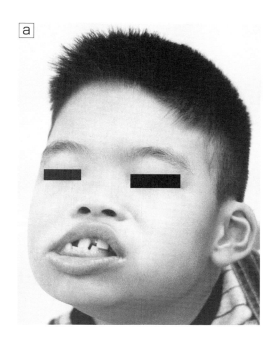
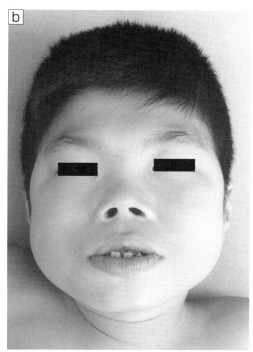
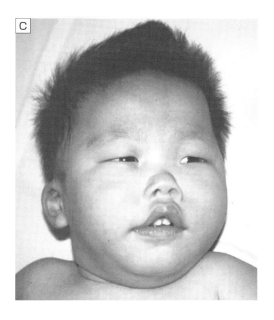
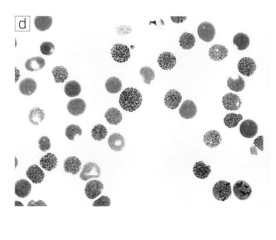

a, b：14歳男児（a），11歳男児（b）．粗な顔貌，眼間開離，扁平鼻根，小さな三角形の鼻，上向き鼻孔，厚い口唇，隙間のある正中切歯．
c：1歳男児．粗な顔貌，眼間開離，扁平鼻根，小さな三角形の鼻，上向き鼻孔．
d：1％ブリリアントクレシルブルー（BCB）染色により，ゴルフボール様のHbH封入体をもった赤血球が認められる．

遠位関節拘縮症候群
distal arthrogryposis syndrome

[MIM No.・マップ・Gene] ☞別表
[キーワード] 関節拘縮, 口蓋裂, 低身長, 眼瞼下垂, 側弯, 開口不全, 指趾異常, 難聴, 翼状片, 耳奇形
[key words] arthrogryposis, cleft palate, short stature, ptosis, scoliosis, trismus, digital anomalies, sensorineural deafness, pterygium, crumpled ears
【GR】Congenital Contractural Arachnodactyly (DA9のみ)
【GRJ】先天性拘縮性くも状指趾症 (ビールス症候群)

概 念

2ヵ所以上の先天性関節拘縮を認めるものを関節拘縮症候群 (arthrogryposis) といい, 100種類以上の症候群を含むとされている. 遠位関節拘縮症候群は先天性の手・足関節拘縮を認める疾患群で, 狭義の遠位関節拘縮症候群, Freeman-Sheldon症候群, 開口不全・偽屈曲指趾症候群, 先天性くも指趾症候群などを含む. Hallが1982年に6種に分類し, 2005年にBealsが9型 (2型を2A, 2Bに分けているので実際には10種類) に分類している.

症状と検査所見 (表1参照)

[発達] 知能正常.
[頭部・顔面] 眼瞼下垂, 開口不全.
[四肢] 手・足の関節の拘縮, 肩・肘・股・膝関節などの運動制限.
[ときにみられる症状] 低身長, 耳介の異常, 後・側弯, 皮膚隆線低形成.

頻 度

不明だが稀.

遺伝様式

いずれもADを示すがARと考えられる症例もある. 他の合併奇形を伴わない家族性の手の拘縮を示すものはARとされているが, これは上述の分類からは除外されている.

経過・治療

手・足関節の拘縮は非進行性. 治療は対症的に行う. 積極的な機能訓練で関節拘縮の改善が期待される.

■文献

1) Tsukahara M, Kajii T : Distal arthrogryposis type II B in a girl. Autosomal recessive inheritance? Jpn J Hum Genet **29** : 447-451, 1984

	[MIM No.]	[マップ]	[Gene]		[MIM No.]	[マップ]	[Gene]
DA1A	#108120	9p13.3	TPM2	DA4	%609128	不明	不明
DA1B	#614335	12q23.2	MYBPC1	DA5	#108145	18p11.22-p11.21	PIEZO2
DA2A	#193700	17p13.1	MYH3	DA5D	#615065	2q37.1	ECEL1
DA2B	#601680	9p13.3	TPM2	DA6	108200	不明	不明
		11p15.5	TNNT3	DA7	#158300	17p13.1	MYH8
		11p15.5	TNNI2	DA8	%178110	不明	不明
		17p13.1	MYH3	DA9	#121050	5q23.3	FBN2
DA3	#114300	18p11.21-p11.21	PIEZO2	DA10	%187370	2q31.3-q32.1	不明

表1 遠位関節拘縮症候群（DAS）

型		関節拘縮	その他の特徴的所見
Ⅰ型		手・足, 肩・肘・股・膝関節などの運動制限	なし
Ⅱ型	A	同上	口蓋裂・低身長
	B	同上	眼瞼下垂・前方に突出した耳介
	C	同上	唇・口蓋裂
	D	同上	側弯
	E	同上	開口不全

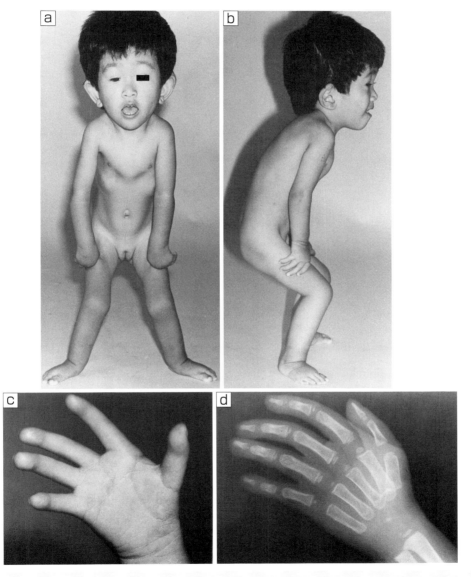

a〜d：ⅡB型．2歳女児（文献1）．両親は表現型正常でいとこ婚．児は前かがみの姿位をとり，肘・股・膝関節の軽度屈曲と，肩・肘・手首・股・膝関節の運動制限を認める．表情に乏しく，眼瞼裂狭小，眼瞼下垂，内眼角贅皮，長い睫毛．大きく，単純で前方に突出した耳介，耳介低位．開いた口．下顎突出，短頭，前胸部突出（a, b）．指は尺側に偏位し，先細りで光沢がある．隆線低形成，指関節屈曲線欠如，母指・小指球部の低形成（c）．手根骨年齢は6ヵ月相当（d）．

J-2 Freeman-Sheldon 症候群
Freeman-Sheldon syndrome
（Whistling face syndrome）

[MIM No.] #193700　[マップ] 17p13.1　[Gene] *MYH3*
[キーワード] 口笛顔貌，筋緊張亢進，指趾拘縮
[key words] Whistling face, hypertonicity, digital contractures

概念
　口笛顔貌，鼻翼低形成，手指の尺側偏位を主徴とする症候群．Freeman と Sheldon（1938）が最初に cranio-carpo-tarsal dystrophy として記載し，Burian（1963）が口笛顔貌症候群と命名した．近年，本疾患は distal arthrogryposis type 2A に再分類されている．

症状と検査所見
　[頭部・顔面] 小さな口，仮面様顔貌，特徴的な口笛を吹いたような顔貌を呈する．高い前額，落ちくぼんだ眼球，眼間開離，眼瞼裂斜下，内眼角贅皮，小さな鼻，鼻翼低形成，長い人中，下顎の H 字型の溝，開口不全．
　[四肢] 手指の尺側偏位，新生児期の指拘縮．
　[ときにみられる症状] 眼瞼裂狭小，眼瞼下垂，斜視，低身長，低出生体重，側弯．

頻度
　報告例は 75 例を超える．

遺伝様式・病因
　原則 AD であるが，AR を臨床的に示す例も報告されている．散発例も多い．2006 年に本疾患の原因遺伝子として，embryonic myosin heavy chain をコードする *MYH3* 遺伝子が単離された．

経過・治療
　新生児期哺乳困難を認めることがある．小口により発語，口腔内ケア，歯科治療に問題を生じることがある．睡眠時無呼吸をきたした症例も報告されている．知的発達は一般に正常である．一般に筋緊張状態は加齢とともに軽減．本疾患では筋骨格系や顔面異常に対し形成外科的手術をする際に麻酔管理上注意が必要のことがある．予後としては多くは良好である．

鑑別診断
　手指の拘縮を示す他の疾患や関節拘縮症候群，開口不全・偽屈曲指症候群（J-7），Schwartz-Jampel 症候群（J-5），Marden-Walker 症候群（J-6）および Burton 症候群など．

■文献
1) Beck AE, McMillin MJ, Gildersleeve HI et al：Genotype-phenotype relationships in Freeman-Sheldon syndrome. Am J Med Genet A **164**：2808-2813, 2014

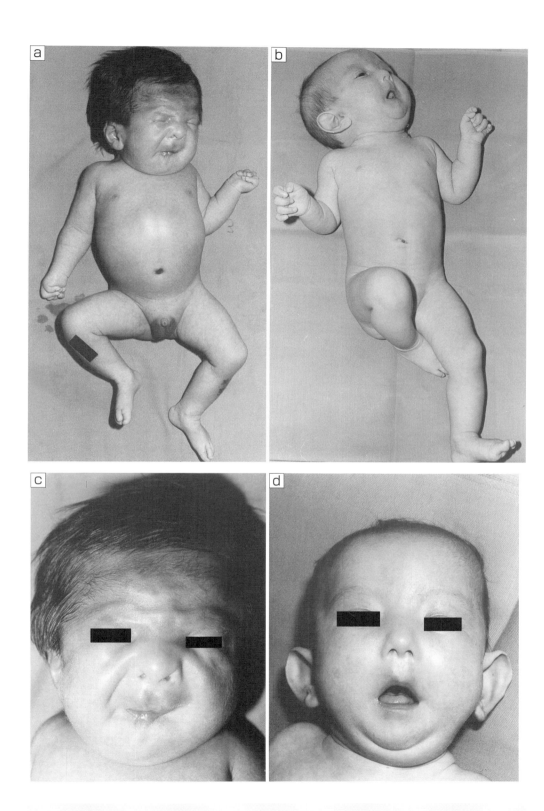

a, b：10日齢男児.
c, d：8日齢女児. 手指の拘縮および特徴的顔貌を示している.

Pena-Shokeir 症候群 I 型
Pena-Shokeir syndrome type 1
(Pena-Shokeir phenotype ; arthrogryposis multiplex congenital with pulmonary hypoplasia)

[MIM No.] #208150　[マップ] 4p16.3 ; 11p11.2　[Gene] *DOK7* ; *RAPSN*
[キーワード] 致死性先天奇形，神経原性関節拘縮，屈指，肺低形成，眼間開離
[key words] lethal congenital anomalies, neurogenic arthrogryposis, camptodactyly, pulmonary hypoplasia, hypertelorism

概念
　先天性多発性関節拘縮，特徴的顔貌，屈指，肺の低形成を特徴とする致死性奇形症候群．ブラジル出身の医師 Pena とエジプト出身の医師 Shokeir がカナダから姉妹例を 1974 年に報告した．Neu-Laxova 症候群は本症の重症型だとする見解がある．Pena-Shokeir II 型は，cerebro-oculo-facio-skeletal (COFS) 症候群ともよばれ，DNA 修復遺伝子の異常である．

症状と検査所見
[顔面] 眼間開離，大きい眼瞼裂，内眼角贅皮，つぶれた鼻尖，耳介低位・変形，高口蓋，小顎．
[四肢] 関節屈曲拘縮，手関節尺側偏位，揺り椅子状足底，内反尖足，屈指，手掌紋低形成．
[肺] 低形成．
[骨格筋] 広汎な神経原性萎縮．
[神経系] 大脳・視床・脳幹・小脳・脊髄前核の神経細胞の消失とグリオーシス．小脳低形成．脊髄前角細胞の著明な減少．
[性器] 停留精巣．
[ときにみられる症状] 子宮内成長遅滞，羊水過多，小胎盤，臍帯短小，副乳，骨年齢促進，小腸閉塞，腸回転異常などの消化管奇形，先天性心疾患，副腎胎児皮質の萎縮を伴う成人様副腎．

頻度
　1994 年の時点で世界で 64 例であった．正確な頻度は不明．極めて稀な疾患である．

遺伝形式・病因
　AR と考えられている．非遺伝性の病因として，母親由来のアセチルコリン受容体抗体が関与するという報告がある．母親は重症筋無力症は発症しないが，胎児の神経筋接合部に異常を生じ，多発性関節拘縮を呈する．一部の症例で *RAPSN* 遺伝子，*DOK7* 遺伝子の変異が報告された．

経過・治療
　生後 1 ヵ月以内に肺低形成による呼吸不全で死亡する例が多い．

鑑別診断
　Potter シークエンス (T-10)，Larsen 症候群 (N-2)，18 トリソミーなどを鑑別する．中枢神経奇形や筋疾患による多発性関節拘縮を鑑別する．

■文献
1) 今泉　清，梶井　正：Pena-Shokeir I 症候群．小児科 **24** : 1071-1072, 1983

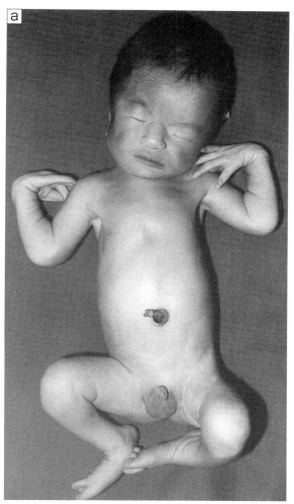
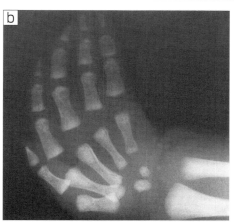
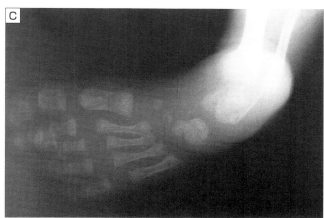

a〜c：生後3日の男児（文献1）．肘・手・股・膝・足関節の屈曲拘縮，長い指，左内反尖足，揺り椅子状足底，踵骨突出，短い胸骨，乳頭間開離．眼間開離，大きい眼瞼裂，前額突出，つぶれた鼻尖，耳介の変形．橈・尺骨に比して長く大きい中手骨と指骨，手関節の尺側偏位，骨年齢8ヵ月相当（b）．長く太い中足骨と趾骨，Ⅲ・Ⅳ・Ⅴ趾の中節骨の頭骨側偏位，骨年齢12ヵ月相当（c）．

COFS 症候群
cerebro-oculo-facio-skeletal syndrome（COFS syndrome）
（Pena-Shokeir syndrome type Ⅱ）

[MIM No.] #214150（COFS1）; #610756（COFS2）; #278780（XPG/COFS3）; #610754（COFS4）
[マップ] 10q11.23（COFS1）; 19q13.32（COFS2）; 13q33（COFS3）; 19q13.32（COFS4）
[Gene] *ERCC6/CSB*（COFS1）; *ERCC2/XPD*（COFS2）; *ERCC5/XPG*（COFS3）; *ERCC1*（COFS4）
[キーワード] 進行性の神経変性, 小頭, 小眼球, 白内障, 特徴的顔貌, 進行性の関節拘縮
[key words] progressive neurodegeneration, microcephaly, microphthalmia, cataract, distinctive facies, progressive arthrogryposis
【GR】Xeroderma Pigmentosum（COFS3 のみ）　【GRJ】色素性乾皮症

概　念
　進行性の神経障害, 小頭, 小眼球, 白内障, 特徴的顔貌, 進行性の関節拘縮を特徴とする症候群. Lowry ら（1971）が最初に記載し, Pena と Shokeir（1974）が脳・眼・顔・骨格症候群（COFS 症候群）とした. Pena-Shokeir 症候群 Ⅱ 型ともよぶが, Pena-Shokeir 症候群 Ⅰ 型とはまったく異なった疾患なので, 混乱を避けるため今後は COFS 症候群の呼称を使用することが望ましいとされる.

症状と検査所見
　[全身] 哺乳不良, 筋緊張低下.
　[頭部・顔面] 出生時からみられる小頭症. 高い鼻根, 眼瞼裂狭小, 上口唇の下口唇への重なり, 小顎, 大きな耳, 耳介低位.
　[眼] 小眼球, 先天性白内障, 視神経萎縮を伴った小角膜.
　[四肢] 肘・膝関節屈曲拘縮, 合指, 垂直な距骨を伴う揺り椅子状の足底.
　[脳・神経] 大脳萎縮・石灰化, 脳梁低形成, 灰色斑点形成を伴う脳白質の減少, 反射減弱もしくは無反射, 知的障害, 眼振.
　[皮膚] 日光過敏.
　[ときにみられる症状] 多毛, 後・側弯, 乳頭間開離, 狭い寛骨臼, 外反股, 骨粗鬆症, 心奇形, 腎・尿路低形成, 脾低形成, 高口蓋, 短頸, 眼間開離, 単一手掌屈曲線, 短い臍帯, 低出生体重.

頻　度
　国内で約 10 例の報告がある.

遺伝様式・病因
　AR. ヌクレオチド除去修復に関わる *ERCC6/CSB*, *ERCC2/XPD*, *ERCC5/XPG*, *ERCC1* に変異が同定された. なお *ERCC6/CSB* は Cockayne 症候群の原因遺伝子として, *ERCC2/XPD*, *ERCC5/XPG* は色素性乾皮症の責任遺伝子として同定された. 患者の培養皮膚線維芽細胞は紫外線に高感受性を示す.

経過・治療
　出生時から発育不全と小頭症, 小眼球, 白内障, 手指の関節拘縮を呈する. 日光過敏症がみられるが, 皮膚の色素沈着は認めない. 進行性の関節拘縮と神経障害により, 十分なエネルギー摂取にもかかわらず次第に衰弱し, 肺感染症を発症して 5 歳までに死亡することが多い. 治療は対症的で, 呼吸・栄養管理など全身管理が主体となる.

鑑別診断
　Cockayne 症候群（C-3）, CAMFAK 症候群, MICRO 症候群, Martsolf 症候群, CAHMR 症候群などの眼および脳の症状を呈する疾患と鑑別を要する. 臨床および細胞所見は Cockayne 症候群と類似するが, 本症は視神経萎縮を伴った小角膜を呈するなど眼症状が重篤である点で異なっている.

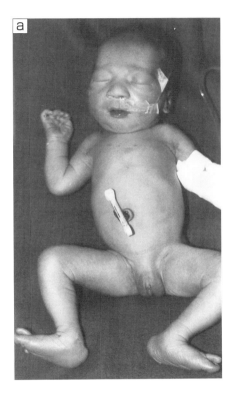
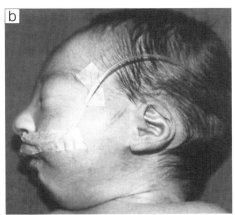

a, b：生後 6 ヵ月の女児．肘・膝関節の屈曲拘縮，大きな目，眼間開離，高い鼻根，耳介低位，短頸，小顎，乳頭間開離，揺り椅子状の足底．

J-5 Schwartz-Jampel 症候群
Schwartz-Jampel syndrome
(chondrodystrophic myotonia)

※小児慢性特定疾病

[MIM No.] #255800　[マップ] 1p36.12　[Gene] HSPG2
[キーワード] 眼瞼裂狭小，ミオトニー，関節可動制限，低身長
[key words] blepharophimosis, myotonia, limitation of joints, short stature

概念

①特徴的顔貌を伴うミオトニー，②軟骨異形成による骨格変形・進行性の関節拘縮，③低身長を特徴とする．Pinto と de Sousa (1961) が最初に記載．Schwartz と Jampel (1962) が同胞例を記載した．より重症の分節異常異形成症 Silverman-Handmaker 型（DDSH）は同じ HSPG2 のアレル疾患（同一遺伝子異常）．

症状と検査所見

[成長・発達] 生後始まる低身長（-2SD 以下）．知能は正常域．

[筋] 全身筋の緊張・硬度増大・肥大．筋電図はミオトニーの所見．筋生検像は中心核増加，筋線維萎縮，結合組織・脂肪増加などミオパチー所見を呈す．血清 CK はときに軽度上昇．

[顔面] ミオトニーにより，変化に乏しい悲しそうな表情を示す．眼瞼裂狭小，小さくすぼめた口，小下顎，眼瞼下垂．

[骨格・関節] 短頸，椎体扁平，後・側弯，大腿骨頭骨端異形成，骨盤異形成，関節拘縮，前胸部突出．

[ときにみられる症状] 白内障，小角膜，耳介低位，高口蓋．長く不揃いな睫毛，股関節脱臼，臍ヘルニア，鼠径ヘルニア，小精巣，鎖肛，かん高い声，発音不明瞭．

頻度

100 例以上の報告がある．性差はない．厚難：本邦での疫学調査はなく，HSPG2 遺伝子変異を確定した患者数は不詳であるが海外からの報告数は 100 を数える．

遺伝様式・病因

AR．基底膜のヘパラン硫酸プロテオグリカン（パールカン）をコードする HSPG2 遺伝子の機能喪失変異が原因．遺伝子変異と症状に相関はない．また，変異の違いで DDSH と区別することもできず，同じ変異で両方の病型の報告がある．パールカンタンパクの残存発現量の違いが症状を規定することが推測されている．2 型（新生児型）に分類される重症の Stuve-Wiedemann 症候群は，LIFR 遺伝子（5p13）の変異によるもので，本症とは異なる．

経過・治療

診断はミオトニー顔貌が明らかとなる小児期になされる．進行性のミオトニー，関節症状，低身長が目立ってくる．ミオトニーは小児期には一定となるが，臨床的に目立たなくとも筋電図では確認できる．拘縮は青年期までに重症化するが，以後は一定となる．麻酔に関しては挿管困難と悪性高熱に注意する．カルバマゼピン，フェニトイン，プロカインアミドなどがわずかに有効．関節変形には手術なども考慮する．

鑑別診断

Marden-Walker 症候群（J-6）にはミオトニーおよび小さな口はない．Freeman-Sheldon 症候群（J-2）の口は口笛吹きのようで，鼻翼低形成および長い人中を伴う．家族性ミオトニーとは顔貌・骨格所見が異なる．

■文献

1) 納　光弘，栗山　勝，井形昭弘：Schwartz-Jampel 症候群．日本臨牀 40（臨時増刊）：766-767, 1982

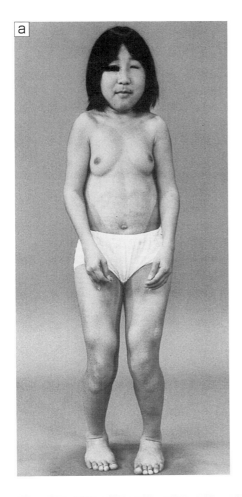
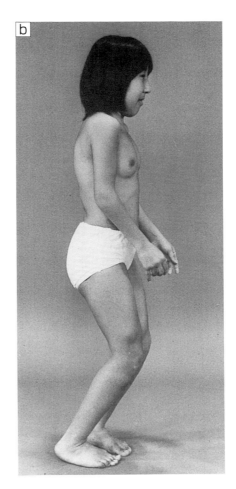

a, b：13歳女児（文献1）．処女歩行24ヵ月，易発汗性．4歳からぎこちない歩行と筋硬化が出現．5歳から転倒傾向増強と関節屈曲位が著明．身長125 cm（−4 SD以下）．高口蓋，鼻声，舌下腺腫大．眼瞼裂狭小と動きの少ない顔貌，全身筋のミオパチー，肩・肘・膝・股関節拘縮．

J-6 Marden-Walker 症候群
Marden-Walker syndrome

[MIM No.] #248700　[マップ] 18p11.22-p11.21　[Gene] *PIEZO2*
[キーワード] 眼瞼裂狭小，口蓋裂，耳介低位，関節拘縮
[keywords] blepharophimosis, cleft palate, low-set ears, joint contractures

概念
MardenとWalker（1966）が記載した症候群．眼瞼裂狭小，小眼球，眼瞼裂斜下，耳介低位，口蓋裂，小顎，前胸部突出，多発性関節拘縮，長い指，精神運動発達遅滞を主徴とする．

症状と検査所見
[頭部] 小頭．
[顔面] 垂れ下がった頬部．眼瞼裂狭小，斜視，眼瞼下垂，小眼球，眼瞼裂斜下，口蓋裂，小さい口，小顎．上向きの鼻，高口蓋．耳介低位．
[四肢]（多発性）関節拘縮，屈指症，長い指，内反尖足．
[体幹] 漏斗胸，前胸部突出，後側弯．
[その他] 重度知的障害，筋緊張低下，深部腱反射減退，筋肉の発達不全．Dandy-Walker 嚢胞+/- 小脳虫部と半球低形成．単一手掌屈曲線．
[ときにみられる症状] 心奇形，腎奇形．

頻度
欧米で約30例の報告がある．わが国では Abe らの症例と右図の症例があるにすぎない．男女比は2:1．

遺伝様式・病因
責任遺伝子は不明である．複数の同胞例と両親の血縁例からARと推定される．

鑑別診断
表参照．

表　鑑別診断

	Marden-Walker 症候群	Schwartz-Jampel 症候群	Pena-Shokeir 症候群
頭部顔面			
眼瞼裂狭小	+++	++	−
小顎症	+++	+++	+++
小口症	++	+++	−
くぼんだ鼻尖	−	−	+++
上向きの鼻	++	−	−
高口蓋	+++	−	+
前額突出	++	−	+++
四肢・体幹			
関節拘縮	+++	−	+
側弯/後弯	+++	−	+
屈指症	++	−	+++
骨端異形成	−	++	−
内反尖足	++	−	+++
その他			
肺低形成	−	−	+++
身体発育不良	+++	+++	+++
知的障害	+++	+	致死
ミオトニア	−	+++	−
先天性心疾患	++	−	−

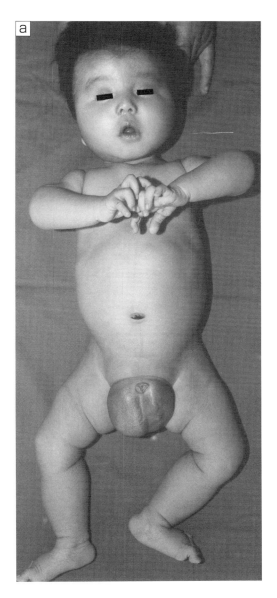
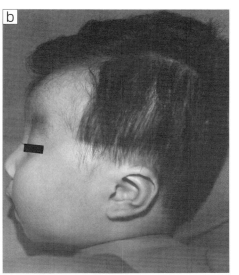
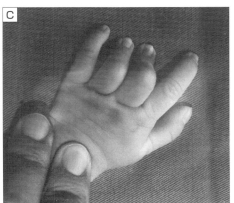

a〜c：生後6ヵ月の男児．眼瞼裂狭小，眼瞼裂斜下，眼瞼下垂，内斜視，耳介低位，開いた小さな口，高口蓋，小顎，肘・膝関節の拘縮，Ⅲ・Ⅳ指の拘縮，揺り椅子状の足底，母趾の拘縮（hammer toe），筋緊張の低下，以上の本症候群に特徴的な所見に加えて，右胸心，両側鼠径ヘルニア，停留精巣を認めた．

J-7 開口不全・偽屈曲指症候群
trismus-pseudocamptodactyly syndrome

[MIM No.] #158300　[マップ] 17p13.1　[Gene] *MYH8*
[キーワード] 開口不全，偽屈曲指
[key words] trismus, pseudocamptodactyly

概　念
　開口不全と手関節の背屈時に指の屈筋群の腱が短いために生じる屈指（偽屈曲指）を特徴とする疾患．1969年にHechtとBeals，Wilsonらが別個に報告したのが最初である．本疾患は遠位型関節拘縮症（distal arthrogryposis：DA）の範疇に入り，7型（DA type7）として分類されている．

症状と検査所見
[発育] 知能正常，低身長．
[頭部・顔面] 開口不全［開口時の幅は3〜13 mm．正常成人では30〜70 mm（平均49 mm），8〜12歳では25〜55 mm（平均40 mm）］，咀嚼障害，哺乳障害．
[四肢] 手関節背屈時の屈曲指，指関節部の胼胝形成，指の尺側偏位，下肢の変形．
[ときにみられる症状] 内反尖足，側弯，斜頸．

頻　度
　海外では20家系以上の報告がある．正確な発生頻度は不明．性比は1：2で女性に多いとされている．

遺伝様式・病因
　AD．表現度は様々である．責任遺伝子としては17p13.1に位置する*MYH8*が単離されている．現在のところ，すべての症例で本遺伝子の2021番目がグアニンからアラニン（2021G>A）へ（674番目のアミノ酸がアルギニンからグルタミンへ；R674Q）のミスセンス変異を示している．

経過・治療
　基本的に知能は正常で，生命予後は良好．乳幼児早期に手関節の機能訓練を開始すれば屈曲指の程度は軽減する．開口不全，屈曲指は非進行性．開口不全のため新生児期には哺乳障害が問題となる．重症例では気管内挿管や扁桃摘出術が必要なこともある．口腔内ケアは重要である．心理的ケアにも配慮が必要である．

鑑別診断
　Cranio-carpo-tarsal dysplasiaやSchwartz-Jampel症候群（J-5）など．

■文献
1) Tsukahara M, Shinozaki F, Kajii T：Trismus-pseudo-camptodactyly syndrome in a Japanese family. Clin Genet **28**：247-250, 1985

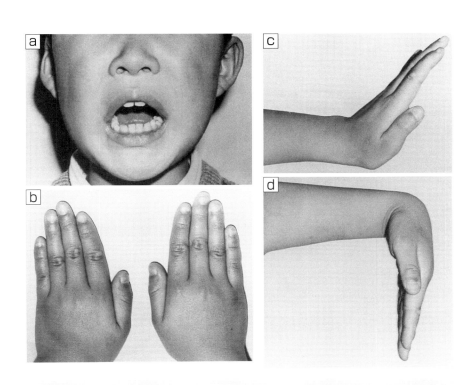

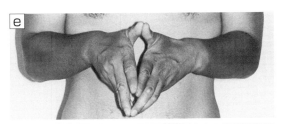

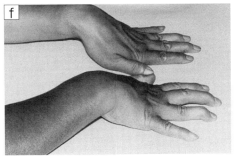

a〜d：8歳男児（文献1）．開口不全（a），指の尺側偏位と指関節の胼胝形成（b），手関節背屈時の屈曲指（c），手関節屈曲時，屈曲指はみられない（d）．

e, f：a〜dの父親．手掌を合わせることができない（e）．手関節背屈時の屈曲指．

ポーランド奇形
Poland anomaly

[MIM No.] %173800
[キーワード] 上肢奇形，大胸筋低形成，先天性心奇形
[key words] upper limb defect, hypoplasia of breast, congenital heart defect

概念
1841年にPolandによって新規疾患として提唱された．鎖骨下動脈血流遮断シークエンス（T-3）の一部である．

症状と検査所見
[胸部] 片側性大胸筋低形成，同側の乳房・乳頭低形成，先天性心奇形．
[四肢] 片側性上肢横断型奇形，合指趾，裂手．
[ときにみられる症状] 下肢の奇形．鎖骨下動脈血流遮断シークエンスに属する奇形（Moebius奇形など）が合併することがある．

遺伝様式・病因
大部分は散発性で，家族例は極めて稀．

経過・治療
発達は正常なことが原則．先天性心疾患以外の内臓奇形を伴うことは少ない．

鑑別診断
Holt-Oram症候群（K-2），裂手裂足（K-5），欠指・外胚葉異形成・唇裂症候群（I-10）．

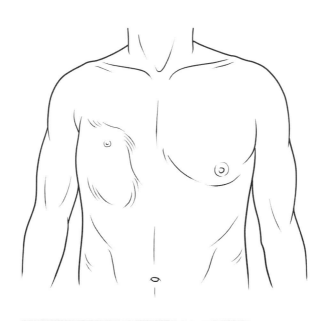

片側性（右）に大胸筋と乳頭・乳輪の低形成がみられる．

K-2 Holt-Oram 症候群
Holt-Oram syndrome
（cardiac-limb syndrome ; heart-hand syndrome）

[MIM No.] #142900　[マップ] 12q24.21　[Gene] *TBX5*
[キーワード] 心奇形, 母指低形成, 上肢異常, 不整脈
[key words] cardiac defects, thumb hypoplasia, upper limb defects, arrhythmia
【GR】Holt-Oram Syndrome

概念
　上肢の, 主として第1放線奇形・心房中隔欠損などの心奇形（不整脈を含む）を合併する遺伝性奇形症候群. 心臓・上肢症候群または心臓・手症候群ともよばれる. 顔貌異常や知的障害を伴わない. 心と上肢の発生異常. Holt と Oram（1960）が記載した.

症状と検査所見
　[心] 心房中隔欠損（二次孔型, 33％）, 心室中隔欠損（21％）, その他の心奇形（35％）, 心奇形を認めない（12％）こともある. 不整脈（50％）は房室ブロックが多い.
　[上肢] 上肢奇形はほぼ必発. 左側上肢奇形が2倍多い. 母指欠損, 母指低形成, 3指節母指, 合指, 欠指. 橈骨欠損・低形成, 尺骨奇形, 四肢短縮・欠損など.
　[その他の骨格] 鎖骨低形成, なで肩, 肩甲骨低形成, 漏斗胸, 肋骨異常, 側弯.

頻度
　不明だが比較的稀. 海外では100例以上の報告がある. 性比は1.

遺伝様式・病因
　AD（上肢奇形の浸透率は高いが, 心・上肢奇形とも表現度の差異は大きい）の症例（60％）と, 非遺伝性の発生異常による症例（散発例の一部）が混在する異質性に富む疾患である. 責任遺伝子座の1つは *TBX5* だと判明した. 臨床診断される患者の70％程度に *TBX5* 変異が認められる.

経過・治療
　心房中隔欠損の大部分は手術適応である. 不整脈は進行性のことがあり, 経過観察が必要である. 心電図で異常を認める患者については定期的にホルター心電図を記録する.

鑑別診断
　低身長, 発達遅滞, カフェオレ斑のある症例では Fanconi 貧血（B-1）を考慮し, DEB（diepoxybutane）試験を行う. サリドマイド胎芽症は鑑別困難なことがあるが, その新たな発生はない. Poland 奇形（K-1）（上肢奇形＋大胸筋欠損（片側のことが多い）＋心奇形）は胎生期の血流障害により発症すると考えられている.

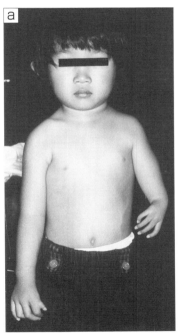

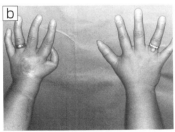

a：4歳女児. 右母指痕跡状, 母指球筋欠損, 左上腕骨, 前腕骨の短縮, 橈骨欠損, 母指欠損. 心弁膜症の既往.
b：母. 右母指の3指節症, 左母指の低形成.

K-3 大腿骨・顔症候群
femoral-facial syndrome
(femoral hypoplasia-unusual facies syndrome)

[MIM No.] 134780
[キーワード] 両側大腿骨低形成，特徴的顔貌，口蓋裂，小下顎
[keywords] bilateral femoral hypoplasia, distinctive facies, cleft palate, micrognathia

概念
両側性非対称性大腿骨低形成，特徴的顔貌，口蓋裂を主徴とする疾患で，1975 年に Daentl らが疾患単位としてまとめた．

症状と検査所見
[成長] 低身長（主に下肢が短いことによる）．
[頭部・顔面] 眼瞼裂斜上，内斜視，乱視，鼻翼低形成を伴った短い鼻，長い人中，薄い上口唇，口蓋裂，小下顎，耳介低形成．脳梁部分欠損合併の報告あり．
[骨格] 両側性非対称性大腿骨低形成あるいは無形成．Sprengel 奇形，肋骨形態異常，椎骨の異常（側弯・潜在性二分脊椎・仙骨分節異常），上腕骨低形成，肘関節可動域制限（橈骨上腕骨癒合・橈尺骨癒合），骨盤低形成，腓骨低形成，多趾，乏指趾，尖足，中足骨短縮，幅広いあるいは二分された母趾．
[体幹・内臓] 心疾患（心室中隔欠損，肺動脈狭窄，動脈管開存），停留精巣，鼠径ヘルニア，小陰茎，小精巣，大陰唇低形成，多嚢胞腎，無形成腎．

頻度
55 例以上の報告がある．

遺伝様式・病因
親子例（父-息子伝達例を含む）の存在からは AD が推定されるものの，散発例が大部分であり多因子遺伝とも考えられている．約 3 割の症例で母体に糖尿病を認めている．

経過・治療
口蓋裂や小下顎のため哺乳・摂食困難や言語への影響が考えられる．知的発達は通常正常であり，ほとんどの症例は自立歩行が可能である．

鑑別診断
尾部退行症候群（caudal regression syndrome）．

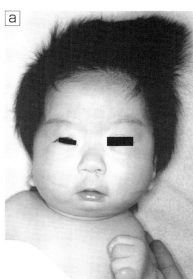
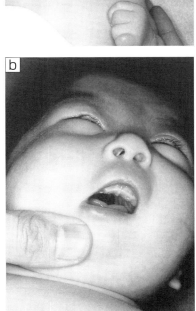
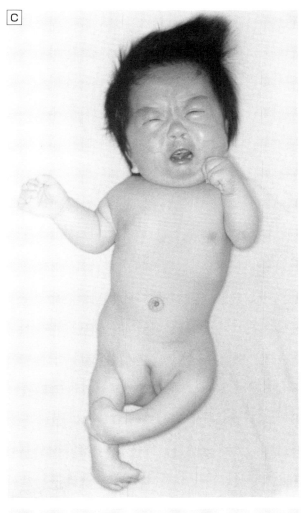

a〜c：2ヵ月女児．眼瞼裂斜上，長い人中，小下顎（a），口蓋裂（b），大腿骨，腓骨の低形成（c）．

Adams-Oliver 症候群
Adams-Oliver syndrome

[MIM No.] #100300 ; #614219 ; #614814 ; #615297 ; #616028
[マップ] 3q13.33 ; 19p13.2 ; 4p15.2 ; 3p14.1 ; 9q34.3
[Gene] *ARHGAP31* ; *DOCK6* ; *RBPJ* ; *EOGT* ; *NOTCH1*
[キーワード] 手足末端の横断性欠損，頭皮・頭蓋欠損，毛細血管拡張性の大理石様皮膚
[key words] terminal transverse defects of hand and foot, scalp/skull defect, cutis marmorata telangiectatica

概念
手足末端の横断性欠損，頭皮・頭蓋欠損，毛細血管性の大理石様皮膚を主徴とする疾患で，Adams と Oliver（1945）が最初に報告した．

症状と検査所見
[頭部・顔面] 頭蓋中央部の頭蓋骨欠損と頭皮欠損を出生時に認める．大きさは小さいものでは 2.5×5 mm から大きいものでは 7×9 cm と様々．

[四肢] 手足末端の欠損は一肢のみのものから四肢すべてにみられるものまである．横断欠損の程度も様々．一般に下肢の方が重度である．欠損のない四肢でも末節骨は短いことがある．

[皮膚] 毛細血管拡張のための大理石様皮膚．頭皮の静脈は拡張し，曲行することが多い．

[その他] 先天性心疾患（13％），小頭，てんかん，知的障害，脳症，脳回異常，無嗅脳症，水頭，気管分岐異常，腎奇形，肺動静脈奇形，肺高血圧，心奇形．

頻度
80 例以上の報告がある．

遺伝様式・病因
AD．表現度の差があり，親に毛細血管拡張などの軽微な症状を認めることがあり注意を要する．Adams-Oliver 症候群 1 型の責任遺伝子は連鎖解析により *ARHGAP31* と判明．他に AD 家系では，*RBPJ* 変異もある．AR 家系も報告がある 2 型は責任遺伝子が *DOCK6* と判明した（2011）．4 型は *EOGT*，5 型は *NOTCH1* の変異による．

経過・治療
成長・発達は正常に経過するものが多い．頭皮欠損部は潰瘍化していることが多いが生後数ヵ月で瘢痕治癒する．約 30％の患者では皮膚移植などの形成手術を要する．軽微な外傷により，頭部の拡張した血管から出血することがあるので注意が必要．潰瘍部の感染にも注意．全身性の血管異常の有無については検査が必要．

鑑別診断
羊膜破裂シークエンス（T-9）とは紋扼輪の有無により，先天性表皮水疱症とは四肢奇形の有無により鑑別する．また頭皮欠損・多指症（MIM 181250）との鑑別も必要．

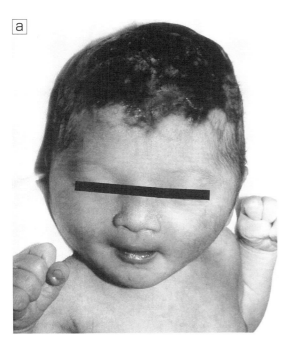
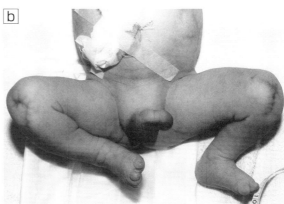
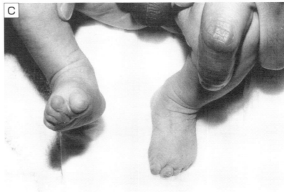

a〜c：1ヵ月男児．頭皮欠損と頭部の拡張した血管を認める（a）．膝部の大理石様皮膚（b）．足趾の横断性欠損（c）．

裂手裂足
split hand/split foot malformation

[MIM No.・マップ・Gene] ☞別表
[キーワード] 裂手裂足，指趾欠損，脛骨低形成
[keywords] split hand/split foot, ectrodactyly, tibial hypoplasia

概念
　四肢遠位部の発生障害で生じ，中手骨・中足骨から末梢の中央欠損を主徴とする．ほとんどが散発例であるが，AD，AR，XLR家族例も報告されている．

症状と検査所見
　[四肢] 末端の中央部（Ⅱ・Ⅲ指趾）を中心とした指趾の欠損．指間が深くなっているものから，中心部列の指趾の短縮や欠失を認めるものまで様々．Ⅰ・Ⅴ指趾のみ残ったり，単一指趾になる場合もある．欠損部位も一肢から四肢まで多様．残存指趾の位置関係は保たれているため，手の対立（opposition）は通常可能．
　[その他] 外観のため，精神的な問題が生じうる．幼少時から手を使わなくなったり，手足を隠したりする．握手などの動作も拒否する．成人になってもこの問題は克服されにくい．Ⅰ型では難聴を伴う．

頻度
　1万人に約1人．77％は単一肢のみの欠損．

遺伝様式・病因
　遺伝的異質性がある．裂手裂足に7qの欠失・転座・逆位を伴う例が報告されており，裂手裂足の1つの遺伝子座位（Ⅰ型）は7q21.2-q21.3にあるとされる．しかし，同領域に連鎖を示すAD家系例は報告されていない．一方，ADの裂手裂足には少なくとも2つの型がある．1つ（MIM #183600）は裂手裂足のみの奇形で，浸透率は96％と高いが，もう一方（MIM %119100）（SHFLD1）は家系内に他の四肢の変形（特に脛骨低形成）を伴う症例を認め，その浸透率は60％である．さらに，10q24に連鎖を認めるADの家系例の報告もある．

経過・治療
　裂手に伴う機能障害は少ないが，機能改善が期待できる場合は必要に応じて手術を行う．精神的なサポートも必要．

鑑別診断
　欠指・外胚葉異形成・唇裂症候群（I-10），Brachmann-de Lange症候群（E-4），acrorenal症候群，絞扼輪症候群との鑑別は新生児期には困難なことがある．絨毛採取（CVS）に続発する横断型四肢欠損もあるので，CVS既往あるいは双生児などの胎児循環に影響を及ぼす可能性のある妊娠歴に注意．

	[MIM No.]	[マップ]	[Gene]		[MIM No.]	[マップ]	[Gene]
Ⅰ型	#183600	7q21.2-q21.3	SHFM1	Ⅳ型	#605289	3q28	P63
ⅠD型	#220600	7q21.3	DLX5	Ⅴ型	%606708	2q31	SHFM5
Ⅱ型	%313350	Xq26	SHFM2	Ⅵ型	#225300	12q13.12	WNT10B
Ⅲ型	#246560	10q24					

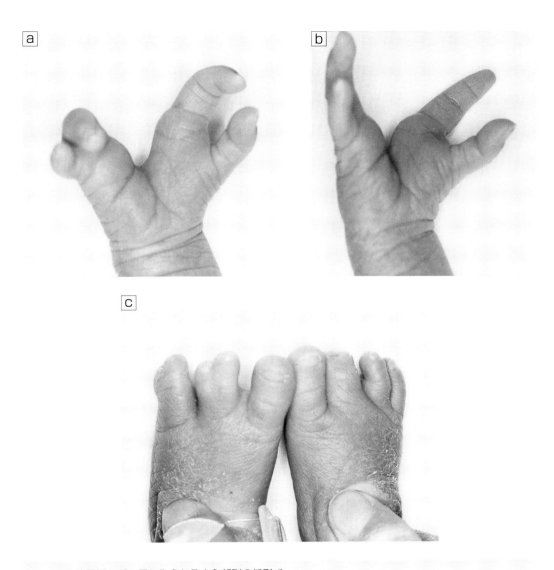

a〜c：1歳男児．手，足にみられる中心部列の低形成．

外胚葉異形成・欠指・網膜色素変性症候群
ectodermal dysplasia, ectrodactyly, macular dystrophy（EEM）syndrome

［MIM No.］#225280　［マップ］16q22.1　［Gene］CDH3
［キーワード］外胚葉異形成，欠指，網膜斑状色素変性
[key words] ectodermal dysplasia, ectrodactyly, macular dystrophy

概念

外胚葉形成不全，欠指，合趾，黄斑部を中心とする網膜色素変性などを主徴とする症候群である．AlbrectsenとSvendsen（1956）が6歳の姉と4歳の弟例を報告したのが最初で，寺脇ら（1970）や早川ら（1979）による報告がある．Ohdo（大堂）ら（1983）がEEM症候群と命名して整理・報告した．

症状と検査所見

［頭部・顔面］頭髪は細いものをわずかに認める．眉毛，睫毛はほとんど認められない．これらの所見のために実際の年齢よりかなり老けてみえる．

［眼］黄斑部を中心に比較的境界鮮明な島状の変性像を認める．年齢とともに色素斑が増加し，視力障害も漸次増悪する．

［口］歯の発育が悪い．歯間は離開する．

［四肢］全症例で欠指や裂手を認める．欠指はⅡ指やⅢ指で頻度が高い．下肢では欠趾や合趾がみられる．

［その他］身体発育や知的発達は正常．二次性徴や妊妊性も正常である．発汗は正常．内臓奇形の報告はない．

頻度

欧米で6例，わが国で7例の記載がある．特定の地域で報告されているのみである．

遺伝様式・病因

報告症例に性差はない．症例の両親はすべていとこ婚なのでARと考えられる．デンマーク人家系とブラジル人家系でCDH3のホモ接合性変異が発見され，ヘテロ接合体個人には軽微な症状がみられた（Kjaerら，2005）．

経過・治療

機能改善のために手指の形成外科的手術が必要なことがある．視力は年齢とともに低下する．生命予後は良い．

鑑別診断

Roberts症候群（B-2），欠指・外胚葉異形成・唇裂症候群（I-10），その他の外胚葉異形成に欠指趾を合併する症例が鑑別すべき疾患となる．これらの症例は本症候群に認める特異的な眼底所見を欠くことで鑑別する．

■文献

1) Ohdo S, Hirayama K, Terawaki T : Association of ectodermal dysplasia, ectrodactyly, and macular dystrophy. The EEM syndrome. J Med Genet **20** : 52-57, 1983

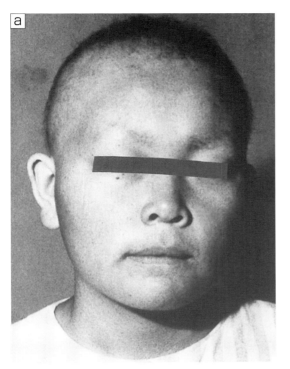
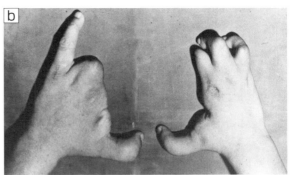
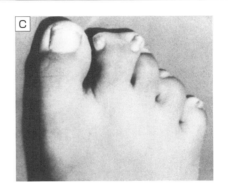
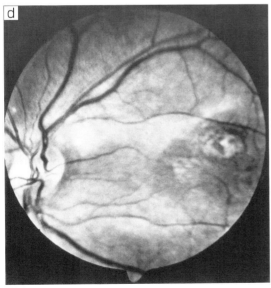

a〜d：16歳9ヵ月女性（文献1）．頭髪・眉毛・睫毛の欠損（a），欠指と裂手，多趾と合趾（b, c）．眼底黄斑部を中心に不定形の島状の変性巣を認める（d）．患者のまたいとこの女子も罹患（頭髪・眉毛・睫毛欠如，右Ⅱ・Ⅲ指と左Ⅱ指欠指，右Ⅲ・Ⅳ合趾，網膜色素変性）．

膝窩翼状片症候群
popliteal pterygium syndrome
（facio-genito-popliteal syndrome）

［MIM No.］ #119500　［マップ］ 1q32.2　［Gene］ IRF6
［キーワード］ 唇・口蓋裂，膝窩翼状片，外陰部異形成，短・合指趾
[key words] cleft lip and palate, popliteal pterygium, genital dysplasia, brachysyndactyly
【GR】IRF6-Related Disorders に含まれる　【GRJ】IRF6 関連疾患

概　念
　顔面（唇顎口蓋裂，眼瞼・歯肉間の索状の膜様構造物），四肢（膝窩翼状片，短合指趾），外陰部（発育不全）に奇形を有する症候群．Trelat（1869）が最初に報告した．顔・外性器・膝窩症候群ともよぶ．van der Woude 症候群とアレル疾患（同一遺伝子異常）．

症状と検査所見
［顔面］唇顎口蓋裂．下口唇瘻孔あるいは小窩，上下歯肉間や上下眼瞼間を結合する索状の粘膜，舌強直，小顎，耳垂低形成．

［皮膚・筋・骨格］下肢後面の膝窩翼状片．アキレス腱上皮膚の萎縮，合指，短合趾，爪欠損・低形成．一般に下肢の奇形が多い．

［外陰部］男性では陰嚢欠損・外反・低形成，停留精巣，陰茎低形成．女性では，大陰唇の欠損・低形成，陰核肥大，腟・子宮の低形成．翼状皮膚の連結が陰股部で高度だと脚間翼状片を形成する．鼠径ヘルニア．

［精神発達，身体発育］正常域．

頻　度
　非常に稀で 1/300,000 と推定されている．性比は 1．報告例は，Trelat 以降約 60 例で，わが国では 3 症例．

遺伝様式・病因
　AD．Van der Woude 症候群と同一遺伝子異常であり，IRF6 の優性阻害変異が原因．浸透率は不完全で，表現度の差異が大きい．

経過・治療
　唇裂や下口唇の瘻や小窩は生後 3～5 ヵ月で形成術，歯肉間の索状膜様物の切離術を行う．眼瞼間に同様の構造物がある症例では視力障害の原因になるので，可及的早期に切離する．口蓋裂は 1 歳 6 ヵ月前後で push back 手術を行う．膝窩翼状片が高度で歩行に支障ある場合は Z 形成術を施行し，拘縮を除去する．合指趾に対しては必要に応じ分離術を行う．

鑑別診断
　鑑別すべきものとして致死性翼状片症候群，多発性翼状片症候群がある．本症は多発性翼状片症候群とは異なり，首や腕の翼状片はみられない．

■文献
1) 浜本淳二，大浦武彦，松本敏明ほか：Popliteal pterygium syndrome. 症例と文献的考察．形成外科 **26**：571-580, 1983
2) Gorlin RJ, Sedano HO, Cervenka J : Popliteal pterygium syndrome. Pediatrics **41**：503-509, 1968

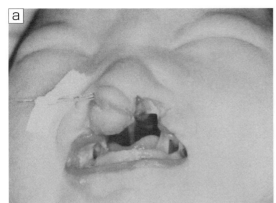

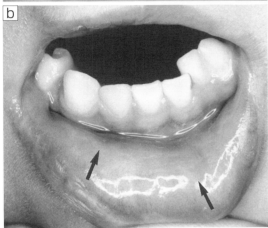

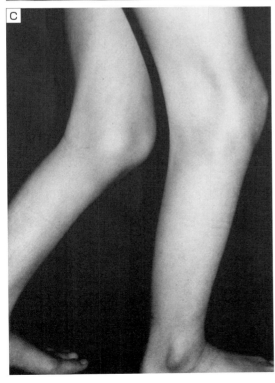

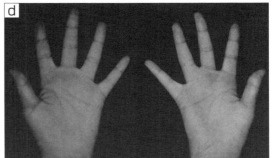

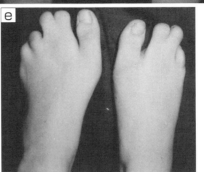

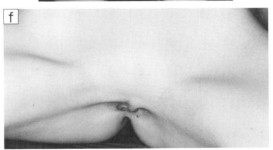

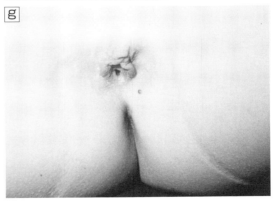

a：新生女児（文献2）．生下時体重3,500 g．両側唇顎口蓋裂と上下歯肉間の索状粘膜．
b：3歳女児．下口唇瘻（矢印）．
c〜g：a図症例の12歳時．両下肢の翼状片（c），両側Ⅲ・Ⅳ指間の皮膚性合指（d），Ⅱ・Ⅲ趾，Ⅳ・Ⅴ趾の合趾と母趾を除く爪欠損（e），脚間翼状片（f），大小陰唇・陰核の低形成（g）．

Escobar 症候群
Escobar syndrome
multiple pterygium syndrome

[MIM No.] #265000　[マップ] 2q37.1　[Gene] *CHRNG*
[キーワード] 翼状片，側弯，眼瞼下垂，屈指
[key words] pterygium, scoliosis, ptosis, camptodactyly

概念
四肢の翼状片，多発性関節拘縮，および様々な発生異常を伴う．Escobar ら（1978）らにより本症の概念が確立した．

症状と検査所見
[体格] 低身長は生下時には軽度だが，加齢に従い著明となる．その原因の1つに側弯と前弯の合併があり5歳までには発症し進行する．

[顔面] 眼瞼下垂，眼瞼裂斜下，眼間開離，口角下垂を伴う小下顎，口蓋裂．

[皮膚] 翼状片は本症に最も特徴的な所見で顔，外性器，膝窩症候群と異なり，多発性で，頸部，腋窩・肘前・膝窩などに認め，年齢とともに著明となる．

[四肢] 翼状片を伴う多発性関節拘縮，屈指，合指，内反尖足や揺り椅子状足底を合併することがある．

[ときにみられる症状] 停留精巣，大陰唇の低形成，伝音難聴，股関節脱臼，Klippel-Feil 症候群，頸椎の異常，横隔膜ヘルニア．

頻度
不明．約50例の報告がある．

遺伝様式・病因
AR．連鎖解析により責任遺伝子が同定された．アセチルコリン受容体γサブユニットをコードする遺伝子 *CHRNG* のホモ接合性変異が原因．サブユニットのα，β，δ，εの変異は先天性筋無力症候群の原因としても知られている．γサブユニットは胎生33週以前に存在するが，εサブユニットに置き換えられ，成人型になる．出生後に筋症状の変化がないのはこのためである．

経過・治療
ほとんどの例が歩行可能．知的には正常．胎生期の筋力低下のために，出生後の横隔膜の動きの低下や肺低形成，呼吸障害が問題となる．また，後側弯や胸郭低形成の影響による気道感染，呼吸困難，無呼吸の管理も必要．翼状片は関節拘縮を助長するため早期からの理学療法は必要．側弯は5歳頃から進行するために手術治療を要する．聴覚検査も全例に必要．

鑑別診断
本症は関節拘縮と多発性翼状片が特徴である．出生時には症状が著明ではないために他の先天性関節拘縮症との鑑別が困難だが，2～3歳頃には翼状片や顔貌の特徴が著明となるため診断が容易になる．鑑別すべき疾患に先天性関節拘縮症，顔・外性器・膝窩症候群，antecubital pterygium syndrome がある．

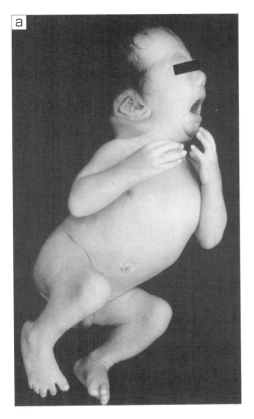
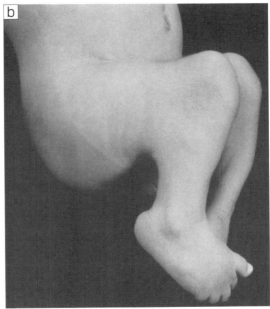

a, b：1ヵ月男児．頸部，腋窩部，肘前部，膝窩部の著明な翼状片．指では翼状片と屈指．耳介低位，小下顎．

K-9 Bardet-Biedl 症候群
Bardet-Biedl syndrome

※小児慢性特定疾病

[MIM No.・マップ・Gene] ☞別表
[キーワード] 知的障害，色素性網膜症，多指趾，肥満，性器発育不全
[key words] intellectual disabilities, pigmentary retinopathy, polydactyly, obesity, hypogonadism
【GR】Bardet-Biedl Syndrome

概　念

知的障害，色素性網膜症，多指趾，肥満，性器発育不全，腎疾患を特徴とする遺伝性疾患．Bardet（1920）とBiedl（1922）が記載した．現在まで16の責任遺伝子が同定され，遺伝的異質性の全体が明らかにされつつある．本症はLaurence-Moon症候群とは独立した疾患単位であるにもかかわらず，Laurence-Moon-Bardet-Biedl症候群と誤ってよばれることが多い．基本的診断基準が提唱されている（Bealesら，1999）．繊毛関連疾患（ciliopathy）の1つである．

症状と検査所見

[中枢神経系] 知的障害．網膜色素変性（>90%），視神経萎縮，弱視あるいは失明．ときに難聴（伝音難聴，24%）．神経症状として学習障害，多動などの行動異常．

[骨格] 軸後性多指趾．多指は痕跡状のこともある．

[体格] 3～4歳から始まる肥満（72%）．

[性器] 低形成，小陰茎，停留精巣，二分精巣，尿道下裂など．二次性徴発現遅延または欠如，無月経．性腺刺激ホルモンは正常か低値．

[ときにみられる症状] 白内障，虹彩欠損，腎機能障害，尿毒症，心奇形．

頻　度

欧米では10万～16万人に1人．性差はない．厚難：欧米では1/14,000-160,000出生だが，本邦ではそれより少ないと推定．

遺伝様式・病因

AR．遺伝的異質性が高く，16の遺伝子座が明らかにされた．頻度の高い責任遺伝子として，BBS（～23.3%），BBS2（8.1%），MKKS（～5.8%），BBS10（20%），BBS9（～6.0%），BBS12（～5%）がある．3アレル性遺伝（triallelic inheritance）による発症が知られている．家族内においても表現度に多少の差異がある．

経過・治療

夜盲の出現は7～8歳で，失明に至る平均年齢は15.5歳．出生体重は正常だが，肥満は1歳までに明らかになる．ほとんどの症例で学習障害がみられる．生命予後は腎障害の程度による．早い場合には2歳までに腎不全症状が明らかとなることもある．慢性腎不全に至るのは15～55%．それに伴い30代で高血圧が目立ってくる．腎泌尿器系の精査と定期健診も必須．かんしゃく・多動などの情緒障害・行動異常などへの対応も重要．早期の療育的対応は必要．定期的な眼科受診による視力評価は必須．眼鏡等の処方や視力障害に

	[MIM No.]	[マップ]	[Gene]		[MIM No.]	[マップ]	[Gene]
BBS1, m	#209900	1p35.1	CCDC28B	BBS10	#615987	12q21.2	BBS10
BBS1, m	#209900	3q11.2	ARL6	BBS11	#615988	9q33.1	TRIM32
BBS1	#209900	11q13.2	BBS1	BBS12	#615989	4q27	BBS12
BBS2	#615981	16q12.2	BBS2	BBS13	#615990	17q22	MKS1
BBS3	#600151	3q11.2	ARL6	BBS14, m	#209900	8q22.1	TMEM67
BBS4	#615982	15q24.1	BBS4	BBS14	#615991	12q21.32	CEP290
BBS5	#615983	2q31.1	BBS5	BBS15	#615992	2p15	WDPCB
BBS6	#605231	20p12.2	MKKS	BBS16	#615993	1q43	SDCCAG8
BBS7	#615984	4q27	BBS7	BBS17	#615994	3p21.31	LZTFL1
BBS8	#615985	14q31.3	TTC8	BBS18	#615995	10q25.2	BBIP1
BBS9	#615986	7p14.3	PTHB1	BBS19	#615996	22q12.3	IFT27

m：modifier

対する訓練教育も必要．多指に対しては形成外科的対応を考慮する．失調歩行や無嗅覚なども報告がある．性腺機能低下に対して内分泌学的評価は必要．

鑑別診断

Laurence-Moon 症候群には肥満と多指趾はなく，痙性対麻痺がある．Prader-Willi 症候群（A-2）は乳児期の著明な筋緊張低下を認めるが，網膜色素変性や多指趾はない．肥満と多指趾から Carpenter 症候群（F-5）とも鑑別を要する．

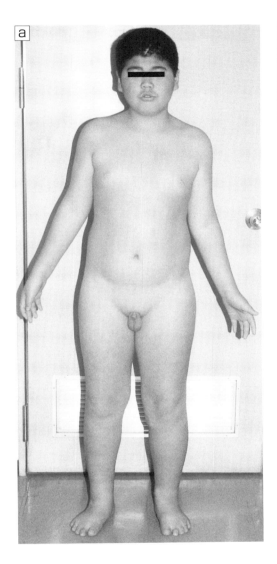

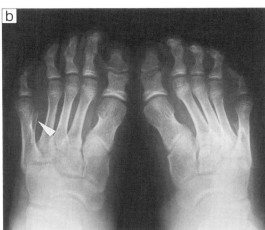

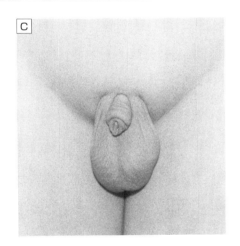

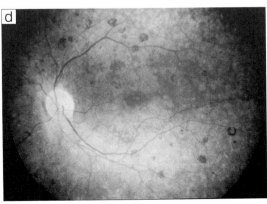

a〜c：16歳男性．弱視，網膜色素変性，両軸後性多指趾［多指の切除痕と遺残する過剰中足骨（b：矢頭）］，小陰茎（c），性腺機能低下，肥満，知的障害がみられる．両親はいとこ婚で，姉も本症に罹患している．さらに血族結婚の血縁者に4名の罹患者がいる．
d：眼底写真．著明な網膜色素変性．

K-10 Coffin-Siris 症候群
Coffin-Siris syndrome
(fifth digit syndrome)

[MIM No.] #135900　[マップ] 7q32-q34
[Gene] *SMARCB1*; *SMARCA4*; *SMARCA2*; *SMARCE1*; *ARID1A*; *ARID1B*
[キーワード] 特徴的顔貌，爪の低形成，V指末節骨の低形成，知的障害，成長障害
[key words] distinctive facies, hypoplastic nails, hypoplastic terminal phalanges of 5th fingers, intellectual disabilities, growth deficiency
【GR】Coffin-Siris Syndrome

概念
知的障害，疎な頭髪，濃い眉と睫毛，厚い口唇を伴った特徴的顔貌，指趾の爪の低形成を主徴とする．中でもV指趾の末節骨と爪が無形成のことが多いので第5指症候群ともよぶ．CoffinとSiris（1970）が3例の症例を記載したのが端緒である．

症状と検査所見
[体幹] 出生後の成長障害．哺乳力不良．気道感染症に頻回に罹患する．多毛，筋緊張低下．
[頭部] 小頭，疎な頭髪．
[顔面] 濃い眉と睫毛，低い鼻根部・上を向いた鼻尖を伴った幅広い鼻，短い人中，厚い口唇，大きい口．
[四肢] 指趾の末節と爪の低形成．V指趾の末節骨と爪の低・無形成．関節の過伸展．骨年齢の遅延．
[中枢神経系] 中等～重度の知的障害．
[ときにみられる症状] Dandy-Walker症候群，脳梁欠損，眼瞼下垂・斜視などの眼症状．口蓋裂，大きい舌，先天性心疾患，側弯，臍ヘルニア，鼠径ヘルニア，停留精巣，子宮内発育遅延，難治性湿疹，乳児期以降も継続する低血糖発作．

頻度
2001年までに海外で80例，2005年までにわが国で7例が報告されている．厚難：稀な疾患でこれまで80症例しか報告されておらず，正確な頻度は不明．

遺伝様式・病因
AD．クロマチン・リモデリングの関連遺伝子（SWI/SNFサブユニット）群 *SMARCB1*; *SMARCA4*; *SMARCA2*; *SMARCE1*; *ARID1A*; *ARID1B* の異常である．Tsurusakiら（2012）が報告した．

経過・治療
生命予後は一般に良好である．死亡例の原因は，消化管穿孔，肺炎と先天性心疾患，極低出生体重児の敗血症である．治療は対症的に行う．

鑑別診断
胎児性ヒダントイン症候群（S-2），Coffin-Lowry症候群（I-9），Brachmann-de Lange症候群（E-4），Brachymorphism-onychodysplasia-dysphalangism症候群，Mabry症候群などと鑑別する必要がある．中でも胎児性ヒダントイン症候群は本症の表現型模写といわれるほどよく類似しており，間違って報告された症例もある．

■文献
1) Tsurusaki Y, Okamoto N, Ohashi H et al : Mutations affecting components of the SWI/SNF complex cause Coffin-Siris syndrome. Nat Genet 44 : 376-378, 2012

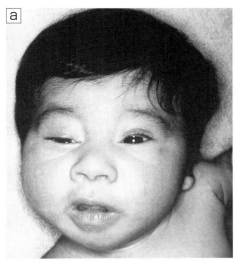
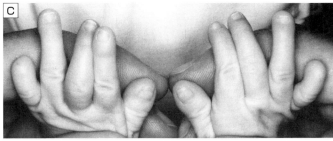
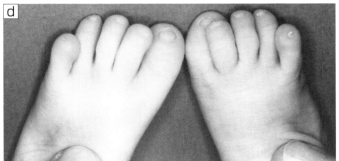
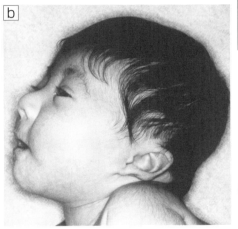

a〜d：7ヵ月女児．小頭，濃い眉と睫毛，眼瞼下垂，鼻背低下，上向きの鼻孔，短い人中，厚い口唇，大きな口，短頸，小下顎，耳介変形，指趾末節低形成と爪の低形成およびⅤ指趾末節の無形成．

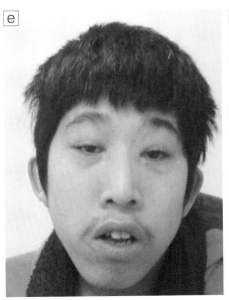
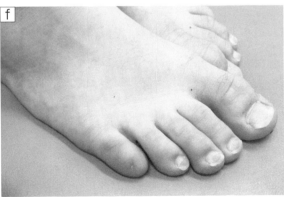

e, f：20歳男性．濃い眉と長い睫毛，上口唇のヒゲ．足爪の低形成．

L-1 前頭骨幹端異形成症
frontometaphyseal dysplasia（FMD）

［MIM No.］ #305620　［マップ］ Xq28　［Gene］ FLNA
［キーワード］ 眼窩上縁突出，長い指，骨幹端骨幹モデリング異常，関節拘縮
[key words] protruding supraorbital ridge, long fingers, metadiaphyseal undermodeling, joint restriction
【GR】Otopalatodigital Spectrum Disorders に含まれる

概念
　Gorlin と Cohen（1969）が疾患単位として提唱した．眼窩上縁突出が特徴的で，この所見は Mephistophelean（メフィストフェレス，悪魔様）とか pugilistic（ボクサー様）と形容された．現在では FLNA の機能獲得型変異を原因とする疾患群の1つとみなされる．Melnick-Needles 症候群（MNS；OMIM 309530），耳口蓋指症候群（otopalatodigital syndrome, OPD）Ⅰ，Ⅱ型（OMIM 311300, 304120）がアレル疾患（同一遺伝子異常）である．これらの疾患の典型例は一見異なる疾患のごとくみえるが変異アレルの違いによって重症度も異なり，中間的な表現型も報告されている．

症状と検査所見
　［頭部・顔面］幅広く突出した鼻根部，前額部，特に眼窩上部の突出，眼間開離，眼瞼裂斜下，幅広く盛り上った人中，小さな下顎，高口蓋，歯牙の低形成．
　［四肢］指・手・肘・足・膝関節の進行性拘縮．中手骨・基節骨・中節骨の伸長による長い指．四肢の筋萎縮．反張膝，外反膝．
　［X線］頭蓋骨では眼窩上縁の骨硬化像が著しい．前頭洞の欠失．下顎骨体部下縁の突出した spur が特徴的．管状骨のモデリング異常，長管骨の弯曲．長い指．骨盤骨では，臼蓋上部外縁の陥凹が強いため腸骨翼の flaring が特徴である．
　［ときにみられる症状］気道閉塞性疾患，食道閉鎖，先天性心疾患，僧帽弁逸脱，Valsalva 動脈瘤，筋萎縮，歯牙の形成不全，腎疾患，眼疾患，混合難聴．

頻度
　稀．50例程度の報告．

遺伝様式・病因
　XLR．罹患児の母，女児は部分症状を示す．罹患女児の重症度の幅は大きい．これはX染色体の不活化の偏り（skewed inactivation）のためと考えられているが，それのみでは説明しがたい例の報告がある．OPD Ⅰ，Ⅱ型および MNS は XLD の遺伝形式を示す．MNS をもたらす遺伝子変異の生物学的効果が大きいと考えられる．各病型と変異との間に比較的よい相関がある．なお，FLNA の機能喪失型変異は脳室周囲結節性異所性灰白質をもたらす．脳室周囲結節性異所性灰白質と FMD の両方を併せもつ例の報告があり，FLNA の交互スプライシングが生じる変異が原因である（2つの異なるタンパクが翻訳され，それぞれ機能喪失と亢進の機能をもつ）．

経過・治療
　乳児期に下顎低形成による呼吸障害が問題となる例がある．関節拘縮は進行性であるが，身体的ハンデキャップは大きくないのが一般である．成人期の心疾患に対する対処が必要になることがある．

鑑別診断
　FMD（L-1），MNS（I-8），OPD（I-7）の典型例の鑑別は比較的容易．長い指が主要症状の1つなので，Marfan 症候群（O-1），Beals 症候群（O-2）との鑑別も問題となる．

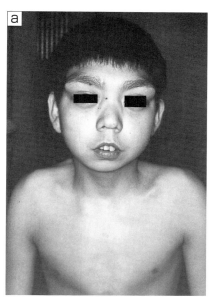
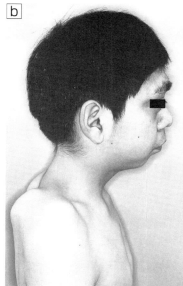
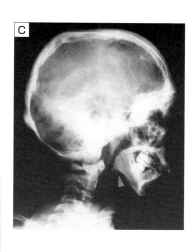
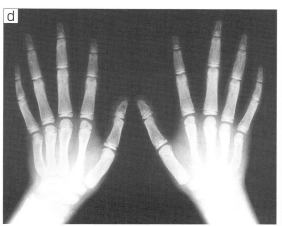
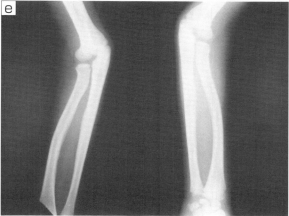
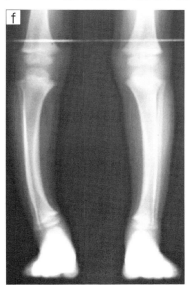

a～e：12歳男児．眼間開離，盛り上がった幅広い鼻根部，長い人中，小さな下顎（a），眼窩上部の突出，下顎後退（b），頭蓋骨の不整と，前額部，特に眼窩上部の骨肥厚（c），長い指（d），長管骨の弯曲（e）．
f：5歳男児．下腿の弯曲．

L-2 頭蓋骨幹端異形成症
craniometaphyseal dysplasia（CMD）

[MIM No.] #123000（AD型）；#218400（AR型）
[マップ] 5p15.2（AD型）；6q21-q22（AR型）
[Gene] *ANKH*（AD型）；*GJA1*（AR型）
[キーワード] 頭蓋顔面骨肥厚，骨幹端モデリング異常，骨幹部骨肥厚
[key words] craniofacial hyperostosis, metaphyseal undermodeling, diaphyseal hyperostosis
【GR】Craniometaphyseal Dysplasia, Autosomal Dominant（AD型のみ）

概念
　頭蓋顔面骨の肥厚と管状骨の骨幹端のモデリング異常を主徴とする骨硬化性骨異形成症である．乳児期管状骨変化はむしろ骨幹部の骨肥厚で，年齢とともに骨幹端のモデリング異常が目立つようになる．PodlahaとKratochvi（1963），Lejeune（1966）らがPyle病から分離して疾患単位として提唱した．

症状と検査所見
[頭部・顔面] 肥厚した頭蓋底．後頭および前額突出．乳様突起の含気欠如．顔面・下顎骨肥厚．眉間膨隆，眼間開離．鼻周囲の骨性肥厚による太い鼻梁・鼻根．鼻そのものは比較的小さくみえる．前頭と鼻の角度は大きく，しばしば一直線．歯列不整．口は開いている．鼻閉，鼻炎．

[四肢] 乳児期の骨幹骨肥厚．幼児期以降の骨幹端モデリング異常，骨幹も軽度のモデリング異常を示す．

[ときにみられる症状] 難聴，視野狭窄，顔面神経麻痺など，種々の程度の脳神経圧迫症状．

頻度
　稀．症例報告は130例以上．

遺伝様式・病因
　遺伝的異質性があり，ADとARの家系が知られている．ARの家系のほうが頭蓋顔面骨肥厚，骨幹端モデリング異常とも重症である．AD型の原因遺伝子である*ANK*は無機ピロリン酸の細胞内から外への膜局在性転送因子をコードする．強力な骨塩沈着阻害物質である無機ピロリン酸の細胞外基質での欠乏が骨肥厚（過剰骨塩沈着）の原因と考えられる．AR型は原因不明．

経過・治療
　顔面骨の骨肥厚による脳神経圧迫症状が学童期に問題になる例がある．外科的除圧は骨肥厚が早期に再発するため成功することは少ない．

鑑別診断
　骨幹端のモデリング異常を示すPyle病との鑑別が問題となるが，Pyle病では頭蓋顔面骨の骨硬化は極めて軽度であり，逆に骨幹端のモデリング異常は本症より強度である．他の骨硬化性異形成症の中で，頭蓋顔面骨の硬化が著明で逆に体幹，四肢骨の硬化が軽い遅発型大理石骨病I型（Worth型内骨膜骨肥厚症）との鑑別も問題である．頭蓋骨幹異形成症とAR型の本症との異同については結論がでていないが，前者での頭蓋顔面肥厚は極めて重症でかつ発達遅滞を合併するとされる．

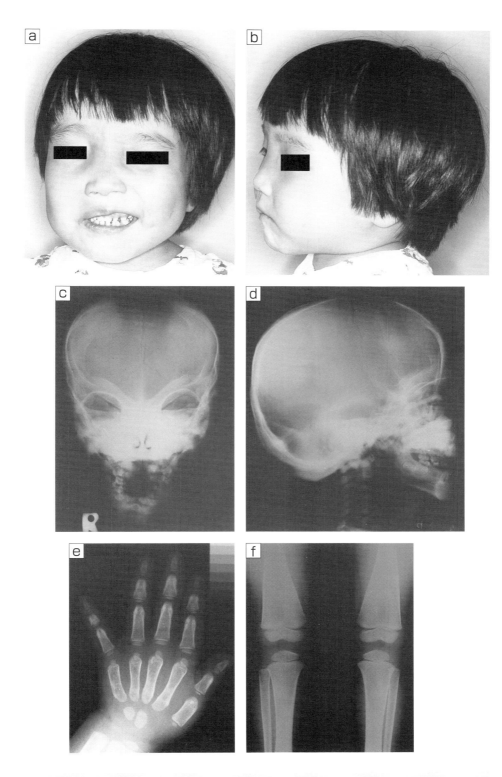

a〜f：3歳女児．身長90 cm（−1.3 SD），頭囲54 cm（+3.4 SD）．眼間開離，大頭，太く高い鼻根，右顔面神経麻痺，軽度視神経萎縮，先細りの指．X線像で鼻周囲の骨性肥厚，比較的肥厚した頭蓋骨と頭蓋底，太い中節骨，大腿骨骨幹端の拡大．

L-3 Dyggve-Melchior-Clausen症候群（Smith-McCort異形成）
Dyggve-Melchior-Clausen syndrome (Smith-McCort dysplasia)

[MIM No.] #223800（DMC），#607326（SMC1）；#615222（SMC2）
[マップ] 18q21.1（DMC, SMC1）；4q31.1（SMC2）
[Gene] *DYM*（DMC, SMC1）；*RAB33B*（SMC2）
[キーワード] 体幹短縮型小人症，腸骨狭小，レース様腸骨稜，椎骨扁平，知的障害
[keywords] short-trunk dwarfism, small ilia, lacy iliac crest margin, platyspondyly, intellectual disabilities

概念
種々の骨異形成を伴う体幹短縮型小人症．Morquio型ムコ多糖症に似る．知的障害のないものをSmith-McCort型小人症ともよぶ．

症状と検査所見
[体幹] 主として腰椎骨扁平による体幹短縮．頸は短い．胸椎後弯と腰椎前弯．樽状の胸郭，胸骨は突出し幅広い．椎骨は前方向に長く中央部は細い．広い椎体間隙，頸椎歯状突起の低形成．幅広い肋骨の前方部，骨盤狭小，腸骨稜の上端は不整でレース様．

[四肢] 肘・股関節の運動制限．短い四肢，短く幅広い手．長管骨は短く骨幹部は幅広．骨端出現は遅れ，平坦で不整，ときに分離像をみる．骨幹端も不整で末広がり．短縮し低形成の大腿骨頭，ときにその骨端は側方に偏位する．両側外反股．手根骨化骨遅延．中手骨・指節骨短縮．

[発達] Dyggve-Melchior-Clausen症候群では知的障害．

頻度
不明．わが国にはNakamuraら（1997）の例と右の症例以外に報告はない．海外では45例の報告（大多数はDyggve-Melchior-Clausen症候群）がある．

遺伝様式・病因
AR．本疾患発見の当初はムコ多糖症Ⅶ型に分類されたが，その後否定された．両者で*DYM*遺伝子変異が証明された（Cohenら2003）．コラーゲンの凝集障害と考えられ，軟骨細胞が調整因子を分泌するよりもむしろ集積してカルシウム異常沈着を起こすとされる．Smith-McCort異形成もアレル疾患（同一遺伝子疾患）である．

経過・治療
1歳前後から胸郭変形が出現し次第に著明になる．脊柱変形と環軸椎脱臼に注意し，予防的に脊椎固定術を行う必要もある．

鑑別診断
Morquio病とは，角膜混濁の欠如，正常の歯・聴力，ムコ多糖体排泄の欠如および大多数の患者（Ⅰ型）に精神遅滞があることから鑑別する．

■文献
1) Cohn DH, Ehtesham N, Krakow D et al：Mental retardation and abnormal skeletal development (Dyggve-Melchior-Clausen dysplasia) due to mutations in a novel, evolutionarily conserved gene. Am J Hum Genet **72**：419-428, 2003

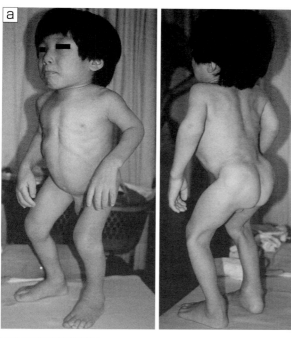
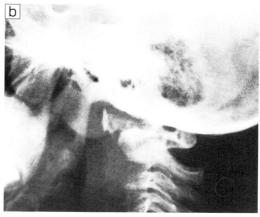
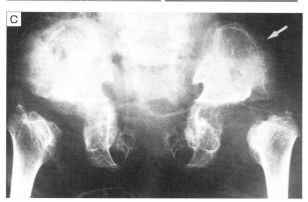
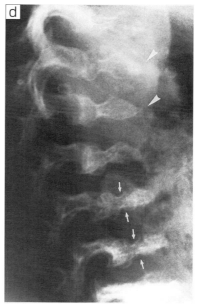
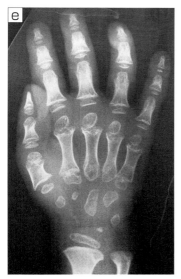

a：5歳．短い体幹．低身長．短頸，四肢大関節の拘縮がある．
b：頭蓋．頸椎移行部側面．軸椎歯突起の骨化障害．
c：骨盤正面像．腸骨稜のレース様縁どり（矢印），近位大腿骨頭核の出現の遅延がみられる．
d：胸腰椎側面像．汎発性扁平椎．椎体の前縁は尖り（矢頭），上下終板には切痕様の骨化欠損（end-plate notch：矢印）がある．
e：右手正面像．短管骨骨端・骨幹端の異形成，多発性の偽骨端核．

L-4 軟骨無形成症
achondroplasia

※小児慢性特定疾病

[MIM No] #100800　[マップ] 4p16.3　[Gene] *FGFR3*
[キーワード] 四肢短縮型小人症，低い鼻稜
[key words] short-limbed dwarfism, low nasal bridge
【GR】Achondroplasia　【GRJ】軟骨無形成症

概念

　胎生期に始まる内軟骨性骨化障害により，四肢の長幹骨，短幹骨の成長が阻害される遺伝性疾患．四肢短縮型小人症の一型で最も頻度が高い．Parrot（1878）が初めて本症を報告，Langerら（1967）がX線像，臨床像を確立した．以前，軟骨異栄養症ともよばれたが，現在は軟骨無形成症に統一されている．

症状と検査所見

　[体格] 低身長．最終身長は男 131±5.6 cm，女 124±5.9 cm（第Ⅳ章身体測定値を参照）．四肢短縮と大きい頭を示す不均衡型小人症．体幹はほぼ正常．腹部と殿部が突出した姿勢．"よたよたとした"歩行．
　[頭部・顔面] 大頭，前額部突出，鼻根部陥凹，下顎突出．頭蓋底の短縮，大後頭孔の狭小化．
　[四肢] 体幹に比し不均衡に短く，多少弯曲する．骨端結合部は膨隆．上肢では上腕骨，下肢では大腿骨が特に短い（四肢近位短縮）．指尖は股関節に達しない．手指・足趾も太く短縮．Ⅲ指とⅣ指の間が開く三尖手を呈する．肘関節・股関節の伸長制限．長管骨骨幹端はマッシュルーム様に広がり，杯状に変形する．骨棘形成，骨端核出現遅延，大腿骨頸部短縮・大転子高位．腓骨は脛骨より長い．橈骨骨頭の扁平化と亜脱臼．中手・中足・指骨は太く短く，その骨幹端は不整．手根・足根骨骨化は正常域．
　[体幹] 体幹短縮は四肢より軽い．胸郭の前後径は短縮する．肋骨捻珠，肋骨縁拡大．
　[脊柱] 胸椎部後弯，腰椎部前弯は進行性．腰椎から仙椎に至る椎弓根間距離の減少と脊椎管の狭小化．胸腰椎移行部の椎体楔形変形．
　[骨盤] 縦径が短く幅の広いシャンパングラス状．小さく四角形の腸骨翼．坐骨切痕は小さい．仙腸関節低位．臼蓋扁平．

　[ときにみられる症状] 軽い筋緊張低下，耐糖能異常，大孔狭小による二次的水頭・脊髄神経圧迫症状，O脚，X脚，内反足，中耳炎，歯牙の密集，咬合障害．

頻度

　わが国における罹病率は1：10,000．性差はない．
　厚難：およそ2万出生に1人の割合で発生する．本邦には約6,000人の患者がいると推定される．

遺伝様式・病因

　AD．患者の80％は新生突然変異による．新生突然変異体の父親年齢は高い．ホモ接合体が数例知られているが重症で新生児期に死亡する．長幹骨骨端部の成長軟骨板における軟骨内骨化の障害により，骨の縦方向の成長が阻害されるために四肢短縮をきたす．責任遺伝子は4p16.3に局在し，3型線維芽細胞増殖因子受容体をコードする*FGFR3*である．ほとんどの患者はGly380Argをもたらす点変異である．FGFR3は，チロシンキナーゼドメインによる細胞情報伝達を行う．Gly380Argは，このキナーゼドメインの活性型変異であり成長軟骨細胞をアポトーシスに導くことが知られている．

経過・治療

　一般的に生命予後は良好，知能・運動発達は正常域．低身長に対し成長ホルモン療法が保険適応．四肢短縮には脚延長術が有効．ときに，水頭症に対するシャント術や大後頭孔狭窄に対する大後頭孔開大術が必要になることがある．神経圧迫症状，脊柱変形などには，整形外科的治療が必要．女性患者は，児頭骨盤不適合をきたし帝王切開術を要することが多い．患者同士の結婚ではホモ接合体出産の可能性がある．

鑑別診断

　胎内においては，四肢短縮をきたす疾患群が鑑別診断の対象になる．

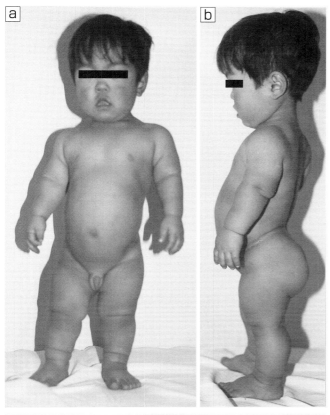

a, b：4歳男児.

c〜f：5歳男児. 前額突出，頭蓋底の短縮，顔面骨の低形成，下顎突出（c），腰→仙椎に至る椎弓間距離の減少，腸骨翼の低形成，水平な臼蓋，大坐骨切痕の減少（d），短縮した上肢，鉄亜鈴状の骨幹端（e），扁平椎，椎体後部の scalloping（f）.

L-5 軟骨低形成症
hypochondroplasia

※小児慢性特定疾病

[MIM No] #146000　[マップ] 4p16.3　[Gene] *FGFR3*
[キーワード] 四肢短縮型小人症，肘関節運動制限，脊柱変形
[key words] short-limbed dwarfism, limitation of motion at the elbows, deformed vertebrae
【GR】Hypochondroplasia

概念
Ravenna (1913) により提唱された四肢短縮型小人症であるが，その範疇は広く実態も不明であった．現在，軟骨低形成症は，骨系統疾患国際命名・分類 (2010) では，FGFR3軟骨異形成症グループに分類されている．しかしながら，FGFR3との連鎖が否定されている軟骨低形成症の家系も存在し，遺伝的に異質な疾患群である．

症状と検査所見
[頭部・顔面] 患者の半数の頭囲は拡大，残り半数の頭囲は正常域．顔面は正常．
[四肢] 不均衡な四肢短縮（特に上腕骨と大腿骨）．これに比べて尺骨と腓骨は長くみえる．手足も短く幅広だが三尖手ではない．肘関節運動制限，内反膝，O脚，V型の骨端線，ボールがソケットに入ったような形状の長管骨骨端．尺骨茎状突起の突出，変形性関節症．
[脊椎] 腰椎前弯，椎弓根間距離狭小による神経圧迫症状（特に尾側で著明）．
[骨盤] 仙骨低位，方形骨盤，骨盤前傾，シャンパングラス状の骨盤入口，腸骨低形成，小さい大坐骨切痕．
[成長] 子宮内から始まる低身長．
[発達] 知能は正常．
[ときにみられる症状] 前額突出，短頭，知的障害．

頻度
不明．白人では，軟骨無形成症（26,000人に1人）の1/12と推定されているが，実際はもっと多い可能性がある．性比は1．

遺伝様式・病因
AD．約半数に3型線維芽細胞成長因子受容体遺伝子 *FGFR3* の変異（Ile538Val, Asn540Lys, Asn540Thrなど）が検出される．組織学的所見から内軟骨性骨化の減少によると考えられている．

経過・治療
学童期ですらX線所見の特徴が少ないものが多い．最終身長は，−2.0～−3.0 SD程度．骨変形は整形外科的治療対象になる．妊婦患者の出産時には帝王切開も考慮．

鑑別診断
軟骨無形成症（L-4）とは顔貌が正常であること，三尖手がみられないこと，および骨盤の骨変化が軽症であることより鑑別，他の四肢短縮型小人症，Schmid型骨幹端異形成症などとは四肢短縮の型とX線像から鑑別．

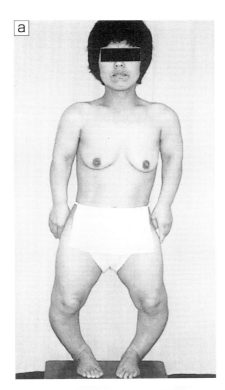

a：37歳女性．重症例．近位四肢短縮型小人症，顔貌正常，O脚．

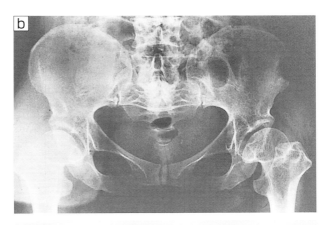

b：37歳女性．骨盤入口部軽度シャンパングラス様変形，大腿骨頸部短縮，大転子・小転子突出．

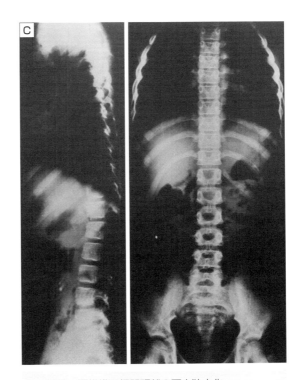

c：男性．腰椎椎弓根間距離の下方狭小化．

L-6 タナトフォリック骨異形成症
thanatophoric dysplasia
（致死性骨異形成症）

[MIM No] #187600（Ⅰ型）;#187601（Ⅱ型） ［マップ］4p16.3 ［Gene］*FGFR3*
［キーワード］致死性四肢短縮型小人症，低い鼻稜，狭い胸郭，受話器様大腿骨
[key words] lethal short-limbed dwarfism, low nasal bridge, narrow thorax, telephone receiver appearance of femur
【GR】Thanatophoric Dysplasia 【GRJ】致死性骨異形成症

概念
四肢短縮型の致死性小人症の代表的疾患で，四肢短縮，長管骨弯曲，巨大頭蓋を特徴とする先天性骨系統疾患．Maroteaux（1967）が独立した疾患として報告した．臨床的に2つの型に分類され，弯曲した短い大腿骨を伴うものをⅠ型，弯曲せず比較的長い大腿骨をもちクローバー葉頭蓋を伴うものはⅡ型に分類する．"thanatophoric" はギリシャ語由来で，致死を意味する．Ⅰ型に似るものの比較的軽症なX線像を示すSan Diego型の存在が知られているが，遺伝子変異はⅠ型と同じであり表現型の違いと理解されている．医療技術の進歩によって「致死性」という病名に対する否定的な意見が強くあり，タナトフォリック骨異形成症の名称に統一された．

症状と検査所見
外表所見としては，著明な四肢短縮，著明な胸郭低形成，腹部膨隆，前額突出，低い鼻稜がみられる．呼吸障害が必発である．

頻度
1/20,000～1/50,000程度．厚難：出生児（死産を含む）の1/20,000～1/50,000程度．

遺伝形式・病因
AD．そのすべてが散発例で新生突然変異体と考えられる．Ⅰ，Ⅱ型ともに3型線維芽細胞成長因子受容体遺伝子 *FGFR3* の変異が原因である．Ⅰ型の変異は，複数のホットスポットが知られているが，日本人では，チロシンキナーゼドメインのArg248CysやSer371Cysの変異で90％程度の説明が可能である．Ⅱ型のそれには細胞外ドメインのLys650Gluがある．組織学的に骨端部の柱状配列の欠如や異常な間葉系組織の残存を認める報告がある．

経過・治療
最も重症な児では呼吸障害などにより死亡率が高い．本症の多くに羊水過多を認める．出生前診断は四肢短縮や狭い胸郭の確認により可能．出生後，新生児では人工呼吸を行うことで長期生存も可能な場合もある．

鑑別診断
クローバー葉頭蓋をもつ致死性小人症（MIM 273680），軟骨無発生症Ⅰ型，軟骨無形成症（L-4）のホモ接合体などの四肢短縮型小人症とはX線所見で鑑別．遺伝様式の違いにも注意．

■文献
1) Tonoki H : A boy with thanatophoric dysplasia surviving 212 days. Clin Genet **30** : 415-416, 1987

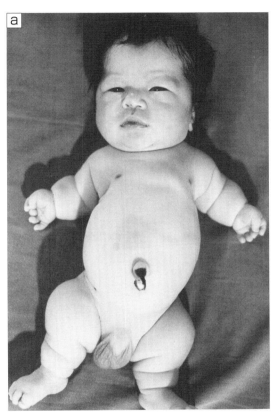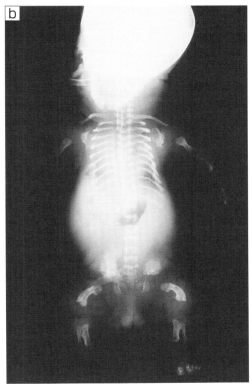

a, b：新生男児（文献1）．著明な四肢短縮と狭胸郭，長管骨弯曲および受話器様の大腿骨を認める．8ヵ月まで生存した．

L-7 軟骨無発生症
achondrogenesis

[MIM No.] #200600（ⅠA型）；#600972（ⅠB型）；#200610（Ⅱ型）
[マップ] 14q32.12（ⅠA型）；5q32（ⅠB型）；12q13.11（Ⅱ型）
[Gene] *TRIP11*（ⅠA型）*SLC26A2*（DTDST）（ⅠB型）；*COL2A1*（Ⅱ型）
[キーワード] 致死性骨異形成症，重度四肢短縮，椎体骨化不全
[key words] lethal skeletal dysplasia, very short limb, incomplete ossification of the vertebral bodies
【GR】Achondrogenesis Type 1B

概念

Parenti（1936）が初例を報告し，Fraccaro（1952）が軟骨無発生症と命名したことを契機として確立された周産期致死性骨異形成症．遺伝的に異質な疾患群である．骨変化に基づいてⅠA型（Houston-Harris型），ⅠB型（Parenti-Fraccaro型），Ⅱ型（Langer-Saldino型）に亜分類されている．著しい椎体の骨化不全と四肢骨の形成不全が各亜型の共通項であり命名の由来となっている．

症状と検査所見

Ⅰ型

[頭部・顔面] Ⅱ型と異なり，前頭部突出，鼻根部陥凹は認めない．小さな鼻，長い人中，頬部膨隆，小さな口，強度の下顎低形成．不均衡に大頭．

[四肢] 強度に短縮した四肢．体長30 cm以下．

[体幹] 短い頸，短い体幹，腹部膨満．

[その他] 胎児水腫，羊水過多．軟骨病理所見はⅠA型では軟骨細胞内封入体の存在，ⅠB型では軟骨細胞周囲のコラーゲン輪．

[骨X線所見] 頭蓋骨の骨化不全，樽状胸郭，ⅠA型では多発性肋骨骨折，椎体の骨化不全（ⅠA型では骨化欠如，ⅠB型ではわずかに認める），アーチ状（ⅠA），鋸歯状（ⅠB）に変形した腸骨，恥骨，坐骨の骨化遅延．四肢骨は著しく短縮し，骨幹端部は鋸歯状に変形．ⅠB型では遠位四肢骨の骨化不全．ⅠA型では遠位四肢骨はよく骨化している．

Ⅱ型

身体所見はⅠ型に似るが，顔貌はやや異なり顔面中央部の低形成が目立ち，前頭部は突出している．四肢短縮もⅠ型より軽い傾向がある．体長30～40 cm．ⅠA型とは異なる軟骨細胞封入体．

[骨X線所見] 頭蓋骨の骨化は比較的良好．椎体の骨化欠如．腸骨内方，下方の骨化遅延による陥凹．恥骨，坐骨の骨化欠如．四肢骨は強い短縮を示すが，Ⅰ型のような鋸歯状変形はなく骨幹端の盃状変形のみである．

頻度

ⅠA，ⅠB型は稀，それぞれ20例程度の報告．Ⅱ型は高頻度．軟骨低発生症との移行型があるので正確な頻度は難しい．Ⅱ型/軟骨低発生症をあわせれば2/100,000程度．

遺伝様式・病因

ⅠA型とⅠB型はAR．Ⅱ型はAD新突然変異，しかし性腺モザイクによる再発の報告がある．ⅠA型は*TRIP11*の機能喪失型変異が原因である．*TRIP11*がコードするGolgi-associated microtubule-binding protein 210は，Golgi体の機能維持に関与する．この機能喪失によって粗面小胞体－Golgi体でのタンパク輸送が障害され，粗面小胞体内へのタンパク蓄積，小胞体ストレスによる軟骨細胞のアポトーシスが生じるとされる．ⅠB型は*SLC26A2*遺伝子変異が原因であり，本症は骨発生不全症（atelosteogenesis），捻曲性骨異形成症（L-16），Ⅳ型多発性骨端異形成症（L-11）はアレル疾患（同一遺伝子異常）である．*SLC26A2*は膜局在性の硫酸転送因子をコードする．軟骨基質プロテオグリカンの硫酸化障害がこれらの疾患の骨変化の病因である．Ⅱ型は軟骨基質の主要タンパクであるⅡ型コラーゲンをコードする*COL2A1*遺伝子変異が原因である．Ⅱ型/軟骨低形成症（L-5）/先天性脊椎骨端異形成症（L-12）は連続する疾患スペクトラムを形成する．扁平椎異形成症Torrance型もⅡ型のバリエーションである．

経過・治療

ⅠA, ⅠB, Ⅱ型とも死産または周産期致死. 軟骨低発生症は呼吸管理により長期生存が可能な例が多い. 非致死性の先天性脊椎骨端異形成症との鑑別は事実上不可能. しかし, 体長40cm以下, 以上が（準）致死, 非致死の目安になるようである.

鑑別診断

ⅠA, ⅠB, Ⅱ型間の鑑別, 他の致死性骨異形成症との鑑別は特徴的な骨変化から容易である. 軟骨の病理像も各型で特徴があるので参考となる.

■文献

1) Nishimura G, Nakashima E, Mabuchi A et al : Identification of COL2A1 mutations in platyspondylic skeletal dysplasia, Torrance type. J Med Genet 41 : 75-79, 2004

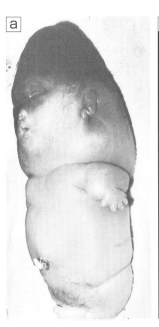
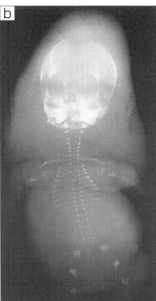
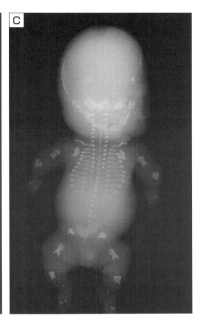

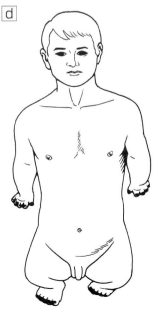

a, b：ⅠB型のachondrogenesisの新生児.
c：軟骨無発生症ⅠA型（ACG1A）. 多発骨折による波状変形, 椎体の骨化不全, 長管骨の強度変形と短縮.（自治医科大学 相原敏則先生のご厚意による）
d：Grebe achondrogenesis. 著明な四肢短縮と正常体幹, 顔貌.

L-8 弯曲肢異形成症
campomelic dysplasia
（campomelic dwarfism ; campomelic syndrome）

[MIM No.] #114290 ; %602196（MILD 型）　[マップ] 17q24.3　[Gene] SOX9
[キーワード] 四肢弯曲，肩甲骨低形成，性逆転，準致死性骨異形成症
[key words] bent limb, scapular hypoplasia, sex reversal, semilethal skeletal dysplasia
【GR】Campomelic Dysplasia

概　念
　Maroteaux（1971）が疾患単位として提唱した．異骨症（初期発生パターン形成異常）の要素も強い．

症状と検査所見
　[頭部・顔面] 大長頭．眼瞼裂狭小．眼間開離．鼻根低形成．長い人中．小さな口．口蓋裂．小顎．耳介異常．
　[体幹] 肩甲骨翼の著明な低形成．釣鐘状胸郭．細い肋骨，11対の肋骨．胸骨化骨不全．頸椎椎体（特に中部）の形成異常と頸椎後弯．胸腰椎の椎体の軽度平坦化となる椎弓根の骨化不全．腸骨低形成．分厚く垂直に走向する坐骨枝．股関節脱臼．
　[四肢] 四肢は短縮する．橈骨・尺骨・腓骨・脛骨の弯曲．脛骨あるいは大腿骨部の皮膚が陥凹する．内反足．距骨消失．短指．弯指．指節骨端拡大．
　[ときにみられる症状] 嗅神経低形成，水頭，喉頭気管軟骨低形成，心奇形，水腎症，性腺異形成，46.XY児が女性外性器の表現型を呈することがある．

頻　度
　稀でない．1/50,000．厚難：およそ3万人に1人．

遺伝様式・病因
　AD．ほとんどの例は新生突然変異．原因遺伝子SOX9は転写因子をコードし，そのハプロ不全が弯曲肢異形成症の原因である．SOX9はSRY遺伝子と相同性の高い性決定遺伝子であるとともに軟骨基質の主要タンパクであるⅡ型コラーゲンの発現制御においても重要である．Ⅱ型コラーゲンの表現型に共通点がある（Kniest骨異形成症など）．17q23-25に切断点をもつ染色体の構造異常が原因である患児の報告も多い．

経過・治療
　多くは周産期に呼吸不全のため死亡する．呼吸管理のより長期生存する例もあるが，発達遅滞は重度であるのが一般である．成人に達した軽症例ではモザイク変異が証明されたものがある．

鑑別診断
　出生児に四肢弯曲を呈する疾患との鑑別が必要となる．骨形成不全症候群（O-4），低ホスファターゼ症，後弯肢異形成症．Cumming症候群，Stuve-Wiedemann症候群，Glasgow thanatophoric variant等である．特徴的な骨変化から鑑別は容易である．特に肩甲骨低形成は診断的な所見である．

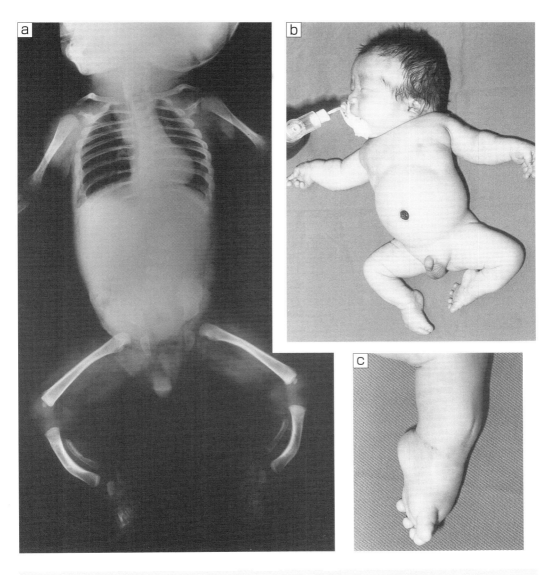

a〜c：5ヵ月男児．切迫仮死による急逐分娩で出生し，生後5ヵ月で死亡するまで呼吸管理を必要とした．平坦な顔面，脛骨の弯曲，脛骨前面の皮膚陥凹，内反足．X線所見では肩甲骨の低形成，11対の肋骨，側弯，腸骨翼の低形成．

L-9 Kniest 骨異形成症
Kniest dysplasia
（Kniest syndrome, metatropic dwarfism type Ⅱ）

[MIM No.] #156550　［マップ］12q13.11　[Gene] COL2A1
［キーワード］鉄亜鈴変形，椎体冠状裂，顔面正中部低形成，口蓋裂，重度近視，難聴
[key words] dumbbell deformity, vertebral coronal clefts, midface hypoplasia, cleft palate, severe myopia, hearing impairment

概念
　体幹短縮型の重度低身長を呈する骨異形成症．成長板の横径が増大するため管状骨は鉄亜鈴型の変形と巨大骨端を呈し，このため関節部が腫大する．顔面正中部低形成，口蓋裂，重度近視，難聴を合併する．

症状と検査所見
　［頭部・顔面］相対的に大きい頭蓋．鼻根部平低を伴う丸くて扁平な顔面．眼球突出，口蓋裂．伝音または感音難聴．網膜剥離を伴うこともある強度の近視，白内障，短い頸部．
　［四肢］短い四肢．可動性の低下や痛みを伴う大関節の腫大．
　［骨格］乳児期にみられる腰椎の冠状裂，扁平椎または矩形または前方の低い楔状の椎体，胸椎後弯・腰椎前弯の増強，乳児期以降の側弯，幅広く短い胸郭，胸骨の突出．骨盤の低形成．鉄亜鈴状の長管骨，骨端・骨幹端の骨理の不明瞭化（cloud-like）．
　［体格］体幹短縮型低身長．
　［病理学的所見］スイスチーズ様軟骨（成長軟骨に隣接した静止軟骨）．アルシアンブルーに染まらない細胞質封入体．
　［ときにみられる症状］臍ヘルニア，鼠径ヘルニア，筋萎縮．

頻度
　70例程度の報告．

遺伝様式・病因
　AD．ほとんどの例は新生突然変異である．軟骨基質の主要タンパクであるⅡ型コラーゲンをコードする COL2A1 遺伝子変異が原因である．COL2A1 変異を原因とする疾患は，本症の他に軟骨無発生症2型/軟骨低発生症/先天性脊椎骨端異形成症スペクトラム，Stickler 異形成症1型がある．Kniest 骨異形成症の大部分の例はエクソン12-24のスキップが生じる変異である．軟骨無発生症2型/軟骨低発生症/先天性脊椎骨端異形成症スペクトラムはミスセンス変異，Stickler 骨異形成症1型はハプロ不全がほとんどの例の原因である．児は典型的な Kniest 骨異形成症，親が体性モザイクによる Stickler 異形成症類似または軽症型脊椎骨端異形成症の表現型を呈した家系の報告がある．

経過・治療
　硝子体網膜変性による重症近視は生後早期に発症する．網膜剥離の合併頻度も高い．定期的な眼科受診が必要．感音難聴の頻度も高い．口蓋裂に対する治療と眼科，耳鼻科的経過観察が乳児期には必要とされる．大腿骨頭の骨化の著しい遅延と内反股のために患児はよたよたした歩行を呈する．成人では大関節の早期変形性関節症に対する対処が必要となる．環軸椎部変形による脊髄症の発症にも注意．低身長は強度（100～135 cm）．

鑑別診断
　XI型コラーゲン異常症（耳脊椎巨大骨端異形成症，Weissenbacher-Zweymuller 症候群）や Stickler 骨異形成症（H-7）の重症表現型との鑑別が必要である．鉄亜鈴変形はこれらの疾患よりも Kniest 骨異形成症が重症である．大腿骨頭骨化遅延が Kniest 骨異形成症でみられるのに対して，XI型コラーゲン異常症，Stickler 骨異形成症ではみられない．分節異常骨異形成症 Rolland-Desbuquois 型や変容性骨異形成症との鑑別も問題となる．

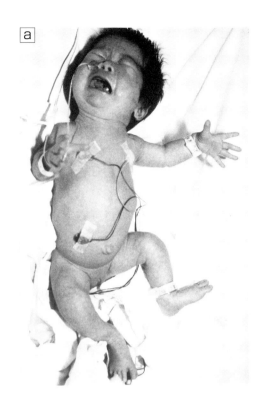
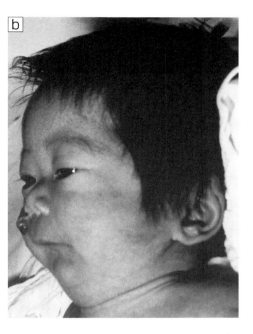

a, b：新生児. 相対的に大きな頭, 鼻根平坦・眼球突出を伴う扁平な顔, 短い四肢.

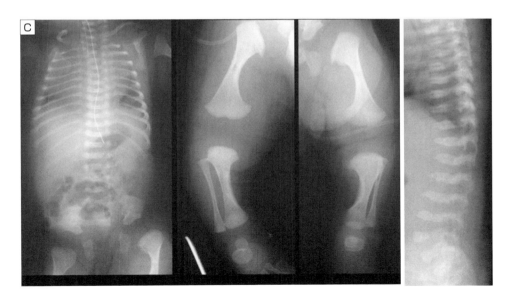

c：Kniest 骨異形成症. 樽状の胸郭, 長管骨の鉄亜鈴状変形, 扁平椎と椎体変形.

L-10 遠位中間肢異形成症 Maroteaux 型
acromesomelic dysplasia Maroteaux type
（acromesomelic dwarfism）

[MIM No.] #602875　[マップ] 9p13.3　[Gene] NRP2
[キーワード] 遠位中間肢節短縮，短指，Madelung 様変形，扁平椎
[key words] acromesomelic shortening, brachydactyly, Madelung-like deformity, platyspondyly

概念
　遠位中間肢節の短縮が著しい骨異形成症を遠位中間肢異形成症と称する．Maroteaux（1971）が報告したMaroteaux 型が最も頻度が高くかつ疾患単位としてよく確立されている．骨異形成症国際分類では，Maroteaux 型に加えて Grebe 型（OMIM 200700），Hunter-Thompson 型（OMIM 201250），Dupan 型（OMIM 228900），外性器異常合併型（OMIM 603248），Osebold-Remindini 型（OMIM 112910）が取り上げられている．Campailla と Martinelli（1971）が報告した例はその後の追加報告が少なくその輪郭は十分明らかではない．この項では Maroteaux 型について述べる．

症状と検査所見
[頭部・顔面] 前額が突出した舟状頭を示し，頭蓋底角は大きい．
[四肢] 長管骨はすべて体幹に比し短く，中間肢節，手足および指趾は特に短い．肘関節運動制限．X 線上，橈骨は軽度弯曲して前腕骨は Madelung 様変形を呈する．中手骨，中足骨，指節骨は骨端早期癒合を示して著しく短縮する．腸骨の遠位部は低形成を示し腸骨翼のフレアーリングが目立つ．
[脊柱] 軽度の扁平椎．

頻度
　稀．40 例程度の報告．厚難：マロトー型遠位中間肢異形成症が米国で 2,000,000 人に 1 人の頻度．

遺伝様式・病因
　AR．原因遺伝子 NPR2 は C 型ナトリウム利尿ペプチド（CNP）の受容体 B 型グアニル酸シクラーゼ（GC-B）をコードする．CNP/NPR2 シグナルはFGFs/FGFR3 シグナルに対する抑制系である．この機能が阻害されることにより FGFs/FGFR3 シグナルの亢進，軟骨増殖の抑制が生じる（軟骨無形成症と類似の病態）．

経過・治療
　Maroteaux 型は生下時には理学的にも X 線的にも正常である．低身長．骨変化幼児早期に顕在化する．低身長は著しい（成人身長：94〜123 cm）．

鑑別診断
　Grebe, Hunter-Thompson, Du Pan 型は GDF5 遺伝子変異，外性器異常合併型は GDF5 の受容体 BMPR1B 遺伝子変異が原因．GDF5 は BMP ファミリーに属する成長因子でその異常は四肢，関節初期発生のパターン異常をもたらす．これらの疾患は Maroteaux 型とは対照的に脊椎，体幹骨は正常．長管骨は奇矯な変形，特に尺骨，脛骨，腓骨の変形，低形成が著しい．短管骨では末節骨が保たれるのに対して中節骨と基節骨の短縮が著しく指があたかも趾のごとく短い．Grebe, Hunter-Thompson, Du Pan 型，外性器異常合併型とも AR．Du Pan 型については，強い優性阻害効果が原因と考えられる AD の家系の報告もある．Osebold-Remindini 型は原因不明の AD の疾患．中節骨無形成，踵骨の二重骨化，前腕の Madelung 様変形を特徴とする．Maroteaux 型と異なり，いずれの型でも四肢異常が生下時に明らか．

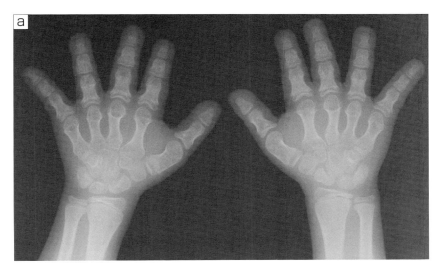
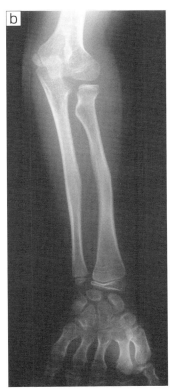
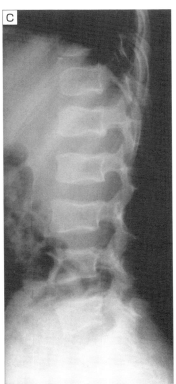

a〜c：12歳男児．著しい汎短指．先端異骨症のそれに類似（a）．前腕の短縮と橈骨の弯曲（b）．汎扁平椎．椎体後部の骨化不全が著しい（c）．

L-11 多発性骨端異形成症
multiple epiphyseal dysplasia ; epiphyseal dysplasia multiplex（EDM）

[MIM No.・マップ・Gene]
	[MIM No.]	[マップ]	[Gene]		[MIM No.]	[マップ]	[Gene]
EDM1	#132400	19p13.11	COMP	EDM4	#226900	5q32	SLC26A2
EDM2	#600204	1p34.2	COL9A2	EDM5	#607078	2p24.1	MATN3
EDM3	#600969	20q13.33	COL9A3	EDM6	#614135	6q13	COL9A1

[キーワード] 四肢短縮型低身長，骨端異形成，早期変形性関節症，関節変形
[key words] micromelic short stature, epiphyseal dysplasia, premature degenerative joint disease, joint malalignment
【GR】Multiple Epiphyseal Dysplasia, Dominant（AD型 <EDM4以外>）; Multiple Epiphyseal Dysplasia, Recessive（AR型 <EDM4>）

概念
多発性の骨端異形成（骨端の骨化遅延，異常骨化）と軽度の低身長を特徴とする疾患である．Jansen (1934)，Fairbank (1935) が疾患単位として提唱したが，現在では遺伝的異質性が明らかにされている．I～VI型の6つの責任遺伝子が発見されている．しかしこれらの変異が証明されるのはEDM症例の50％程度であり，異質性はより大きいものと考えられる．

症状と検査所見
[骨格] 長管骨骨端の両側性かつ左右対称性の化骨遅延と不整陰影．骨端は不均等な斑状．荷重関節では圧縮・断片化などの二次性変化が起き，疼痛を訴える．脛骨遠位骨端の外側の骨化はより遅延し，X線上三角形を呈す．骨幹端および脊椎変化は原則として認めない．しかし椎体終板の不整か骨幹端の軽度不整，骨線状様の硬化像を認めることがある．中手骨・中足骨低形成．太く短縮した指趾．内反股，外反膝，脛骨弯曲，扁平足．
[成長] 軽度～中等度の低身長（140～170 cm）．
[運動] 股を開いたよたよたした歩行．

頻度
高頻度．1～1.5/100,000．軽症例を含めると9/100,000とする説もある．

遺伝様式・病因
EDM1-3，5-6はAD．EDM4はAR．COMP，MATN3，IX型コラーゲンはいずれも軟骨基質の構成タンパクでありこれらの合成障害が骨端核の骨化障害の原因となる．偽性軟骨無形成症はEDM1のアレル疾患（同一遺伝子異常）である．EDM4は捻曲性骨異形成症（L-16）の同一遺伝子異常であり，軟骨基質のプロテオグリカン硫酸化障害が原因である．

経過・治療
EDM4は口蓋裂，内反足を合併する．他の型ではEDM1が最も重症で，学童期に低身長，関節痛が顕在化する．関節変形に対する矯正骨切が必要となることがある．成人期の変形性関節症に対する外科的対処も必要となる．EDM2, 3, 5は軽症で低身長も軽く，関節障害も小児期には認められないことが多い．EDM6は症例が少なく臨床像の全貌は未解明である．

鑑別診断
遺伝子異常と各亜型の骨変化には比較的明瞭な対応がある．EDM1は短指が目立ち，大腿骨頭は小さく丸い骨化を呈する．EDM2, 3は股関節の骨端変化が膝関節より弱い特徴がある．EDM5は小さく扁平な大腿骨頭の骨化を示す．EDM4は膝蓋骨の二重骨化（double-layered patella）が特徴である．他に多発性骨端異形成を主徴とする疾患としてWolcott-Rallison症候群，Lowry-Wood症候群，ASPED（angel-shaped phalangoepiphyseal dysplasia）等がある．

■文献
1) Itoh T, Shirahama S, Nakashima E et al : Comprehensive screening of multiple epiphyseal dysplasia mutations in Japanese population. Am J Med Genet **140**(**A**) : 1280-1284, 2006

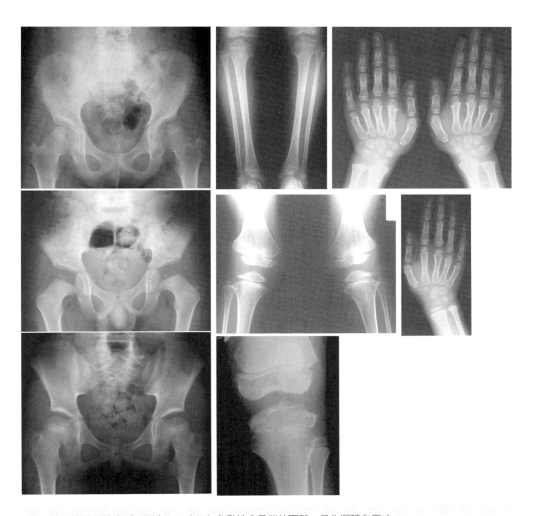

多発性骨端異型性症（MED）．いずれも多発性の骨端核不整，骨化遅延を示す．
上段：*COMP* 変異．丸く小さい大腿骨頭．短指が目立つ．
中段：*MATN3* 変異．扁平で小さい大腿骨頭．短指は認めない．
下段：*COL9A2* 変異．骨端変化は膝で目立ち，大腿骨頭はほぼ正常．

L-12 先天性脊椎骨端異形成症
spondyloepiphyseal dysplasia congenita (SEDC)

[MIM No.] #183900　[マップ] 12q13.11　[Gene] COL2A1
[キーワード] 傍体幹骨骨化遅延，大腿骨頭骨化遅延，西洋梨型椎体，内反股，重症近視，難聴
[key words] delayed ossification of juxtatruncal bones, delayed ossification of proximal femoral epiphyses, pear-shaped vertebral bodies, coxa vara, severe myopia, hearing impairment

概　念
　Spranger と Wiedemann（1966）が疾患単位として確立した骨異形成症．体幹短縮型低身長を示す骨異形成症としては最も頻度が高い．かつては Morquio 病と混同されていた．

症状と検査所見
　[成長] 出生時からみられる低身長．
　[顔面] 顔面正中低形成．口蓋裂．
　[眼] 進行性近視．網膜剝離．
　[脊柱] 環軸椎亜脱臼．扁平椎．椎体は西洋梨型．椎間腔の短縮．脊柱の後側弯．腰椎の前弯．
　[胸部] 樽状の胸郭．前胸部突出．
　[四肢] 出生時は全身的な化骨遅延により恥骨，大腿骨遠位端，脛骨近位端，踵骨，距骨は骨化していない．特に恥骨の骨化不全は診断上重要．大腿骨頭の骨化遅延を伴う内反股（年長児の診断上重要）．肘・膝・股関節の運動制限．
　[筋肉] 弱い．腹筋の低形成．
　[ときにみられる症状] 臍および鼠径ヘルニア．

頻　度
　高頻度．数百例の記載がある．

遺伝様式・病因
　AD．2型は軟骨基質の主要タンパクであるⅡ型コラーゲンをコードする COL2A1 遺伝子変異が原因である．ほとんどの例がミスセンス変異である．COL2A1 のミスセンス変異の臨床表現型の幅は広く，軟骨無発生症Ⅱ型/軟骨低発生症/SEDC と連続する疾患スペクトラムを形成する．COL2A1 変異が原因とする疾患は，この臨床スペクトラムに加えて，Stickler 異形成症1型，Kniest 骨異形成症がある．Stickler 骨異形成症1型はハプロ不全が，Kniest 骨異形成症はエクソン 12-24 のスキップが生じる変異がほとんどの例の原因である．

経過・治療
　出生時に低身長は明らかで，顔面低形成，口蓋裂と併せて診断可能である．乳児期には四肢，体幹の均衡のとれた低身長であるが，次第に体幹短縮が目立つようになる．眼科的・耳鼻科的合併症は晩期発症がほとんどである．定期的な眼科受診が必要．大腿骨頭の骨化の著しい遅延と内反股のために患児はよたよたした歩行を呈する．成人では大関節の早期変形性関節症に対する対処が必要となる．環軸椎亜脱臼が必発であり，学童期に外科的対処が必要になる例がある．低身長の程度は症例による幅が大きい（成人身長：85～145 cm）．Wyne-Davies（1982）は内反股の程度によって軽症型と重症型にわけることを提唱している．内反股の軽い例は低身長も軽症であるのが一般である．

鑑別診断
　Ⅱ型コラーゲン異常症の中に SEDC 類似も骨変化とともに強い骨幹端変化を示す例があり，脊椎骨端骨幹端異形成症，Strudwick 型とよばれる．SEDC または Stickler 症候群（H-7）類似の骨変化と短指を示すⅡ型コラーゲン異常症は脊椎末梢異形成症（spondylo-peripheral dysplasia）と称される．

■文献
1) Nishimura G, Haga N, Kitoh H et al : The phenotypic spectrum of COL2A1 mutations. Hum Mut 26 : 36-43, 2005

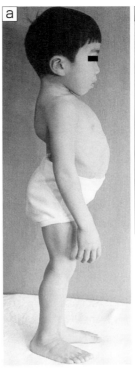
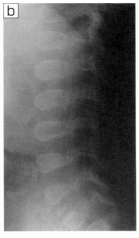

a, b：7歳男児．低身長（−5.1 SD），短頸，樽状の胸部，腰椎前弯の増強．両側の近視性乱視．椎体は扁平で，側面では椎体の前部が後部より短く，洋梨状を呈している．骨年齢は4歳相当．

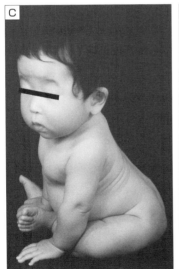
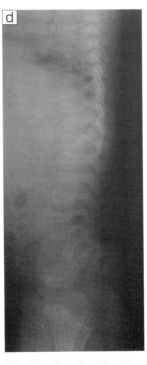
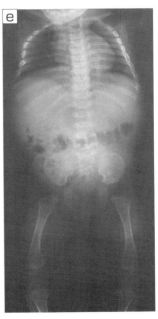

c〜e：7ヵ月女児．頸部短縮，体幹短縮，腹部膨隆．頭囲43 cm（−0.3 SD），胸囲39.5 cm（−2.2 SD），身長54 cm（−6.4 SD），体重5.2 kg（−3.4 SD）．低身長は出生時（−3.4 SD）から認めた．椎体の扁平化，腸骨低形成，恥骨の化骨遅延，大腿骨骨幹端の膨大．脛骨近位骨端核は認められない．

L-13 骨幹端軟骨異形成症
metaphyseal chondrodysplasia
（metaphyseal dysplasia）

[MIM No.・マップ・Gene]
Schmid 型	#156500	6q22.1	COL10A1
McKusick 型	#250250	9p13.3	RMRP
Shwachman-Diamond 症候群	#260400	7q11.21	SBDS
Jansen 型	#156400	3p21.31	PTHR1
metaphyseal anadysplasia 1	#602111	11q22.2	MMP13
metaphyseal anadysplasia 2	#613073	20q13.12	MMP9

[キーワード] 四肢短縮型低身長，骨幹端異形成
[key words] micromelic short stature, metaphyseal dysplasia
【GR】Schwachman-Diamond Syndrome

概　念
　四肢短縮型低身長と骨幹端異形成（骨幹端の不整骨化）を特徴とする遺伝的異質性の大きい疾患群である．Schmid 型，McKusick 型，Shcwachman 症候群，Jansen 型，metaphyseal anadysplasia（回復性骨幹端異形成症）がよく確立された亜型である．骨系統疾患国際分類では他に Spahr 型（OMIM 250400），metaphyseal acroscyphodysplasia（OMIM 250215）が取り上げられている．McKusick 型は軟骨毛髪低形成症として L-14 に，膵臓機能異常を伴う Shawachman-Diamond 症候群については L-26 に詳述する．

症状と検査所見
　[体格] 四肢短縮型低身長：Schmid 型は軽度～中程度（130～160 cm），McKusick 型は重度～中程度（105～150 cm），Jansen 型は 130 cm 以下，Shawachman 症候群では軽度，metaphyseal anadysplasia は幼児早期に低身長を示すが年齢とともに catch-up する．
　[骨格] 骨幹端異形成（成長板横径の増大，骨幹端の不整骨化，骨幹端の末広がり）は，一般に長管骨で目立つ．Jansen 型は短管骨も含めて内軟骨腫様の強度の骨幹端変化を示す．Schmid 型の O 脚，McKusick 型の短指は診断の決め手となる所見である．Metaphyseal anadysplasia の骨幹端変化は乳児期，幼児早期に目立つが年齢とともに消失する．'Ana' はギリシャ語で 'return to normal' の意味である．脊椎異常は認めないのが原則だが，Schmid 型の重症表現型で軽度の扁平椎を示す例がある．

頻　度
　稀でないが頻度は不明．最も頻度の高い Schmid 型は 120 例以上の報告．

遺伝様式・病因
　Schmid 型と Jansen 型は AD，McKusick 型と Shwachman 症候群は AR．Metaphyseal anadysplasia は AR，AD いずれもあり．Schmid 型の原因遺伝子である *COL10A1* は成長板の骨幹端移行部に特異的に発現する X 型コラーゲンをコードしその異常が骨幹端異形成をもたらす．Jansen 型の原因は副甲状腺ホルモン/副甲状腺ホルモン関連ペプチド受容体遺伝子（*PTHR1*）の機能亢進型変異である．副甲状腺ホルモン関連ペプチドが軟骨の成熟を抑制することが骨幹端異形成の原因である．McKusick 型の骨変化はリボソームアセンブリーが障害されることが原因と考えられている．

経過・治療
　Schmid 型は歩行開始時期に顕在化する O 脚と低身長で診断される．Jansen 型では乳児期に副甲状腺機能亢進症の臨床像が目立つ例がある（ただし血中副甲状腺ホルモンは正常）．McKusick 型（毛髪低形成，免疫不全を合併）Shwachman-Diamond 症候群（膵外分泌不全，好中球減少を合併）は多系統疾患であり骨髄移植を含む内科的管理が必要とされる．（L-14，L-26 参照）

鑑別診断
　免疫不全症候群である ADA 欠損症，Omenn 症候群も軽度の骨幹端異形成を示すことがある．

■文献
1) Kajii T, Ohsawa T, Matsuda I et al : Concordant metaphyseal dysotosis type Schmid in identical twins. Hum Genet **13** : 151-156, 1971

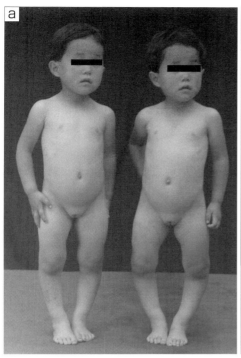
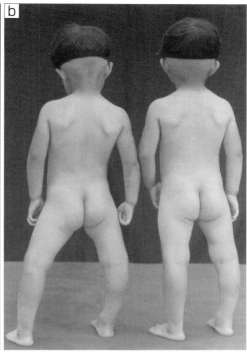
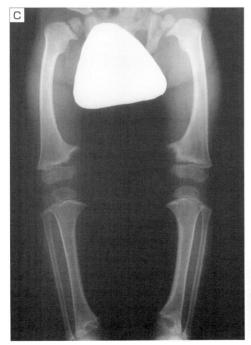

a, b：3歳の一卵性双生児（文献 1）．Schmid型骨幹端軟骨異形成症．下腿の弯曲と内反股，内反膝．
c：3歳男児．骨幹端の著明な不整像（metaphyseal dysplasia）．大腿骨の弯曲．内反股．

軟骨毛髪低形成症
cartilage hair hypoplasia（CHH）
（metaphyseal chondrodysplasia McKusick type）

[MIM No.] #250250　[マップ] 9p13.3　[Gene] *RMRP*
[Product] RNA component of mitochondrial RNase
[キーワード] 四肢短縮型低身長，骨幹端異形成，短指，疎な毛髪，免疫不全
[key words] micromelic short stature, metaphyseal dysplasia, brachydactyly, sparse hair, immunodeficiency
【GR】Cartilage-Hair Hypoplasia-Anauxetic Dysplasia Spectrum Disorders

概　念

McKusick（1965）が疾患単位として確立した多系統疾患．骨幹端軟骨異形成症 McKusick 型ともよばれる．骨異常，毛髪異常，免疫不全を三徴とする．Amish 集団とフィンランドに遺伝集積があり，欧米では頻度の高い疾患であるが日本では稀である．

症状と検査所見

[成長] 生下時から低身長．
[頭部・顔面] 細く薄い頭髪・眉毛・睫毛．日本人では赤毛～金髪様．
[骨格] 下部肋骨および胸骨の突出．腰部前弯．短い四肢．肘関節の伸展不全．弯曲した下肢．腓骨に比し短い脛骨．手足の関節弛緩．短指趾．短い指爪・趾爪．隆起した踵部．扁平足．X線で管状骨の骨幹端異形成が証明される．骨幹端変化は長管骨で目立つ．短管骨は円錐骨端を示して，短指趾が強度．
[他の症状] 好中球減少・細胞性免疫低下のため水痘罹患時には重症・致死的なことがある．再生不良性貧血．乳児期の腸管吸収不全．Hirschsprung 病（10％程度）．年長児の悪性腫瘍合併．T 細胞の減少，CD4+細胞の減少．

頻　度

日本では稀，20 例程度の報告．フィンランドでは 1/23,000．

遺伝様式・病因

AR．*RMRP* の変異はリボソームアセンブリーとサイクリン依存性の細胞周期の異常をもたらすとされる．前者が骨変化に，後者は毛髪，免疫異常に関与すると考えられている．

経過・治療

生下時の身長は－3 SD 程度．成長障害の重症度の幅は大きい（成人身長：105～150 cm）．免疫不全は幼児早期に顕在化するのが一般である．しかし易感染性が軽度で見逃される例も多い．重症免疫不全，重症好中球減少，重症貧血，血液系悪性腫瘍合併に対して骨髄移植を含む内科的対処が必要とされる．

鑑別診断

毛髪異常が目立つ例では他の骨幹端異形成症との鑑別は容易である．しかし，骨変化のみを示して毛髪異常も免疫異常ももたない *RMRP* 変異例の報告がある．骨変化の観点からは，短指が強度である点から Schmid 型と鑑別可能であり，胸郭低形成を認めないことから Shwachman-Diamond 症候群（L-26）と鑑別できる．Shwachman-Diamond 症候群でみられる膵の脂肪変性は認められない．Anauxetic dysplasia はアレル疾患（同一遺伝子異常）で偽性軟骨無形成症類似の重度の骨変化を示す．

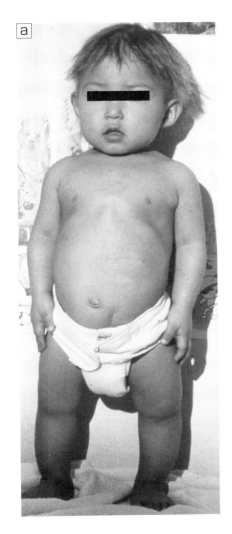
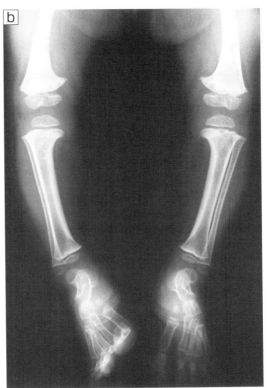

a, b：6歳女児. 身長92 cm, 体重15.5 kg. 新生児期Hirschsprung病を合併し, 根治術を受けた. 不整な長管骨骨端部, 四肢短縮, 弯曲脚 (b).

L-15 脊椎骨幹端異形成症
spondylometaphyseal dysplasia
(acromesomelic dwarfism)

[MIM No.] #184252（Kozlowski型）; %184255（Sutcliffe型）; #250220（Sedaghatian型）; %609052（A4型）
[マップ] 12q24.11（Kozlowski型）; 19p13（Sedaghatian型）
[Gene] TRPV4（Kozlowski型）; GPX4（Sedaghatian型）
[キーワード] 体幹短縮，扁平椎，骨幹端異形成
[key words] short trunk, platyspondyly, metaphyseal dysplasia
【GR】TRPV4-Associated Disorders に含まれる（Kozlowski型のみ）

概念

扁平椎と骨幹端異形成（骨幹端の骨化異常）を併せもつ遺伝的異質性の大きい疾患群である．Kozlowski（1979）が提唱した病型が最も頻度が高くよく知られた亜型である．Sutcliffe（corner fructure）型と致死性のSedaghatian型がKozlowski型に次いで頻度が高い．骨系統疾患国際分類では他に錐体・杯体ジストロフィを伴う型（OMIM 608940），体幹型（OMIM 602271），Algerian（高度外反膝）型（OMIM 184253）が取り上げられているがいずれも稀である．

症状と検査所見

[成長] 通常1～4歳までに成長障害が明らかになる．骨変化もこの時期に顕在となる（Kozlowski型とSutcliffe型）．低身長は主として体幹短縮による．Sedaghatian型は生下時低身長，骨変化も明らか．

[脊柱] 後弯．短い頸と体幹．椎骨の変形および平坦化．Kozlowski型は強度の扁平椎と椎体の前後左右径の増大．脊椎正面像の様相はopen staircaseと形容される．Sutcliffe型は卵型の椎体を示す．

[四肢] くる病病変に似た不整な骨幹端，特に大腿骨遠位部，大腿頸部および大転子部で著明．Sutcliffe型では骨幹端縁の骨折様骨片．手根骨・足根骨骨年齢遅延（Kozlowski型）．

[骨盤] 短く稜形の腸骨翼．平坦で不整な寛骨臼（Kozlowski型）．Sutcliffe型の腸骨低形成は軽度．

頻度

稀．Kozlowski型は100例以上の報告，Sutcliffe型は20例．Sedaghatian型は10例程度の報告．

遺伝様式・病因

Kozlowski型，Sutcliffe型はAD．Kozlowski型で報告されている同胞例は性腺モザイクによると考えられる．Kozlowski型はTRPV4のヘテロ接合性変異が原因である．変容性骨異形成症はアレル疾患（同一遺伝子異常）である．加えて，稀な骨異形成症である，短体幹症，脊椎骨端異形成症Maroteaux型，parastremmatic dysplasiaも同一遺伝子異常であることが判明している．TRPV4はイオンチャンネル性の機械受容器（メカノレセプター）と考えられており，骨異形成症の原因であるばかりではなく，遺伝性ニューロパチーなどの神経疾患の責任遺伝子でもある．Sedaghatian型はAR．責任遺伝子はGPX4．Sedaghatian型類似の表現型を示した例でSchwachman症候群と同一遺伝子異常の報告がある．

経過・治療

Kozlowski型，Sutcliffe型とも生下時の身体所見は正常．幼児早期に体幹短縮型低身長と歩容異常（waddling gait）で診断される．低身長の程度はいずれの型でも中程度（成人身長：120～140 cm程度）．Kozlowski型では進行性後側弯が管理上の問題となる例がある．Sutcliffe型では環軸椎不安定性の報告がある．Sedaghatian型は周産期または乳児早期に死亡．心筋症が目立つ例がある．

鑑別診断

Kozlowski型は強い扁平椎と後側弯を示すため変容性骨異形成症（L-17）の軽症表現型と類似する．Sutcliffe型の強い内反股と卵型の椎体は先天性脊椎骨端異形成症に類似するが，大腿骨頭の骨化不全が存在しないことが鑑別点となる．Sutcliffe型の椎体変化が軽い例，年長児（椎体変化は年齢とともに軽快）では先天性内反股との鑑別が困難となる．Sedaghatian型は扁平椎を伴う他の致死性骨異形成症（L-6）と鑑別する必要がある．

■文献

1) Nishimura G, Nakashima E, Hirose Y et al : The Shwachman-Bodian-Diamond syndrome gene mutations cause a neonatal form of spondylometaphysial dysplasia (SMD) resembling SMD Sedaghatian type. J Med Genet **44** : e73, 2007

2) Nishimura, G　Dai J, Lausch E et al : Spondyloepiphyseal dysplasia, Maroteaux type (pseudo-Morquio syndrome type 2), are parastremmatic dysplasia are caused by TRPV4 mutations. Am J Med Genet **152A**: 1443-1449, 2010

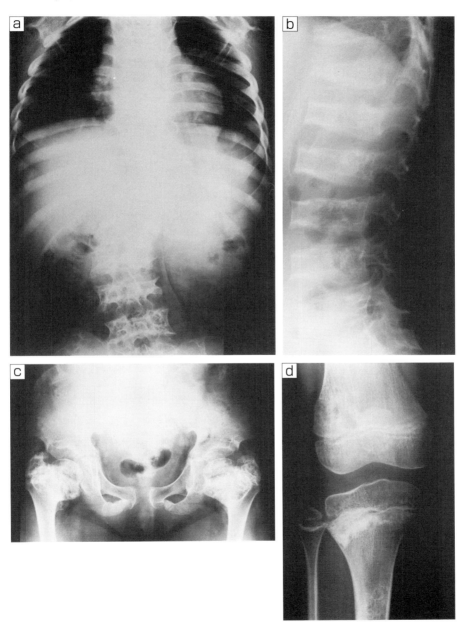

a〜d：10歳女児（Kozlowski type）．胸腰椎側弯（a），著しい扁平椎，椎間板腔の増大，椎体前後・横径の増大（a, b）．脊椎正面像は open staircase vertebra とよばれる（a）．腸骨翼上下径の短縮，横径の増大，大坐骨切痕の短縮，内反股，大腿骨頸部の短縮（c），骨幹端の不整像（c, d）．

L-16 捻曲性骨異形成症
diastrophic dysplasia
(diastrophic dwarfism)

[MIM No.] #222600　[マップ] 5q32　[Gene] *SLC26A2*
[キーワード] 四肢短縮，関節変形，内反足，ヒッチハイカー母指，カリフラワー様耳，口蓋裂
[key words] micromelia, joint malalignment, clubfoot, hitchhiker thumb, cauliflower ear, cleft palate
【GR】Diastrophic Dysplasia

概念
　LamyとMaroteaux（1960）が全身の関節変形による体の"捻れ"にちなんで命名した骨異形成症．diastrophicとはギリシャ語で地殻変動を意味する．フィンランドに患者集積があり，ヨーロッパでは頻度が高い疾患であるが，日本では稀である．

症状と検査所見
[頭部・顔面] 厚い唇．下唇が上唇より大．カリフラワー様の耳介の変形．口蓋裂を30%以上に認める．小下顎．
[四肢] 四肢短縮．進行性の関節拘縮．多発性関節脱臼．二次的関節症．Ⅰ中手骨短縮．卵型のⅠ中手骨．内反足．Ⅰ中足骨短縮と変形．母指趾近位付着．可動性の大きい母指関節（ヒッチハイカー母指）．近位指節関節癒合を示す例がある．過剰手根骨．骨端と骨幹端の不整．長管骨骨幹端の拡大．大腿骨頭核の出現遅延．扁平化・破壊．
[脊椎] 頸椎椎体形成異常を伴う頸椎後弯．胸腰椎変形．腰椎椎弓間距離の尾側での短縮．
[骨盤] 腸骨の軽度低形成または正常腸骨．
[骨年齢] 全体的に遅延するが，手根骨骨年齢のみは進行．
[ときにみられる症状] 完全型，不完全型の口蓋裂．高口蓋．耳介は出生早期に血腫様・肥厚・硬化・石灰化．喉頭軟化症による呼吸困難．

頻度
　日本では稀で10例程度の報告．欧米では1/100,000．

遺伝様式・病因
　AR．原因は*SLC26A2*遺伝子の変異による膜局在性の硫酸転送因子の機能喪失である．硫酸転送障害は結合組織基質（軟骨基質を含む）のプロテオグリカンの硫酸化障害をもたらす．この結果，骨成長障害と関節異常が生じる．本症は骨発生不全症（atelosteogenesis），Ⅳ型多発性骨端異形成症とアレル疾患（同一遺伝子異常）である．

経過・治療
　頸椎後弯，側弯，内反足などの関節異常は整形外科的治療に抵抗性であり，管理に難渋する．頸椎後弯による脊髄症の発症には特に注意が必要である．気管軟化症のために乳児期に呼吸管理を必要とする例がある．耳介の変形は軟骨壊死が原因であり，有名な身体症状であるが日本人患児では稀．表現型の幅は大きい（成人身長：男114〜158 cm，女98〜143 cm）．

鑑別診断
　関節症状の強い骨異形成症［Larsen症候群（N-2），Desbuquois症候群，関節弛緩を伴う脊椎骨端骨幹端異形成症（spondyloepimetaphyseal dysplasia with joint laxity）］との鑑別が必要である．管状骨の鉄亜鈴変形と扁平椎を示す稀な重症表現型はKniest骨異形成症（L-9）との鑑別を要する．

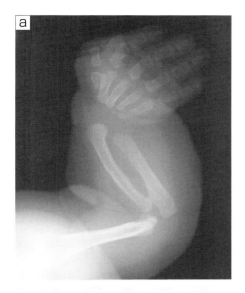

a：中手骨短縮，母指近位付着．

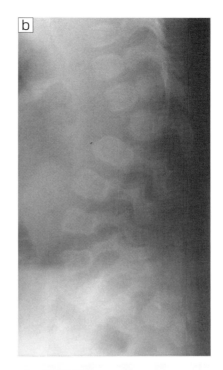

b：胸椎後弯．

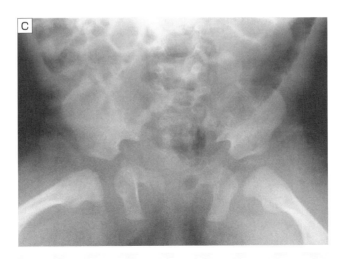

c：大腿骨近位骨幹端拡大．小さい腸骨翼．

L-17 変容性骨異形成症
metatropic dysplasia

[MIM No.] #156530　[マップ] 12q24.11　[Gene] *TRPV4*
[キーワード] 胸郭狭小，後側弯，扁平椎，四肢短縮，骨幹端の亜鈴状変形，頸髄狭窄
[key words] small thorax, kyphoscoliosis, platyspondyly, short limbs, metaphyseal flaring, cervical stenosis
【GR】*TRPV4*-Associated Disorders に含まれる

概　念

出生時に四肢短縮型小人症として発見され，成長とともに脊椎の扁平化，後側弯が進行し体幹短縮型小人症（変容性小人症）へと変容する疾患．"metatropic" は changing pattern を意味するギリシャ語 "metatropos" に由来する．他に，AR非致死型とAR致死型が知られる．

症状と検査所見

［成長］出生時身長は正常だが，成長に従い後側弯が進行し，低身長となる．
［骨格］環軸椎癒合，頸椎亜脱臼による頸髄腔狭窄をきたし，頸髄圧迫が起こる．

頻　度

30例以上の報告がある．

遺伝様式・病因

責任遺伝子 *TRPV4* が明らかにされて（2009）以降，国内外で変異解析が進んでいる．臨床的診断例の90％以上で変異が確認されている．特定のアミノ酸に変異が集中する．新生児期の致死型でも変異が検出されている．脊椎骨幹端異形性症（L-15）とアレル疾患（同一遺伝子異常）である．

経過・治療

出生時に四肢短縮と長い体幹が目立つ．乳児期に脊椎の変化が著明となる．特に脊椎の扁平化と後側弯は成長とともに進行．長く狭い胸郭のために気道感染症に注意する．成人に達しても身長は110～120 cmで，側弯が高度．環軸椎癒合・狭窄による頸髄圧迫の評価として，MRIおよび3次元CTなどの精査は必須．頸髄圧迫に対しては除圧術が有効．頸髄圧迫，頸椎脱臼による突然死に注意する．胸郭容積の低下による呼吸不全の進行も予後に影響する．

鑑別診断

Morquio 症候群，Dyggve-Melchior-Clausen 症候群（L-3），脊椎骨幹端異形成症（L-15），Kniest 骨異形成症（L-9）など．

■文献

1) 菅野順子，山田雅明，高木康夫ほか：Metatropic dysplasia の一新生児例．日小児会誌　87：197-203，1983

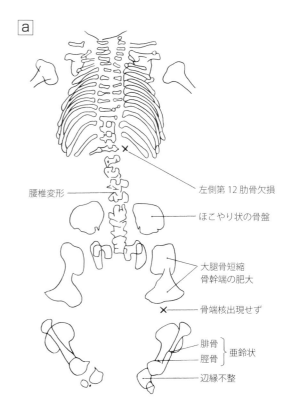

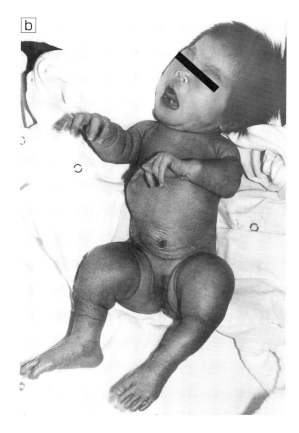
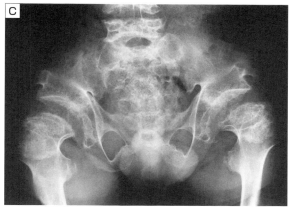
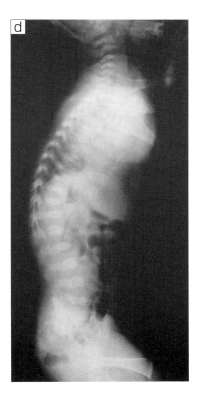
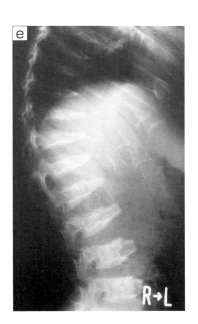
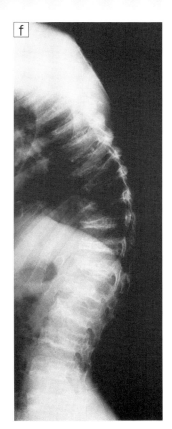

a, b：10日齢の女児（文献1）．出生時体重3,140g，身長45cm．眼間開離，鞍鼻，胸郭変形，肩関節・肘関節の異常な膨隆と運動制限，四肢短縮，先細りの指，後側弯，尾骨の尾状皮膚襞．X線像では図示したもののほかに上前腕骨骨端の亜鈴状拡大，著明な扁平椎および大きな腰椎を認めた．日齢63日で死亡．

c：15歳男児．脊椎・骨盤の変形．

d〜f：同患者．生後3ヵ月時では椎体扁平はほとんど認められない（d）が，4歳児（e）および15歳児（f）には椎体扁平が著明になる．4歳時（e）および15歳（f）に至ると椎体扁平は著明になり，脊柱・骨盤（c）の変形も進行する．

L-18 点状軟骨異形成症
chondrodysplasia punctata（CDP）

[MIM No・マップ・Gene] ☞別表
[キーワード] 点状石灰化，顔面正中部低形成，魚鱗癬様角化症，白内障
[key words] punctuate calcification, midface hypoplasia, ichthyosiform hyperkeratosis, cataract
【GR】Chondrodysplasia Punctata 1, X-Linked；Chondrodysplasia Punctata 2, X-Linked；Rhizomelic Chondrodysplasia Punctata Type1

概念

異質性の大きい疾患群で骨変化から5つのグループに分類される．

グループ1：ペルオキシソーム酵素欠損症：近位肢節型（rhizomelic type；RCDP）I, II, III型．

グループ2：コレステロール合成障害：X連鎖優性型（CDPX2）．CHILD症候群（OMIM 308050, NSDHL遺伝子異常）も類似疾患である．

グループ3：アリルスルファターゼE欠損症とビタミンK代謝異常症：末節骨の短縮を共通項とする．原因が解明されたものとしてXLR型（CDPX1），ビタミンK代謝異常をもたらす*GGCX*と*VKORC1*遺伝子異常（OMIM 277450）が含まれる．ワーファリン胎芽症やビタミンK欠乏症（OMIM 118650）も同じ表現型を示す．母のSLEも類似の表現型をもたらす．原因不明の例も多く，これを末節骨短縮型（BCDP）とよぶ．ただしCDPX1をBCDPとよぶことがあり混乱がある．

グループ4：CDP脛骨中手骨（T-M）型：グループ3との表現型の重なりがあり，病態の共通性がある可能性がある．SLE胎芽症でもT-M型と類似の例が記載されている．

グループ5：周産期致死型のCDP：コレステロール合成障害が原因であるGreenberg骨異形成症（OMIM 215140）などである．

症状と検査所見

[臨床像] 鼻根部平坦と短い鼻（鼻骨低形成），眼瞼斜上（すべての型）．魚鱗癬様皮膚病変（RCDP，CDPX2とCHILD症候群，末節骨短縮型の少数例），部分的脱毛（CDPX2），白内障（RCDPとCDPX2，末節骨短縮型の少数例），四肢非対称（CDPX2とCHILD症候群，末節骨短縮型の少数例），爪低形成，末節骨低形成（末節骨短縮型，T-M型），関節拘縮，関節変形（RCDPとCDPX2），脊柱変形（特にCDPX2），低身長（すべての型），呼吸障害，周産期致死（RCDPと周産期致死型，T-M型の少数例），出血傾向，凝固障害（ビタミンK代謝異常症，ビタミンK依存性凝固因子のカルボキシル化が障害されることが原因）．

[X線所見] 骨端軟骨とその周囲の軟部組織の点状石灰化像，点状石灰化像は乳児期，幼児期早期に消失し，骨端核は骨端異形成の様相を示すようになる．脊椎周囲の点状石灰化，軽症例の点状石灰化像は仙骨部や足根部でのみ観察されることが多い．椎体の分節異常様（半椎体様，蝶型椎体様等）の椎体変形と後側弯（CDPX2），椎体の冠状裂（RCDP，末節骨短縮型とT-M型の一部の例），扁平椎（T-M型の重症例，CDPX2の重症表現型，周産期致死型），頸椎椎体の骨化不全，環軸椎不安定性（末節骨短縮型とT-M型），頸椎脊柱管狭窄（RCDP，末節骨短縮型，T-M型），腸骨低形成，大坐骨切痕短縮（RCDP，周産期

	[MIM No.]	[マップ]	[Gene]		[MIM No.]	[マップ]	[Gene]
RCDP1	#215100	6q23.3	*PEX7*	BCDP	602497	不明	不明
RCDP2	#222765	1q42.2	*GNPAT*	TM type	%118651	不明	不明
RCDP3	#600121	2q31.2	*AGPS*	AD	118650	不明	不明
CDPX2	#302960	Xp11.23	*EBP*	Syndrome	215105	不明	不明
CDPX1	#302950	Xp22.33	*ARSE*				

致死型），近位肢節短縮（RCDP，T-M 型と CDPX2 一部の例，ただし CDPX2 では非対称），腓骨に対して脛骨の短縮が著しい（T-M 型），中手骨短縮（T-M 型），末節骨低形成（末節骨短縮型，T-M 型），天使の翼状指節骨（angel-shaped phalanx）（末節骨短縮型，T-M 型），管状骨の低形成（CHILD 症候群）．

頻度
すべての型を含めると稀ではない．各亜型は 10～50 例程度の報告例．RCDP は 1/84,000 とされるが日本ではより稀．

遺伝様式・病因
RCDP 1, 2, 3 とビタミン K 代謝異常症は AR，CDPX2 は XLD，CDPX1 は XLR，BCDP と T-M 型は未解明．

経過・治療
末節骨短縮型と T-M 型の頸椎脊柱管狭窄症と環軸椎不安定性の頻度が高く外科的治療が必要となる．CDPX2 の後側弯と四肢非対称に対する整形外科的対処が必要．

鑑別診断
骨端軟骨とその周囲の軟部組織の点状石灰化像は，ワーファリン胎芽症，ビタミン K 欠乏症，SLE 胎芽症に加えて，トリソミー 21 等の染色体異常症，アルコール胎芽症，抗痙攣薬胎芽症でも認められる．これらもビタミン K 代謝に関係して CDP が生じると考えられている．Smith-Lemli-Opitz 症候群（E-8），Zellweger 症候群（G-5），Keutel 症候群（OMIM 245150，MGP 遺伝子異常）．

■文献
1) Ikegawa S, Ohashi H, Ogata T et al : Novel and recurrent mutations in X-linked dominant chondrodysplasia punctata. Am J Med Genet **94** : 300-305, 2000

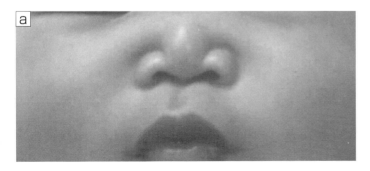

a：鼻骨低形成

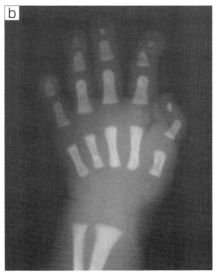

b：末節骨低形成

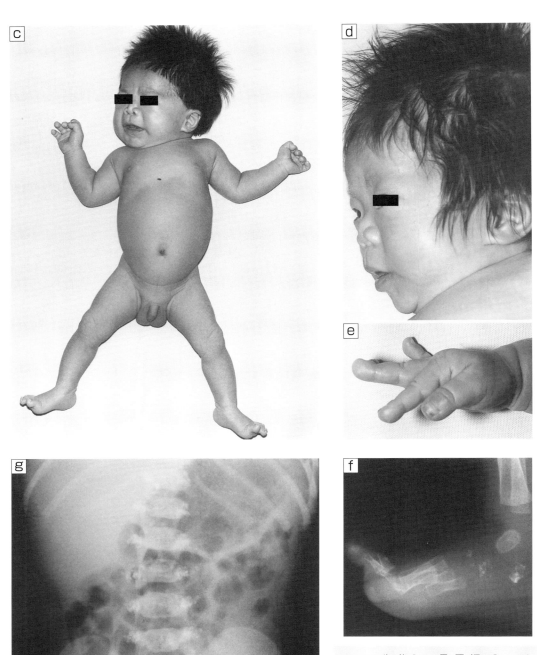

c〜g：生後1ヵ月男児．Conrad-Hünermann型．四肢は短縮していない（c）．鼻稜と鼻中隔の短縮（d），指末節の膨らみ（e），踵骨，立方骨，楔状骨の点状石灰化陰影（f），腰椎の横突起，仙椎の椎体と横突起の点状石灰化陰影（g）．1歳では足根部に点状石灰化陰影を認めたが，脊椎部では消失した．4歳で下肢の弛緩性麻痺のため歩行できない．

L-19 Langer 中間肢異形成症
Langer mesomelic dysplasia

［MIM No.］#249700　［マップ］Xp22.33, Yp11.32　［Gene］*SHOX*, *SHOXY*
［キーワード］中間肢短縮型小人症，腓骨低形成，小顎症
[key words] mesomelic dwarfism, fibular hypoplasia, micrognathia

概念
1967 年に Langer が単一の疾患として提唱した．Espiritu らが本症はヘテロ接合体が発症する Leri-Weill のホモ接合体であることを提唱した．

症状と検査所見
［成長］四肢短縮を伴う低身長．上節・下節長比の低下を伴う．
［顔面］高口蓋，下顎の低形成．
［四肢］四肢短縮．特に前腕と下腿の短縮（mesomelia）．arm span が短い．腓骨は痕跡的．脛骨は短小で近位部の低形成．尺骨は遠位部の低形成．橈骨は外背側にむけて彎曲し，短小．小児期中期以降に Madelung 変形が目立つようになる．変形は女性に強い．

遺伝様式・病因
X 染色体偽常染色体領域にある *SHOX* 遺伝子の変異または Xp・Yp 間の転座，欠失による *SHOX* 遺伝子の機能喪失により発症．このため見かけ上は，常染色体劣性遺伝の遺伝様式となる．同一家系内における重症度の差は大きい．

経過・治療
知能は正常．*SHOX* 遺伝子全体の欠失のホモ接合体では，発達遅滞が報告されている．年齢の上昇とともに Madelung 手足の変形をきたす．

鑑別診断
Léri-Weill 症候群（N-5）．

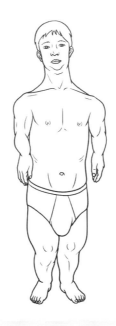

四肢短縮を伴う低身長．前腕と下腿の短縮が著しい．

L-20 Jeune 症候群
Jeune syndrome
（asphyxiating thoracic dystrophy；thoracic-pelvic-phalangeal dystrophy）

[MIM No.] %208500（ATD1）；#611263（ATD2）；#613091（ATD3）；#613819（ATD4）；#614376（ATD5）
[マップ] 15q13（ATD1）；3q25.33（ATD2）；11q22.3（ATD3）；2q24.3（ATD4）；4p14（ATD5）
[Gene] *ATD*（ATD1）；*IFT80*（ATD2）；*DYNC2H1*（ATD3）；*TTC21B*（ATD4）；*NEK1*（ATD5）
[キーワード] 胸郭狭小，呼吸障害，腎不全，繊毛関連疾患，腸骨翼低形成，肝線維化
[key words] small thorax, respiratory distress, renal failure, ciliopathy, hypoplastic iliac wing, hepatic fibrosis

概念
Jeune ら（1955）が最初に報告した．著明な胸郭狭小と短い四肢，骨盤・長管骨形成不全および腎・肝異形成を伴う．症状の組み合わせから，繊毛関連疾患（ciliopathy）の1つと考えられる．遺伝的異質性が高く，複数の責任遺伝子が知られている．

症状と検査所見
[胸郭] 著明な狭小．呼吸時の動きがわるい．鎖骨上方偏位．肋骨は短縮し水平に走る．前方の肋骨は幅広．
[骨盤] 腸骨翼は低形成で方形を呈す．水平な寛骨臼蓋．
[四肢] 比較的短く太い．特に尺骨・腓骨の短縮．骨端および骨幹端不整．中・末節骨早期癒合による円錐骨端．大腿骨頭の早期骨化．ときに多指趾．
[内臓] 腎尿細管・肝・膵臓の囊胞状変化，慢性腎炎．肝低形成，門脈周囲線維症，小胆管増殖，肝硬変．
[呼吸] 胸郭運動制限のため腹式呼吸．著明な呼吸障害．
[成長] 軽度の低身長．
[ときにみられる症状] 網膜色素変性（Leber 症候群に似る），知的障害．

頻度
不明．比較的稀．100例以上の報告がある．

遺伝様式・病因
AR．症状の組み合わせ（網膜色素変性・多指・腎不全など）から，繊毛関連疾患が疑われ，*IFT80*（3q25.33）の変異が確認された．他に *DYNC2H1*，*TTC21B*，*WDR19* が責任遺伝子として確認されており，遺伝的異質性が高い．

経過・治療
半数は乳幼児期に呼吸不全で死亡．残り半数は，肺炎合併，慢性腎不全をみる．年齢とともに胸郭病変は改善を示す例もある．腎機能異常は2歳までに明らかになる．長期生存例では膵線維化・肝不全をきたす．慢性腎不全・呼吸管理が重要．新しい外科的胸郭形成術の試みもある．

鑑別診断
Ellis-van Creveld 症候群（L-23）では多指・爪低形成・歯肉異常は必発で，心奇形を合併する．ほかに短肋骨多指症候群（L-22），頭蓋外胚葉異形成症，致死性骨異形成症（L-6），変容性骨異形成症（L-17），14番染色体父性片親性ダイソミー（L-21）など．

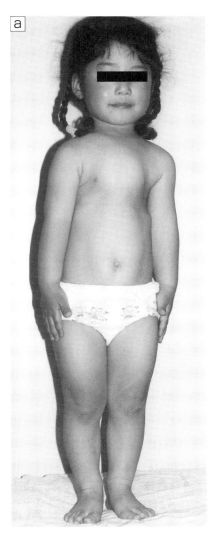
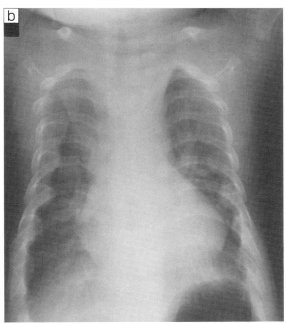
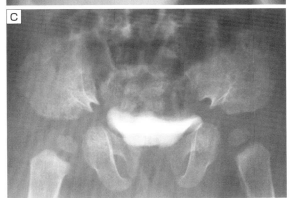
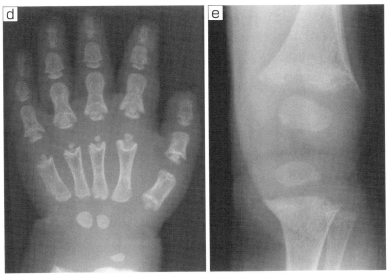

a：3歳女児．胸郭狭小．四肢短縮型低身長．短指．両側軸後性多指（術後）．
b, c：1歳男児．狭い胸郭（b），腸骨翼低形成．水平な寛骨臼蓋（c）．
d, e：2歳女児．円錐骨端（d），骨幹端の不整像（e）．

L-21 14番染色体父性片親性ダイソミー
paternal UPD14
（paternal UPD14-like syndrome ; Kagami-Ogata syndrome）

［MIM No.］#608149　［マップ］14q32　［Gene］*DLK1-MEG3, IG-DMR, MEG3-DMR*
［キーワード］IG-DMR, MEG3-DMR, エピ変異
［key words］IG-DMR, MEG3-DMR, epi-mutation

概念

　羊水過多，胸郭低形成，腹壁異常，特異顔貌などを特徴とする疾患で，14番染色体の相同染色体いずれもが父由来であることを原因とする．しかし，Kagamiら（2008）の報告以降，刷り込み（インプリンティング）を調節するIG-DMRの変異によるエピ変異を原因とするタイプや14q32領域の母方アレルの微細欠失を原因とする例も存在するため，14番染色体父性片親性ダイソミー（pUPD14）関連（類縁）疾患ともよばれる．

症状と検査所見

　［出生前］羊水過多はほぼ全例に共通し，胎生期から異常に気づかれる場合が多い．
　［体幹部］腹壁異常もほぼ全例に共通し，軽症例では腹直筋離開，重症例では臍帯ヘルニア．翼状頸ないしは短頸で，胸郭の低形成が極めて特徴で診断的価値が高い．胸部X線写真で波打つような肋骨，鎖骨低形成を認め，ほぼ全例に認められる新生児期の呼吸障害の原因と考えられる．胸郭低形成は本症の生命予後を左右する．
　［顔貌］眼瞼裂狭小，小さな耳介，上向きの鼻孔，突き出した人中，毛深い前額部．
　［四肢・骨格］体幹に比して短い．手指の屈曲拘縮が新生児期に著しい．椎骨側弯・後弯
　［そのほか］知的障害，便秘，腸管蠕動障害，肝芽腫，眼科的屈折異常，成長障害．

頻度

　国内で30例以上が知られている．厚難：本邦で約30名（2009年施行研究班一次調査の結果）．

遺伝様式・病因

　発症メカニズムとして，①14番染色体父性片親性ダイソミー（正常核型，あるいは14番染色体を含むRobertson型転座）を原因とするタイプ，②発症に関わる責任遺伝子群，つまり父性母性で発現様式が異なる遺伝子がクラスターを作る14q32.2領域の微細欠失を原因とするタイプ，③14q32.2領域の遺伝子に対して刷り込みを調節するIG-DMR（intergenic differentially methylated region）の変異によるエピ変異を原因とするタイプ，④主に体細胞分裂における組み換えに由来する14番染色体の分節性pUPD14を原因とするタイプ，の4つに分類される．したがって，現在では疾患概念としてより広くこれら4つの発症メカニズムに由来する疾患として「14番染色体父性片親性ダイソミー関連疾患」とまとめている．

経過・経過

　胸郭低形成，気管・気管支軟化症および喉頭軟化症により，長期の呼吸管理が必要．適切な医療管理により，人工呼吸器からの離脱，在宅医療管理も可能．発達は，幼児期評価でDQ30-40と，重度から中等度の発達遅滞を生じる．適切な呼吸管理下での療育参加などが，長期的な発達予後改善を促す可能性もある．長期呼吸管理にもかかわらず，児なりの発達は期待でき，幼児期に独歩達成が期待できる．身辺自立達成も可能．在宅医療管理（呼吸と療育）は不可欠で，予後改善に極めて重要である．腹壁異常・蠕動機能障害（慢性便秘）には注意する．出生前診断例も報告され，出生前からの適切な医療管理が長期予後改善に重要．最近，肝芽腫の発生例が複数報告されているので，腫瘍発生にも注意する．後側弯に対しては整形外科的治療を行う．

鑑別診断

　臍帯ヘルニアをきたす染色体異常症，多発性関節拘縮症．

■文献

1) Kagami M, Sekita Y, Nishimura G et al : Deletion and epimutations affecting the human 14q32.2 imprinted region in individuals with paternal and maternal upd（14）-like phenotypes. Nat Genet **40** : 237-242, 2008

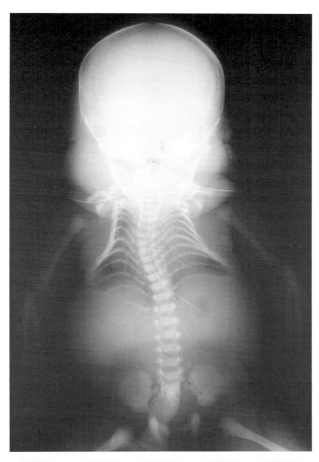

新生児(日齢1,女児).胸部低形成をなす波打つ肋骨,側弯など,胸部X線像は診断的意義が高い.

骨軟骨異形成を主徴とする症候群

L-22 短肋骨多指症候群
short rib polydactyly syndrome

[MIM No.・マップ・Gene] ☞別表
[キーワード] 胸郭低形成，短指，多指，骨端早期骨化
[key words] thoracic hypoplasia, brachydactyly, polydactyly, premature ossification of the epiphyses

概念

表現型にも遺伝的にも異質性の大きい疾患群である．すべての亜型に共通する所見は，胸郭の著しい低形成，強度の短指（多指を伴うことが多いが，ないこともある），大腿骨頭と上腕骨頭の早期骨化である．Ⅰ型（Saldino-Noonan型），Ⅲ型（Verma-Naumoff型）はアレル疾患（同一遺伝子異常）または同一疾患の病期の差とする意見が強い．また窒息性胸郭異形成症との表現型の重なりが大きい．Ⅱ型（Majewski型），Ⅳ型（Beemer-Langer型）はEllis-van Creveld症候群との類似性が大きい．Ⅰ～Ⅳ型に分類しがたい中間的な表現型も報告されている．骨変化のみでなく，多臓器の多彩な奇形を合併する多系統疾患である．Ⅴ型は疾患単位としての確立が不十分，頭蓋外胚葉異形成症Ⅱ型の重症表現型の可能性が大きい．

症状と検査所見

[臨床像] 周産期致死．呼吸管理による長期生存が少数報告されている．胎児水腫．四肢短縮型の低身長，体幹長は比較的正常に近い．胸郭の強度の低形成．強度の短指趾．多指趾（ほとんどの例で認めるが，Ⅳ型では稀，多くは軸後性だが，Ⅱ型では軸前性のことがある）．多彩な内臓奇形：腎奇形，心臓奇形，性逆転等（Ⅰ・Ⅲ型）；正中口唇裂，魔歯，歯肉異常，咽頭奇形，腎奇形等（Ⅱ・Ⅳ型）．

[X線所見] 強度の胸郭低形成．扁平椎（Ⅰ・Ⅲ型のみ，Ⅲ型では軽微）．腸骨尾側の短縮．軟骨無形成症に似たtrident pelvis（Ⅰ・Ⅲ型のみ）．管状骨骨幹端の不整像（異形成）（Ⅰ・Ⅲ型のみ）．Ⅰ型の骨幹端の骨化不全は著明で，その様相はtorpedo（魚雷）様とかbanana-peel（バナナの皮）様と形容される．管状骨骨幹端の丸みをおびた太まり（club-shaped，特に尺骨近位，橈骨遠位）（Ⅱ・Ⅳ型のみ）．長管骨の弯曲（Ⅳ型）．脛骨低形成（Ⅱ型のみ，診断的）．著明な短指趾（末梢の骨ほど低形成が著しい），多指趾．大腿骨近位，上腕骨近位の骨端核の早期骨化．Ⅴ型はⅢ型に類似すると報告されている．

頻度

Ⅲ型の頻度が高い．Ⅰ・Ⅲ型は60例以上の報告，Ⅱ，Ⅳ型は50例以下の報告．Ⅴ型は少数例のみ．

遺伝様式・病因

すべての亜型がARと考えられている．証明されている既知遺伝子，*NEK1*（Ⅱ型）；*DYNC2H1*（Ⅲ型）；*WDR35*（Ⅴ型）は，すべて繊毛機能を有するタンパクをコードする．*DYNC2H1*はJeune症候群の，*WDR35*は頭蓋外胚葉異形成症Ⅱ型の原因遺伝子でもある．

経過・治療

周産期致死であるのが原則．呼吸管理による長期生存の報告はあるが，頭蓋脊椎移行部の狭窄による無呼吸発作を繰り返したと報告されている．

鑑別診断

窒息性胸郭異形成症とⅠ・Ⅲ型との鑑別は胸郭低形成の程度による．Ellis-van Creveld症候群（L-23）とⅡ・Ⅳ型との鑑別は胸郭低形成の程度に加えて，Ellis-van Creveld症候群が腸骨低形成を示すのに対してⅡ・Ⅳ型は腸骨が正常であることが鑑別点．Barnes症候群，Shwachman-Diamond症候群（L-26），口・顔・指症候群Ⅳ型との鑑別も問題となるが，胸郭低形成の程度が異なる．

	[MIM No.]	[マップ]	[Gene]		[MIM No.]	[マップ]	[Gene]
Ⅰ型	#613091	11q22.3	*DYNC2H1*	Ⅲ型	#613091	11q22.3	*DYNC2H1*
Ⅱ型	#263520	4q33	*NEK1*	Ⅳ型	%269860		
ⅡA型	#263520	4q33	*NEK1*	Ⅴ型	#614091	2p24.1	*WDR35*
ⅡB型	#613091	11q22.3	*DYNC2H1*	Ⅵ型	#615503	7q36.3	*WDR60*

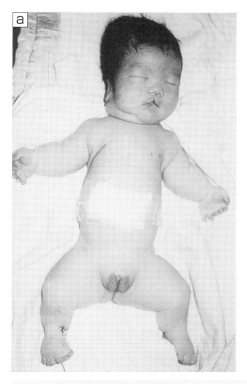
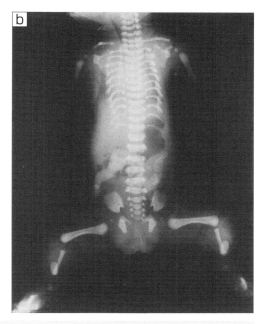

a, b：短肋骨多指症候群Ⅱ型（Majewski型）新生男児．妊娠36週時の胎児造影で骨格異常を診断．在胎39週，帝王切開で出生．出生時体重3,150 g，身長45 cm，頭囲36 cm，胸囲27 cm，胸囲27 cm，arm span 37 cm，Apgarスコア8点．呼吸不全が進行し生後11時間に死亡．四肢（特に下肢）短縮，低い鼻稜，変形・低位耳介，正中唇裂，狭い胸郭，腹部膨隆，半陰陽，両軸前性多指趾（右8指趾，左指趾），Ⅰ・Ⅱ合指，Ⅰ・Ⅱ・Ⅲ合趾．短縮した水平走行肋骨，脛骨短縮，大腿骨頭骨核早期出現．他に喉頭蓋低形成，嚢胞腎．弟も罹患（生後25時間で死亡）．

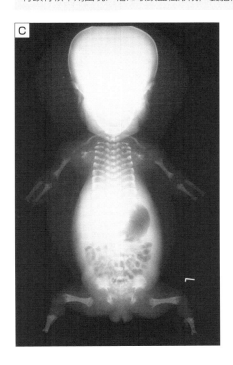

c：短肋骨多指症候群Ⅲ型（Verma-Naumoff型）．胸郭低形成，腸骨低形成，骨幹端不整像，大腿骨頭の早期骨化．

L-23 Ellis-van Creveld 症候群
Ellis-van Creveld syndrome
（chondroectodermal dysplasia ; mesoectodermal dysplasia）

[MIM No.] #225500　[マップ] 4p16.2　[Gene] *EVC* ; *EVC2*（*LBN*）
[キーワード] 遠位肢節短縮，短指，多指，爪低形成，出生時歯（魔歯），多数の口腔小帯，先天性心疾患，繊毛関連疾患
[key words] acromelic shortening, brachydactyly, polydactyly, nail hypoplasia, natal teeth, abnormal frenulum of the upper lip, congenital heart disease, ciliopathy

概　念
　Ellis と van Creveld（1940）が疾患単位として提唱した．Amish の大家系を McKusick（1964）が記載し，よく知られるようになった．遠位肢節短縮が目立つ低身長，多指，外胚葉形成不全，先天性心疾患を合併する多系統疾患である．Weyer 先端顔面異骨症（OMIM 193530）はアレル疾患（同一遺伝子異常）である．

症状と検査所見
[骨格] 主として中胚葉系の異形成，すなわち軟骨形成不全に伴う症状である．胸郭の形成不全以外の体幹の成長はほぼ正常．四肢では遠位性の相対的短縮が加齢とともに顕著となる．そのほかに外反膝，外反肘，上腕や大腿骨の屈曲，手根骨や足根骨の癒合などを認める．大腿骨頭の早期骨化は診断上重要．脛骨近位外側骨端柱の骨化不全と内反膝は年長児の診断上重要．

[外胚葉性組織・器官] 外胚葉異形成．生歯遅延や歯の欠損，歯の形態異常をほとんど全例に認める．魔歯．爪の形成不全は歯の異常に次いで多い．毛髪や皮膚の障害例は少ない．

[四肢] 多指を全例に認める．軸後性多指が多いが，稀に軸前性多指．多趾は約 10％．

[口腔] 全症例で口腔前庭溝は浅いか，まったく欠如する．多数の口腔小帯．

[心] 心奇形は欧米の報告では 50〜60％，わが国の症例では 80％ 以上に伴う．単心房または重度の心房中隔欠損の頻度が高い．

[ときにみられる症状] 停留精巣，尿道下裂，尿道上裂．

頻　度
　250 例以上の報告．0.9/100,000．厚難：4〜6 万人に 1 人．

遺伝様式・病因
　AR．4p16 に隣接して存在する 2 つの遺伝子，*EVC* と *EVC2* いずれかの変異が原因である．奇妙なことに *EVC* と *EVC2*（*LBN*）には相同性がない．ところが，この 2 つの遺伝子は種の間でよく保存された遺伝子クラスターの中に存在している．このため，変異が隣接した遺伝子の発現に影響を及ぼすことが病因であると考えられている．同一遺伝子異常である Weyer 先端顔面異骨症は AD である．

経過・治療
　先天性心疾患と胸郭低形成の組み合わせから周産期の管理に難渋する例がある．しかし，これを乗り越えれば生命予後は良好である．低身長の程度は一般には重度．外反膝が強度の例では整形外科的対処が必要．

鑑別診断
　多数の口腔小帯があるときは本症を考える．Weyer 先端顔面異骨症の重症表現型とは症状のオーバーラップが大きい．また Weyer と本症の複合ヘテロ変異の例も知られている．Jeune 症候群（L-19），短肋骨多指症候群（L-21）（特にⅡ・Ⅳ型），Barnes 症候群，Shwachman-Diamond 症候群（L-26），口・顔・指症候群Ⅳ型との鑑別も問題となる．

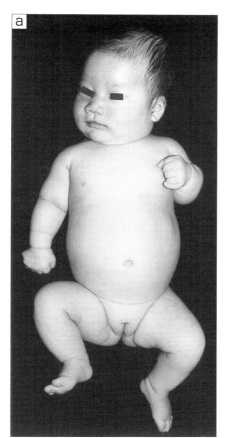
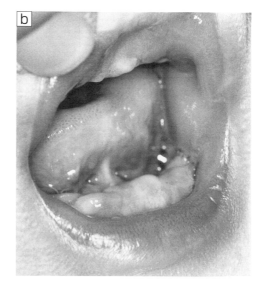
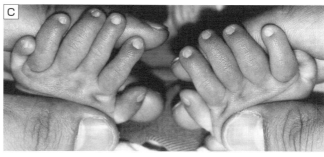
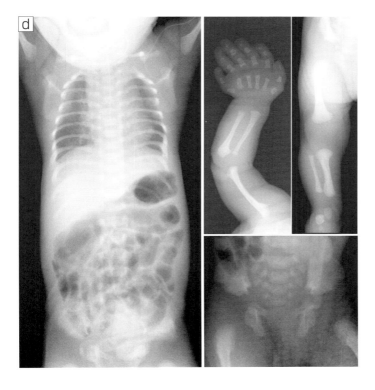

a〜c：生後1ヵ月女児．兄も罹患．出生時体重3,086 g．四肢が不釣り合いに短く，心奇形を伴う．歯肉が凹凸不整．口腔前庭溝が著しく浅い（b）．両側の軸後性多指（c）．

d：Ellis-van Creveld症候群．軽度の胸郭低形成，腸骨低形成，短指，多指，長管骨の骨幹端は棍棒状を呈する．

L-24 脊椎・肋骨異形成症
spondylocostal dysplasia
（spondylocostal dysostosis；autosomal dominant multiple hemivertebral polydysspondyly）

[MIM No.] #277300（AR I 型）；#608681（AR II 型）；#609813（AR III 型）；#613686（AR IV 型）；#122600（AD V 型）
[マップ] 19q13.2（AR I 型）；15q26.1（AR II 型）；7p22.3（AR III 型）；17p13.1（AR IV 型）；16p11.2（AD V 型）
[Gene] *DLL3*（AR I 型）；*MESP2*（AR II 型）；*LFNG*（AR III 型）；*HES7*（AR IV 型）；*TBX6*（AD V 型）
[キーワード] 体幹短縮型低身長症，肋・椎骨分節奇形，正常頭・四肢骨
[key words] short-trunk dwarfism, costovertebral segmentation anomalies, normal skull and limbs
【GR】Spondylocostal Dysostosis, Autosomal Recessive（AR 型のみ）

概 念
多発性半椎および椎骨癒合による遺伝性の体幹短縮型小人症．肋骨奇形を伴う．脊椎・肋骨異骨症，多発異椎体症などともよばれる．Rimoin ら（1968）が 4 世代にわたる本症 1 家系を報告したのが最初である．本症と spondylothoracic dysplasia とはその表現型は類似し，しばしば鑑別困難である．

症状と検査所見
[頸部] 短い頸，頸部運動制限，頸椎癒合．
[胸椎・胸郭] 体幹短縮．arm span は身長より長い．胸部変形．体幹運動制限，側・後・前弯．背部痛．脊椎骨数の減少．多数の半椎・癒合椎骨・肋骨数減少．肋骨低形成・癒合．胸部骨格の"fan-like（crab-like）"所見．
[四肢] 四肢骨は一般に正常域．しびれ，疼痛などの神経根圧迫症状．
[腎・尿路] 鎖肛，腎尿路奇形を伴う重症型の存在が知られている（MIM 271520）．

頻 度
不明であるが，非常に稀な疾患である．数万人に 1 人以下と思われる．

遺伝形式・病因
AR．3 種類の責任遺伝子が報告されている．（AR I 型）*DLL3*，（AR II 型）*MESP2*，（AR III 型）*LFNG* である．AD のタイプも報告されている．*DLL3* も *MESP2* も Notch シグナル伝達系の遺伝子である．

経過・治療
年齢とともに体幹運動制限，脊柱変形，神経根圧迫は進行する．整形外科的治療を行う．

鑑別診断
脊椎胸郭異形成（Jarco-Levin 症候群）は，左右対称性に肋骨と脊椎の結合部で全肋骨が癒合している．脊椎・肋骨異常が共通し，アレル疾患（同一遺伝子異常）との意見もある．呼吸障害で予後不良である．他に，VATER 連合（T-12）を鑑別する．

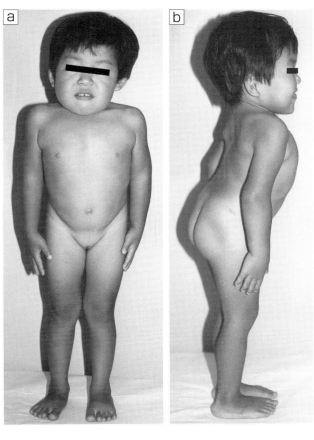

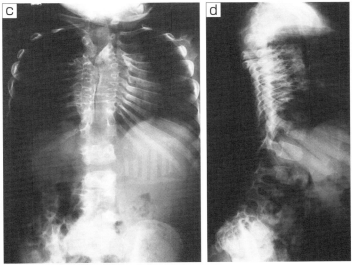

a〜d：4歳女児．身長83.4 cm（−4 SD以下），arm span 81 cm．頸部短縮，体幹短縮．翼状肩甲，側・前弯．多数の癒合した椎骨・肋骨と多数の半椎．10人の同胞のうち3人の姉も同様に罹患．母および母方祖父は軽度罹患（低身長・軽度脊柱変形および上肢のしびれ）．罹患者すべて知能は正常．

L-25 脳・肋骨・下顎症候群
cerebro-costo-mandibular syndrome
（rib-gap defects with micrognathia）

[MIM No.] 117650
［キーワード］小下顎，Robin 奇形，肋骨ギャップ，ベル型小胸郭，知的障害，子宮内発育遅延
[key words] micrognathia, Robin sequence, rib-gap, bell-shaped small thorax, intellectual disabilities, intrauterine growth retardation

概　念
　高度の小下顎，肋骨ギャップ奇形，知的障害を主徴とする疾患．Smith ら（1966）の記載が最初で，Silverman ら（1980），Tachibana ら（1980）が臨床像を整理した．Nagasawa ら（2010）は肋骨異常の程度および生命予後から致死型，重症型および軽症型に三分した．

症状と検査所見
［発育］生存例は知的障害を伴う．生後の発育障害を認める．
［顔面］舌根沈下を伴う高度の小下顎．短い口蓋または口蓋裂．Robin シークエンス．
［胸部］肋骨の連結がない，いわゆる肋骨ギャップが大部分の肋骨にみられ，胸郭はベル型で小さい．有効な呼吸ができない．新生児期の呼吸障害は必発．
［ときにみられる症状］弛緩した皮膚，気管異常，椎体異常，小頭など．伝音難聴．内反足．股関節脱臼．胸骨低形成．

頻　度
　稀（100 万人に 1 人以下）といわれている．80 例以上の報告がある．

遺伝様式・病因
　AR を示唆する報告と，AD を示唆する報告とがあり，遺伝的異質性が認められる．親子例の報告があるため，家系によっては AD と考えられる．新生児期の臨床症状の幅は大きい．重度の呼吸障害を伴った Robin シークエンスを有する新生児では本症を考慮する．責任遺伝子は同定されていないが，sonic hedgehog（SHH）signaling cascade の異常が考えられている．

経過・治療
　約 32％が新生児期に死亡し，1 歳までに 56％が死亡する．原因のほとんどが呼吸不全である．生存例も摂食や発語に問題を残す．知的障害は 1/3～1/2 の例で認める．肋骨ギャップは成長すると偽関節化する．

鑑別診断
　Pierre Robin 症候群（T-4）が鑑別にあがるが，肋骨の異常の有無で区別できる．

■文献
1) Tachibana K, Yamamoto Y, Osaki E et al : Cerebro-costo-mandibular syndrome. A case report and review of the literature. Hum Genet **54** : 283-286, 1980
2) Nagasawa H, Yamamoto Y, Kohno Y : Cerebro-costo-mandibular syndrome : prognosis and proposal for classification. Congenit Anom（Kyoto）**50** : 171-174, 2010

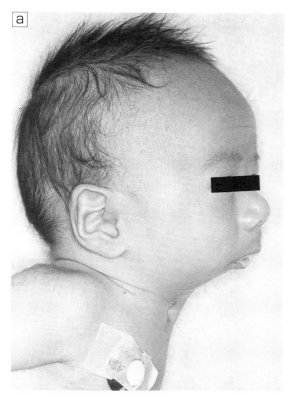
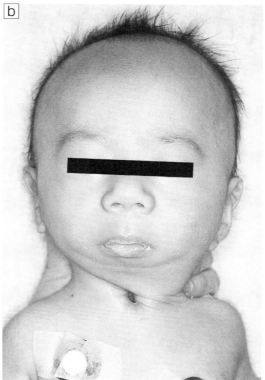
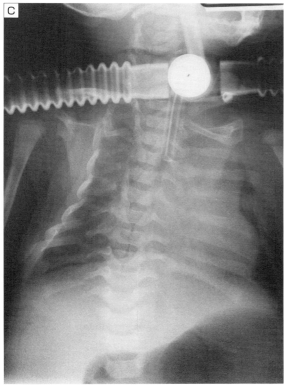

a〜c：3ヵ月男児（文献1）．高度の小下顎，耳介低位（a, b）．レスピレーター管理のために気管切開を行った．ベル型の小さな胸郭，ほとんどすべての肋骨にギャップがみられる（c）．

L-26 Shwachman-Diamond 症候群
Shwachman-Diamond syndrome
(pancreatic insufficiency and bone marrow dysfunction)

※小児慢性特定疾病

[MIM No.] #260400　［マップ］7q11.21　[Gene] *SBDS*
［キーワード］膵外分泌機能不全，汎血球減少，骨幹端異形成
[key words] exocrine pancreatic insufficiency, pancytopenia, metaphyseal dysplasia
【GR】Shwachman-Diamond syndrome

概　念
膵外分泌機能不全，汎血球減少，骨幹端異形成を主徴とする疾患．Shwachman ら（1964）が報告した．

症状と検査所見
［成長・発達］一般に低身長，中等度の知的障害を認める．

［膵外分泌機能不全］脂肪の吸収障害により，乳児期より脂っぽく悪臭のある大量の軟便がみられる．十二指腸液の分析により診断されるが，MRI でも膵組織が脂肪組織に置換している像が得られる．

［血液］汎血球減少，骨髄所見では骨髄低形成，有核細胞数減少，巨核球減少，顆粒球系の成熟抑制，脂肪組織の増加など．

［骨格］四肢短縮型小人症，膝・大腿骨近位部に骨幹端異形成．肋骨短縮による胸郭低形成．

［その他］唾液減少，反復細菌感染，肝硬変，難聴，白血病などの合併頻度が高い．心内膜線維弾性症，合指症，鎖肛，胎児性ヘモグロビン増加，白血球遊走能異常など．

頻　度
100 例以上の報告がある．欧米では膵外分泌機能不全をきたす疾患としては，囊胞性線維症に次いで 2 番目に多い疾患とされる．厚難：欧米ではファンコニ貧血，ダイアモンド・ブラックファン貧血に次いで多い先天性骨髄不全症候群で，発症頻度は 75,000 人に 1 人という報告があるが，日本ではより稀とされている．

遺伝様式・病因
AR．*SBDS* 変異により発症．

経過・治療
重症度は様々，ほとんど症状の認められないものから，栄養障害，反復感染，白血病で乳児期，小児期に死亡する場合もある．タンパク，脂肪の消化吸収のための膵酵素の経口投与．細菌感染に対する抗生物質，汎血球減少に対する輸血療法および骨変形予防のための整形外科的治療など．

鑑別診断
Cartilage-hair 症候群（L-14），囊胞性線維症，二次性膵機能不全との鑑別が必要だが，他の症状を検討すれば鑑別は容易．

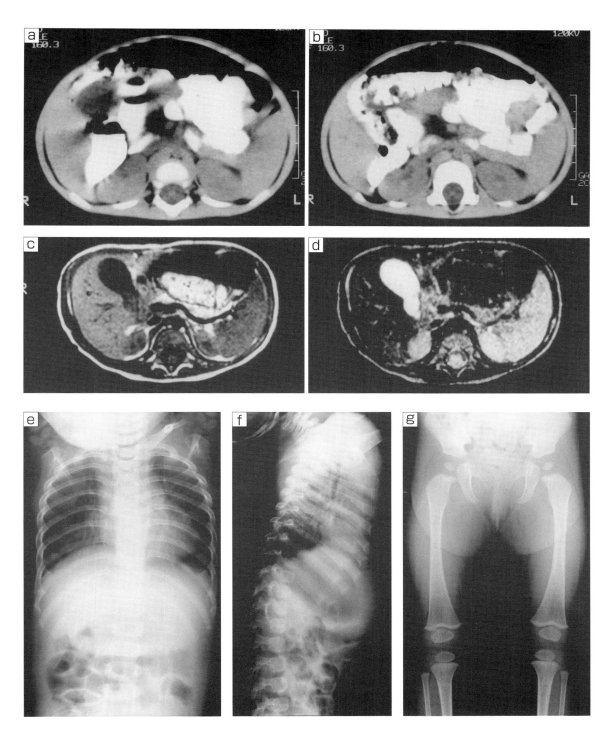

a〜g：10ヵ月女児．腹部CT（ガストログラフィン注入後撮影）．膵臓は完全に脂肪に置換されている（HU-91.4）．軽度肝脾腫を認める（a, b）．腹部MRI．膵臓はT1強調画像では高信号，T2強調画像では等信号を示し脂肪腫症（lipomatosis）の所見に合致する（c, d）．軽度胸郭狭小（e）．肋骨前縁の軽微な広がり（f）．大腿骨近位の軽微な骨幹端異形成（g）．

大理石骨病
osteopetrosis

※小児慢性特定疾病

[MIN No.・マップ・Gene] ☞別表
[キーワード] 骨硬化, 骨幹端モデリング異常, 骨脆弱性, 下顎骨骨髄炎, 脳神経圧迫, 骨髄機能不全
[key words] osteosclerosis, metaphyseal undermodeling, bone fragility, mandibular osteomyelitis, cranial nerve compression, bone marrow dysfunction
【GR】*CLCN7*-Related Osteopetrosis

概念

全身の骨硬化を主徴とする遺伝的異質性の大きい疾患群である. ほとんどの疾患の原因は破骨細胞の機能低下である. 一部骨芽細胞の機能亢進が原因の疾患もある. Albers-Schönberg (1904) が成人型を報告したのが最初である. AD I 型は Worth 型内骨膜骨肥厚症と同一疾患である. 臨床的には重症度にしたがって, 乳児型 (AR I, IV, V, VII型), 中間型 (AR II, III, VI型), 成人型 (AD I, II型) に分類される. 組織学的に破骨細胞が増加している型と減少している型に分類される. 劣性 II, VI, VII型が破骨細胞が減少する型である.

症状と検査所見

乳児型

[骨格] 骨緻密質の進行性過剰骨化による骨皮質肥厚. 骨髄は次第に狭小化し, ついにはすべて骨化する. 易骨折性, 前額突出, 大頭, 著明な頭蓋底骨硬化, 下顎角開大, 視神経孔狭窄, 大後頭孔狭窄. 長管骨骨硬化のため骨内に骨がある (bone within a bone) ようにみえる. 骨幹端は棍棒状に拡大 (モデリング異常). 椎骨体部上縁と下縁は著明に硬化するのでサンドイッチ状の X 線像を呈す.

[血液] 骨髄腔狭小による二次性の汎血球減少症 (骨髄機能不全). 特に低色素性貧血. 劣性VII型は低γグロブリン血症を合併.

[神経] 脳神経麻痺, 視力障害, 眼振, 白内障, 聴力障害.

[その他] 生歯不整, 歯牙脱落, 水頭症, 肝脾腫大, リンパ節腫脹, 血清 Ca 低値, 血清 P 高値, テタニー, 末節骨部分欠損, ときに低身長, 知的障害, 免疫能低下, 貪食細胞機能不全.

中間型

骨変化は乳児型と類似. 骨幹端モデリング異常はやや軽度. 骨髄機能不全は認めない. 腎尿細管アシドーシスを伴う型は頭蓋内石灰化.

成人型

頭蓋骨硬化が強く, 体幹, 四肢骨の硬化が軽症の I 型と体幹, 四肢骨の硬化が主な II 型に亜分類される. II 型はサンドイッチ状の椎体を示す.

頻度

AD 型：1/100,000, AR 型：1/200,000. 厚難：常染色体優性成人型が10万人に1人 (ブラジルでの調査). 乳児型はより少ない.

遺伝様式・病因

乳児型, 中間型は AR. 成人型は AD. 外胚葉形成不全と免疫不全を伴う型は XLR. 責任遺伝子, *TCIRG1*, *CLCN7*, *OSTM1*, *CA1* は破骨細胞と骨組織の接合部 (ruffled border) を酸性に保ち骨基質吸収を容易にするために必要なプロトンポンプ, イオンチャンネル, 酵素をコードする. *TNFSF11*, *TNFRSF11A*, *PLEKHM1*, *IKBKG* は破骨細胞の分化, 機能に関与するタンパクをコードする. *IKBKG* 異常はリンパ浮腫, 色素失調症様の皮膚異常, 無汗症, 免疫不全 (osteopetrosis, lymphedema, ectodermal dysplasia, anhidrosis, immune defect, OLEDAID) を合併する. *LRP5* は骨芽細胞機能に関与する.

経過・治療

乳児型は骨髄機能不全 (貧血, 易感染性) のため骨移植なしでは早期に死亡する. 中間型, 成人型は易骨折性, 下顎骨骨髄炎, 脳神経圧迫症状が問題となる例がある.

鑑別診断

他の骨硬化性骨異形成症との鑑別が問題となる. 特に, dysosteosclerosis の骨幹端骨硬化, 骨幹端モデリング異常は大理石骨病との類似性が高い. しかし, 扁平椎と発達遅滞の存在が鑑別点となる. 頭蓋内石灰化を示す例もある.

	[MIN No.]	[マップ]	[Gene]		[MIN No.]	[マップ]	[Gene]
OPTB1（劣性Ⅰ型）	#259700	11q13.2	TCIRG1	OPTB6（劣性Ⅵ型）	#611497	17q21.31	PLEKHM1
OPTB2（劣性Ⅱ型）	#259710	13q14.11	TNFSF11	OPTB7（劣性Ⅶ型）	#612301	18q21.33	TNFRSF11A
OPTB3（劣性Ⅲ型）*1	#259730	8q21.2	CA2	OPTA1（優性Ⅰ型）	#607634	11q13.2	LRP5
OPTB4（劣性Ⅳ型）	#611490	16p13.3	CLCN7	OPTA2（優性Ⅱ型）	#166600	16p13.3	CLCN7
OPTB5（劣性Ⅴ型）	#259720	6q21	OSTM1	OLEDAID *2	#300301	Xq28	IKBKG

*1 腎尿細管アシドーシスを伴う；*2 外胚葉形成不全と免疫不全を伴う型

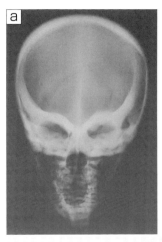
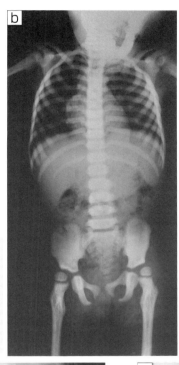

a, b：6歳男児．全身の骨硬化と慢性貧血および貪食細胞機能不全を呈する．破骨細胞と大食細胞の共通幹細胞の先天性機能不全症と考えられる．眼窩周囲，頬部周囲，頬骨部の骨硬化像（a：5歳）．肋骨，脊椎の骨硬化．四肢骨骨皮質肥厚（b：6歳）．

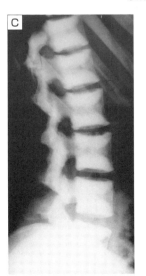
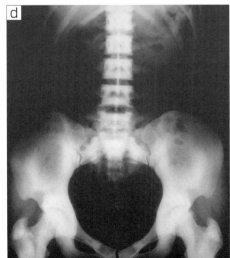
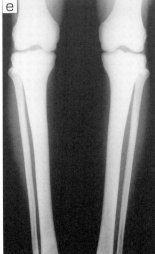

c～e：成人女性．成人型大理石病．脊椎の骨硬化像は椎体終板で著しい（rugger jersey appearance）（c）．また，骨盤骨，大腿骨近位部の骨硬化像も均一ではない（d）．これらは，破骨細胞機能不全の程度が年齢により動揺することを示唆する．大腿骨遠位，下腿骨の骨硬化は比較的均一（e）．

濃化異骨症
pyknodysostosis (pycnodysostosis)

[MIM No.] #265800　[マップ] 1q21.3　[Gene] *CTSK*
[キーワード] 骨硬化，骨脆弱，泉門開大，末節骨融解，低身長
[key words] osteosclerosis, bone fragility, open fontanel, acroosteolysis, short stature

概念
Maroteaux と Lamy（1962），Andrean（1962）が独立に疾患単位として提唱した骨硬化性骨異形成症である．骨硬化，泉門開大，末節骨融解（末節骨低形成）を三徴とする．'pyknos' はギリシャ語で「濃密」を意味する．印象派の画家，Toulouse-Lautrec はこの疾患の罹患者であったとされる．

症状と検査所見
[体格] 低身長．
[顔貌] 大きな頭蓋，大泉門・小泉門の開存，頭蓋縫合の離開．前額部・後頭部の突出．小さい顔面頭蓋．顔面骨の形成不全．口腔が小さく，下顎は後退，鼻は小さく，年齢に比較して幼い特有の顔貌を呈する．
[口腔] 歯列不整，歯牙欠損，齲歯，乳歯の残存．狭く，高く，溝のある口蓋．下顎骨骨髄質．
[四肢] 短い四肢．易骨折性．しわのよった手．幅広く短い指趾．特に末節骨の短縮．薄く変形した爪．
[X 線] 全身の骨の硬化．泉門の開存．頭蓋縫合の開離．顔面骨の形成不全．副鼻腔，乳様突起の含気の消失．下顎枝部が細く，下顎角は消失．指趾末節骨の骨融解．骨融解は進行性だが思春期に至って停止する．長管骨骨幹端部のモデリング異常（稀）．
[ときにみられる症状] 眼球突出，漏斗胸，後弯，側弯，狭い胸郭．鎖骨の外側部分の低形成．

頻度
欧米で 150 例以上，国内で従来 50 家系，100 例の報告がある．杉浦ら（1974）はわが国の 19 家系，29 例を分析し血族婚率は 80％で，患者の頻度は 100 万人対 1.7 人と推定している．

遺伝様式・病因
AR．責任遺伝子 *CTSK* は破骨細胞に強発現するリソソーム酵素カテプシン K をコードする．この酵素の機能喪失による骨基質の吸収障害が骨硬化の原因と考えられる．

経過・治療
易骨折性，下顎骨の骨髄炎が管理上の問題となる．大理石骨病のような骨髄機能不全が問題になることはない．成人身長は 134～152 cm 程度．

鑑別診断
特徴的な骨変化の組み合わせから他の骨硬化性骨異形成症との鑑別は容易．泉門の開大，鎖骨遠位部の低形成は表面的に鎖骨・頭蓋異骨症（N-1）に類似する．しかし，骨硬化の有無によりこの鑑別も容易である．

■文献
1) Kajii T, Homma T, Ohsawa T : Pycnodysostosis. J Pediatr **69** : 131-133, 1966

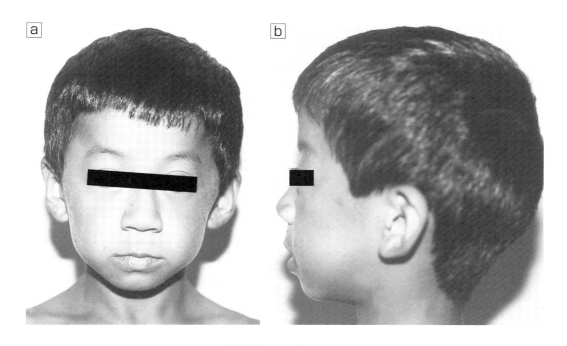

a, b：10歳男児の顔貌.

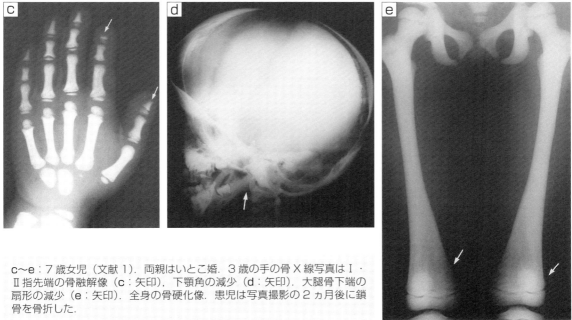

c〜e：7歳女児（文献1）．両親はいとこ婚．3歳の手の骨X線写真はⅠ・Ⅱ指先端の骨融解像（c：矢印），下顎角の減少（d：矢印），大腿骨下端の扇形の減少（e：矢印）．全身の骨硬化像．患児は写真撮影の2ヵ月後に鎖骨を骨折した．

Camurati-Engelmann 病
Camurati-Engelmann disease
（進行性骨幹異形成症，progressive diaphyseal dysplasia）

[MIM No] #131300　［マップ］19q13.2　[Gene] TGFB1
[キーワード] 骨痛，筋力低下，易疲労，骨硬化，Marfan 様体型
[key words] bone pain, muscle weakness, easy fatigability, osteosclerosis, Marfanoid habitus
【GR】Camurati-Engelmann Disease

概念

筋力低下，易疲労感，四肢の疼痛，Marfan 様体型の四主徴をもつ骨系統疾患である．症状に年齢依存性があることも特徴である．

症状と検査所見

[幼児期] 幼児期の三徴候は，筋力低下，歩行異常，筋肉痛であり，骨痛を訴えることは少ない．

[思春期] 運動後の骨痛や骨の自発痛が始まる．病変部である長幹骨の骨幹であることが多い．筋力低下，易疲労感，四肢の疼痛の三主徴が整うのは思春期以後であることが多い．三主徴が揃う頃の体型としては，手足が長く筋肉の付きの悪い痩せ型であることが多く Marfan 様と記載されることが多い．性別を問わず，思春期が遅れることも比較的よくみられる症状である．妊孕性に異常はみられない．

[成人以後] 上記の症状に加えて，頭蓋底の骨肥厚，骨硬化による症状が加わる．神経孔の狭窄による神経麻痺や骨肥厚，骨硬化の進行により生じると考えられている．顔面神経麻痺，頭痛，うっ血乳頭，めまい，耳鳴，感音難聴などの症状が生じ得る．理由は不明であるが，女性患者の場合，妊娠によって四肢の疼痛が劇的に改善することが知られている．X 線写真が最も価値がある．骨病変の検出には骨シンチグラフィが依然有用で病勢を反映する．

頻度

稀．厚難：現在までに世界中で 200 名以上が論文で報告されている．本邦において，これまでに 30 名程度の患者が把握されているが，実際の患者数は 50 名程度と推定されている．

遺伝形式・病因

AD．TGFβ1 をコードする TGFB1 遺伝子の機能亢進による．ほとんどが TGFB1 のエクソン 4 の C225R，R218H，R218C，C223R 変異である．家系内解析からは，頭部，四肢骨 X 線所見の有無をもって診断すると浸透率はほぼ 100%．しかし，X 線上は，患者と診断可能であるが，臨床的に四主徴がまったくない者もあり，家系内でも表現度にかなりの差が存在することに注意．そのため，家系図上散発例と考えられる症例でも患者の両親いずれかが変異遺伝子を保有している可能性がある．遺伝学的検査もしくは遺伝カウンセリングを行ううえでは細心の注意が必要．家族例で表現促進がみられることがあるが，その機序は不明．

経過・治療

骨痛の抑制については，ステロイドが有効．プレドニンとして平均 0.6 mg/kg/day から開始し漸減する方法が提唱されている．しかし，投与方法は，一定の見解が得られていない．骨疼痛に対する効果はみられるものの，一過性であり周期的に繰り返し投与が必要である．TGFβ のシグナル遮断薬が，分子標的治療候補薬になるが，現在のところ治療に用いたという報告はない．

鑑別診断

Marfan 様体型をきたす疾患群が鑑別の対象になるが，骨痛の存在から鑑別は容易であろう．診断には，左右四肢骨，頭部の X 線所見が必須である．

■文献

1) Makita Y, Nishimura G, Ikegawa S et al : Intrafamilial phenotypic variability in Engelmann disease (ED) : are ED and Ribbing disease the same entity? Am J Med Genet **91** : 153-156, 2000
2) Kinoshita A, Saito T, Tomita H et al : Domain-specific mutations in TGFB1 result in Camurati-Engelmann disease. Nature Genetics **26** : 19-20, 2000

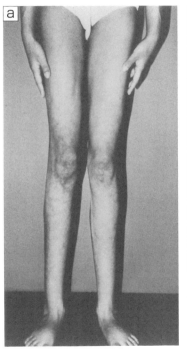
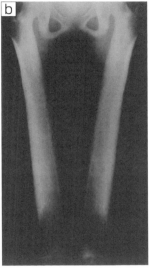

a, b：下肢痛と筋および皮下脂肪の萎縮を伴う歩容の不良化（a）．大腿骨骨幹の対称性紡錘形肥厚（b）．

骨硬化を主徴とする症候群

N-1 鎖骨・頭蓋異骨症
cleidocranial dysostosis
(cleidocranial dysplasia)

[MIM No.] #119600　[マップ] 6p21.1　[Gene] *RUNX2*（*CBFA1*）
[キーワード] 鎖骨欠損，頭蓋骨縫合骨化遅延，歯牙萌出遅延
[key words] defect of clavicle, late ossification of cranial suture, delayed eruption of teeth
【GR】Cleidocranial Dysplasia

概念
　鎖骨欠損，頭蓋骨縫合骨化遅延（大泉門の閉鎖遅延・開大），歯牙萌出遅延を特徴とする症候群．Barlow（1883）が最初に記載し，Merie と Sainton（1989）が dysostose cleido-cranienne hereditaire と命名．Jackson（1951）が大家族について報告した．

症状と検査所見
[体格] 低身長．
[鎖骨] 全欠損ないし部分欠損．骨化不全のみのこともある．通常両側性の外側部欠損だが，片側性のこともある．ときに筋欠損を伴う．患者は容易に前方で両肩を近接することができる．
[頭部・顔面] 頭蓋骨縫合骨化遅延．大泉門開大．間挿骨（ウォーム骨）の出現．頭蓋円蓋部の欠損．短頭．前額突出．前頭縫合に沿った前額正中部の陥凹．眼間開離．鼻根扁平．上顎骨・鼻骨・副鼻腔（前頭洞，上顎洞）の発育不全．狭高口蓋．口蓋裂．
[歯牙] 乳歯および永久歯，特に後者の萌出遅延．乳歯が長期間残る．上顎前部・下顎の小臼歯の過剰歯．埋状歯周囲の嚢腫形成．歯列不整．エナメル質低形成．歯冠・歯根の変形．
[他の骨格] 恥骨結合離開．潜在性二分脊椎．脊椎弯曲異常．内反股．外反膝．中手骨近位過剰骨端．指末節骨の化骨異常や先細り．V 指中節骨低形成．
[その他] てんかん，難聴，脊髄空洞症．

頻度
　海外では 20 万人に 1 人．[厚難]：100 万人に 1 人．

遺伝様式・病因
　AD の様式をとるが，1/3 は新生突然変異による散発例．責任遺伝子は 6p21 に局在する *RUNX2*（*CBFA1*）と同定された．

経過・治療
　通常，知能は正常で日常生活には支障がない．頭蓋骨の欠損が大きい場合，保護用のヘルメットを用いる場合がある．早期からの矯正歯科治療が重要．過剰歯を抜歯した後，永久歯を覆っている歯槽骨を早期に外科的に除去すると歯牙萌出を促すことが可能である．鎖骨頭蓋骨異形成症として健康保険による歯科治療が認められている．副鼻腔炎・中耳炎にかかりやすい．中耳炎を反復する際はチュービングを考慮．罹患女性の 1/3 は狭骨盤のため出産に際し帝王切開を要する．鎖骨断片によって上腕動脈，神経叢を圧迫することがあり注意を要する．骨粗鬆症となりやすい傾向がある．

鑑別診断
　新生児期に大泉門が著明に大きい場合，鎖骨の無形性や低形成がある場合，本症を考える．濃化異骨症（M-2），mandibuloacral dysplasia．Yunis-Varon 症候群は大泉門閉鎖の遅延とともに母指，母趾の欠損を合併．

■文献
1) Narahara K, Tsuji K, Yokoyama Y et al : Cleidocranial dysplasia associated with a t (6 ; 18)(p12 ; q24) translocation. Am J Med Genet **56** : 119-120, 1995

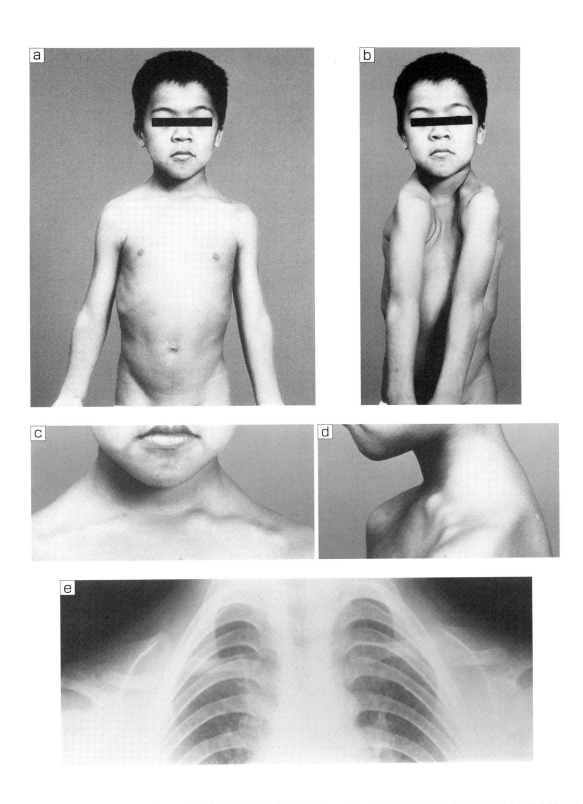

a〜e：9歳男児．両肩を容易に前で合わせられる．前額突出，前頭縫合に沿った前額正中部陥凹，低い鼻根，眼間開離（a, b）．鎖骨は両側で部分欠損し，鎖骨欠損部に一致して皮膚の凸凹がみられる（c, d）．両側鎖骨部分欠損（e）．

N-2 Larsen 症候群
Larsen syndrome

[MIM No.] #150250　[マップ] 3p14.3　[Gene] *FLNB*
[キーワード] 顔面正中部低形成，多発性関節脱臼，へら状指，踵骨二重骨化
[key words] midface hypoplasia, multiple joint dislocation, spatulate finger, double calcaneal ossification
【GR】*FLNB*-Related Disorders に含まれる

概　念

Larsen（1950）が最初に報告した出生時に認められる多発性関節脱臼を特徴とする疾患である．それに加えて，顔面正中部低形成，へら状指，踵骨二重骨化，頸椎後弯を主徴とする．現在では *FLNB* の機能獲得型変異を原因とする疾患群の1つの表現型とみなされる．骨発生不全症 I, III 型（OMIM 108720, 108721），boomerang 骨異形成症（OMIM 112310）がアレル性異常である．中間的な表現型も報告されている．*FLNB* の機能喪失型変異は脊椎手根骨足根骨異形成症（OMIM 272460）の表現型をもたらす．

症状と検査所見

[顔面] 前額突出，眼間開離，鞍鼻を伴った平坦な顔，皿状顔貌と称される．口蓋裂．

[関節] 生下時に認められる多発性関節脱臼（特に股関節，膝関節，肘関節）．膝は反張膝であることが多い．内反足．

[四肢] 太く短い指尖をもつへら状，円柱状の指．爪は短い．特に母指末節骨は円錐骨端を伴って太く短い．手根骨の早期骨化，過剰手根骨．踵骨の二重（三重）骨化中心．上腕骨遠位の先細り，分厚く垂直に走向する坐骨．

[脊柱] 頸椎後弯（中部頸椎椎体の異形成を伴う，四肢麻痺の原因となる），脊椎後弓の癒合不全，脊柱弯曲異常．

[ときにみられる症状] 喉頭，気管軟化症，混合性難聴，合指趾．

頻　度

稀でない，1/100,000.

遺伝様式・病因

AD．Filamin B は細胞骨格（cytoskeleton）の構成タンパクである．

経過・治療

乳児期に気管軟化症による呼吸障害が問題になる例がある．脱臼，内反足は遺残変形を残すことが多い．特に頸椎後弯は治療抵抗性で脊髄症を起こす可能性がある．

鑑別診断

AR の遺伝型式をとる Larsen 様症候群が知られている（OMIM 245600）．Desbuquois 症候群も先天性関節脱臼，過剰手根骨，手根骨早期骨化を示して Larsen 症候群に類似するが，大腿骨小転子の突出（モンキーレンチ様）が鑑別点となる．

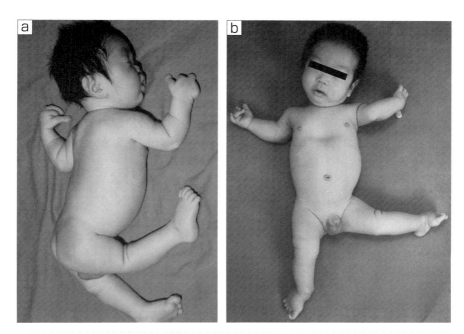

a：鞍鼻，太い指尖の指，へら状母指，両膝関節の脱と反張膝.
b：4ヵ月男児．両側肘・膝・股・足関節脱臼，扁平な顔，乳頭開離，漏斗胸．

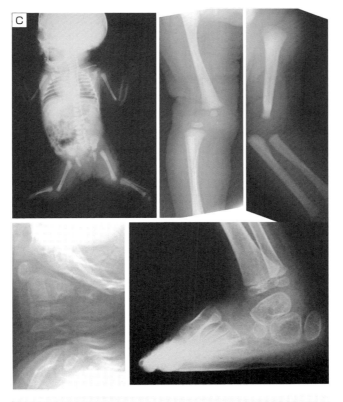

c：多発性の大関節脱臼，上腕骨遠位の狭細化，頸椎中下部の後弯，踵骨の二重骨化．

N-3 多発性外骨腫症
multiple exostoses

[MIM No.] #133700（Ⅰ型）；#133701（Ⅱ型）；％600209（Ⅲ型）
[マップ] 8q24.11（Ⅰ型）；11p12.2（Ⅱ型）；19q（Ⅲ型）
[Gene] EXT1（Ⅰ型）；EXT2（Ⅱ型）
[キーワード] 外骨腫，骨軟骨腫
[key words] exostosis, osteochondroma
【GR】Hereditary Multiple Osteochondromas　【GRJ】遺伝性多発性骨軟骨腫

概念
外骨腫（骨軟骨腫）とは成長板の外周部から発生する先端部に軟骨帽をもつ骨軟骨性の良性腫瘍である．腫瘍の基部は骨幹端部に融合し，患児の成長とともに骨幹方向に移動していく．外骨腫が多発性に発生するADの遺伝型式を示す疾患を多発性外骨腫症とよぶ．遺伝的異質性がある．

症状と検査所見
[骨格] 長管骨の骨幹端部（関節端）に硬い骨瘤を触れる．幼児期に発症．徐々に増大し5～10歳で発見されることが多い．腫瘍をもつ骨は成長板早期閉塞の結果短く，弯曲など骨変形の原因となる．前腕のMadelung様変形はよくみられる変形である．好発部位は膝・肩・足・股関節部，腕関節部，肩甲骨，肋骨である．軽度低身長，関節運動制限を生ずる．疼痛は少ない．

頻度
稀でないが，頻度は不明．EXT1 44%，EXT2 28%，EXT3 28%．厚難：本邦での正確な頻度は明らかではないが，白人では5万人に1人の有病率が報告されており，稀な疾患ではない．EXT1の異常に伴う場合の方がEXT2よりも重症の表現型をとり，その頻度比は1：2～1：1である．しかしこれらの中で，四肢の短縮・変形，脊柱の変形など早期から重症の経過をとる頻度に関しての詳細は明らかではない．

遺伝様式・病因
Ⅰ，Ⅱ，Ⅲ型ともAD．原因タンパクであるexostosin1, 2はヘパラン硫酸グリコアミノグリカン（heparan sulfate glycosaminoglycans：GAGs）合成に関与する酵素活性をもつ．軟骨基質のGAGs欠乏によりIHH（Indian hedgehog）の基質内の浸透が障害されることにより成長板の外側への無秩序な成長が起こることが外骨腫の原因とされる．

経過・治療
外骨腫は小児期，思春期を通じて増大する．成人ではその増大は停止する．管理上の問題は，腫瘍の存在による関節運動制限，神経や血管の圧迫である．外骨腫の二次的悪性化（主に軟骨肉腫）は稀である．

鑑別診断
Langer-Giedion症候群（A-7），Potocki-Shaffer症候群は，それぞれEXT1，EXT2を含む微細染色体欠失（隣接遺伝子）症候群である．外骨腫と内軟骨腫を併せもつ疾患であるmetachondromatosisの外骨腫は先端が成長板方向を向くのに対して，多発性外骨腫症のそれは骨幹方向を向くとされるが，これは誤りである．多発性外骨腫症であっても短管骨に発生したものは先端が成長板方向を向く場合がある．

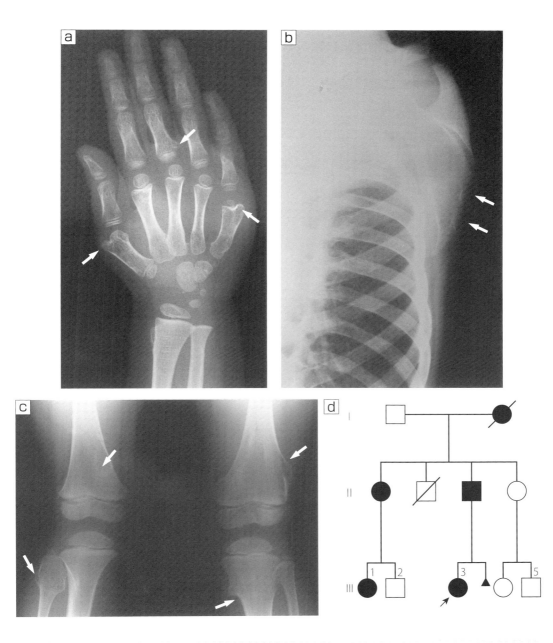

a〜c：3歳女児．両肩甲骨，左第1肋骨，左上腕骨近位，両側中手・指節骨・両大腿骨遠位，左脛骨近位，右腓骨近位に多発する外骨腫（矢印）．
d：3世代5人が罹患している．矢印は発端者（a〜c）．

爪・膝蓋骨症候群
nail-patella syndrome
(onychoosteo-dysplasia ; Turner-Kieser syndrome)

※小児慢性特定疾病

[MIM No.] #161200　[マップ] 9q33.1　[Gene] *LMX1B*
[キーワード] 爪の異形成, 膝蓋骨低形成, 腸骨の角状突起
[key words] nail dysplasia, patella hypoplasia, iliac horn
【GR】Nail-Patella Syndrome

概　念
Little（1897）が報告した母指の爪形成障害と膝蓋骨の欠損を伴う家族例が最初である．爪・膝・肘の異常と腸骨後側面の角状突起（iliac horn）が四主徴とされ，腎・眼障害も合併する．近年，聴覚障害や末梢神経症状の合併も報告されている．

症状と検査所見
[爪・指] 爪の異常として，無形成，低形成，縦の隆起，亀裂，爪半月の低形成や三角形の爪半月．爪の異常は左右対称性で，母指に最も程度が強く小指では軽い．

[骨] 70～80%に膝蓋骨異常を認める．低形成が多いが完全欠損例もある．脱臼・亜脱臼を繰り返すことも多い．肘関節異常は30～40%にみられる．上腕骨外上顆・上腕骨小頭・橈骨頭の低形成など．伸展・回内・回外の運動制限．外反肘．70～80%に両側腸骨後側面の角状突起．

[眼] 10～20%に緑内障や眼圧上昇．虹彩内側のクローバー葉状の色素沈着（Lester 徴候）．

[腎] 約半数が腎症を発症する．タンパク尿が初発の徴候である．無症候性のことが多いが，1～2割が進行して末期腎不全に至る．糸球体基底膜の肥厚，基底膜とメサンギウム基質中の膠様沈着物などの生検組織所見．

[ときにみられる症状] 難聴，手足のしびれ・灼熱感，内反・外反尖足，内反・外反踵骨，扁平足，背部痛，側弯，二分脊椎，肩甲骨の低形成．

頻　度
少なくとも5万人に1人．厚難：5万人に1人程度といわれているが，本邦での頻度は明らかでない．

遺伝様式
ADであるが表現度が多様である．責任遺伝子は9q34.1に存在する*LMX1B*で，LIMホメオドメインタンパクをコードする．ABO血液型と本症の連鎖を認める．

経過・治療
肘・膝関節の運動制限，脱臼を認めることが多く整形外科的治療が必要となる．タンパク尿・血尿は無症候性のことが多いが，ネフローゼ症候群や腎炎・腎不全に進行することもある．定期的な検尿が必要である．腎不全を合併すれば生命予後は悪い．緑内障は通常よりも早期に発症するためスクリーニングが重要である．

鑑別診断
爪や膝蓋骨異常をきたす疾患と鑑別が必要だが，その他の骨症状の特徴や随伴症状の有無から鑑別は比較的容易と考えられる．

■文献
1) Lemley KV : Kidney disease in nail-patella syndrome. Pediatr Nephrol **24** : 2345-2354, 2009

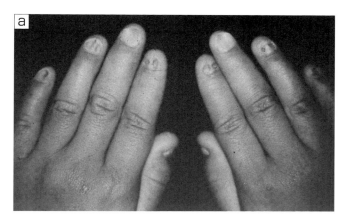

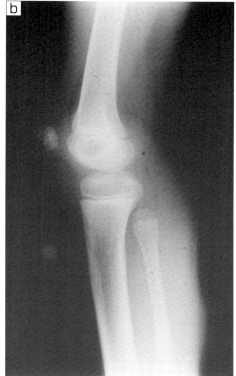

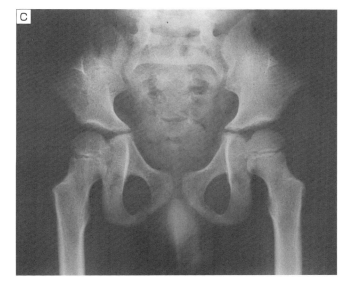

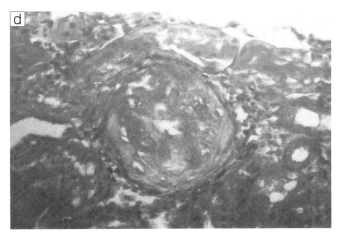

a〜d：9歳男児．両手指の爪に低形成・異形成を認め，母指で最も著明（a）．膝関節のX線像（9歳時）では膝蓋骨の骨化遅延を認める．膝蓋骨は本症例では6歳まで出現しなかった（b）．腸骨後側面の"角状突起（iliac horn）"（c）．腎生検で糸球体の硬化，ボウマン嚢周辺の細胞浸潤，基底膜肥厚とelectron lucent areaの拡大を認めた（d）．

N-5 Léri-Weill 症候群
Léri-Weill syndrome
（dyschondrosteosis）

[MIM No.] #127300　[マップ] Xp22.33 ; Yp11.32　[Gene] *SHOX* ; *SHOXY*
[キーワード] 中間肢（短縮）型小人症，前腕短縮，Madelung 変形
[key words] mesomelic dwarfism, short forearms, Madelung deformity
【GR】*SHOX*-Related Haploinsufficiency Disorders

概念
橈骨と尺骨遠位端および近位手根骨の変形を伴う中間肢短縮型小人症．Madelung 変形はほぼ必発である．Léri と Weill（1929）が最初に記載した．約 30 年後 Langer（1965）が 3 家族を報告し再発見した形となった．

症状と検査所見
[発育] 低身長が多いが正常域のこともある．
[四肢] arm span が短い．両側尺骨遠位端の亜脱臼～脱臼．修復可能なことが多い．橈骨は短く，その遠位端が手背側に突出（Madelung 変形）するため，手背と前腕との間は銃剣様に段状となり関節の運動制限がある．橈骨骨端は三角形．骨幹部は弯曲する．近位の手根骨はピラミッド状に配列し隙間がない．前腕全体はやや弯曲し短縮する．弯曲・短縮は下腿にも起こる．
[ときにみられる症状] 小さい手足，脛骨・腓骨近位部の外骨腫，IV 中手骨・指節骨短縮，外反股，ミオトニー．

頻度
比較的稀．患者は女性に多い．中間肢短縮型小人症のうちで最も多い．困難：世界で 200 例以上が報告されているが，正確な発症率は把握されていない．さらに，LWS の診断はしばしば困難であるため，未診断例が多く存在する可能性がある．

遺伝様式
X 染色体偽常染色体領域にある *SHOX* 遺伝子の変異または Xp・Yp 間の転座，欠失による *SHOX* 遺伝子のハプロ不全により発症．このため見かけ上は，AD の遺伝様式となる．本症遺伝子のホモ接合性変異による疾患は Langer 中間肢異形成症（L-19）である．

経過・治療
主に腕関節に対する整形外科的支持療法．ときに手術を要する．低身長に対して，成長ホルモン治療が有効との報告がある．Madelung 変形は女性に顕著で，小児期後期から目立つようになる．

鑑別診断
Langer 肢中部異形成症．他の中間肢短縮型小人症．外傷・感染による Madelung 変形をもつ低身長の患者．

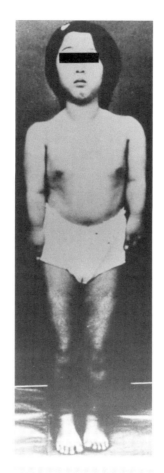

女児．中間肢短縮型小人症．前腕と下腿の著明な短縮．

その他の骨異形成症候群

N-6 先端異骨症
acrodysostosis

[MIM No.] #101800（ACRDYS1）; #614613（ACRDYS2）　［マップ］17q24.2 ; 5q11.2-q12.1　［Gene］PDE4D
［キーワード］末端異骨症, 鼻低形成, 知的障害, 低身長
［key words］peripheral dysostosis, nasal hypoplasia, intellectual disabilities, short stature

概　念
　末端異骨症, 鼻低形成, 知的障害を三主徴とする遺伝性奇形症候群. Pfeiffer (1969) が最初に記載した. acrodysostosis の名は著明な骨異形成が主に身体先端の骨に起こることに由来する. 本症に類似した病態にホルモン抵抗性を示す疾患がある.

症状と検査所見
［発育］出生時すぐに成長障害を認め, 生後さらに進行. 成人は著しく低身長 (55%).
［頭部・顔面］鼻骨無・低形成 (97%). 上向きの鼻孔をもつ小さい三角形の鼻. 鼻翼は正常域. 上顎低形成 (100%). 生歯不整. 開いた口. 肥厚した頭蓋骨. 短頭. 日本人患者の78%は灰青色の虹彩を呈する. 弱視.
［骨格］肢端・中部短縮 (80%). 短指趾 (100%). 手指の皮膚は膨れてみえる. 爪は広く短い. 母趾は大きい (100%). X線上すべての中手骨・中足骨・指節骨は短い. 骨端の早期癒合と変形をみる. 指節骨は三角形の円錐状骨端 (Giedion 分類の35型あるいは12型) を示す. 骨年齢は暦年齢よりも進行する (100%). 前腕短縮は年齢が長ずると著明.
［知能］知的障害 (77%).
［ときにみられる症状］水頭, 視神経萎縮, 痙攣, アテトーゼ, 斜視, 下顎突出, 肢中部短縮, 脊椎体変形, 後・側弯, 反復中耳炎, 難聴 (67%), 色素性母斑, 性腺機能低下, 単一手掌屈曲線, 軸三叉高位.

頻　度
　不明だが稀. 報告例は1992年までに36例. わが国では未報告例を含めると少なくとも12例が知られている. 患者の性比は男13：女23.

遺伝様式・病因
　表現度に差異がある AD. 患者の父年齢は比較的高い (平均33歳). 患者の大多数は散発例 (突然変異) だが, 形質の垂直伝達を示す4家族と同胞罹患の2家族が知られている. 本症は cAMP 特異的ホスホジエステラーゼをコードする PDE4D 遺伝子の変異による. ホルモン抵抗性を伴う先端異骨症は PRKAR1A 変異が原因である (Linglart ら, 2011).

経過・治療
　低身長と肢端短縮は年齢とともに著明となる. 知能障害と関節症状の他は医学的にあまり問題とならない. 関節運動制限や脊柱異常はその程度によって整形外科的に治療する. 極度の鼻低形成は形成外科的手術を要する.

鑑別診断
　ホルモン抵抗性を示す先端異骨症の鼻の低形成および末端異骨症の程度は軽度である. 末端異骨症を示す他の疾患や毛髪・鼻・指節症候群（Ⅰ～Ⅲ型）, 偽性副甲状腺機能低下症（N-7）, 偽性偽性副甲状腺機能低下症など. 特に後者と誤診することが多いので注意が要る.

■文献
1) Niikawa N, Matsuda I, Ohsawa T et al : Familial occurrence of a syndrome with mental retardation, nasal hypoplasia, peripheral dysostosis and blue eyes in Japanese siblings. Hum Genet **42** : 227-232, 1978

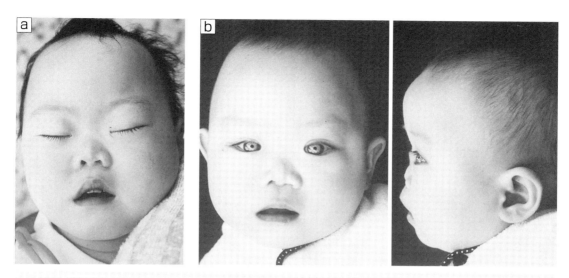

a, b：同胞例（文献1）．姉（2歳：a）．出生時体重2,220 g．3歳時身長90.4 cm（−1.0 SD）．知的障害著明．弟（7ヵ月：b）．出生時体重2,350 g．鼻低形成．開いた口，灰青色虹彩．

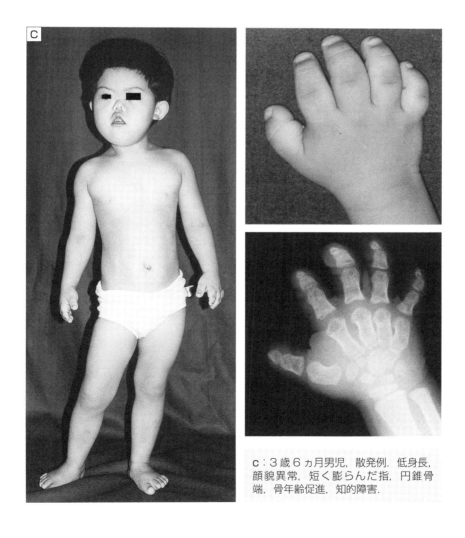

c：3歳6ヵ月男児．散発例．低身長，顔貌異常，短く膨らんだ指，円錐骨端，骨年齢促進，知的障害．

偽性副甲状腺機能低下症
pseudohypoparathyroidism

※小児慢性特定疾病

[MIM No] #103580（Ia型）; #603233（Ib型）; #612462（Ic型）; %203330（II型）
[マップ] 20q13.32（Ia型, Ib型, Ic型）
[Gene] GNAS（Ia型, Ib型, Ic型）, STX16（Ib型）, GNASAS1（Ib型）
[キーワード] 円形顔，中手骨短縮，テタニー，低カルシウム血症，PTH不応性
[key words] round face, short metacarpals, tetany, hypocalcemia, unresponsiveness to PTH

概念

偽性副甲状腺機能低下症は，副甲状腺ホルモン（PTH）に対する標的臓器の先天性不応性を共通症状とする疾患群であり，Ia，Ib，IcおよびIIの4型に分類される．偽性副甲状腺機能低下症の基本型となるIaは，全身性ホルモン不応症と特有の身体的・骨X線学的所見によって特徴づけられている．低身長，肥満，円形顔貌，皮下組織の石灰化，短指短趾に代表される身体所見をAlbright遺伝性骨異栄養症候群（以下AHO）とよぶ．AHOを有するがホルモン不応性や電解質異常を欠く症例（偽性偽性副甲状腺機能低下症），逆にAHOの所見はないがホルモン不応性を示す例がある．病型分類は，PTHに対する尿細管と骨の感受性の違いによって分類されている．すなわちPTH負荷に対してcAMP反応とリン利尿が欠如するものをI型，cAMPの反応はあるがリン利尿の感受性低下を認めるものはII型とよぶ．I型にはAHOとPTH受容体Gタンパク・Gsαタンパク遺伝子の異常を示すIa型とDMR領域のメチル化異常もしくはSTX16遺伝子欠失によりAHOを示さないがホルモン不応性を示すIb型，Ia型で赤血球Gタンパク・Gsαタンパク活性の異常を認めないIc型がある．

症状と検査所見

[体型] 低身長，軽度から中等度の肥満．
[頭部顔面] 円形顔貌，低い鼻根部，太く短い頸，エナメル質の低形成．
[骨格] 短指（特にIII, IV, V中手骨），短趾，軟部組織の石灰化．
[中枢神経系] 知能障害（平均IQ60）．

頻度

不明．男女比は1：2．**厚難**：全国で約430人（1998年調査）．

遺伝形式・病因

アデニル酸シクラーゼ酵素の構成成分であるGPT制御タンパク質（N）のうち，促進性の情報を伝えるGNAS遺伝子の変異による．遺伝形式が複雑な原因は，責任遺伝子であるGNAS遺伝子が父性刷り込み（インプリンティング）を受けることと組織特異的発現制御を受けていることで説明される．詳細は，文献を参照されたい．

経過・治療

本症は特発性副甲状腺機能低下症に比べて症状は軽く，学童期に至って発見されることが多い．低Ca血症に対しては，活性型ビタミンDによる治療を行う．

鑑別診断

電解質異常は特発性副甲状腺機能低下症と，身体的特徴はターナー症候群と鑑別を要する．重症例では先端異骨症（N-6）との鑑別が必要．

■文献

1) Weinstein LS, Gejman PV, Friedman E et al : Mutations of the Gs alpha-subunit gene in Albright hereditary osteodystrophy detected by denaturing gradient gel electrophoresis. Proc Nat Acad Sci **87** : 8287-8290, 1990

2) Patten JL, Johns DR, Valle D et al : Mutation in the gene encoding the stimulatory G protein of adenylate cyclase in Albright's hereditary osteodystrophy. New Eng J Med **322** : 1412-1419, 1990

3) Liu J, Chen M, Deng C et al : Identification of the control region for tissue-specific imprinting of the stimulatory G protein a-subunit. Pro Natl Acad Sci USA **102** : 5513-5518, 2005

4) Mantovani G : Clinical review : Pseudohypoparathyroidism : diagnosis and treatment. J Clin Endocrinol Metab **96** : 3020-3030, 2011

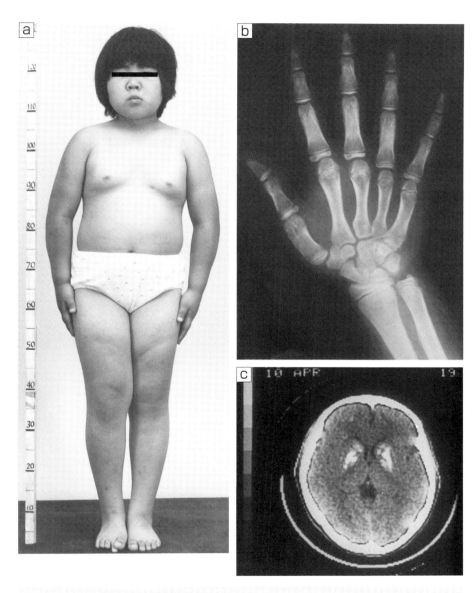

a, b：女児．下ぶくれの顔，低身長，Ⅳ・Ⅴ中手骨短縮（中手骨徴候陽性）．
c：大脳基底核の石灰化．

O-1 Marfan 症候群
Marfan syndrome

※小児慢性特定疾病

[MIM No.] #154700 [マップ] 15q21.1 [Gene] FBN1
[キーワード] 長い指，細く長い四肢，水晶体偏位，大動脈拡張，僧帽弁逸脱
[key words] long fingers, dolichostenomelia, displacement of the lens, aortic dilatation, mitral valve prolapse
【GR】Marfan Syndrome 【GRJ】マルファン症候群

概念

　全身の結合組織の脆弱性により生じる疾患で，長い四肢，側弯，胸郭変形などの骨格症状，水晶体偏位などの眼症状，上行大動脈拡張・解離などの心血管合併症を主徴とする．従来2型Marfan症候群とされたLoeys-Dietz症候群は異なる疾患である．

症状と検査所見

　本症候群の診断は，臨床所見，遺伝学的所見を総合した診断基準によって行われる（改訂Ghentの診断基準，2010）．

[骨格・体形] 高身長，細く長い四肢，腕の長さ/身長比の増大．長い指，胸郭変形（前胸部突出，漏斗胸），側・後弯，関節の過伸展，寛骨臼突出，扁平足，筋緊張低下，乏しい皮下脂肪組織，wrist sign（母指とV指の対側の手首を握ると両指が重なる），thumb sign（母指を曲げて手掌の中に握った場合，母指の先端が尺側から出る）．

[眼] 水晶体偏位（60%），網膜剥離，緑内障，白内障，近視．

[心・血管] 上行大動脈の解離性動脈瘤，大動脈基部の拡張，大動脈弁閉鎖不全，僧帽弁逸脱，僧帽弁閉鎖不全．

[硬膜] 腰仙部の硬膜拡張．

[頭部・顔面] 長頭，頬骨低形成，眼球陥凹，下顎後退，眼瞼裂斜下，歯列不整，高口蓋．

[ときにみられる症状] 自然気胸，殿部・肩部の皮膚線条．

遺伝様式・病因

　AD．表現度が様々で同一家系内でも症状に差がある．責任遺伝子は細胞外マトリックス構成タンパクであるフィブリリン1をコードするFBN1（15q21.1）．TGFβシグナル伝達の亢進が病態の中心と考えられている．診断基準を満たす症例でのFBN1変異検出率は70～93%．エクソン単位あるいは遺伝子全欠損などもあり，これらはMLPAやマイクロアレイ染色体検査で検出される．エクソン24-32における変異は早期発症重症型あるいは新生児Marfan症候群の表現型となる．

頻度

　5,000～10,000出生に1人．新生突然変異は約70～80%．厚難：人口5,000人に1人，本邦に約20,000人の患者数と考えられている．

経過・治療

　生命予後は心血管合併症の進行と重症度による．健康管理には，各合併症の専門科の連携が必須．本症候群の心血管合併症に経験の豊かな循環器科での経過観察が重要．大動脈拡張の進行予防のためβブロッカーなど大動脈壁ストレスを軽減する薬剤を投与する．また，TGFβシグナル伝達を抑制する薬剤（アンギオテンシンⅡ受容体拮抗薬のロサルタンなど）の有効性が期待されている．また，適切なタイミングでの手術（上行大動脈置換術，弁置換術など）が重要である．骨格系では側弯症や胸郭の変形の経過観察と必要に応じて装具や手術．早期からの定期的な眼科診察は，二次的合併症を予防し視力を良好に保つうえで重要．心血管合併症の状態や関節の状態等により，陸上競技やスキューバダイビング，格闘技などや重量挙げなどの重いものをもち上げる運動の制限が必要であり，生活スタイルの調整が求められる．女性の妊娠・分娩は心血管合併症の進行につながる場合がある．ハイリスク妊娠として個々の心血管合併症の状態に応じて慎重に管理．

鑑別診断

　Loeys-Dietz症候群（F-7），Beals症候群（O-2），ホモシスチン尿症，家族性胸部大動脈瘤，Ehlers-Danlos症候群（O-3），Stickler症候群（H-7）．

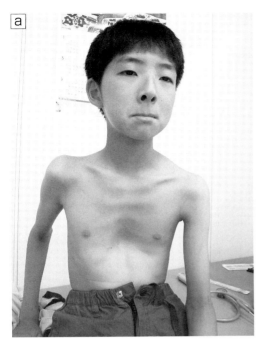
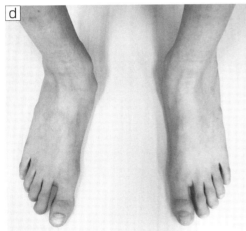
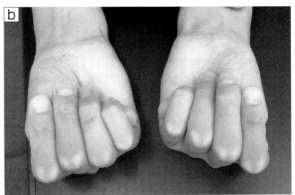
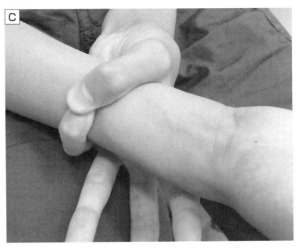

a〜d：10歳男児．長頭，頬骨低形成，下顎後位，眼瞼裂斜下．やせ体型，漏斗胸（a），thumb sign（b），wrist sign（c），外反扁平足（d）．

e：40歳男性．腰部の皮膚線条

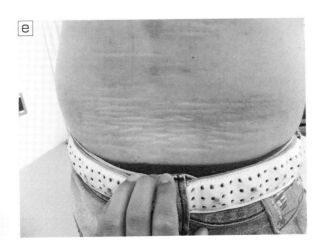

O-2 Beals 症候群
Beals syndrome
（congenital contructural arachnodactyly）

[MIM No.] #121050　[マップ] 5q23.3　[Gene] *FBN2*
[キーワード] 関節拘縮，長い指趾，耳介の変形
[key words] joint contractures, long fingers and toes, crumpled ears
【GR】Congenital Contractural Arachnodactyly 【GRJ】先天性拘縮性くも状指趾症（ビールス症候群）

概　念
　多発性関節拘縮，長い指趾，耳介の変形を主徴とする．Marfan 症候群とは類似点が多いが，本症は関節拘縮，耳介の変形を伴い，眼症状，心血管系合併症は稀である．Beals と Hechet（1971）が自験例と報告例をまとめて，先天性拘縮性くも状指趾症として記載した．その中で，Marfan（1896）が報告した女児例も本症だと指摘している．

症状と検査所見
　[体格・骨格] 高身長，多発性関節拘縮（肘・膝・指関節に多い），指は尺側に拘縮，長い指趾を伴った細く長い四肢，乏しい皮下脂肪組織，側・後弯，内反尖足，外仰趾足，筋の低形成，母指の手掌側への付着．
　[頭部・顔面] 頭蓋への変形（舟状頭，長頭，突出した前額部），耳介変形（上部耳輪が平坦，対耳輪が屈曲・突出），高口蓋，小顎．耳介変形は診断上，有用．
　[X 線] 骨の菲薄化．
　[ときにみられる症状] 先天性心疾患．

頻　度
　不明．

遺伝様式・病因
　表現度が様々な AD．同一家系内でも個人により重症度に差がある．本症と Marfan 症候群は異なる疾患で，Marfan 症候群の責任遺伝子は *FBN1*，本症の原因遺伝子は *FBN1* のホモログである *FBN2* である．

経過・治療
　大部分の症例には心血管病変がなく，Marfan 症候群に比べ生命予後は良好．大動脈基部拡張や僧帽弁逸脱を呈する症例があり，初回診断時には心エコー検査を行う．関節拘縮や内反足は加齢とともに改善する傾向がある．重度のものは成人になっても症状が残る．側・後弯は通常の側弯症より早く発症し，乳児期から定期的なフォローが必要．小児期に進行することがあり，整形外科的手術や処置が必要な場合がある．

鑑別診断
　大きく，変形した耳介は本症の診断に有用．Marfan 症候群（O-1），ホモシスチン尿症，末梢性多発性関節拘縮症（手指の拘縮），骨形成不全症候群（O-4），Marfanoid hypermobility 症候群，Stickler 症候群（H-7），Achard 症候群，Loeys-Dietz 症候群（F-7）などと鑑別する必要がある．

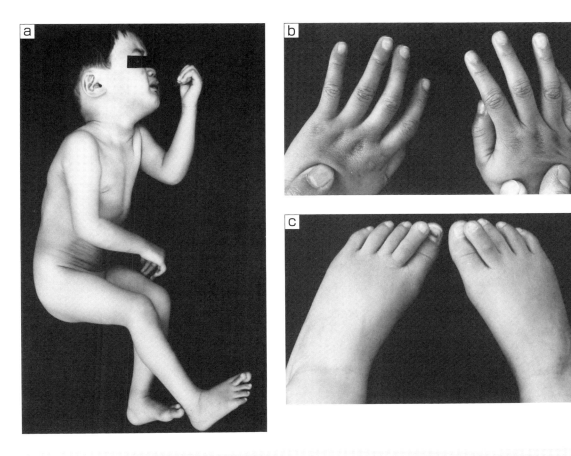

a〜c：男児．長い指趾を伴う細長い四肢，膝・指関節の伸展制限，胸郭・脊柱変形，変形耳介．

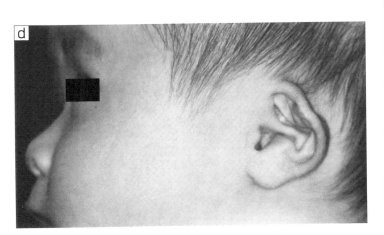
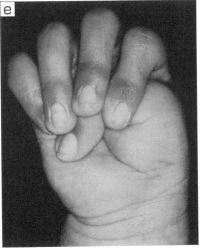

d, e：男児．耳介変形と拘縮した長い指．

O-3 Ehlers-Danlos 症候群
Ehlers-Danlos syndrome

※小児慢性特定疾病

[MIM No.・マップ・GENE] ☞表1参照
[キーワード] 関節過伸展，皮膚過伸展，創傷治癒障害，血管脆弱性
[key words] hyperextensibility of joint, hyperextensibility of skin, poor wound-healing, easy bruisability
【GR】Ehlers-Danlos Syndrome 【GRJ】エーラスダンロス症候群

概念

皮膚の過伸展と過弾力性，皮膚と血管の脆弱性，関節の過可動性を主徴とする疾患で，Meekeren（1682）が最初に記載した．デンマークのEhlers（1901）とフランスのDanlos（1908）の報告により概念が確立した．コラーゲンの代謝異常が原因．従来，10型に分類されていたが，1997年に臨床所見を中心とする簡潔な分類が提唱（表1）．以前の分類にあったIX型（occipital horn 症候群）は，cutis laxa という別の疾患概念に分類され削除．XI型の家族性関節過伸展性症候群も削除された．臨床症状は，皮膚，関節の症状を中心に，臨床型によって多様．特に血管型は，動脈破裂により予後不良であり，正確な診断と慎重な健康管理が必須．

症状と検査所見

[皮膚] ビロード状で伸展性があり，つまむと異常に伸びるが離すとすぐに元に戻る．弱い外力によっても皮膚は裂けやすく，その創傷治癒には時間がかかり，治癒後に瘢痕を残す．外傷を受けやすい前額，肘，膝などに瘢痕を認めることが多い．

[関節] 過伸展．習慣性脱臼や先天性股関節脱臼を伴う．

[血管] 皮下出血を起こしやすく，出血後に大きい水イボ様偽腫瘍を認める．出血傾向は血管壁や周囲結合組織の脆弱性による．

[ときにみられる症状] 青色強膜，近視，小角膜，緑内障，レンズ脱臼，低身長，側弯・後弯，外反尖足，股関節脱臼，歯列不整，部分的無歯，頭蓋内動脈瘤，心房中隔欠損，大動脈弓異常，僧帽弁異常，鼠径ヘルニア，横隔膜ヘルニア，消化管憩室，膀胱異常，副腎機能不全，精神遅滞，小下顎，幅広い鼻根部，内眼角贅皮．

[血管型] 皮膚は皮下脂肪少なく薄く，静脈透見．皮下出血，関節可動性亢進軽度，動脈破裂，消化管の破裂・穿孔，子宮破裂．特異顔貌（顔面の皮下脂肪の減少，大きめの目，細い鼻，薄い口唇）を呈することがある．20歳までに25%が，40歳までに80%が重大な合併症を経験．動脈破裂は通常，30〜40歳代に多く，突然死の原因．

頻度

厚難：全病型合わせて2万人程度．血管型は400〜2,000人，新型は10人前後．

経過・治療

皮膚や血管の脆弱性があるため外力により皮膚の断裂や皮下出血を起こしやすい．予防的な防護処置が必要．創傷は治癒しにくいため一層の注意が必要．関節の可動性亢進による脱臼，関節症状については整形外科的管理・治療．血管型以外でも大血管の拡張や弁異常の有無の検査と経過観察は必要．妊娠については，種々の合併症が報告されているのでハイ・リスク群として管理．古典型では，母体罹患の場合は頸管無力症による早産，胎児が罹患の場合は，羊膜の脆弱性によって前期破水のリスクあり．

[血管型] 突然の腹痛は，血管あるいは消化管破裂を示唆するので緊急対応必要．できる限り侵襲の少ない方法で評価．動脈合併症は保存的治療を優先し，血管，臓器の脆弱性と出血に留意した慎重な外科的治療が薦められる．血管造影検査を含む外科手術，妊娠分娩も生命の危険性が高い．治療者が本症候群に罹患していることを理解して対応することが鍵となるので，緊急時の対応のために，本症候群を有していることを明示したカードやブレスレット（MedicAlert）などをもつべきである．体のぶつかり合うスポーツ，重たい物をもち上げることなどを避ける．

表 Ehlers-Danlos症候群の分類

	分類	MIM No.	マップ	Gene	生化学的異常	遺伝様式	頻度または患者数	臨床的特徴
	古典型 (Classical type)	重症型：#130000 軽症型：#130010	9q34.3 2q32.2	COL5A1 COL5A2	5型コラーゲン異常	AD	1/2万	皮膚過伸展性、広い萎縮性瘢痕、関節過可動性、反復性（亜）脱臼
	関節可動性亢進型 (Hypermobility type)		6p21.33	大多数は不明 少数例でTNXB	テネイシンX異常	AD	1/5千〜2万	全身関節過可動性、反復性（亜）脱臼、慢性疼痛、自律神経症状、過敏性腸炎症状
大病型	血管型 (Vascular type)	#130050	2q32.2	COL3A1	3型コラーゲン異常	AD	1/5万〜25万	動脈解離・瘤・破裂、腸管破裂、子宮破裂、薄く透けた皮膚
	後側弯型 (Kyphoscoliosis type)	#225400	1p36.22	PLOD1	リジルヒドロキシラーゼ欠損	AR		出生時の重度筋緊張低下、早期発症側弯、強膜脆弱性・眼球破裂
	多発関節弛緩型 (Arthrochalasia type)	#130060	17q21.33 7q21.3	COL1A1* COL1A2*	1型コラーゲン異常	AD	約30人	先天性股関節脱臼、反復性（亜）脱臼、重度全身関節可動性
	皮膚脆弱型 (Dermatosparaxis type)	#225410	5q35.3	ADAMTS-2	プロコラーゲンI N-プロテイナーゼ欠損	AR	8人	重度皮膚脆弱性、垂れ下がりが緩んだ皮膚、大きいヘルニア
その他の病型	D4ST1-deficient EDS (Kosho type, Musculocontractural type, Adduted thumb-clubfoot syndrome)	#601776	15q15.1	CHST14	デルマタン4-O-硫酸基転移酵素1欠損	AR	31人	先天性多発関節拘縮（内反母指、内反足）、顔貌上の特徴、皮膚過伸展性・脆弱性、全身関節弛緩・慢性脱臼・変形、巨大皮下血腫
	Brittle cornea syndrome	#229200	16q24.2 4q27	ZNF469 PRDM5	コラーゲンなど細胞外マトリックス構成成分の発現調節？	AR	23人	角膜脆弱性・破裂
	Tenascin-X deficient type	#606408	6p21.33	TNXB	テネイシンX欠損	AR	17人	皮膚の顕著な過伸展性、内出血、萎縮性瘢痕なし、関節過可動性
	EDS spondylocheirodysplastic type	#612350	11p11.2	SLC39A13	亜鉛トランスポーター機能をもつタンパクの異常	AR	8人	手掌のしわ、母（小）指球低形成、指関節拘縮、扁平椎、広い骨幹端
	Progeroid form	type 1：#130070 type 2：#615349	5q35.3 1p36.33	B4GALT7 B3GALT6	β4-ガラクトース転移酵素I欠損 β3-ガラクトース転移酵素II欠損	AR	7人	しわが多く緩んだ顔面皮膚、重度低身長、後側弯、手足変形
	EDS with progressive kyphoscoliosis, myopathy, and hearing loss	#614557	7p14.3	FKBP14	ERにおけるタンパクfolding異常	AR	6人	進行性後側弯、出生時の筋緊張低下、感音難聴
	EDS with periventricular heterotopia	#300537	Xq28	FLNA	フィラミンA異常	XL	6人	脳室周囲異所性反白質、痙攣、上行大動脈拡張
	Cardiac valvular form	#225320	7q21.3	COL1A2	1型コラーゲン異常	AR	4人	僧帽弁逸脱・逆流、大動脈弁逆流
	EDS periodontitis	%130080			不明	AD	62人	重度歯周炎、それによる永久歯早期脱落、歯槽骨の早期吸収

*：スプライス異常によるエクソン6のスキップ．COL5A1：V型プロコラーゲンα1鎖遺伝子．COL5A2：V型プロコラーゲンα2鎖遺伝子．TNXB：テネイシンX遺伝子．

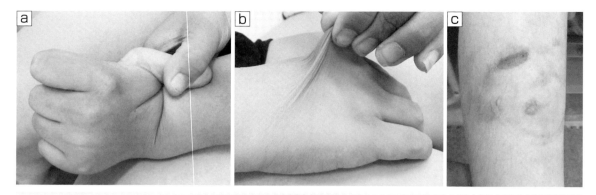

a〜c：古典型．11歳男児．関節過伸展性（a），皮膚過伸展性（b），萎縮性瘢痕（c）．

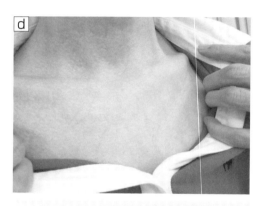

d：血管型．30歳代女性．前胸部の皮膚が薄く，皮下静脈が多数透見される．

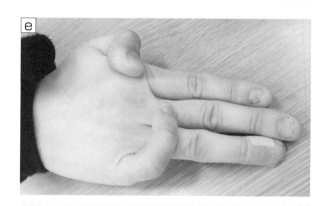

e：関節型．22歳女性．著明な関節過可動性．

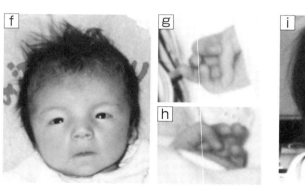

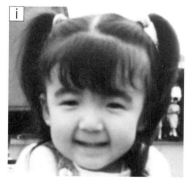

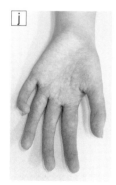

f〜h：D4ST1欠損型．女児（新生児）．眼間開離，小眼瞼，眼瞼裂斜下，短い鼻，長い人中，薄い上口唇，小下顎（f）．両手内転母指，屈指症（g, h）．
i：同一患者（3歳）．顔貌の特徴は軽減．
j：同一患者（16歳）．細い円柱状の指，細かい手掌のしわ．
(Kosho et al, Am J Med Genet Part A 152A：1333-1346, 2010；John Wiley and Sons 社より許可を得て掲載)．

骨形成不全症候群
osteogenesis imperfecta syndrome

※小児慢性特定疾病

[MIM No.・マップ・GENE] ☞別表
[キーワード] 易骨折性，青色強膜，難聴，歯牙形成不全，低身長
[key words] fragile bone, blue sclera, deafness, dentinogenesis imperfecta, short stature
【GR】 *COLA1/2*-Related Osteogenesis Imperfecta （*COL1A1/COL1A2* 関連のみ）

概　念

易骨折性を中核症状とし，歯牙形成不全，難聴，強膜などに異常をきたす疾患．Ⅰ型コラーゲン遺伝子の異常の基盤として，臨床症状と責任遺伝子から現在では，ⅩⅤ型まで分類されている．

症状と検査所見

[Ⅰ型] 基本的に軽症である．出生時から思春期まで，様々な頻度での骨折がみられるが，骨折治癒は速やかで変形を残さないことが多い．思春期の発来とともに骨折は減少する．難聴は10～20歳で発症し加齢とともに進行する（混合難聴の像を示す）．

[Ⅱ型] 最も重症で周産期致死性のものを指す．骨脆弱性が強く，子宮内多発骨折がみられ，子宮内胎児死亡，新生児期死亡例が多い．出生時には，膜様頭蓋，多発骨折のためリボン様・アコーディオン様とよばれる短縮した長管骨，青色強膜が特徴である．肋骨や長幹骨の形状から三型に分類される．

[Ⅲ型] 重症型である．胎内や生後早期からの骨折を繰り返し，著しい四肢の変形・成長障害をきたす．強膜は出生時青色だが加齢とともに正常化する．出生時，骨折を伴っている例ではⅡ型との鑑別が必要である．

[Ⅳ型] 基本的に軽症である．骨折は幼児期以後にみられるものである．成人では，後・側弯と強膜は正常．歯牙の形成異常を伴うものが多い．

頻　度

Ⅰ型は25,000～30,000人に1人，Ⅱ型は40,000人に1人と推定されている．Ⅲ型，Ⅳ型の発生頻度の報告はない．厚難：わが国における有病率は少なくとも1万人あたり0.193人である．

遺伝形式・病因

AD．これまで，Ⅱ型とⅢ型では正常両親からの兄弟例があるが，親の性腺モザイクによることが判明している．特にⅡ型は，性腺モザイクのため再発率は約7％．重症度は，症状の強い順にⅡ型＞Ⅲ型＞Ⅳ型＞Ⅰ型である．この重症度の説明には，優性阻害効果の典型例として教科書に記載されているので，成書を参照されたい．

経過・治療

病型に大きく依存するが成長とともに易骨折性は減弱し，思春期開始とともに骨折回数は激減するという事実がある．この観察をもとに，治療としては骨量を維持するための内科的療法と変形した骨の矯正のための整形外科的療法に分別される．内科療法としては，ビスホスホネート療法が強力な骨吸収抑制作用をもつことから汎用されている（現在のところ，Ⅶ，Ⅷ型以外には何らかの効果が確認されている）．間欠投与の有用性が示されている．整形外科療法の基本は，骨折の繰り返しによる変形の矯正である．髄内釘手術が行われることが多く，ときに伸張可能な髄内釘の応用も試みられている．

鑑別診断

Ⅱ型では，低ホスファターゼ症，軟骨無形成症などの四肢短縮型小人症をきたす疾患との鑑別が必要になると思われる．その他の病型は，他の疾患との鑑別よりも，本症候群内での病型の鑑別が問題になると思われる．

	[MIM No.]	[マップ]	[Gene]		[MIM No.]	[マップ]	[Gene]
I型	#166200	17q21.33	COL1A1	VII型	#610682	3p22.3	CRTAP
II型	#166210	7q21.3	COL1A2	VIII型	#610915	1p34.2	LEPRE1
		17q21.33	COL1A1	IX型	#259440	15q22.31	PPIB
III型	#259420	7q21.3	COL1A2	X型	#613848	11q13.5	SERPINH2
		17q21.33	COL1A1	XI型	#610968	17q21.2	FKBP10
IV型	#166220	7q21.3	COL1A2	XII型	#613849	12q13.13	SP7
		17q21.33	COL1A1	XIII型	#614856	8p21.3	BMP1
V型	#610967	11p15.5	IFITM5	XIV型	#615066	9q31.2	TMEM38B
VI型	#613982	17p13.3	SERPINF1	XV型	#615220	12q13.12	WNT1

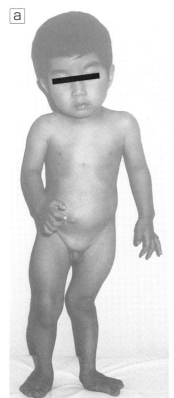
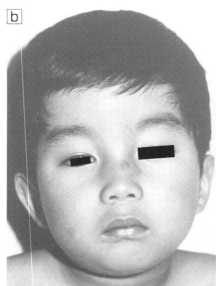
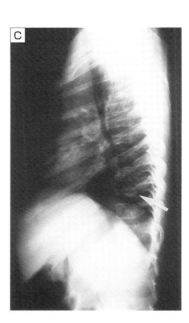

a～c：I型．4歳男児．上下肢の骨折による変形，反張膝，青色強膜，椎骨圧迫骨折（矢印）．

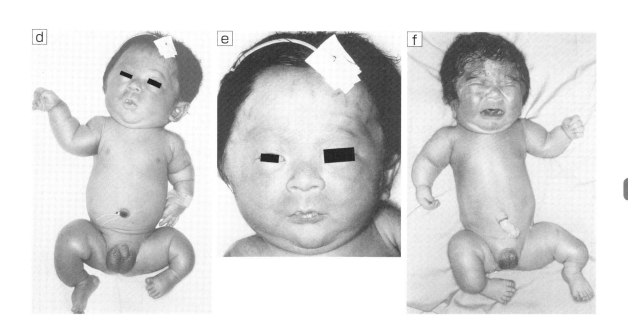

d〜f：Ⅱ型．両症例とも新生男児．四肢短縮型小人症，上下肢の多発骨折，膜様頭蓋，青色強膜．水頭も合併．

O-5 進行性化骨性線維異形成症
fibrodysplasia ossificans progressiva (FOP)

[MIM No.] #135100　[マップ] 2q14.1　[Gene] *ACVR1*
[キーワード] 異所性骨化，母趾奇形，母指低形成，関節可動制限
[key words] ectopic ossification, hallux malformation, thumb hypoplasia, joint restriction

概　念
　進行性の異所性骨化（正常過程の内軟骨骨化が軟部組織で生じる，特に靱帯付着部，関節包に好発）とその結果生じる罹患部位の可動制限によって特徴づけられる疾患である．
　"全身が石になっていく"特異な臨床像から17世紀にすでに知られていた疾患であるが，Rosenstirn（1918）が臨床像を確立した．

症状と検査所見
[結合組織] 骨格筋・筋膜・腱・腱膜・靱帯などの線維性組織の進行性・異所性化骨．化骨は頭・頸部・脊柱・肩から始まり，その後，胸・腹・下顎・四肢へ広がる．最初，軟部組織局所は膨隆し，ときに疼痛，皮膚発赤および発熱を伴う．このcrisisは繰り返し起こり，次第に局所は化骨する．二次性変化としては，斜頸，脊柱・関節強直，開口障害，歩行障害，局所膨隆・変形，難聴（30％耳小骨部の骨化による）．舌・心筋・喉筋・眼筋・括約筋などは侵されない．
[指趾] 外反母趾（40％），母趾短縮（13％），母指短縮（13％），V指短縮・内彎，多指趾，母趾基節骨末節骨癒合，Ⅰ中足骨遠位骨端および骨幹端異形成，Ⅱ～V趾節骨癒合，大腿骨頸部短縮．
[脊柱] 脊椎癒合，特に頸椎後弓癒合，側彎．

頻　度
　1/2,000,000．[厚難]：有病率は200万人に1人とされている．日本における患者の数は不明であるが，研究班の調査では全国の主たる病院でのべ80名以上の患者を診療した経験があり，重複を考慮しても60名以上の患者がいると考えている．

遺伝様式・病因
　AD．責任遺伝子である*ACVR1*はBMP（bone morphogenetic protein）の受容体の1つをコードする．BMPは強力な骨形成誘導タンパクであるので，機能獲得型の遺伝子変異と考えられる．FOPでBMPシグナル亢進が生じていることは従来から知られていたが，Shore（2006）によってようやくその原因が解明された．

経過・治療
　幼児期に体幹（後頸部が多い）の炎症性腫瘤として発症する．これが次第に骨化していく．母趾指の低形成に気づかれずに生検される例も多い．この場合には線維腫，線維肉腫の病理診断がくだされる．生検や筋肉注射は腫瘤の増大，骨化促進をもたらすため本来禁忌である．体幹に始まる異所性骨化は次第に四肢に進展し，罹患者の運動能力を奪っていく．壮年期に寝たきりとなることが多い．胸郭運動制限は呼吸不全をもたらすこととなる．顎関節部の骨化は咀嚼を不能とする．歯科的処置が顎関節部病変を誘起する可能性に留意する必要がある．

鑑別診断
　軟部組織の骨化，石灰化をきたす疾患，POH（progressive osseous heteroplasia；GNAS1変異が原因），tumoral calcinosis, calcinosis universalis，皮膚筋炎との鑑別が必要である．頸椎後弓の癒合は若年性関節リウマチに似る．

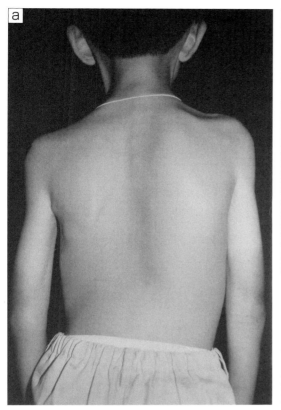
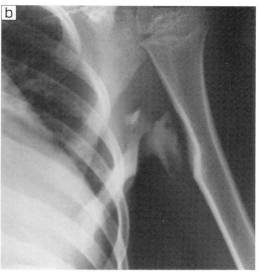

a, b：7歳男児．家族暦なし．初発 crisis は2歳．主として頸部・肩背部の化骨が著明．両頸部の化骨性可動制限，右肩背部膨隆と結合組織化骨（a），肩甲骨外側〜上腕骨近位付近の線維性組織化骨像（b）．

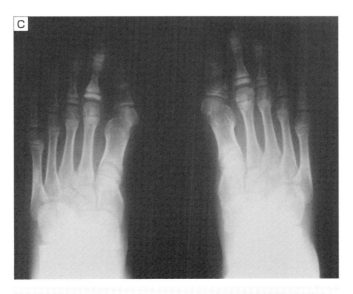

c：進行性化骨性線維異形成症（FOP）．内反母趾と母趾の短縮．

Sturge-Weber 症候群
Sturge-Weber syndrome
(Sturge-Weber anomaly ; encephalofacial angiomatosis)

[MIM No.] #185300　[マップ] 9q21.2　[Gene] *GNAQ*
[キーワード] 顔面血管腫（ポートワイン斑），脳軟膜血管腫，痙攣，頭蓋内石灰化
[key words] facial hemangioma (portwine stain), meningeal hemangioma, seizures, intracranial calcification

概念
　顔面三叉神経領域の平坦な血管腫と同側の大脳軟膜の血管腫を主体とする神経皮膚症候群の1つ．ときに眼球脈絡膜血管異常を伴い，また大脳軟膜の血管腫の結果として高率に痙攣を発症する．血管の発生異常と考えられ，遺伝的素因が存在するという証拠に乏しい．Sturge（1879）が英国臨床学会で発表したのが最初で，Weber（1929）が頭蓋内石灰化像を臨床像とともに記載したので両者の名を採り命名された．

症状と検査所見
[顔面] 出生時から存在する顔面三叉神経領域の血管腫（通常半側罹患で頭蓋内血管腫と同側であるが，両側のこともある．三叉神経第1枝領域の前額，上眼瞼には必ず存在する．表面は平滑，ピンク～明赤紫色の色調で portwine stain とよばれる．
[中枢神経系] くも膜・軟膜の血管腫．後側頭部・後頭頂部・後頭部に多い．脳皮質の二重輪郭を示す石灰化像．てんかん（75～90％），知的障害，片麻痺．二次性脳萎縮．患側半球の脈絡叢の拡大．
[眼] 眼球脈絡膜の血管腫を約半数に認め，その結果として先天性緑内障や二次性牛眼を生じる．視野欠損，視神経萎縮，網膜剥離，巨大角膜など．
[ときにみられる症状] 頸部・胸部・背部の血管腫．側弯．Klippel-Trénaunay-Weber 症候群の合併

頻度
　数万人に1人．性差はない．厚難：3人．

遺伝様式・病因
　病因は不明．大多数は非遺伝性の発生異常と思われる．体細胞変異説を示唆する病変部の染色体モザイクやフィブロネクチン遺伝子の発現の亢進を示す報告がある．最近，*GNAQ* 遺伝子の体細胞モザイク変異が報告された．胎齢第6週頃神経管の周囲に血管脈絡が出現し，第9週には脈絡構造は消退する．本症はこの脈絡構造が遺残したものと考えられる．てんかんや脳萎縮は血管腫への血流のための相対的虚血や低酸素による．

経過・治療
　てんかんの発症や初発年齢は中枢神経系の血管腫の程度に比例する．平均発症年齢は6ヵ月．てんかんは難治性で抗痙攣薬による治療．頭痛や静脈閉塞状態に対してアスピリン．先天性緑内障は乳児期から緩徐に進行し眼科的治療が必要．皮膚の血管腫に対して形成外科的手術．難治性てんかんや頭蓋内巨大血管腫に対して外科的治療が選択される場合もある．

鑑別診断
　Klippel-Trénaunay-Weber 症候群（P-2）は顔以外にも血管腫が存在し，四肢の非対称性肥大 Beckwith-Wiedemann 症候群（D-5）の血管腫は正中部で火焔状であり，過成長，巨舌，半身肥大症を伴う．線状皮脂腺母斑症候群は血管腫ではない．

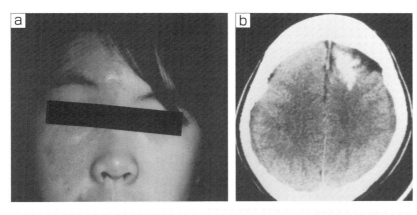

a, b：17歳女性．顔面血管腫と痙攣．知能は正常域．右前頭葉に血管腫．

Klippel-Trénaunay-Weber 症候群
Klippel-Trénaunay-Weber syndrome
(angio-osteohypertrophy syndrome)

[MIM No.] %149000　[マップ] 8q22.3
[キーワード] 血管腫，静脈瘤，四肢半側肥大，動静脈瘻
[key words] hemangiomata, varicosity, hemihypertrophy, arterio-venous fistula

概念

四肢骨，軟部組織の片側性の肥大と皮膚血管腫および静脈瘤を主徴とする症候群．Klippel と Trénaunay (1900) が初めて記載し，F. Parkes-Weber (1907) が動静脈瘻の合併を指摘した．血管・骨過形成症候群ともいう．

症状と検査所見

[四肢] 一肢の骨性肥大および軟部組織の肥大．稀に複数肢が侵される．

[皮膚] 患肢の海綿状，あるいは単純性血管腫，リンパ管腫，静脈瘤．両側であったり体幹に存在することも稀でない．患側の皮膚温は上昇する．

[頭部・顔面] 非対称性肥大，血管腫．眼科的異常．

[ときにみられる症状] 巨指趾，合指趾，色素性母斑，皮膚潰瘍，動静脈瘻，低身長，高身長，生殖器・内臓肥大，血栓症，血小板減少症，血尿，知的障害，てんかん．

頻度

厚難：有病率は不明だが，これまでに 1,000 症例が報告されている．

遺伝様式・病因

大半は散発例．性差はない．異常血管に起因する血流の増大が患肢の肥大を引き起こすと考えられるが，血管腫と肥大部位が不一致なこともあり，両者に共通な遺伝的背景が示唆されている．Happle (1993) らによる副優性遺伝 (paradominant) 説．Ceballos-Quintal (1996) らによる AD を示唆する3世代家系例の報告．Sperando ら (2000) による不均衡なメチル化による後成的修飾の関与など様々な説がある．Cohen (2000) は三徴候を有する Klippel-Trénaunay 症候群と動静脈瘻が存在する Parkes-Weber 症候群を別疾患と主張し，Eerola (2003) らは後者に RASA1 の変異を同定した．Tian (2004) らが 5q13.3 にマップする VG5Q 遺伝子の機能獲得変異を伴う一塩基置換が原因の1つと発表したが，その後 SNP であるとして否定されている．

経過・治療

血管腫は出生時に認めることが多い．肢肥大，静脈瘤などは4〜6歳までに顕著になる．血管腫に対しては弾性包帯による保存的対応の他，放射線療法，手術療法など．静脈瘤に対しても外科的治療を考慮．下肢の非対称が高度になれば特殊靴を作成．肺塞栓が約10%に発症する．心臓負荷の評価も必要．

鑑別診断

Sturge-Weber 症候群 (P-1) では血管腫が顔面にあり，痙攣などの神経症状を伴う．Proteus 症候群 (P-7) は顔貌の特徴や全身の多発奇形を伴う．

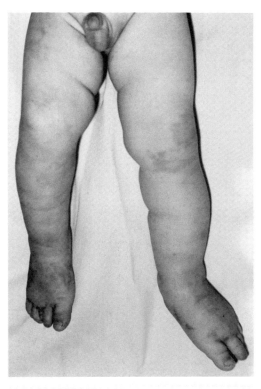

2歳女児. 左下腿部・下肢の血管腫と同側下肢の半側肥大.

P-3 線状皮脂腺母斑症候群
linear sebaceous nevus syndrome
（Schimmelpenning-Feuerstein-Mims syndrome, Jadassohn sebaceous nevus）

［MIM No.］ #163200　［マップ］ 11q15.5,12p12.1　［Gene］ *HRAS, KRAS*
［キーワード］ 皮脂腺母斑，痙攣，知的障害，悪性腫瘍化
［keywords］ sebaceous nevus, convulsions, intellectual disabilities, malignant change

概念
　線状皮脂腺母斑を主徴とし，痙攣，精神遅滞の他，広範囲な臨床症状を示す神経皮膚症候群．Schimmelpenning（1957）と Feuerstein と Mims（1962）が最初に記載した．

症状と検査所見
［皮膚］出生時から認める線状の皮脂腺母斑．部位は顔面正中額から鼻稜・口唇にかけてが多いが，頭皮，頸部，体幹，四肢にも認める．皮脂腺母斑部の頭皮は無毛．母斑の性状は比較的滑らかな顆粒状表面を呈する黄色ないし橙黄色の局面で，辺縁はやや不整だが隆起した明瞭な境界を示す．配列は線状．皮膚生検では脂腺母斑の第1期（Pinkus の分類）すなわち，表皮の肥厚と過角質化，乳頭腫および皮脂腺の過形成を示す．

［神経系］痙攣．多くは1歳以内に始まり，大発作，焦点発作，Jackson 型発作，点頭てんかん，ミオクローヌスなど一定していない．脳波所見も一定していない．

［知能］中度から重度の知的障害．ときに正常域．

［ときにみられる症状］眼結膜の類脂肪腫，眼領域の種々の奇形，弱視，斜視，眼振．頭蓋非対称，頭蓋内奇形．心・血管奇形．腎奇形．歯牙異常．骨格奇形，側弯．アミノ酸尿．ビタミンD抵抗性くる病．過誤腫．

頻度
　不明．100例以上の報告がある．性差および人種差を認めない．

遺伝様式・病因
　AD．体細胞モザイクと考えられている．報告例全例が散発例．本症患者の血縁者に，皮膚病変はないが痙攣・斜視・知的障害を伴う1家族の報告がある．*HRAS, KRAS* 遺伝子の体細胞変異が報告された．

経過・治療
　皮脂腺母斑は乳児期を過ぎると次第に褐色・ろう様となり，思春期には疣贅状あるいは乳嘴状となる．さらに年齢が長じると 15〜20％が腫瘍性変化（基底細胞腫など）をきたす．このため早期に外科的除去を行うことが望ましい．

鑑別診断
　他の神経皮膚症候群との鑑別を要す．特に結節性硬化症（P-4），Noonan 症候群（E-9），Sturge-Weber 症候群（P-1）など．

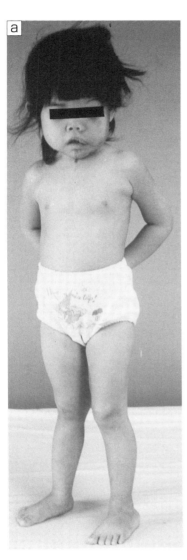
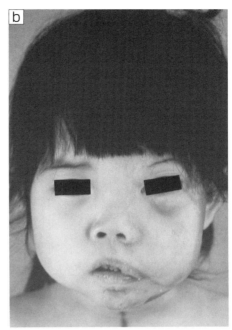
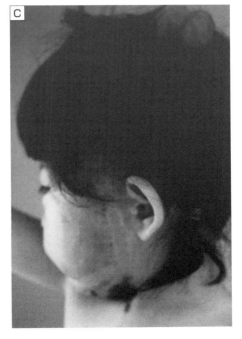

a〜c：女児．痙攣，知的障害，低身長，左顔面の線状皮脂腺母斑と前頸部の黒色棘皮症．

結節性硬化症
tuberous sclerosis
(epilioia；adenoma sebaceum；Bourneville-Pringle syndrome)

※小児慢性特定疾病

[MIM No.] #191100（TSC1）；#613254（TSC2）　［マップ］9q34.13；16p13.3　［Gene］*TSC1*, *TSC2*
[キーワード] 皮膚の白斑，線維腫，痙攣，知的障害，自閉症，神経皮膚症候群
[keywords] hypomelanotic macules, cutaneous fibroma, leukoderma, seizures, intellectual disabilities, autism, neurocutaneous syndrome
【GR】Tuberous Sclerosis Complex　【GRJ】結節性硬化症

概念
脳・皮膚・腎・肺・心臓の組織の過誤腫様の結節形成，てんかんおよび知的障害を特徴とする遺伝性の神経皮膚症候群．表現形の多様性が顕著な症候群．

症状と検査所見
[中枢神経] 脳皮質や白質の神経膠腫や血管腫による硬化像．脳室周囲および基底核の石灰化像（ほぼ100%）．中度から重度の知的障害（65%）．てんかん（93%）．てんかんは grand mal，焦点性，精神運動発作，点頭てんかん，petit mal など多岐にわたる．約半数の患者に発達障害を認める．

[皮膚・爪] 顔面，特に頬部〜鼻部に左右対称性にみられる赤〜黄色の表面平滑な血管線維腫（83%）．皮膚の白斑（100%）．白斑中にメラニン細胞は存在するがメラニンが欠如する．早期白髪．仙椎部皮膚は厚く不整形に膨隆し，表面は鮫膚様．頸・腋窩部の皮膚結節．カフェオレ斑（15%），血管腫．爪の基部または周囲の多数の線維腫（25%）．

[腎] 片側または両側に生じる良性の血管筋脂肪腫（70%），上衣嚢胞（20%）の他，腺腫様過誤腫，腎細胞癌，悪性血管筋脂肪腫．多発性嚢胞腎．

[骨] 指節骨の嚢胞状陰影（66%）．長管骨骨梁肥厚．

[歯] 口腔内エナメル質部の小窩．歯肉の線維腫．

[眼] 網膜過誤腫と脱色素斑．頭蓋内圧亢進による乳頭浮腫．

[心臓] 心臓の横紋筋腫と不整脈．新生児期に心臓内腫瘍で本症が診断されることがある．

[肺] 肺のリンパ管平滑筋腫症（LAM）と嚢胞形成（主に女性）．

[ときにみられる症状]
甲状腺機能低下，思春期早発，脳の悪性腫瘍（巨細胞性アストロサイトーマ）発生．

頻度
厚難：約11,000人．

遺伝様式・病因
AD．表現度の差異は大きいが浸透率はほぼ100%．患者の約1/3は新生突然変異による．*TSC1* と *TSC2* の責任遺伝子座の局在は 9q34 と 16p13.3．いずれもがん抑制遺伝子であり，*TSC2* の遺伝子産物（tuberin）は GTPase-activating protein GAP3 とホモロジーを示す．表現型の多様性は生殖細胞系列の変異をもつ患者におけるセカンドヒットがランダムに起こることによる．少数例においては *TSC2* と隣接する *PKD1* の両者を欠失した隣接遺伝子症候群であり多発性嚢胞腎を合併する．

経過・治療
脳室周囲の石灰化 CT 像および皮膚白斑は出生直後から認める．点頭てんかんは数ヵ月以内に，顔面の血管線維腫は5歳までに出現することが多い．年齢とともに皮膚線維腫と白髪が出現・増加する．知的障害や発達障害への対応も重要．疾患自体は緩速進行性である．死因は新生児期は心臓腫瘍，成人では頭蓋内腫瘍，腎不全，腎出血，てんかんなどであり，生涯にわたる計画的な健康管理が必要．しかし一部の罹患者は知能正常でかつ生命予後も良好．治療は，抗痙攣薬投与，mTOR 阻害薬，腫瘍切除など．

鑑別診断
他の過誤腫症，たとえば，Sturge-Weber 症候群（P-1）や von Recklinghausen 病（P-5）などの神経皮膚疾患．

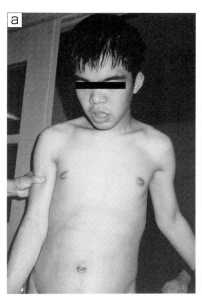
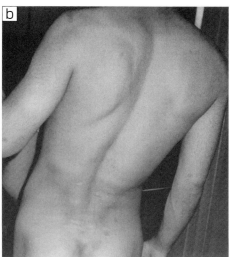
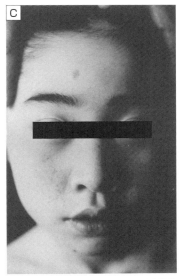
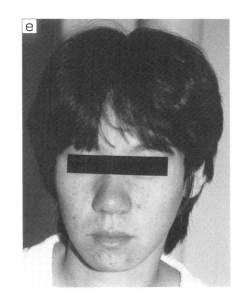
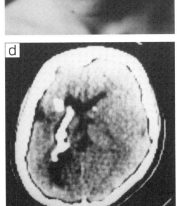

a, b：17歳男性．頬部の皮脂腺腫，背殿部の色素斑と白斑．
c, d：男児．頬部の皮脂腺腫と脳室周囲の石灰化CT像．
e：25歳女性の顔の皮脂腺腫．

P-5 von Recklinghausen 病
von Recklinghausen disease
（neurofibromatosis type I）

※小児慢性特定疾病

[MIM No.] #162200　[マップ] 17q11.2　[Gene] NF1
[キーワード] カフェオレ斑，線維腫，神経線維腫，神経膠腫，悪性腫瘍易発生
[key words] café au lait spots, fibroma, neurofibroma, glioma, susceptibility to malignancy
【GR】Neurofibromatosis 1　【GRJ】神経線維腫症1型

概念
　皮膚のカフェオレ斑と線維腫，虹彩のLisch結節，中枢神経系の良性腫瘍とそれによる二次的神経症状，骨系統の合併症，悪性腫瘍好発を特徴とする遺伝性神経皮膚疾患．表現型差異は非常に大きい．I型（von Recklinghausen病）の他にII～IV型があるがそれぞれ異なる疾患である．以下I型について解説する．

症状
[皮膚] カフェオレ様色調の多発性色素斑．多くは6個以上存在し，直径は1.5 cmを超える．個々のカフェオレ斑の形状は不規則だが，辺縁は整．体幹に多い．腋窩や擦過部の色素斑は本症に特徴的．光顕的にマルピギー細胞・メラニン細胞中のDOPA陽性巨大色素顆粒をみる．

[皮下組織] 結合組織由来の線維腫，神経鞘由来の神経線維腫，肥満細胞由来の腫瘍などの多発性良性腫瘍．皮膚の腫瘤にみえ，ときに自発痛・圧痛を伴う．これらの腫瘍は脳内・髄膜・舌・口腔内・心・腹腔内臓器や虹彩（Lisch結節）にもみられる．

[中枢神経系] 視神経腫，髄膜腫，神経膠腫，聴神経腫，神経線維腫などの頭蓋内腫瘍，腫瘍増生による二次的神経症状．難聴．脳波異常，てんかん（4～7％），知的障害（10％），軽度学習障害を伴う例が多い．

[骨，関節] 骨格異常（脛骨の偽関節，内反足，股関節脱臼，合指，橈尺骨脱臼，脊椎被裂，前・側弯（女児に多い），骨の嚢胞状硬化X線像，部分骨格肥大，肋骨癒合など）．大頭．

[その他] 悪性腫瘍（褐色細胞腫，横紋筋腫，非リンパ性白血病など）発生（3～15％），高血圧，思春期早発，低血糖，消化管出血，肺動脈狭窄，腎動脈狭窄，緑内障，母斑，脂肪腫，陰核肥大，視野狭窄，コルクスクリュー様網膜血管変化．12％にNoonan症候群様の特徴（顔貌，心疾患，軽度精神遅滞）を伴う（neurofibromatosis-Noonan症候群）．

頻度
　I型は神経線維腫症全体の85％．欧米では3,000人に1人．50％は新生変異による．厚難：日本における患者数の推定は36,000～47,000人．

遺伝様式・病因
　AD．I型の責任遺伝子は17q11.2に存在するNF1で，57のエクソンを含む279 kbの巨大遺伝子である．遺伝子産物neurofibrominはrasタンパクを不活性化する働きをもつがん抑制遺伝子の1つ．同じくras系の活性化を伴うNoonan症候群と表現型の重なりがある例が1割にある．NF1全体の欠失例が約5％にある．新生NF1変異の大部分は父由来であるのに対して欠失例の多くは母由来．変異の大多数はフレームシフトを惹起する欠失かナンセンス変異でありハプロ不全が疾患の原因．I型の浸透率は完全と思われる．

経過・治療
　臨床的な表現型は極めて多彩で，加齢とともに特徴が明らかになる．良性の皮膚および皮下の神経線維腫は成人期までに認める．悪性腫瘍への変化は10％にみられ男性に多い．一方カフェオレ斑のみの症状をもつ罹患者が多数存在する．大多数の予後は良好．幼少期から聴力検査・眼科的検査（特に視野），精神発達や学習障害の評価，整形外科的検査を施行し，二次的症状の早期発見に努める．腫瘍圧迫症状が強い場合は外科的治療の対象になる．

鑑別診断
　神経線維腫症II型，遺伝学的にも臨床的にも異なる．McCune-Albright症候群（P-6）のカフェオレ斑の辺縁は不整（リアス式海岸様）．LEOPARD症候群（E-10）の多発性黒子症とは色素斑の色調と他の症状から鑑別する．Noonan症候群（E-9），Proteus症候群（P-7），Klippel-Trénaunay-Weber症候群（P-2）など．

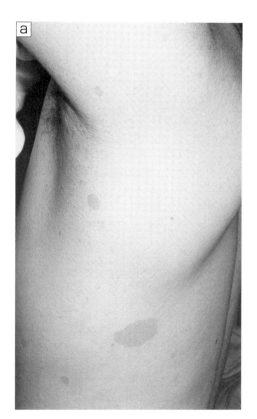

a：23歳男性．カフェオレ斑．

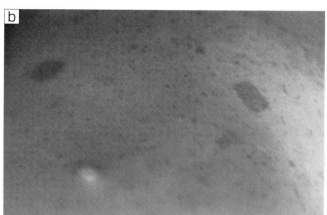

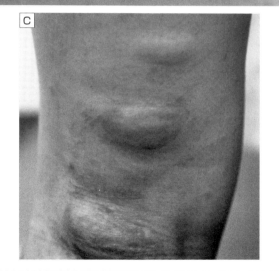

b, c：50歳女性．腹部と右下肢にみられる神経線維腫．

P-6 McCune-Albright 症候群
McCune-Albright syndrome

※小児慢性特定疾病

[MIM No] #174800　[マップ] 20q13.32　[Gene] *GNAS*
[キーワード] 皮膚の色素沈着，思春期早発，多発性線維性骨異形成
[key words] skin pigmentation, precocious puberty, polyostotic fibrous dysplasia

概念

多発性線維性骨異形成症，皮膚色素沈着および思春期早発を三主徴とする症候群．本症の最初の報告はWeil（1922）によるが，McCuneら（1937）が詳細な症例報告をし，同年 Albright らが症候群としての概念を確立した．多骨性線維性骨異形成症自体は1つの疾患単位で常染色体優性遺伝形式をとるが，それとの異同については議論がある．

症状と検査所見

[骨] 四肢長管骨および骨盤に好発する多発性の骨異形成．長管骨では囊胞状・蜂巣状・スリガラス状，頭蓋骨底部では，骨硬化像を認める．^{99m}Tc による骨シンチグラムでは，病変部に RI 集積を認める．易骨折性，骨変形，骨梁肥厚など．

[皮膚] 殿部，大腿，背部，頭部の辺縁不整なカフェオレ斑．通常骨病変と同側．斑の辺縁は不規則，地図状．

[内分泌] 思春期早発はほとんど女性であり，男性では例外的．

[その他] 血清アルカリホスファターゼ高値，血清 Ca 値，P 値は正常．

[ときにみられる症状] 末端肥大症，巨人症，甲状腺機能亢進症，Cushing 症候群，ビタミンD抵抗性くる病，糖尿病，線維性骨異形成症は，単骨性のことがある．

頻度

不明だが，それほど稀ではないと考えられる．

遺伝形式・病因

本症候群では，グアニンヌクレオチド結合タンパク（Gα）のαサブユニット遺伝子（*GNAS*）中の体細胞変異が明らかにされている．変異は活性を高めるように作用するもの（activating mutation）で，受精後に生じたものであり，患児ではモザイクになっていると考えられている．

経過・治療

骨病変は10歳頃までに発症．カフェオレ斑は出生時に認める．思春期早発のために幼少時は骨年齢が進行し高身長だが，骨端早期癒合のため成人ではむしろ低身長．骨折への注意と骨変形の矯正が必要．骨の脆弱性については，骨吸収抑制剤であるビスホスホネート製剤が試みられている．末梢性の思春期早発症に対しては，プロゲステロン製剤が用いられることが多い．確立してはいないものの抗ゴナドトロピン，抗アンドロゲン投与も試みられている．生命予後はわるくない．

鑑別診断

幼児期でのカフェオレ斑の鑑別が必要になることがある．神経線維腫症のカフェオレ斑の辺縁は明瞭な線状であるが，本疾患の場合，リアス式海岸様と記載されるようにギザギザの辺縁を示すことが多い．

■文献

1) Albright F, Butler AM, Hampton AO et al : Syndrome characterized by osteitis fibrosa disseminata, areas of pigmentation and endocrine dysfunction, with precocious puberty in females : report of five cases. New Eng J Med **216** : 727-746, 1937
2) Weinstein LS, Shenker A, Gejman PV et al : Activating mutations of the stimulatory G protein in the McCune-Albright syndrome. New Eng J Med **325** : 1688-1695, 1991
3) Lumbroso S, Paris F, Sultan C et al : Activating Gs-alpha mutations : analysis of 113 patients with signs of McCune-Albright syndrome—a European collaborative study. J Clin Endocr Metab **89** : 2107-2113, 2004

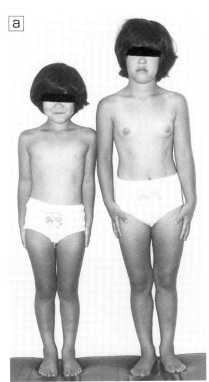
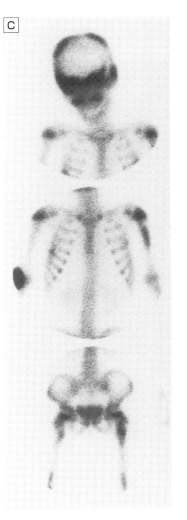
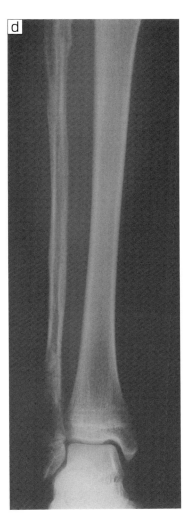
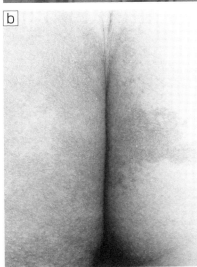

a〜c：6歳1ヵ月女児（右が患児．左は平均身長をもつ，患児の一卵性双生児）．身長133cm（+3.7SD），骨年齢12歳2ヵ月．生後6ヵ月に性器出血，その後乳頭肥大，恥毛出現．殿部の色素沈着（b），^{99m}Tcによる骨シンチグラム（c）．頭骨基底部・左上腕骨・左大腿骨にRI集積像．右関節部の集積像はRIの注入部位のため．
d：15歳女児．多発性線維性骨異形成（d）と殿・背・頸・大腿部のカフェオレ斑．2回の腓骨遠位部骨折歴あり．

P-7 Proteus 症候群
Proteus syndrome

［MIM No.］#176920 ［マップ］14q32.33 ［Gene］*AKT1*
［キーワード］部分巨指趾，半側肥大，色素性母斑，皮下腫瘍，成長促進
[key words] partial macrodactyly, hemihypertrophy, pigmented nevus, subcutaneous tumor, accelerated growth
【GR】Proteus Syndrome

概念

指趾の部分的肥大，色素性母斑，半側肥大，皮下腫瘍などを伴う過誤腫様疾患．Wiedemannらが1983年にギリシャ神話の「変幻自在な姿を有する海神Proteus」から命名した．Turnerら(2004)による診断基準がある．

症状と検査所見

[体幹・四肢] 両側性の指趾骨，中手・中足骨および軟部組織の部分的過成長・肥大・皮膚の色素沈着，表面が粗な皮膚隆起．部分的あるいは全身半側肥大．

[腫瘍] 血管腫・脂肪腫・リンパ管腫，あるいはこれらの混合腫瘍(この皮下腫瘍は急速に増殖することがある)．前頭〜頭頂部あるいは側頭〜後頭部の丸い骨性腫瘍を伴った大頭．

[X線] 辺縁不整の肥大した指趾節骨，肥大した中手・中足骨．

[知能] 正常．

[骨格] 病変の起こる骨は一定していない．手根骨の骨年齢は遅れる傾向がある．

[ときにみられる症状] 肺の嚢胞様病変．

頻度

人種差はなし．発生頻度は人口100万あたり1以下．

遺伝様式・病因

エクソーム解析により，癌遺伝子*AKT1*の体細胞変異モザイクが原因であることが判明．変異のほとんどはc.49G→A (p.Glu17Lys)．PI3K-AKTシグナル伝達系の活性化が原因とされる．

経過・治療

出生時あるいは1歳以内に様々な症状が現れる．片側の長管骨病変では関節症状や脚長差をきたす．特に脛骨近位部が侵された場合，弯曲と膝関節変形をきたす．また，椎骨では側弯をきたす．長時間の整形外科手術では肺塞栓などにも注意する．直腸脱や過誤腫による幽門部閉塞など消化器症状にも注意する．身長など全身の成長促進も生後数年間著明である．悪性腫瘍の発生に注意する．

鑑別診断

Encephalocraniocutaneous lipomatosis (ECCL) は本症のvariantとされる．他の過誤腫症[神経線維腫症，Klippel-Trénaunay-Weber症候群(P-2)，linear sebaceous nevus症候群(P-3)，Ollier軟骨異形成症，Maffucci症候群(P-8)など]との鑑別．本症はカフェオレ斑，神経線維腫，軟骨腫などがない．他にCLOVE (congenital lipomatous overgrowth with vascular malformation) 症候群，PTEN過誤腫症候群(Bannayan-Riley-Ruvalcaba症候群)など．

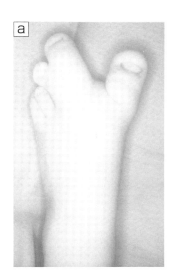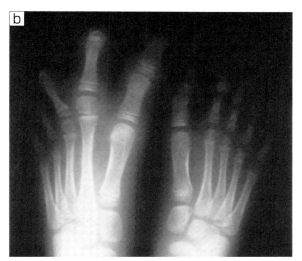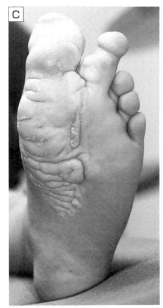

a：部分的巨趾．
b：X線写真（形成術施行後のため，Ⅱ趾の末節骨は切除されている）．
c：13歳男児．脳回様の皮膚の増殖．

P-8 Ollier 病/Maffucci 症候群
Ollier disease/Maffucci syndrome
（osteochondromatosis；enchondromatosis；dyschondroplasia）

[MIM No.] %166000；%614569　[マップ] 2q34, 15q26.1　[Gene] *IDH1, IDH2*
[キーワード] 内軟骨腫，血管腫，長管骨変形，悪性腫瘍
[key words] enchondromata, hemangiomata, deformities of long bones, malignancy

概念
多発性の内軟骨腫症を Ollier（1900）が記載した．これに皮膚の海綿状血管腫症を伴う疾患を Maffucci（1881）が報告しており，Ollier 病に血管腫を合併するタイプを Maffucci 症候群とよぶ．骨軟骨腫症，内軟骨腫症などともよぶ．

症状と検査所見
[骨格] 骨病変は内軟骨腫であり，多くは指趾・四肢などの管状骨の骨幹端，あるいは骨幹部を多発性に侵す．病変は非対称性．しばしば下肢長差，長管骨の変形，低身長，側弯，病的骨折をきたす．

[皮膚] Maffucci 症候群では海綿状または毛細血管腫．ときにリンパ管腫，静脈拡張症を伴う．血管腫は四肢（97％）・体幹に散発し，柔軟性を示し，血栓形成・石灰化を認めることが多い．ときに圧痛を伴う．骨病変との位置的関連はない．

[ときにみられる症状] 眼球突出，脳神経症状，下垂体機能不全．消化管や他の臓器の血管腫．血管腫以外の皮膚色素異常．軟骨腫の軟骨肉腫への悪性化は，40 歳代で Ollier 病では 25％ にみられ，Maffucci 症候群ではほぼ必発である．血管腫の悪性化．消化器腺癌（Maffucci 症候群），星状細胞腫，卵巣腫瘍などの骨以外の悪性腫瘍．

頻度
Maffucci 症候群は，数百例以上報告あり．Ollier 病はより多い．性比は 1.

遺伝様式・病因
報告例はほとんどが散発例．Ollier 病では，同胞例，祖父・同胞例の報告がある．中胚葉の先天性形成異常．本症患者の腫瘍における体細胞変異の多くは *IDH1* ないしは *IDH2* のヘテロ接合体のミスセンス変異である．変異の場所も多くは共通している．

経過・治療
出生後数年以内に血管腫が，思春期までに内軟骨腫が出現．腫瘤は成人に達すると増大を停止することが多い．急速な増大および疼痛は悪性化を疑わせる．Maffucci 症候群では，骨以外の悪性腫瘍による死亡率が高く，脳・腹部の定期的検査が必要である．内軟骨腫は外科的切除の適応となるが，多発性のため根治は困難．

鑑別診断
軟骨性外骨腫症，半肢性骨端異形成などとは血管腫の有無，腫瘤の形状・部位から鑑別．

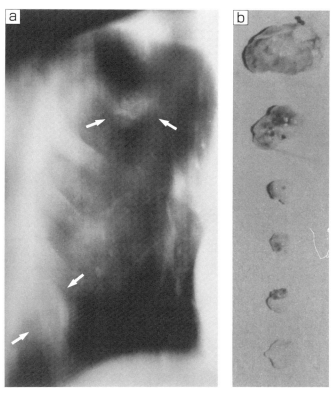
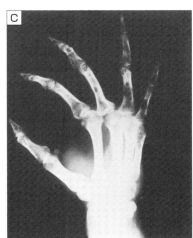
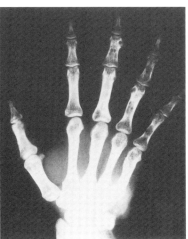
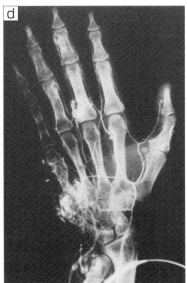

a〜d：Maffucci 症候群．21歳女性．右肘関節脱臼の既往とその変形．学童期より手の腫瘤出現，その後左踵部・両手指・手背・手掌・手関節に小豆大〜小指頭大の淡青色の腫瘤（b），右Ⅲ指末節骨・中節骨末端に腫瘍像（c），右尺骨低形成，右肘関節部での橈骨脱臼，左大腿骨小転子の膨瘤と大転子破壊像，第2・6肋骨の軟骨腫（a）．血管造影で軟部腫瘤部に pooling をみる（d）．

P-9 Peutz-Jeghers 症候群
Peutz-Jeghers syndrome

［MIM No.］#175200　［マップ］19p13.3　［Gene］STK11
［キーワード］皮膚粘膜の色素斑，消化管ポリポーシス，悪性腫瘍
[key words] mucocutaneous pigmentation, gastrointestinal polyposis, malignancy
【GR】Peutz-Jeghers Syndrome　【GRJ】Peutz-Jeghers 症候群

概　念
皮膚粘膜の特有なメラニン色素斑と消化管過誤腫性ポリポーシスを主徴とする疾患で，Peutz（1921）により明らかにされ，Jeghers ら（1949）が疾患単位として確立した．

症状と検査所見
［皮膚・粘膜］色素沈着は口唇・口腔粘膜に多く，黒褐色でゴマをばらまいた外観を呈する．鼻孔周囲，指趾先端，その他の皮膚にもときにみられる．通常出生時または1年以内に生じ，学童期にかけて増加し，成人期になると次第に薄まる．

［消化管］ポリポーシスは10〜20歳で発見される．小腸，特に空腸に多く，次いで，胃，十二指腸，大腸，直腸にみられる．組織学的には粘膜筋板が樹枝状に増殖した過誤腫である．イレウス症状，腹痛，腸重積，血便．

［その他］甲状腺腫瘍，乳癌，卵巣腫瘍，精巣腫瘍好発などの消化管以外の良性悪性腫瘍．

頻　度
出生 25,000〜28,000 人に1例．

遺伝様式・病因
AD．浸透率は高い．性差はない．約50％は家族歴があるが，残りの50％では家族歴がはっきりしない．このうちの新生突然変異によるものの割合は不明．家族歴のない罹患者の親の臨床的評価は重要である．種々の方法（MLPA法など）を組み合わせての STK11 変異検出率は94％．変異陽性例のうち，点変異が55％で，大きな欠失が45％．遺伝子変異と臨床症状との相関は乏しい．

経過・治療
罹患者の70％が腹痛，消化管出血などの消化管症状を20歳までに認め，特に腸重積は重要な合併症である．慢性的な消化管出血やタンパク喪失胃腸症による鉄欠乏性貧血もみる．65歳までに37％の例で癌を発症し，相対危険度は一般集団の9.9倍で，特に消化管の癌（151倍），乳癌（20.3倍）で高い．リスクの性差はない．サーベイランスとしては，各臓器毎の腫瘍に対するスクリーニングを適切な年齢から定期的に行う．

鑑別診断
若年性消化管ポリポーシス（SMAD4），Cowden 症候群（PTEN），Carney complex（PRKAR1A），家族性大腸腺腫症（APC），HNPCC など．皮膚所見，合併症，ポリープの組織所見などで鑑別できる．

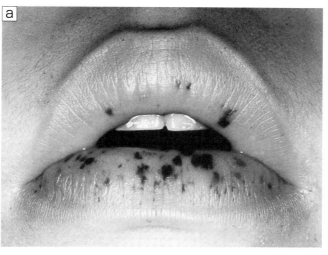
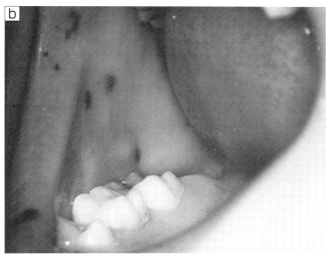
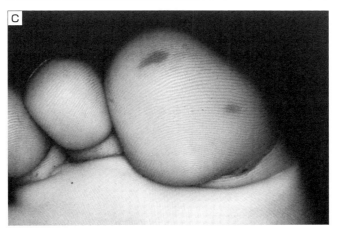

a～c：10歳男児．口唇や口腔粘膜，趾先端にゴマをばらまいたような黒褐色の色素斑がみられる．

P-10 Gorlin 症候群
Gorlin syndrome
(basal cell nevus syndrome)

※小児慢性特定疾病

[MIM No.] #109400　[マップ] 1p34.1, 9q22.32, 10q24.32　[Gene] *PTCH2*, *PTCH1*, *SUFU*
[キーワード] 基底細胞母斑, 下顎嚢胞, 肋骨異常, 歯牙異常, 大脳鎌石灰化, 好発癌性
[key words] basal cell nevus, mandibular cyst, rib anomaly, dental anomaly, calcification of falx, susceptibility to cancer
【GR】Nevoid Basal Cell Carcinoma Syndrome　【GRJ】基底細胞母斑症候群

概　念
　下顎の多発性嚢胞・皮膚の多発性母斑性基底細胞上皮腫（癌），肋骨の欠損・二分などの症状を呈する疾患．がん抑制遺伝子の変異により各所に癌・腫瘍が多発する．Jarisch（1894）が最初に記載し，Binkley および Johnson（1951）が種々の合併奇形を記載した．これを症候群として報告した Gorlin と Goltz（1960）の名を採って Gorlin-Goltz 症候群ともよぶ．

症状と検査所見
　[行動] 神経機能および行動の異常．
　[頭部・顔面] 前額部・頭頂部の突出．広い鼻柱と下顎の軽度前突．耳介低位．下顎（ときに上顎）の角化性嚢胞は 10 歳以降に多発．歯の奇形または多数の齲歯．
　[四肢] 中手骨（特に Ⅳ 指）の短縮．掌蹠の角質欠損による小さな凹み．
　[胸部] 肋骨の欠損・二分・癒合による胸郭変形や側弯．
　[皮膚] 母斑性基底細胞上皮腫（癌）が頸部・上腕・体幹・顔面に多発する．顔面の稗粒腫．
　[その他] 大脳鎌・小脳鎌の石灰化（40 歳以上の 75%）．卵巣線維腫の石灰化．
　[ときにみられる症状] 知的障害．内斜視，白内障，虹彩欠損，緑内障，霰粒腫，内眼角贅皮，眼間開離．トルコ鞍の骨性架橋．頸部または胸部の脊椎癒合．Marfan 様の体型，長い指，水頭症，小さい性器，性機能不全，停留精巣，髄芽細胞腫，線維腫，脂肪腫，皮膚の神経線維腫，慢性リンパ性白血病，リンパ腫．肺癌，無嗅覚症，腸間膜リンパ節の嚢胞と石灰化傾向．

頻　度
　米国では 57,000 人に 1 人の有病率が示されている．
　厚難：40,000 人に 1 人．

遺伝様式・病因
　AD．浸透率は 100% で，表現度は幅広い．性差はない．約半数が新生突然変異．*PTCH1* は，細胞の分化成長をコントロールする hedgehog シグナル経路の修飾を行う．*PTCH1* ががん抑制遺伝子として機能し，その変異によって腫瘍および様々な奇形がみられる．遺伝子変異の検出率は 50〜90% と方法により異なる．*PTCH1* を含む領域の染色体微細欠失例の報告では，知的障害や多動などの行動異常が目立つ．

経過・治療
　母斑性基底細胞癌は，思春期から 35 歳頃まで，平均 20 歳頃に発生する．病変部位の変化に注意する．下顎嚢胞は 15 歳頃から増え始め，摘除しても再発する．定期健診は重要である．髄芽腫は 5% でみられ，逆に髄芽腫を発症した児の 3% が Gorlin 症候群である．放射線治療後の基底細胞癌の発生に注意する．本症での髄芽腫の発症年齢は平均 2 歳で，7 歳まで注意が必要である．

鑑別診断
　LEOPARD 症候群（E-10），悪性黒色腫，神経線維腫症，多発性神経腫症候群など，皮膚に母斑を生じる疾患と鑑別する必要がある．

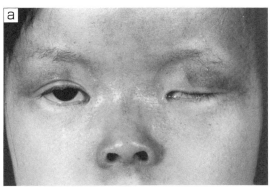
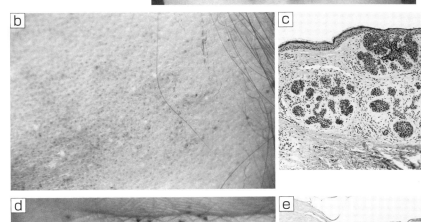
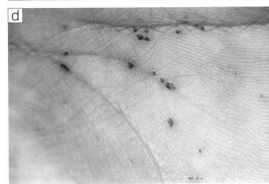
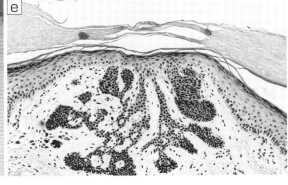
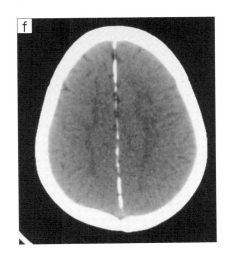

過誤腫症

a〜e：4歳女児．前額突出，左眼瞼下垂，軽度眼間開離．眉間・眼周囲（特に上眼瞼外側 1/2）・鼻背・人中に小黒点が集合した色素沈着と白い点状小丘疹（a）．左こめかみ部拡大（b）．こめかみ部の組織像．真皮上層から中層にかけての花模様をなす基底細胞上皮腫様の小胞巣（c）．手掌の黒褐色点状陥凹（d）．同手掌黒色陥凹部の組織像．菲薄な角層・表皮と類基底細胞の蕾状増殖（e）．
f：6歳男児．大脳鎌石灰化．

343

P-11 Goltz 症候群
Goltz syndrome

[MIM No.] #305600　[マップ] Xp11.23　[Gene] PORCN
[キーワード] 線状皮膚低形成，皮膚萎縮，合指趾，歯牙異常，脂肪ヘルニア，低身長
[key words] linear dermal hypoplasia, poikiloderma, syndactyly, dental anomaly, fatty herniation, short stature
【GR】Focal Dermal Hypoplasia

概念
毛細血管の拡張または色素沈着を伴う線状の皮膚萎縮と，脂肪組織のヘルニア様の黄色丘疹を特徴とする．他に骨格・歯・眼などの種々の奇形を合併する．罹患者の大部分は女性．Goltzら（1962）が独立疾患として報告した．

症状と検査所見
[皮膚] 色素沈着と毛細血管拡張を伴う線状の皮膚萎縮．病変はBlaschko線に沿い非対称性．脂肪ヘルニア．口唇・肛門周囲の乳頭腫．
[爪] 爪の幅が狭く，低形成．
[歯] 歯の形成不全，エナメル質の形成不全，歯牙の萌出の遅れ，歯列不整．
[骨格] 合指趾，短指趾，乏指趾．裂手・裂足．体幹・四肢の非対称性．
[眼] コロボーマ（虹彩，網脈絡膜，視神経）の頻度が高い．小眼球．斜視．
[発達] 多くは正常の知的発達．15％に軽度の遅滞．
[ときにみられる症状] 低身長，関節の可動域大，小頭，眼球の線維性血管腫，部分的脱毛，心奇形，横隔膜ヘルニア，側弯，鎖骨無形成または形成不全，恥骨癒合不全，多指趾，二分脊椎，水腎症，水頭症．

頻度
250例以上の報告がある．患者の大部分は女性で，約10％が男性例．約95％は孤発例である．

遺伝様式・病因
責任遺伝子はXp11.23に局在するPORCN．罹患男性は致死のXLDの様式をとり，その大部分は胎生期に死亡すると推定される．間葉系・外胚葉系の異形成が本体をなす．皮膚病変は組織学的には真皮の菲薄化と脂肪組織の突出を認める．

経過・治療
皮膚症状は出生時からみられるが，皮膚の脂肪腫，口唇・肛門周囲の乳頭腫は年齢が長ずるとともに著明になる．合指趾・乳頭腫に対して形成手術を行う．歯はエナメル質の形成不全のため齲歯を生じやすいので，歯科的処置を必要とする．義眼など眼科的対症療法．

鑑別診断
Van Allen-Myhre症候群は本症の重症型と考えられている．Rothmund-Thomson症候群（B-5）は，生後数ヵ月に浮腫性紅斑が出現し，後に萎縮・血管拡張・網状の色素沈着を呈するAR疾患である．MIDAS（microphthalmia, dermal aplasia, and sclerocornea）症候群は本症と類似するが，皮膚症状は顔面・頚部を中心とした上半身に限られる．また本症と色素失調症はXLDで罹患男性が致死的な点は共通しているが，皮膚症状は異なる．

■文献
1) Maas SM, Lombardi MP, van Essen AJ et al : Phenotype and genotype in 17 patients with Goltz-Gorlin syndrome. J Med Genet **46** : 716-720, 2009

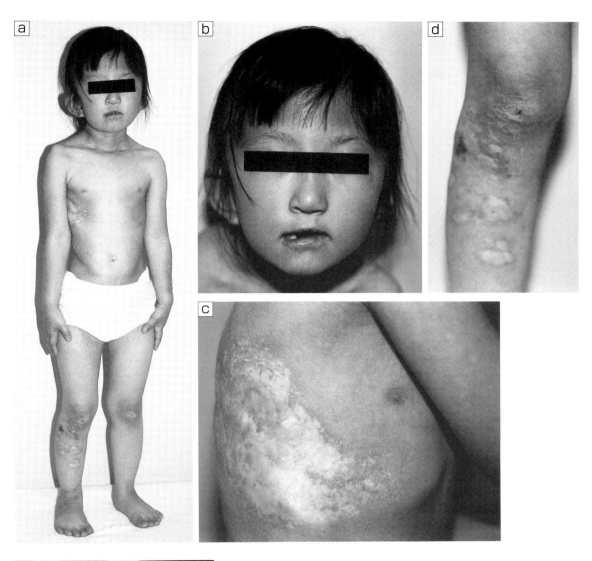

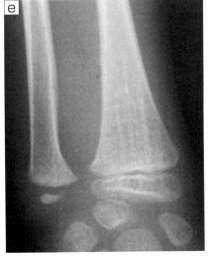

a〜d：5歳女児．低身長，知的障害，小頭，頭髪部分脱毛，左右非対称の顔，左眼瞼下垂，部分的歯牙欠損，エナメル質形成不全．右胸背部（c），右腹部，左前腕，右下腿（d）の部分的皮膚萎縮と脂肪腫様結節．
e：3歳女児．線状骨異形成．

P-12 多発性内分泌腫瘍症 2B 型
multiple endocrine neoplasia type 2(MEN2B)
(mucosal neuroma syndrome)

※小児慢性特定疾病

[MIM No.] #162300　[マップ] 10q11.2　[Gene] *RET*
[キーワード] 甲状腺髄様癌，褐色細胞腫，粘膜神経腫，消化管神経節腫，厚い口唇，Marfan 様体型
[key words] medullary carcinoma of the thyroid, pheochromocytoma, mucosal neuroma, enlarged lip, ganglioneuromatosis of the gastrointestinal tract, "Marfanoid" body habitus
【GR】Multiple Endocrine Neoplasia Type 2　【GRJ】多発性内分泌腫瘍症 2 型

概念
RET 遺伝子の機能獲得型変異により甲状腺髄様癌，褐色細胞腫等を好発する疾患．MEN2A 型，MEN2B 型および家族性甲状腺髄様癌（FMTC）に分類されるが，MEN2B 型は口唇や舌の粘膜神経腫，消化管の神経節腫などの腫瘍性変化の他に，厚い口唇を伴う特徴的な顔貌や，Marfan 様体型などの形態異常を伴う．

症状・検査所見
[腫瘍] 甲状腺髄様癌，C 細胞過形成，副甲状腺過形成，褐色細胞腫，粘膜神経腫（口唇，舌の前背部，口蓋，咽頭），消化管の神経節腫．
[顔貌] 徐々に厚くなる口唇，口唇辺縁の粘膜下結節，眼瞼の神経腫による上眼瞼辺縁の肥厚と反転．
[消化管] 腸管のびまん性神経節腫による腹部膨満，巨大結腸，便秘，下痢．
[体型] Marfan 様．しばしば後弯，側弯，関節弛緩，皮下脂肪の減少，近位筋萎縮，筋力低下．

頻度
MEN2 全体の罹病率は 3 万人に 1 人．MEN2B 型は MEN2 の 5%．困難：1 型（MEN1），2 型（MEN2）のいずれも海外では約 3 万人に 1 人程度の頻度とされており，これをあてはめると国内の患者はそれぞれ約 4,000 人と推測される．

遺伝様式・病因
AD．*RET* 遺伝子の機能獲得型変異のうち，M918T, A883F が MEN2B 型の原因である．MEN2B 患者の 95% にいずれかの変異を認める．約 50% は新生突然変異による発症である．

経過・治療
悪性度の高い甲状腺髄様癌を発症するリスクが高いので，コドン 883 と 918 の変異をもつ場合は生後 6 ヵ月以内，できれば生後 1 ヵ月以内に甲状腺全摘術を施行する．
甲状腺髄様癌や褐色細胞腫が認められた場合には，外科的手術．甲状腺全摘術を行った場合には副甲状腺自家移植および甲状腺ホルモン補充療法．褐色細胞腫のスクリーニングとして，年 1 回は生化学検査およびカルシトニン刺激試験を行う．

鑑別診断
単独の甲状腺髄様癌，C 細胞過形成，褐色細胞腫など．他に von Hippel-Lindaw 病など．

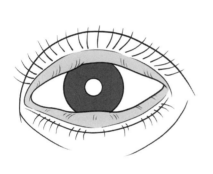
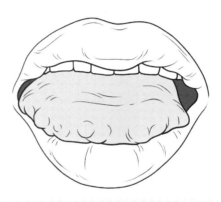

眼：眼瞼粘膜神経腫が上下眼瞼に発生する．このため年齢とともに眼瞼が外反し，眼瞼結膜が露出する．また上眼瞼の睫毛は眼瞼縁から離れる．
口唇，舌：粘膜神経腫のため，厚く凸凹のある口唇を呈する．舌も不整な凸凹が目立つ

色素失調症
incontinentia pigmenti
（Bloch-Sulzberger syndrome）

［MIM No.］#308300　［マップ］Xq28　［Gene］*IKBKG*
［キーワード］不整形皮膚色素沈着，脱毛巣，歯牙異常
[key words] irregular pigmented skin, patchy alopecia, dental anomaly
【GR】Incontinentia Pigmenti　【GRJ】色素失調症（ブロッホ・サルツバーガー症候群）

概念

主として女児に，出生直後から特有な炎症様水疱と丘疹を生じ，後に特徴的な色素沈着を残す疾患で，毛髪・歯・眼・骨系統の異常を伴いやすい．Bloch（1926）とSulzberger（1927）の記載に始まる．皮膚病変の発症機序から色素失調症とよばれている．

症状と検査所見

［皮膚］皮膚病変は4期に分かれる．必ずしもすべて出現せず，混在することもある．1期：出生時ないし新生児期に体幹，四肢近位側に列序性配列を示す小水疱が群生する．水疱はやがて破れ，痂皮形成後数週で消退する．2期：引き続き線状の苔癬状・疣状丘疹が発生．必ずしも水疱形成部と一致しない．四肢遠位側に多い．3期：数ヵ月後から丘疹部は色素沈着に変わる．分布は体幹側面から上腕，大腿にかけて対称性で，Blaschko線に沿い，灰褐色またはスレート様青褐色，形は飛沫様，渦巻状を呈する．4期：思春期以降になると，淡い線状もしくは斑状の毛囊・汗腺を認めない萎縮皮膚病変を呈する．下腿背面に多い．

［頭部・顔面］頭頂部の不規則な脱毛巣．歯牙低形成，生歯遅延，斜視，網膜異形成，白内障，青色強膜などの眼異常．

［骨格］爪の異形成（40％），半椎体，脊柱弯曲異常，過剰肋骨，合指，上下肢短縮など．

［知能］約10％に知的障害．

［その他］痙攣，筋緊張異常．

［ときにみられる症状］片側性乳房低形成，湿疹，小頭（4％），水頭，低身長．

頻度

比較的稀．Carney（1976）によれば，文献上の653例中女性593例，男性16例，性不詳44例という．厚難：10万人出生に0.7人．女性：男性の割合は20：1．

遺伝様式・病因

XLD．責任遺伝子は*IKBKG*遺伝子．80％は*IKBKG*のエクソン4からエクソン10の欠失による．特徴的な線状の皮膚所見は女性におけるX染色体のランダムな不活化を反映する．患者は大部分が女性で，男性患者は致死的．ただし体細胞モザイクの男性も報告されている．散発例の大部分（患者の10％）は上位世代の男性生殖細胞で生じた変異．下記のごとく，色素沈着が退色するので，遺伝カウンセリングに際しては，母親の乳幼児期の病歴（皮膚所見の有無）を十分に調査する必要がある．

経過・治療

皮膚疾患ではなく，全身性疾患として小児科医，神経科医，眼科医，歯科医がチームとして合併症に対応する．中枢神経病変や網膜病変などの合併症がなければ一般に予後は良好．皮膚病変の推移は上述の通りだが，色素沈着も20～30歳代までに徐々に退色する．初期の水疱に対し局所療法が必要である．

鑑別診断

水痘と異なり，分布は体幹側面から上腕，大腿にかけてBlaschko線に沿い分布することが特徴的である．先天性表皮水疱症は，その新生児期の皮膚症状は似るが，列序性配列でなく色素沈着も少ない．伊藤白斑（Q-2）は，新生児期の水疱形成がない．また色素沈着ではなく色素脱出である．

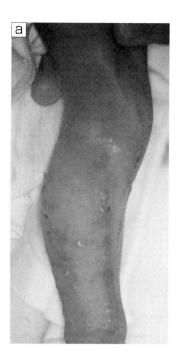
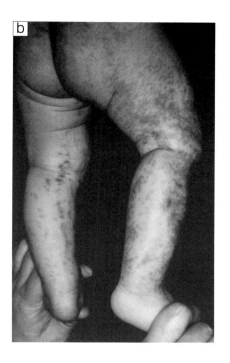
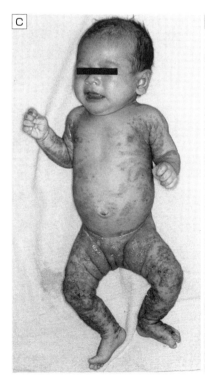
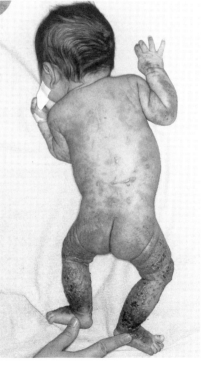

a：新生児期の列序性配列をなす小水疱.
b：乳児期のマーブルケーキ様色素沈着.
c：新生児期の小水疱の群生.

伊藤白斑
pigmentary dysplasia
(hypomelanosis of Ito)

[MIM No.] #300337
[キーワード] 色素斑，脱色素斑，外胚葉異形成，染色体モザイク，Blaschko 線
[key words] hyperpigmentation, hypopigmentation, ectodermal dysplasia, chromosomal mosaicism, Blaschko lines

概念

メラニン細胞（またはその顆粒）の密度の異なる 2 種の細胞群が神経堤から発し，Blaschko 線に沿って遊走，分布するために生ずる色素斑・脱色素斑．東北大学皮膚科の伊藤教授（1952）の記載に従って後者を伊藤白斑（hypomelanosis of Ito）とよぶことがある．特定の疾患ではなく，染色体モザイク，遺伝子変異モザイクによる線状皮膚色素異常の総称．

症状と検査所見

[中枢神経系] 知的障害，痙攣，脳萎縮など．
[皮膚] 体幹，四肢を中心に帯状，渦状の色素斑が Blaschko 線に沿って対側性に縞馬模様を成して分布するのが典型的だが，それ以外にも円形・斑状・大理石模様などがある．乳児期からみられる半側の色素斑が正中線を越えることは少ない．色素斑を見落とさないためには明るい自然光下か wood lamp を用い観察する．組織学的には脱色素部の上皮・基底層のメラニン細胞とメラニン顆粒の減少または増加が唯一の所見である．
[ときにみられる症状] 内眼角贅皮，眼間開離，斜視，近視，耳介変形，低身長，側弯，肢短縮，手指異常，歯形成不全，口唇口蓋裂，ブドウ膜異常，多毛，脱毛．

頻度

1952 年の初報告例より多数． 厚難：先天性白斑の推定患者数 48,000 人（「先天性及び後天性の難治性白斑・白皮症」より）．

遺伝様式・病因

メラニン形成能の異なる 2 種の細胞群が発生早期に生じ，発生の進行に伴って Blaschko 線に沿って分布したために起こる．したがって，白斑とは限らず，その逆もあり得る．約 40% に染色体モザイクを認める．2 種の細胞群の片方は正常核型，他方は 45, X，常染色体トリソミー（7, 8, 13, 14, 18, 22），構造異常（7, 12, 13, 14, 15, 18, X, Y，マーカー，染色体），3 倍体など，種々の異常を伴う．家族性に発症する場合もある．Pallister-Killian 症候群（Q-3）は i(12p) モザイクと特徴ある奇形，色素異形成をもち，本症の特殊型である．X/常染色体転座モザイクでは X 短腕の機能的ダイソミー・モザイクが本態だとする説がある（Hatchwell, 1996）．

経過・治療

色素斑は多少の消長はあるが生涯不変．特別な治療法はない．中枢神経系を含め外胚葉系の異常を伴えば，適切な処置が必要．

鑑別診断

Blaschko 線に従って分布する色素異常を呈する疾患との鑑別が必要．色素失調症は XLD で男性は致死的である．生下時から新生児期にかけて紅斑，膨疹，小結節，膿疱，水疱をみる．色素沈着部は基底層内の色素が減少し，真皮のメラニン食細胞内のメラニンが増加する．色素異形成症では末梢血リンパ球で核型が正常でも皮膚線維芽細胞でモザイクを呈することがあるから注意を要する．ただし，メラニン形成細胞は神経外胚葉由来，線維芽細胞は中胚葉由来だから，両者の分布が一致するとは限らない．

■文献

1) Ohashi H, Tsukahara M, Murano I et al : Pigmentary dysplasias and chromosomal mosaicism : Report of 9 cases. Am J Med Genet 43 : 716-721, 1992

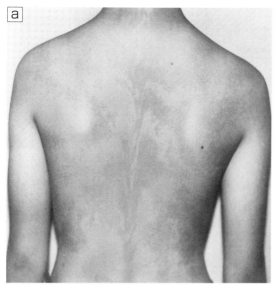
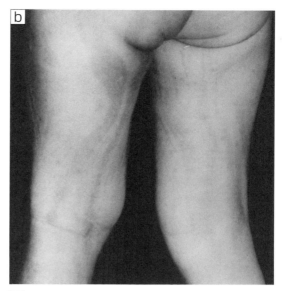
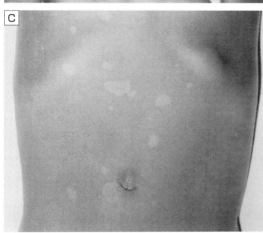
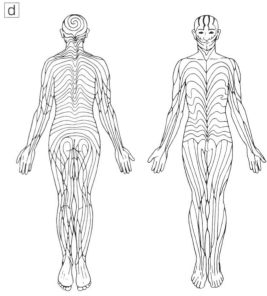
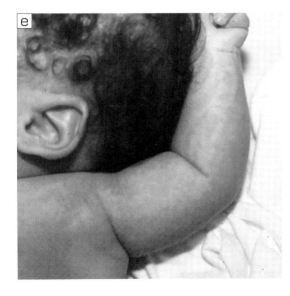

a：14歳女性（正常核型）．両側性の脱色素帯．
b：3歳男児．大腿内側を縦走する数条の色調の強い皮膚．核型は47,XY,+13/46,XY.
c：1歳8ヵ月女児（文献1，症例7）．円形，線状の白斑．伊藤白斑に合致する．核型は47,XX,+14/46,XX.
d：Blaschko線．
e：Blaschko線に沿う脱色素斑．

Pallister-Killian 症候群
Pallister-Killian syndrome
(Pallister mosaic syndrome, Teschler-Nicola/Killian syndrome)

[MIM No.] #601803　[マップ] 12p
[キーワード] 12番短腕テトラソミー，モザイク，線状白斑，知的障害
[keywords] tetrasomy 12p, mosaicism, linear hypopigmentation, intellectual disabilities

概念

12番染色体短腕の同腕染色体［i(12p)］を過剰に有する細胞と正常細胞とのモザイク（12pテトラソミーモザイク）により，疎な頭髪・特徴的な顔貌・線状白斑・知的障害などを呈する．

症状と検査所見

[成長・中枢神経] 出生体重は正常範囲．筋緊張低下，知的障害，痙攣．

[頭部・顔面] 疎な頭髪（特に側頭部）・眉毛・睫毛，突出した高い前頭部，両眼開離，内眼角贅皮，扁平鼻根部，長い人中，口角下垂を伴う大きな口，高口蓋，耳介変形，難聴．

[皮膚・体幹・四肢] Blaschko線に沿った線状白斑．短頸，環椎後頭骨癒合，副乳，横隔膜ヘルニア，側弯，鎖肛，肛門前置．近位肢節部優位な四肢の短縮，小さな手足，短い指趾，爪の低形成．

[ときにみられる症状] 大頭，松果体腫瘍，先天性心疾患，白内障，斜視，関節拘縮．

[その他] 胎児期の超音波検査所見として nuchal translucency・羊水過多．

[染色体検査] 12番染色体短腕の同腕染色体である [i(12p)] は，末梢血Tリンパ球では通常検出されないが，皮膚線維芽細胞では50～100％，骨髄・絨毛・羊水細胞ではほぼ100％の検出率である．これは，i(12p)細胞が in vivo（加齢）・in vitro（培養）で欠落し，組織間で i(12p) 細胞の頻度に差が生じるためである．皮膚線維芽細胞であっても，培養期間が長期にわたると i(12p) 細胞の頻度が減少し検出が困難になる．確定診断には皮膚線維芽細胞を用いた染色体分析，あるいは頬粘膜細胞塗抹標本に対する12番染色体特異プローブを用いた間期核FISH解析が有用．

頻度

50例以上の報告あり．末梢血を用いた通常の染色体検査では検出できないため，見逃されている可能性がある．絨毛・羊水染色体検査や胎児超音波検査などにより出生前に診断される例が数多く報告され，実際の頻度はかなり高いと予想される．

遺伝様式・病因

過剰な12番染色体短腕の同腕染色体［i(12p)］による12pテトラソミーが原因．すべて散発例であり，両親の配偶子形成時あるいは受精後早期に起きた新生突然変異によると考えられる．性差なし．

経過・治療

加齢とともに毛髪の分布は正常化するが，その他の顔貌の特徴はより顕著になる．筋緊張低下は軽減し，筋緊張亢進・関節拘縮・側弯がみられるようになる．知的障害は重度であることが多いが，知的障害を伴わない女性例を含む軽症例の報告がある．治療は対症療法や療育が主体．

鑑別診断

12p部分トリソミーとは明らかに症状が異なる．12pヘキサソミーは症状が類似．過剰染色体の形状は21テトラソミーモザイクに似るが，臨床症状から鑑別は可能．線状白斑は伊藤白斑（Q-2）に類似．一部の症状は Fryns（G-3）症候群と重複．

■文献

1) Ohashi H, Ishikiriyama S, Fukushima Y : New diagnostic method for Pallister-Killian syndrome : detection of i(12p) in interphase nuclei of buccal mucosa by fluorescence in situ hybridization. Am J Med Genet 45 : 123-128, 1993

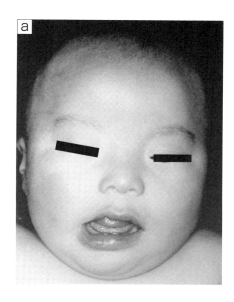
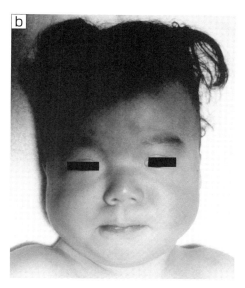
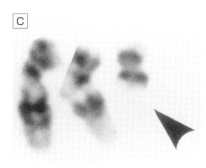
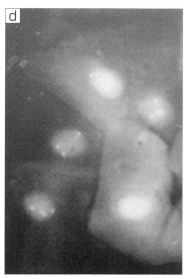
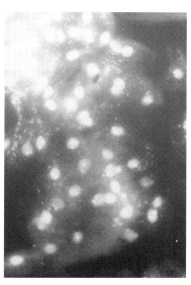

a：9ヵ月男児．b：1歳男児．側頭部の疎な頭髪，突出した前頭部，扁平鼻根．
c：皮膚線維芽細胞にモザイクで認められる．過剰12番短腕同腕染色体．
d：頬粘膜細胞を対象に12番αサテライトプローブを用いて間期核FISH解析を行うとシグナルを3つ有する細胞が認められる．

重症先天性魚鱗癬症
ichthyosis congenita gravis
(harlequin fetus ; keratosis diffusa fetalis)

※小児慢性特定疾病

[MIM No.] #242500　[マップ] 2q35　[Gene] *ABCA12*
[キーワード] ひび割れた皮膚，眼瞼外皮，口唇外皮，過角化
[keywords] cracked skin, ectropion, eclabium, hyperkeratosis
【GR】Autosomal Recessive Congenital Ichthyosis

概念
　致死性全身性皮膚角化異常症．1750 年 Oliver Hart が最初に記載した．非水疱型先天性魚鱗癬様紅皮症の最重症型である．全身の皮膚の角質増殖，亀甲状の赤い亀裂，眼瞼外皮と下向きの口角が特徴的で，道化師（harlequin, crown）の化粧および衣装に似るので道化師様胎児ということもある．最新の MIM では，常染色体性先天性魚鱗 4B 型と命名されている．

症状と検査所見
[皮膚] 全身の皮膚は硬く，厚さ約 5 mm の角質で覆われ白～黄白色を呈する．角化皮膚の間に体軸に対して主に横走する多数の赤色の亀裂をみる．頭髪は非常に疎で，眉毛・睫毛を欠く．
[顔面] 上眼瞼は外皮し眼球を覆い，開眼は不能．鼻は厚い角質層に覆われ鼻翼は変形し鼻孔はわずかにみえる．耳介も厚い角質層のため欠如したようにみえる．外皮した口唇は下向きの口角を呈す．
[体幹・四肢] 指・爪の発育不全．厚い皮膚のため屈指状．胸郭も同様に運動制限．
[発育] 早産および低出生体重児．
[組織像] 角質過増殖，顆粒層欠如．
[ときにみられる症状] 難聴，白内障，甲状腺・胸腺の異形成および機能異常．様々な骨格奇形．

頻度
　他人婚の親から 100 万人に 1 人，いとこ婚の親からは 16,000 人に 1 人と推定されているが，正確には不明．わが国に約 20 例の報告がある．性比は 1. 厚難：出生数，約 30 万人に 1 人の割合（正確な患者数の統計はない）．

遺伝様式・病因
　AR．両親のいとこ婚は 80％を占める．*ABCA12* の短縮変異ホモ接合または複合ヘテロ接合が原因である．

経過・治療
　予後は極めて不良．生後数日から数週で死亡．死因の多くは皮膚感染からの敗血症．補液，抗生物質投与などの全身管理．局所療法としてサリチル酸ワセリン，10～20％尿素軟膏塗布．経口レチノイドも試みられているが，決定的治療法はない．

鑑別診断
　コロジオンベビーと鑑別が必要だが臨床所見から比較的容易．非水疱型先天性魚鱗癬様紅皮症の重症型と同一疾患．

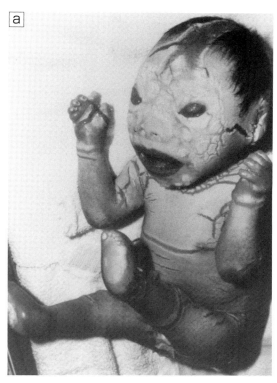
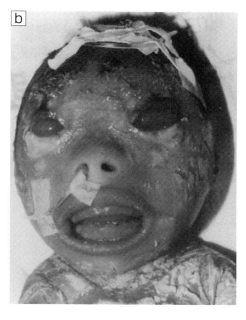
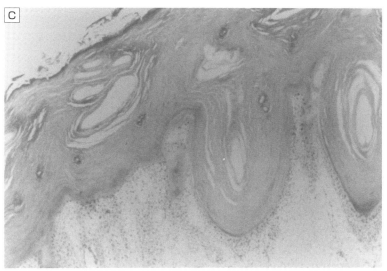

a〜c：新生男児（在胎 36 週，体重 2,040 g）．全身胎脂様の厚い角質に覆われ一部に亀裂をみる．両眼瞼は外反し開眼不能．下向きの口角，可動制限を伴った浮腫状の四肢．左大腿部皮膚の組織像（c）．過角質化と多数の keratin plug が存在し，顆粒層は大部分欠如している．

R-2 先天性角化異常症候群
dyskeratosis congenita syndrome
(Zinsser-Cole-Engman syndrome ; Zinsser-Fanconi syndrome)

[MIM No.] #127550（AD1型）; #613989（AD2型，AR4型含む）; #613990（AD3型）; #224230（AR1型）; #613987（AR2型）; #613988（AR3型）; #615190（AR5型，AR4型含む）; #305000（XLR型）
[マップ] 3q26.2 ; 5p15.33 ; 14q12 ; 15q14-q15 ; 5q35.3 ; 17p13.1 ; 20q13.33 ; Xq28
[Gene] *TERC* ; *TERT* ; *TINF2* ; *NOLA3* ; *NOLA2* ; *WRAP53* ; *RTEL1* ; *DKC1*
[キーワード] 皮膚色素沈着，粘膜白板角化，爪変形萎縮，汎血球減少
[keywords] hyperpigmentation of skin, leukoplakia, nail dystrophy, pancytopenia
【GR】Dyskeratosis Congenita

概念
Zinsser (1910) が，色素沈着，爪萎縮，粘膜白板角化を主症状とする兄弟例を報告した．その後 Engman (1926) や Cole (1957) が同様の症例を報告し疾患単位として確立した．

症状と検査所見
[皮膚] 色素沈着（黒褐色で網状．頸部，上胸部から始まり体幹・四肢に広がる．色素斑は皮溝に一致し，皮膚割線に沿う）．皮膚萎縮．毛細血管拡張．掌蹠角化．多汗．
[粘膜] 白板角化が口腔粘膜，特に舌背および頬粘膜に多く，肛門・腟・尿道・眼瞼にもみられる．癌化しやすい．
[爪] 変形萎縮．爪郭と爪甲との境界が不明瞭で，縦しわが多数みられる．爪端は指端に達しない．
[眼] 眼瞼炎，下眼瞼外皮，鼻涙管閉鎖．
[歯牙] 齲歯，歯牙形成異常，歯周病．
[毛髪] まばらで細い．早期の白髪化．
[性器] 精巣低形成．
[血液] 汎血球減少（再生不良性貧血に移行するものが多い）．低γグロブリン血症．姉妹染色分体交換頻度の軽度の増加．
[ときにみられる症状] 知的障害，統合失調症，中耳形態異常，食道狭窄，肝硬変，脾腫，易骨折性，甲状腺腫．

頻度
厚難：約100万人に1人と推定．

遺伝様式・病因
ほとんどはXLRであるが，本症と同様の症状を呈しながらADおよびARの家族例も報告されている．それぞれXLR型では*DKC1*，AD型では*TERC*, *TERT*, *TINF2*，AR型では*NOLA3*, *NOLA2*, *WRAP53* および *TERT* 変異が証明されている．

経過・治療
初発症状は粘膜から始まるものが多く，幼児後期から明らかとなる．色素沈着と爪萎縮は思春期前頃から始まり，以後顕著となる．汎血球減少，再生不良性貧血，粘膜由来の悪性腫瘍などに高頻度に罹患し，多くは40歳前後に死亡する．悪性腫瘍の早期発見・早期治療，再生不良性貧血の治療，歯牙および歯周囲病変などの治療が重要である．汎血球減少に対し，骨髄移植が有効なことがある．

鑑別診断
Fanconi貧血 (B-1) は骨形成異常を伴い高頻度に白血病に罹患する．その他，限局性皮膚低形成症，色素性乾皮症 (B-7)，先天性爪肥厚症 (R-7)，掌蹠過角化症，表皮水疱症，色素失調症 (Q-1) などとの鑑別が必要である．

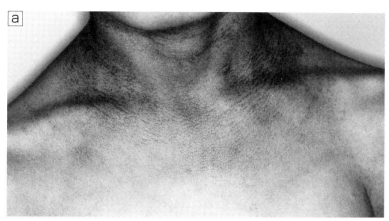
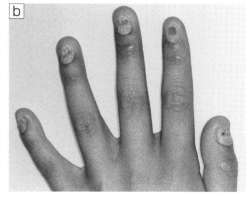

a, b：11歳男児．頸周囲，前胸部，腋窩部の強い色素沈着（a），爪変形萎縮（b）．

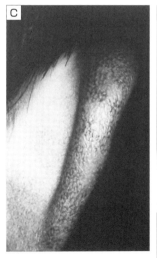
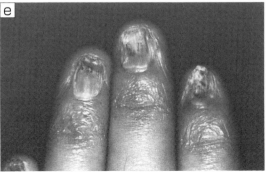

c〜e：6歳男児．耳介部の網状色素沈着（c），舌の白板様病変（d）および萎縮性爪甲と末節背側皮膚の萎縮（e）．

Sjögren-Larsson 症候群
Sjögren-Larsson Syndrome

※小児慢性特定疾病

[MIM No] #270200　[マップ] 17p11.2　[Gene] ALDH3A2
[キーワード] 先天性魚鱗癬，痙性対麻痺，知的障害，低身長
[key words] congenital ichthyosis, spastic paraplegia, intellectual disabilities, short stature

概念
①先天性魚鱗癬，②痙性対麻痺，③知的障害を三主徴とする遺伝性疾患．SjögrenとLarsson（1957）がスウェーデン国内の28症例について詳細に記載したのが最初である．

症状と検査所見
[皮膚] 出生時から皮膚の発赤・角化を認め，成長とともに角化・落屑は増強する．魚鱗癬は全身に認められ，頸部・腋窩などの屈曲部で著明で，顔面は比較的侵されない．汗腺自体や爪は正常．光線過敏症を認める．

[神経系] 全例に痙性対麻痺あるいは痙性四肢麻痺を認める．麻痺は特に下肢で著明．下肢屈曲拘縮．知的障害は必発（IQ30〜60），30〜50％にてんかんを合併．

[発育] 発育不全は子宮内から始まることが多い．低身長（10パーセンタイル以下）．

[眼] 網膜黄斑変性．黄斑部の白色光輝性の小斑点が特徴的．視力障害はあるが失明することはない．

[ときにみられる症状] 薄い頭髪，エナメル質低形成，痙攣・脳波異常，脳室拡大，脳萎縮，眼間開離，後弯・側弯・骨端異形成，アミノ酸尿，血清・尿中銅高値，性成熟遅延，胸腺過形成，Ⅲ・Ⅳ指短縮，関節過伸展．

頻度
スウェーデン北部では10万人中8.3人にみられ，すべて600年前の1人のヘテロ接合体由来だとされる．近親婚の多い地域に多く，世界全体で10万人に1人以下．性差はない．

遺伝様式・病因
AR．本症患者に脂肪アルデヒド脱水素酵素（FALDH）の欠損が知られており，連鎖解析と機能的クローニング法により変異が同定された．FALDHをコードするALDH3A2は11エクソンからなり，組織内で幅広く発現．変異はアミノ酸置換，一塩基欠失，挿入，スプライシング異常など多様．FALDHの機能低下による脂肪アルコールの組織内蓄積が本症の病態と考えられる．ロイコトリエンB_4の代謝経路が阻害されることが瘙痒の強い原因である．剖検所見は脳皮質細胞数減少，錐体路の脱髄変化，白質のグリオーシスなどで，MRIで白質の異常として認められる．

経過・治療
早産児が多い．皮膚症状は出生直後から認められその後増強する．神経症状は4ヵ月から2，3歳頃に出現し歩行不能に至る場合も最初から著明なこともある．皮膚症状と神経症状に相関はない．予後は麻痺の程度による．神経変性疾患ではないので獲得した能力が退行することはないが，拘縮により歩行障害に至ることもある．治療はいずれも対症的．

鑑別診断
種々の先天性魚鱗癬，魚鱗癬・知的障害・てんかん症候群など．痙性対麻痺の有無が重要な鑑別点である．他の魚鱗癬を伴う疾患に比べて瘙痒が強く，爪や毛髪の症状が少ないのが特徴．

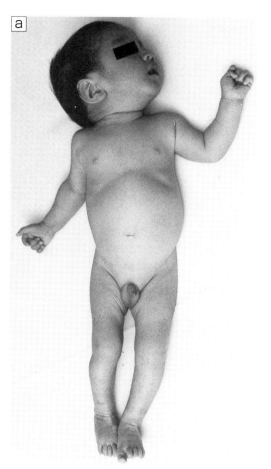
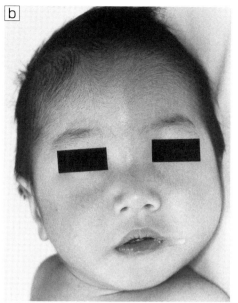
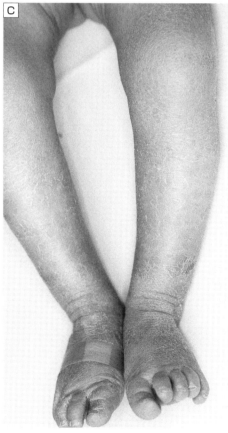

a～c：1歳2ヵ月男児．低身長（59.3 cm，−4 SD以下）・低体重（4,400 g），追視・頸定はまだない．下肢痙性対麻痺．眼振，前頭突出，高口蓋，下顎後退（b），魚鱗癬（c）．

外胚葉異形成症候群

Papillon-Lefèvre 症候群
Papillon-Lefèvre syndrome
（palmoplantar keratosis periodontopathy）

[MIM No.] #245000　［マップ］11q14.2　［Gene］*CTSC*
［キーワード］歯周症，掌蹠過角化，無歯
[keywords] periodontosis, palmoplantar hyperkeratosis, anodontia

概念
歯周症を伴う遺伝性の掌蹠過角化症．Papillon と Lefèvre（1924）が最初に記載した．

症状と検査所見
[皮膚] 多くは1〜4歳時に左右対称性の掌蹠の角化で発症．手掌の角化は，境界明瞭で母指球から手背まで及び，蹠はより重症でアキレス腱や内外踝まで及ぶ．ときに小色素斑が混在する．角化性紅斑は冬期に増悪し，また，歯周症の増悪・軽快に併行する傾向がある．足の角化は悪臭を伴う．病変はしばしば眼瞼・頬・口角・大腿・腋窩に及ぶ．

[口腔] 特有の歯周症．乳歯は正常に萌出するが，2〜3歳までに高度の歯槽膿漏様症状が出現し，4〜5歳までに歯は脱落し無歯となる．永久歯の萌出も同様の経過をたどるが症状はより重篤．思春期の終わり頃までに顎骨の破壊吸収も伴い，無歯となる．

[ときにみられる症状] 癤腫症などの化膿性皮膚疾患，母指趾の変形，長い指趾，指趾末節骨の変形，心室中隔欠損，太田母斑，頭髪の脱毛，骨発育不全，低身長．

頻度
海外では250例以上．罹病率は100万人に1〜2人．

遺伝様式・病因
AR．ホモ接合性マッピングにより遺伝子局在は11q14に決定され，リソソームプロテアーゼであるcathepsin C 遺伝子（*CTSC*）の変異が証明されている．皮膚および歯肉に特徴的な病理組織所見はない．Haim-Munk 症候群はアレル疾患（同一遺伝子異常）である．

経過・治療
歯周症は抜歯後速やかに消退．合成ビタミンAであるエトレチナートが第一選択薬．内服1ヵ月後には，角化性病変も歯周症も著明に改善．長期の服用を要する．

鑑別診断
Mal de Meleda 症候群，Unna-Thost 症候群は掌蹠角化を認めるが，歯周炎がない．

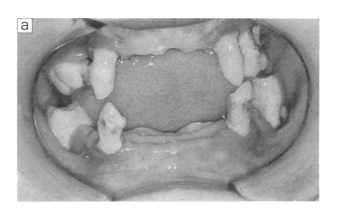

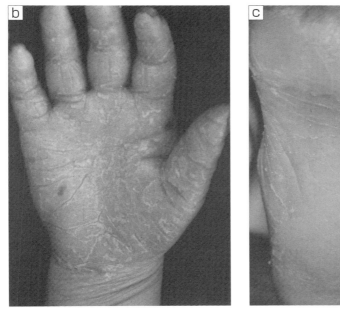

a〜c：男性患者．歯周症による歯の脱落（a）．手掌と足底の角化症（b, c）．

R-5 減汗性外胚葉異形成症
hypohidrotic ectodermal dysplasia
（Christ-Siemens-Touraine syndrome）

[MIN No.・マップ・Gene] ☞別表
[キーワード] 発汗減少, 貧毛, 歯牙低形成, 爪低形成
[keywords] hypohidrosis, hypotrichosis, hypodontia, hypoplastic nail
【GR】Hypohidrotic Ectodermal Dysplasia

概念
毛髪・歯牙・汗腺などの外胚葉由来の組織形成不全を本態とし，特徴的顔貌を伴う先天異常症．外胚葉異形成症は150種以上知られている．そのうち本症は19世紀中頃からすでに知られていた古典的かつ最も多い疾患である．

症状と検査所見
[汗腺] 汗腺の低・無形成のため減発汗は必発．高温環境下や運動時のうつ熱・発熱（76%）．エクリン腺はXLR型の患者（ヘミ接合体）ではほとんど存在せず，保因者（ヘテロ接合体）では正常汗腺部分と低・無形成部分とがモザイク状を呈する．AR型の患者では低形成の小さな汗腺が少数存在し，保因者では正常汗腺が半数程度存在する．アポクリン腺は正常域である．
[毛髪] 貧毛（91%）．無毛例は少ない．頭髪は疎で短く，脆弱，淡い．眉毛・睫毛・陰毛を欠く．
[歯牙] 歯牙異常（89%）．減歯あるいは無歯．切歯は小さく円錐状・釘状．歯槽隆起の低形成．
[顔貌] 老人様．前額突出，眼窩上縁隆起，下眼険の色素沈着を伴ったしわ，上顎低形成，突出した口唇，鞍鼻，鼻翼低形成．
[粘液腺] 鼻咽喉頭・気管・気管支粘液腺の低形成による萎縮性鼻炎（46%），嗄声，慢性中耳炎，反復気道感染．粘膜は萎縮性．
[ときにみられる症状] 発育障害．知的障害．羞明．結膜炎．爪変形．乳頭・乳腺低形成．皮脂腺低形成．

頻度
不明．XLR型が大半を占め，多数の報告がある．全人種に罹患者あり．

遺伝様式・病因
XLR型とAR型，AD型が知られている．責任遺伝子としてXLR型では*EDA*が，AR型では*EDAR*と*EDARADD*のホモ接合体か複合ヘテロ接合体が，AD型では*EDAR*か*EDARADD*のヘテロ接合体が証明されている．*EDA*は細胞膜貫通タンパクをコードし，ケラチン細胞・毛嚢・汗腺で発現して，上皮・間葉系のシグナル伝達に重要な役割を担うと推測される．

経過・治療
不明熱，貧毛，歯牙異常から乳児期に診断可能．うつ熱による発熱に対してはクーラーの使用など低温環境の維持，激しい運動の制限，体表面の物理的冷却などが必要．解熱剤は無効である．職業選択時の配慮，ときには転地も必要．呼吸器感染症に罹患しやすく，重症化傾向がある．歯牙異常には義歯，貧毛にはかつら装着など．スポーツは水泳がよい．

鑑別診断
乳児期では先天梅毒と鑑別．全身無痛無汗症，外胚葉異形成を呈する他の症候群［EEC症候群（I-11），Rapp-Hodgkin症候群，Ellis-van Creveld症候群（L-22），Robinson症候群など］．

	[MIM No.]	[マップ]	[Gene]		[MIM No.]	[マップ]	[Gene]
ECTD1/HED1	#305100	Xq13.1	*EDA*	ECTD10B	#224900	2q12.3	*EDAR*
HED-ID	#300291	Xq28	*IKBKG*	ECTD11A	#614940	1q42-q43	*EDARADD*
ECTD10A	#129490	2q12.3	*EDAR*	ECTD11B	#614941	1q42-q43	*EDARADD*

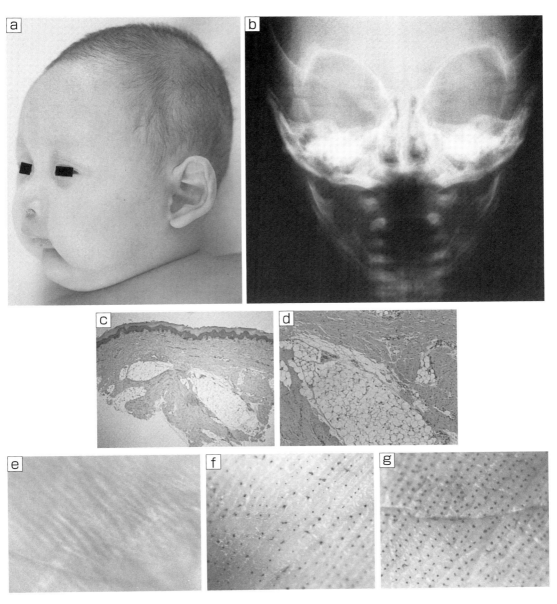

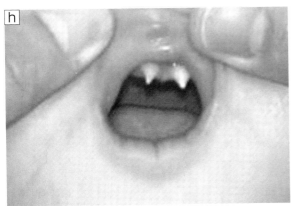

a～e：3ヵ月男児．前額突出，低い鼻根，鼻翼低形成，疎な眉毛（a）．歯牙欠損（b）．足底内側からの生検皮膚組織，全体像（×4）．真皮内汗管・汗腺の欠損（c）．真皮・皮下組織像（×10）．汗腺の欠損（d）．5% ortho-phthal dialdehyde による手掌小指球部の汗腺配列（×6）．患児は汗腺をまったく欠く（e）．母（保因者）は汗腺の配列が不規則でモザイク状（f）．父は正常（g）．

h：2歳男児．円錐状歯．この2本しか生えていない．

R-6 有汗性外胚葉異形成症
hidrotic ectodermal dysplasia
（Clouston syndrome）

［MIM No.］ #129500 　［マップ］ 13q12.11 　［Gene］ *GJB6*
［キーワード］ 爪異栄養症，角質異常，貧毛
［keywords］ onychodystrophy, dyskeratosis, hypotrichosis
【GR】 Hidrotic Ectodermal Dysplasia 2

概　念
　毛髪・歯牙・爪などの外胚葉由来の諸組織の異形成を特徴とする症候群．症状（発汗）および遺伝様式の違いから減汗性外胚葉異形成症とは異なる疾患である．Clouston（1929）が最初に報告したので Clouston 症候群ともいう．

症状と検査所見
　［爪］爪低形成は最も特徴的な症状である．無形成からほぼ正常域まで症状に幅があるが，爪は一般的に小さく表面に線条や陥凹を認め粗造．白～黄色で不透明．
　［皮膚］掌蹠の角質肥厚・乾燥・亀裂．発汗は正常域．関節部皮膚色素沈着．
　［毛髪］正常から無毛まで変異大．頭髪は一般に疎で脆く淡色．眉毛・睫毛・陰毛も同様．
　［ときにみられる症状］頭蓋骨の肥厚．知的障害．斜視．指奇形．

頻　度
　不明だが稀．数家系の報告のみ．従来の症例は，ほとんどがフランス系白人であるが，その他の人種の報告もみられる．大家系例がある．

遺伝様式・病因
　AD．インドの大家系を用いた連鎖解析により遺伝子座は 13 番長腕近位部に決定された．浸透率は 100％だが表現度の差異は大きい．コネキシン 30 をコードする *GJB6* 変異が証明されており，4 種のミスセンス変異が報告されている．毛髪を光学顕微鏡で観察すると細線維構造は不規則に乱れ，偏光顕微鏡では複屈折が減少している．走査電子顕微鏡では毛髪線維の小皮質（cuticular cortex）が消失している．毛や爪のケラチンの SH 基は増加し，システインとジスルフィド結合は減少している．これらはケラチン異常を示唆する所見である．

経過・治療
　貧毛・爪異常は年齢増加に伴って著明になる傾向がある．掌蹠の角質肥厚に対して尿素軟膏塗布．ときにかつら装着も必要．不明発熱，重症呼吸器感染症などの重篤な症状はない．

鑑別診断
　減汗性外胚葉異形成症（R-5）と同じ．

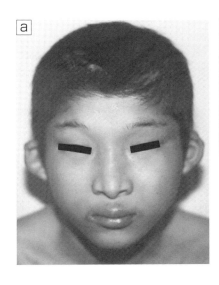

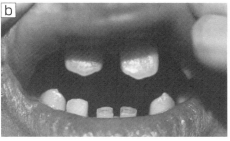

a, b：14歳男児．疎な毛髪，円錐状歯，側切歯欠損．爪は陥凹している．発汗は正常域．両親はいとこ婚．

R-7 先天性爪肥厚症
pachyonychia congenita

[MIM No.] #167200（PC1）；#167210（PC2）；#615726（PC3）；#615728（PC4）；260130（AR 型）
[マップ] 17q21.2（PC1）；17q21.2（PC2）；12q13.13（PC3）；12q13.13（PC4）；不明（AR 型）
[Gene] *KRT16*（PC1）；*KRT17*（PC2）；*KRT6A*（PC3）；*KRT6B*（PC4）；不明（AR 型）
[キーワード] 爪肥厚，表皮囊腫
[key words] pachyonychia, epidermal cyst
【GR】Pachyonychia Congenita

概　念
爪甲遠位部の肥厚，掌・蹠の角化症を主徴とする遺伝性外胚葉異形成症．Jadassohn と Lewandowsky（1906）が最初に記載した．

症状と検査所見
[爪] 指趾爪遠位部の黄色変化・肥厚．
[皮膚] 掌・蹠の角化症．蹠の水疱・胼胝形成．手足の多汗．表皮囊腫．
[口腔] 粘膜・舌の白色角化，出生時の生歯，齲歯．
[ときにみられる症状] 知的障害，白内障，角膜肥厚，鼓膜肥厚，乾燥し疎な髪，骨腫瘍，濃い眉毛，嗄声，咽頭部の白色角化，歯牙の形成異常．

頻　度
発生頻度としては 10 万人出生あたり 0.7 で，男女比は 9：5 と男性に多い．これまでに 350 例以上の報告がある．

遺伝様式・病因
原則として AD だが，AR を示した例も報告されている．表現型に差異がある．Gorlin らによると AD の本症は次の 2 型に分けられる．①口腔粘膜の白色角化を伴う型（1 型，Jadassohn-Lewandowsky 症候群，MIM #167200）．②生下時から生歯を認め，表皮囊腫を伴う型（2 型，Jackson-Lawler 型，MIM #167210）．Jadassohn-Lewandowsky 型（1 型）患者で 17q12-q21 に局在するケラチン 16 遺伝子（*KRT16*）および 12q13 に位置するケラチン 6A 遺伝子（*KRT6A*）にミスセンス変異が，Jakson-Lawler 型（2 型）患者で 17q12-q21 にマップされているケラチン 17 遺伝子（*KRT17*）および 12q13 に位置するケラチン 6B 遺伝子（*KRT6B*）にミスセンス変異が，それぞれ同定されている．爪の肥厚は爪床の過形成により多量のケラチンが産生されるため生じると考えられている．AR を示すものについては，病因は不明である．

経過・治療
臨床的特徴は約 80％が生下時または生後 5 ヵ月までに出現する．爪肥厚は通常 1 歳までに出現し進行性で放置すると上方に伸びる．爪囲炎を起こしやすい．爪病変に対して爪床切除や爪基質の電気的破壊などの外科的治療が試みられている．咽頭部の異常によって重度の再発性上気道症状を認めることもある．慢性の水疱性変化については悪性化の有無を注意深く経過観察していく必要がある．カンジダ症などの真菌感染症も起こしやすい．また，最近では mutant-specific small inhibitory RNAs（siRNAs）を治療に応用する動きも出てきている．

鑑別診断
皮膚カンジダ症，先天性表皮水疱症，先天性異角化症，von Recklinghausen 病（P-5）など．

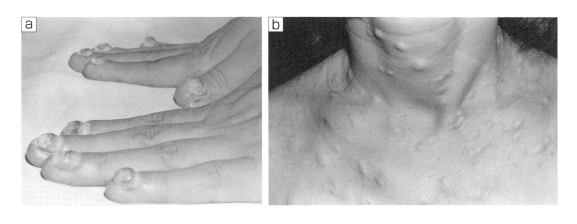

a, b：35歳女性．爪遠位部の肥厚．頸・前胸部の表皮囊腫．

R-8 弛緩性皮膚症候群
cutis laxa syndrome

[MIN No.・マップ・Gene] ☞別表
[キーワード] 皮膚弛緩，成長障害
[keywords] cutis laxa, growth deficiency
【GR】*FBLN5*-Related Cutis Laxa ; *EFEMP2*-Related Cutis Laxa ; *ATP6V0A2*-Related Cutis Laxa ; *ATP7A*-Related Copper Transport Disorders 【GRJ】*ATP7A* 関連銅輸送異常症

概念
　全身皮膚の弛緩を特徴とし，垂れ下がった皮膚がみられる．弾性線維の欠陥を認める結合織疾患である．

症状と検査所見
　[成長] 成長障害（AR 型），細い体型（XLR 型）．
　[頭部・顔面] 顔面，特に眼周囲，頬部の皮膚のたるみ．老人様顔貌，凸の鼻堤，短い鼻中隔下端部，長い耳介．低音の声・嗄声，後頭部外骨症（XLR 型）．
　[歯] 生歯遅延，楔状歯．
　[皮膚] 皺壁形成，皮膚緊張の欠如．過伸展・脆弱・治癒障害（XLR 型），静脈瘤（XLR 型）．
　[ときにみられる症状] 大泉門閉鎖遅延，肺気腫，鼠径・横隔膜・臍ヘルニア，消化管憩室，膀胱憩室，関節過伸展，股関節脱臼，筋緊張低下．

頻度
　不明だが稀．

遺伝様式
　AD, AR, XLR の 3 種があるが，大多数は散発例である．AD 型では elastin と fibulin 5 遺伝子変異が，AR 型では fibulin 5 と EGF-containing fibulin-like extracellular matrix protein 2，*ATP6V0A2*, *PYCR1* 遺伝子変異が，XLR 型では，Menkes 病の責任遺伝子である *ATP7A* 遺伝子変異が証明されている．Cutis laxa（ARCL type 2A）は 12q24.3 に局在し，糖鎖合成に関係する *ATP6V0A2* 遺伝子異常が報告された．血清糖タンパクの質量分析が診断に有用である．大脳皮質異常を呈することがある．ARCL type 2B はプロリン合成過程の異常である．De Barsy 症候群は AR3A および 3B 型として編入された．

経過・治療
　AR のものは乳幼児期に心・肺合併症を併発しやすく予後不良．その他のものは予後良好．

鑑別診断
　その他の皮膚のしわが目立つ疾患．Costello 症候群（E-12），SCARF 症候群，gerodermia osteodysplasticum, Ehlers-Danlos 症候群（O-3）など．

	[MIM No.]	[マップ]	[Gene]		[MIM No.]	[マップ]	[Gene]
AD1 型	#123700	7q11.23	ELN	AR2A 型	#219200	12q24.31	ATP6V0A2
AD2 型	#614434	14q32.12	FBLN5	AR2B 型	#612940	17q25.3	PYCR1
AR1A 型	#219100	14q32.12	FBLN5	AR3A 型	#219150	10q24.1	ALDH18A1
AR1B 型	#614437	11q13.1	EFEMP2	AR3B 型	#614438	17q25.3	PYCR1
AR1C 型	#613177	19q13.2	LTBP4	XLR 型	#304150	Xq21.1	ATP7A

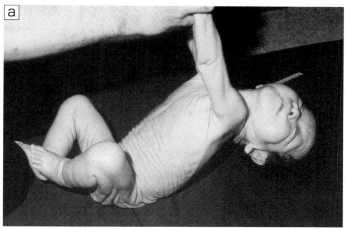
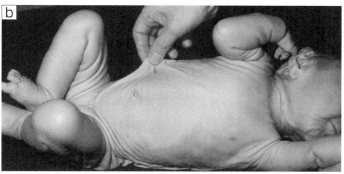

a, b：1歳男児．両親は第1度近親なので AR 型と思われる．成長障害を認める．

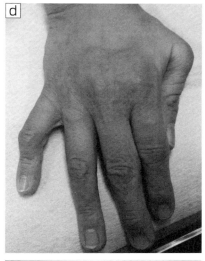
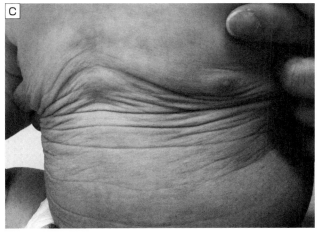
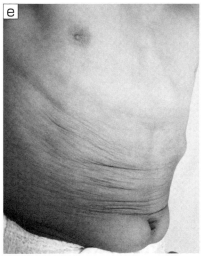

c〜e：皮膚弛緩症．乳児例（c），10歳男児例（d, e）．

R-9 Donohue 症候群
Donohue syndrome

※小児慢性特定疾病

[MIM No] #246200 　[マップ] 19p13.2 　[Gene] *INSR*
[キーワード] 特徴的顔貌，子宮内発育不全，インスリン抵抗性糖尿病
[key words] distinctive face, intrauterine growth retardation, insulin resistant diabetes

概念
　特徴的顔貌，体重増加不良，外陰部肥大，黒色表皮腫などを呈し，著明なインスリン抵抗性を示す症候群である．高度のインスリン抵抗性の存在にも関わらず，空腹時低血糖を認めることがある．アイルランドの伝説に出てくる小さい妖精に外観が似ているとして leprechaunism（妖精症）と呼称することもあるが，蔑視であるとの批判もあり Donohue 症候群の名称が用いられることが多い．

症状と検査所見
　[成長発達] 成長障害は出生前から始まることが多く胎内発育不全での出生が半数にみられる．出生時に，皮下脂肪の減少，筋肉量の減少，皮膚たるみ，硬い皮膚，黒色表皮腫がみられることが多い．出生後も体重増加不良が続く．
　[顔面] 眼球突出，眼間開離，幅広い鼻，扁平な鼻根部，厚い口唇，小下顎，大きな耳介，耳介低位．
　[乳房・外性器] 乳房の過形成や陰核肥大がみられることがある．
　[検査所見] 空腹時低血糖，食後の高血糖が認められ，血中のインスリン値は，正常範囲の 1,000 倍以上にも達することが多い．

頻度
　出生 400 万に 1 人と推計されている．女児に発症が多いとされている．

遺伝形式・病因
　AR. 19p13.2 に存在するインスリン受容体遺伝子（*INSR*）異常が同定されており，インスリン受容体異常症の 1 つに分類されている．

経過・治療
　新生児期，乳児期は，空腹時低血糖に対処するために頻回の授乳，摂食を推奨する．栄養改善を図っても，呼吸器感染症は入院加療が必要なことが多い．高血糖，ケトアシドーシスに対しては，大量のインスリン療法や遺伝子組み換えヒト IGF-I による治療を行う．

鑑別診断
　皮膚所見から皮膚弛緩症が鑑別にあがるが，その他の所見から鑑別は容易である．高インスリン血症性低血糖とは食後高血糖で鑑別可能．

■文献
1) Kawashima Y, Nishimura R, Utsunomiya A et al : Leprechaunism（Donohue syndrome）: a case bearing novel compound heterozygous mutations in the insulin receptor gene. Endocr J **60** : 107-112, 2013

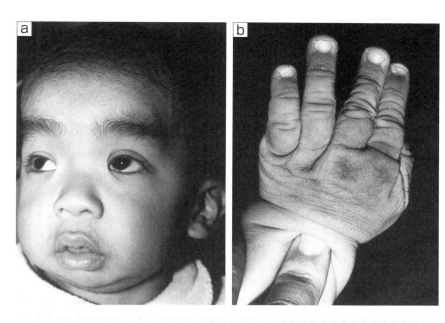

a, b：1歳11ヵ月男児．出生時体重3,100g．大きい眼，内眼角贅皮，眼間開離，前額多毛，小下顎を伴う．手は厚ぼったく，しわが多い．

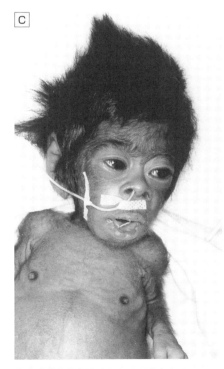

c：新生児男児．著しい成長障害．るいそう，多毛．

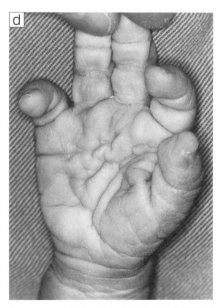

d：生後5ヵ月の女児．出生時体重3,700g．突出した眼．扁平な鼻根部，小下顎，大きい耳介，かすれた泣き声，呼吸障害，体重増加不良が顕著．厚ぼったく，しわが多い手．

ミシュランタイヤ児症候群
Michelin-tire baby syndrome
(multiple benign ring-shaped skin creases)

[MIM No.] %156610
[キーワード] 全身の襞状皮膚，脂肪腫様母斑
[key words] generalized folded skin, lipomatous nevus

概念

乳幼児にみられる襞状の皮膚．加齢とともに次第に消失する．フランスのタイヤメーカー，ミシュランのマスコット人形に似ることから命名．Ross（1969）によって初めて報告され，Niikawaら（1985）が3世代にわたる2家族を報告した．KunzeとRiehm（1982）の報告した多発性良性輪状皮膚溝と同一の形質と思われる．多発奇形や知的障害を伴う病態も知られ，異質性は明白．

症状と検査所見

[皮膚] 乳幼児の腕・腿・背部・腹部・皮膚の線状溝とその周囲の膨隆．単なる肥満によるものではない．四肢ではリング状，背部では脳回状を呈する．組織学的には角質層および表皮網は薄く脂肪腫様母斑であるが，異常を認めないこともある．

[合併症] 半側肥大，染色体異常［del(11p)］と精神遅滞，口蓋裂（うち1例に神経芽細胞腫），心奇形，多毛，難聴，小眼球，小頭，低身長などの報告がある．

頻度

不明．1997年までに10家族20名以上の報告がある．稀ではない．

遺伝様式・病因

AD．男-男伝達例がある．組織学的に弾性線維（エラスチン）やコラーゲン線維の分布異常や平滑筋の過誤腫が指摘されている．

経過・治療

皮膚の襞は加齢とともに減少し，成人では切痕状の痕跡のみで消失する．治療は不必要．

鑑別診断

肥満に伴う皮膚襞．絞扼輪症候群．皮膚のミシュランタイヤ児症候群の症状と多発性奇形，知的障害の合併の報告がある．

■文献

1) Niikawa N, Ishikiriyama S, Shikinami T : The "Michelin tire baby" syndrome. An autosomal dominant trait. Am J Med Genet **22** : 637-638, 1985

2) Sato M, Ishikawa O, Miyachi Y et al : Michelin tire syndrome : A congenital disorder of elastic fibre formation. Br J Dermatol **136** : 583-586, 1997

3) Oku T, Iwasaki K, Fujita H : Folded skin with an underlying cutaneous smooth muscle hamartoma. Brit J Derm **129** : 606-608, 1993

4) Kondoh T, Eguchi J, Hamasaki Y et al : Hearing impairment, undescended testis, circumferential skin creases, and mental handicap（HITCH）syndrome : a case report. Am J Med Genet **125A** : 290-292, 2004

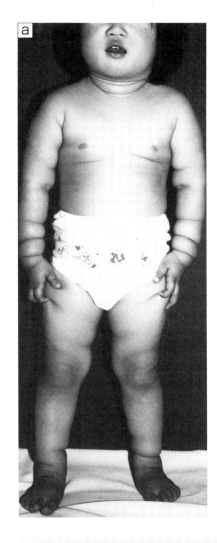
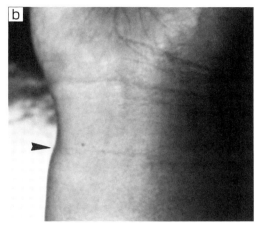
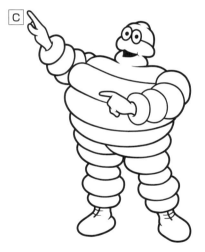

a：3歳女児（文献1）．発育・発達は正常．両腕・両腿に対照的に環状の皮膚襞を認める．前胸部・腹部・背部の皮膚溝は乳児期にはより著明だった．
b：aの父の前腕部に皮膚溝の痕跡（矢頭）．
c：Michelin-tire のマスコット人形．

R-11 先天性無痛無汗症
congenital insensitivity to pain with anhidrosis
（西田症候群）

※小児慢性特定疾病

[MIM No.] #256800　[マップ] 1q23.1　[Gene] NTRK1
[キーワード] 無痛覚，無発汗，知的障害，自傷行為
[keywords] analgia, anhidrosis, intellectual disabilities, self-mutilating behavior
【GR】Congenital Insensitivity to Pain with Anhidrosis
【GRJ】遺伝性感覚性自律神経性ニューロパチー4型／先天性無痛無汗症

概念

全身性の無痛覚，無発汗および知的障害を主徴とする遺伝性外胚葉異形成症．西田ら（1951），Swansonら（1963）が最初に記載し，PinskyとDiGeorge（1966）が症候群として確立した．Hereditary sensory and autonomic neuropathy Ⅳ（HSAN Ⅳ）ともいう．

症状と検査所見

[痛覚] 深部痛覚を含む全身の痛覚と温覚欠如．触覚など他の皮膚・深部感覚は正常．

[発汗] 全身性の無発汗．うつ熱による発熱をみる．ときに腋窩・口周囲・頸部・鼠径部に痕跡的発汗がある．温熱・電気・ピロカルピン・メコリールなどの刺激では発汗しない．皮膚は乾燥し，特に掌蹠は角質増生しひび割れる．

[行動] 知的障害はほぼ必発（IQ50〜60）．性格は臆病，感情不安定，自閉傾向．異常行動として自傷行為，自己咬傷による舌や指尖の潰瘍・瘢痕・切断，自己抜歯による歯欠損，歯肉の化膿，角膜潰瘍などが多い．頻回の骨折・関節脱臼とその後の関節変形．多数の火傷跡．

[病理所見] 汗腺・末梢神経細胞は組織学的に異常はない．唯一の剖検例では，後根神経節の小細胞・脊髄後根の細神経線維・Lissauer索などが存在せず，三叉神経脊髄路の狭小化・細神経線維の減少を認めた．

頻度

[厚難]：日本に多いとされ，100名以上の患者がいると考えられる．

遺伝様式・病因

AR．神経成長因子（NGF）受容体チロシンキナーゼ（NTRK1）を欠損するマウスの症状・神経病理所見が本症に類似．本症患者でNTRK1の変異が同定され，責任遺伝子と判明した．NGFは軸索の成長や胎芽期における感覚神経・交感神経の生存を促進するので，NGF-TRKA系異常が痛覚受容体や発汗系の機能障害を起こしたと推定される．

経過・治療

乳幼児期からの不明熱，自傷行為，頻回の火傷・骨折などで気づかれる．骨折・関節脱臼は患部腫脹で初めて発見されることが多いので治療が遅れがちで，かつ難治であり関節変形などの後遺症を残しやすい．自傷行為の監視と抑制，骨折・脱臼の早期発見と早期治療．口腔衛生指導．水浴・低温環境の維持．角質増生・肥厚には尿素軟膏塗布．

鑑別診断

無痛覚を主徴とする疾患として，先天性痛覚不感症（congenital indifference to pain），家族性自律神経失調症，hereditary sensory radicular neuropathyなど．減発汗性疾患として，減汗性外胚葉異形成症（R-5），魚鱗癬など．掌蹠角化と歯牙欠損をきたす疾患としてPapillon-Lefèvre症候群（R-4）がある．

■文献

1) Indo Y, Tsuruta M, Hayashida Y et al : Mutations in the TRKA/NGF receptor gene in patients with congenital insensitivity to pain with anhidrosis. Nature Genet 13 : 485-488, 1996
2) Nishida G, Nomura M, Ueda Y : Generalized anhidrosis. Saishin Igaku 6 : 1100-1104, 1951

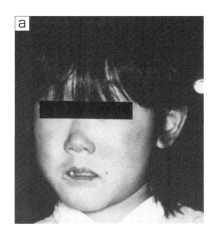
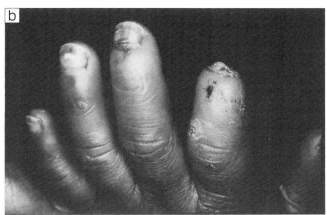
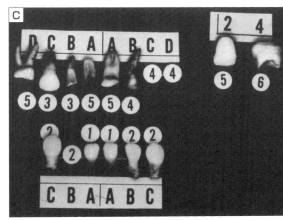
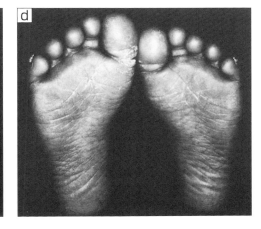

a〜d：6歳女児．両親はいとこ半婚．自傷行為と頻回火傷・骨折・抜歯歴で発見される．軽度の知的障害．爪と指の自己咬傷によりⅡ指先端切断と爪の変形（b）．6歳までに乳歯のすべてと2本の永久歯を自己抜歯（c）．足底の角質肥厚（d）．

S-1 胎児性アルコール症候群
fetal alcohol syndrome
(fetal alcohol effect ; fetal alcohol spectrum disorders)

[キーワード] アルコール，成長障害，特徴的顔貌，神経発達異常
[key words] alcohol, growth retardation, distinctive facies, neurodevelopmental abnormalities

概念

妊娠中に過度のアルコールを摂取した母から出生する児に認められる，成長障害，特徴的顔貌，精神神経発達障害からなる症候群をいう．上記の症状すべてを満たさない場合であっても，アルコールに起因して生じたと考えられる神経発達障害や先天異常が認められる場合には，アルコール関連障害（alcohol-related effects）または胎児性アルコール・スペクトラム障害（fetal alcohol spectrum disorders）とよぶ．

症状と検査所見

[成長] 子宮内発育遅延．低出生体重児．体重増加不良．身長に比して不均衡な低体重．

[頭頸部] 軽度〜中等度の小頭症．短頸．

[顔面] 眼瞼裂狭小．眼瞼下垂．鉄道線路様耳介（耳介上部外縁が発育不良で折れ込むことにより直下の対輪の溝と平行になる）．顔面中部扁平．前向き鼻孔．平坦な人中．薄い上口唇．

[四肢] V指短小．V指内弯．屈指症．手指末節骨低形成．爪甲低形成（特にV指）．ホッケースティックサイン（遠位の手掌屈曲線の内側端がII・III指間に向けて弯曲してホッケースティックのような手掌のしわになる）．

[その他] 多毛症．薄い皮下組織．先天性心疾患（心室中隔欠損，心房中隔欠損，Fallot四徴症，大動脈縮窄）．

[神経・行動] 様々な程度の知的障害．微細運動障害，協調運動障害．振戦．乳児期の易刺激性．注意欠陥/多動性障害．

[ときにみられる症状] 痙攣．水頭症．脳構造異常．髄膜脊髄瘤．小眼球．内眼角贅皮．耳介聳立．口唇・口蓋裂．小顎．下顎後退．軽度翼状頸．頸椎異常．肋骨異常．側弯．臍ヘルニア．鼠径ヘルニア．イチゴ状血管腫．大陰唇低形成．

頻度

アメリカ合衆国における推定頻度が1,000出生中0.2〜2であるのに対して，日本においては，0.1以下と頻度は低い．性比は1．人種差が大きく，アルコール分解能の差，経済状態，妊娠中の健康管理に関する知識などが関与しているものと思われる．習慣的飲酒をしている母体からは30〜50％の確率で様々な程度の知的障害を有する児が出生している．

病因

胎児性アルコール症候群の原因はエタノールである．エタノールによる胎内環境への影響ならびに遺伝学的影響の関与が示唆されるが，その詳細なメカニズムはいまだに明らかではない．アルコール曝露による①アポトーシスの誘導，②細胞接着不全，③フリー・ラジカルの蓄積，④成長因子への影響，⑤レチノイン酸生合成への拮抗作用などによる胎児組織への細胞学的影響が推定されている．また，アルコール量と発症との関連（1日平均60 mL以上のエタノール摂取で発症する可能性が高いとされる）や，胎児への影響の強い時期（特に妊娠8週までが強い影響を及ぼすとされる）をはじめ，母体のアルコール代謝酵素の遺伝子型（*ADH*および*ALDH*遺伝子群）や多型（*CYP2E1*）の関与についても研究が進められている．

経過・治療

根本的な治療はない．唯一の予防法は受胎後はただちに禁酒をすることである．早期発見・早期療育は神経発達障害や行動異常を改善する可能性がある．髄膜脊髄瘤．水頭症．先天性心疾患や口唇・口蓋裂などには外科的手術が必要となる．

鑑別診断

Aarskog症候群（E-13），眼瞼裂縮小症候群，Brachmann-de Lange症候群（E-4），Dubowitz症候群（E-3），胎児性抗痙攣剤症候群[胎児性ヒダントイン症候群（S-2），胎児性バルプロ酸症候群（S-3）など]，母体フェニルケトン尿症効果，Noonan症候群（E-9），トルエン胎芽病，Williams症候群（A-6），その他の染色体微細欠失・微細重複症候群．

■文献

1) 塚原正人，江口つや子，金子博志ほか：胎児性アルコール症候群の4例．日小児会誌 **91**：957-962, 1987

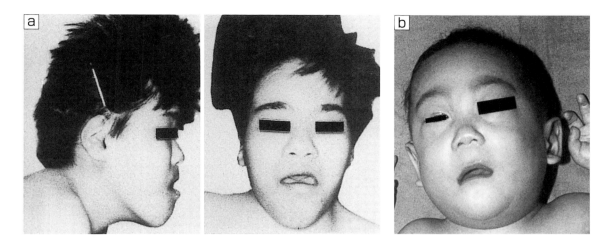

a：21歳女性（文献1）．体重18 kg（－5.1 SD），身長124.3 cm（－6.4 SD）．小頭，眼瞼下垂，小眼球，眼瞼裂狭小，内眼角贅皮，耳介奇形，人中の低形成，薄い上唇縁，短頭，右母指欠損，皮下脂肪織の発育不良，前腕・大腿の非対称．
b：6ヵ月児．小頭，眼瞼裂狭小，長い人中，成長障害．

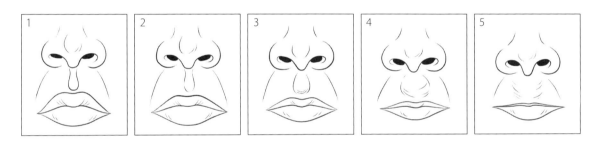

c：唇の薄さと人中の平坦さの分類．グレード4と5の人中が平坦とみなされる．

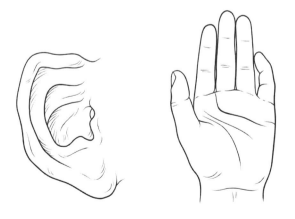

d：鉄道線路様耳介（左）．ホッケースティックサインとV指短小（右）．

S-2 胎児性ヒダントイン症候群
fetal hydantoin syndrome
（fetal hydantoin effect）

[キーワード] ヒダントイン，フェニトイン，成長障害，顔面中央部低形成，爪低形成
[key words] diphenylhydantoin, phenytoin, growth retardation, midface hypoplasia, hypoplastic nails

概念

ヒダントイン（diphenylhydantoin）は国際てんかん連盟の機関誌である'Epilepsia'の記載によるもので，日本薬局方ではフェニトインとよばれ，商品名としてはアレビアチン®，ヒダントール®，ジフェニルヒダントイン®，フェニトイン®，フダントール®などの名称が用いられている．てんかんの強直間代発作（全般痙攣発作，大発作），焦点発作（ジャクソン型発作を含む），自律神経発作，精神運動発作の抗痙攣薬として広く用いられている．抗痙攣薬を服用した母から生まれた児の形態異常の報告は1960年代より多数なされており，Hansonら（1975）が詳細な報告を行っている．一方でヒダントインの催奇形性の高さを疑問視する報告もみられることから，今後のより慎重な症例の分析と集積が望まれる．

症状と検査所見

下記の種々の症状が，様々な程度と組み合わせで生ずる．

[成長] 一部に軽度〜中等度の成長障害．一部に軽度〜中等度の知的障害．

[頭部・顔面] 顔面中央部低形成，広く低い鼻梁，短く上向きの鼻．内眼角贅皮，眼間開離，眼瞼下垂，斜視．耳介聳立，軽度耳介変形，耳介低位．大きな口，口唇突出．

[四肢] 末節骨低形成，爪甲低形成（尺側がより低形成），三指節母指，皮膚紋理異常（指の弓状紋増加）．股関節脱臼．

[その他] 短頸，翼状頸，毛髪線低位．肋骨欠損，胸骨異常，脊髄奇形．乳頭間距離開大，乳頭低形成．鼠径ヘルニア，外陰部異常．仙骨部洞．

[ときにみられる症状] 小頭症，大泉門開大，頭蓋縫合隆起．口唇・口蓋裂．先天性心疾患（肺動脈弁狭窄，大動脈弁狭窄，大動脈縮窄，動脈管開存，心室中隔欠損など）．横隔膜ヘルニア．腎奇形．四肢の位置異常．新生児期に出血傾向がみられることがある．

頻度

ヒダントインを服用した母から生まれた児が，大奇形，小頭症，顔面中央部低形成，手指低形成のいずれか1つ以上の症状を呈する率はHolmesら（2001）の調査によれば約20％．

病因

ヒダントインが催奇形性を呈する原因としては，①母体の葉酸代謝の阻害，②グルココルチコイド受容体の相互作用，③チトクロームP450酵素を介してヒダントインが代謝される際の中間産物の作用，④プロスタグランジン生成によるヒダントインの活性酸素生成，⑤血管障害説などが考えられている．また，ヒダントインの催奇形性がヒダントインを代謝する酵素である*EPHX1*遺伝子の胎児における遺伝子型と相関する可能性も示唆されている．

経過・治療

根本的な治療はないが，大奇形に対して適切な外科治療が行われれば予後は良好．爪甲や手指末節骨の低形成は改善することがある．

鑑別診断

爪甲の低形成はCoffin-Siris症候群（K-10）との鑑別を要する．他の抗痙攣薬の投与を受けていた母体から出生した児や，胎児性アルコール症候群（S-1）の児でも同様の症状を呈することがある．

■文献

1) Holmes LB, Harvey EA, Coull BA et al : The teratogenicity of anticonvulsant drugs. N Engl J Med **344** : 1132-1138, 2001

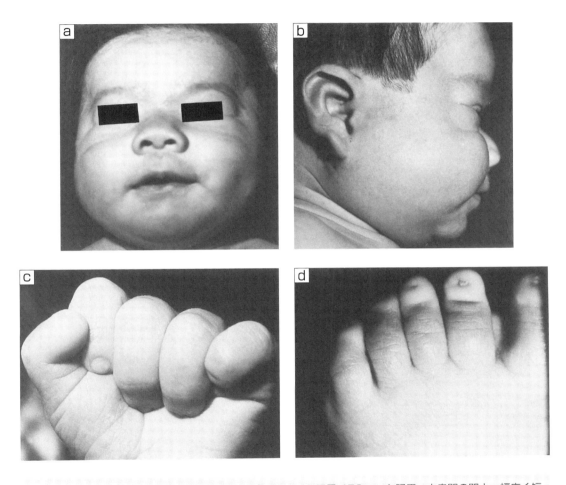

a～d：4ヵ月の男児．妊娠期間を通じて母はヒダントイン1回量450mgを服用．大泉門の開大．幅広く短い鼻．爪の形成不全．10指全部が弓状紋．乳頭間開離，鼠径ヘルニア．

S-3 胎児性バルプロ酸症候群
fetal valproate syndrome
（valproic acid embryopathy）

[MIN No.] 609442
[キーワード] バルプロ酸，特徴的顔貌，知的障害
[key words] valproic acid, distinctive facies, intellectual disabilities

概念

バルプロ酸は，商品名としてはバルプロ酸ナトリウム®，デパケン®，ハイセレニン®，セレニカ®，バレリン®，セレブ®，エスダブル®，サノテン®，セボトボル®，エピレナート®，バルプラム®などの名称が用いられている．各種てんかん（小発作・焦点発作・精神運動発作ならびに混合発作）およびてんかんに伴う性格行動障害（不機嫌・易怒性等）の治療や，躁病および躁うつ病の躁状態の治療に用いられている．Dalensら（1980）がバルプロ酸ナトリウムを服用した母から出生した頭蓋顔面奇形の児を報告し，その後，DiLibertiら（1984）が症候群としての報告を行っている．

症状と検査所見

[頭部・顔面] 三角頭蓋，高い前額部（26％），側頭間距離狭小（17％）．正中側が疎な眉毛．内眼角贅皮（31％），眼間開離（27％）．鼻根部平坦・小さな上向きの鼻（57％）．小耳介・耳介変形（46％）．長く薄い上口唇，長く平坦な人中（43％），厚い下口唇．口角下垂，小さな口．
[筋・骨格] 手指関節拘縮・長い手指の重なり（36％）．足変形（30％）．母指異常（17％），橈骨欠損・低形成（16％）．爪低形成（10％）．腹壁異常（14％：大部分は鼠径ヘルニアと臍ヘルニア）．
[その他] 低出生体重．成長障害（15％），過成長（9％）．知的障害（10％）．小頭症，滑脳症．斜視，眼振．口唇・口蓋裂．気管軟化症．神経管閉鎖不全（髄膜瘤，腰仙部二分脊椎）．先天性心疾患（26％：大動脈縮窄，大動脈弓離断，大動脈弁狭窄，肺動脈弁狭窄，心室中隔欠損，心房中隔欠損，動脈管開存，Fallot四徴症，左心低形成など）．泌尿器異常（7％），外性器異常（21％：尿道下裂が最も多い）．

頻度

バルプロ酸を服用した母から生まれた児が，神経管閉鎖不全をきたす率は1〜2％と推定されている．また，ヒダントイン（フェニトイン），バルプロ酸，カルバマゼピン，フェノバルビタールを服用している女性から出生する児の6〜12％に大奇形が認められるとの報告があり，これは一般人口における3〜4％に比べて高値となっている．

病因

バルプロ酸が催奇形性を生じるメカニズムは，いまだ不明な点も多い．レチノイン酸濃度の変化を介して*Hox*遺伝子による軸性分節を阻害している可能性などが指摘されている．また，バルプロ酸による催奇形性は妊娠初期において用量依存性であることが知られており，1日1,000mg以上の服用で胎児の先天異常を生じる危険性が増すといわれている．さらに，このような高用量の服用を行っている場合には，出生した新生児が，易刺激性，過敏，痙攣などの禁断症候群を呈する場合もある．したがって，妊婦にバルプロ酸を投与する際は，用量に注意し，超音波検査による胎児の定期的な観察を行うことが望まれる．

経過・治療

根本的な治療はないが，大奇形に対して適切な外科治療が行われれば予後は良好．

鑑別診断

他の抗痙攣薬の投与を受けていた母体から出生した児や，胎児性アルコール症候群（S-1）の児でも同様の症状を呈することがある．

■文献
1）林　隆，市山高志，桑野　聡ほか：胎児性バルプロ酸症候群．無脳児と姉弟．日小児会誌 92：2599-2602, 1988

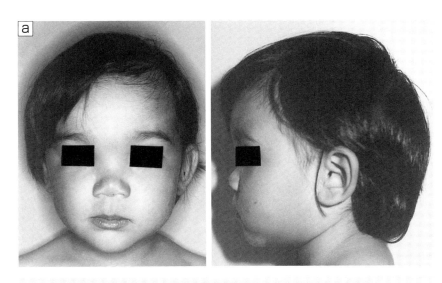

a：2歳7ヵ月の女児（文献1）．妊娠期間を通じて母がバルプロ酸ナトリウム（1,000 mg/day，フェノバルビタール40 mg/day）を服用．児は精神運動発達は正常だが，定型的な胎児性バルプロ酸症候群の顔貌をもつ．すなわち，高い額，眼窩下縁皺壁から続く内眼角贅皮，平坦な鼻根部，先端のつぶれた小さな鼻，長く浅い人中，薄い上口唇と厚い下口唇をもつ小さな口，肉厚の耳介．

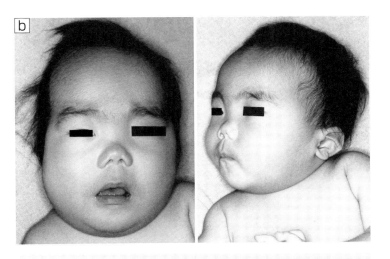

b：6ヵ月男児．前額部多毛，内眼角贅皮，短鼻，鼻中隔低形成，上向き鼻孔，長い人中，小下顎．

T-1 位置決定シークエンス
laterality sequence
（polysplenia syndrome ; asplenia syndrome ; Ivemark syndrome）

［MIM No.］ #208530 ; %601086 ; #306955（HTX1）; #605376（HTX2）; #270100（HTX5）; #613751（HTX4）; %606325（HTX3）
［マップ］ 19p13.11 ; 6p21 ; Xq26.3（HTX1）; 2q21.1（HTX2）; 10q22.1（HTX5）; 3p22.2（HTX4）; 6q21（HTX3）
［Gene］ *GDF1* ; 不明 ; *ZIC3*（HTX1）; *CFC1*（HTX2）; *NODAL*（HTX5）; *ACVR2B*（HTX4）; 不明（HTX3）
［キーワード］ 多脾, 無脾, 心血管奇形, 右胸心, 対称肝, 総腸間膜症, 胆嚢無発生, 胆道閉鎖
［key words］ polysplenia, asplenia, cardiovascular anomalies, dextrocardia, symmetric liver, mesenterium commune, agenesis of gall bladder, biliary atresia

概 念

非対称性器官の左右どちらか一方への偏りは発生の過程で決定される．左右を決定するのは単一の分子経路に属する遺伝子群である．位置決定の異常は内臓位置のみならず，形態の異常を伴い，心・脾が最も著しい影響を受ける．多脾症候群と無脾症候群が代表的疾患である．多脾症候群は，右側にある器官が左側のそれに似た形態をとるので両側左側構造とよび，同様に無脾症候群は，左側の器官が右側のそれに似るので両側右側構造とよぶ（表）．この臨床的分類に適合しない症例も多数知られている．そのため，心房，胸部臓器，腹部臓器の三者の位置が一致しない場合を意味する心房臓器錯位症候群とよぶべきだとの提案もある．近年，繊毛の形態異常が器官の位置の決定に重要な役割を演じていることが判明した．その代表はKartagener症候群，多脾症候群である．Nodeとよばれる構造の表面に繊毛が存在し，左右軸形成のカスケードの上流に位置する．

症状と検査所見

［心・血管］右胸心，心内膜床欠損，両側上大静脈残遺，肺動脈還流異常，多脾症候群では両側左心房類似，下大動脈欠如，無脾症候群では両側右心房類似，大血管転位，肺動脈狭窄が多い．
［肺］多脾症候群では両側二葉肺，両側性低位気管分枝動脈，無脾症候群では両側三葉肺，両側性高位気管分枝動脈．
［腹部］対称肝，右側位胃，腸回転異常．多脾症候群では胆嚢欠如，無脾症候群では胆嚢中央位．
［ときにみられる症状］易感染，胃軸捻転症．

頻 度

無脾症候群の海外での頻度は出生4万人に1人，わが国では出生1万～2万人に1人．多脾症候群も同様にわが国に多い．厚難：1万人に1人の頻度で発生する（内臓錯位症候群）．

遺伝様式・病因

様式は散発例が多い．近親婚や家族発生がありXLR（*ZIC3*遺伝子の変異）やARの伝達形式に従う家系が報告されている．内臓の位置決定に関して以下の仮説が提唱されている（図a）．最初に前後方向（A-P）と背腹方向（D-V）が決定されるが，この方向を支配する遺伝子の変異は機能異常を伴わない全内臓逆位となる．次のステップは中心軸（M）の決定とそれに続く左右（RとL）対称性発現である．一卵性双生児はこの中心軸決定の破綻だと考えられる．左右対称性決定の次のステップは，モルフォゲン（morphogen）分子の左右いずれかの方向への転送である．モルフォゲンが右側に転送された結果，濃度勾配が生じ，右側の中央部と左側の周辺部で最も高い．高濃度分子が臓器形成のシグナルになっていれば，これが位置を決定する．左右非対称分子の不活化または分子濃度勾配の破綻はランダムな内臓位置決定の原因となる．これらのシグナルへの局所的な胎芽領域の反応性の欠落は異所性臓器をきたす．母体糖尿病で位置決定シークエンスが発症することがある．

経過・治療

合併する心奇形の種類により予後が異なる．無脾症候群は重症心奇形の合併が多く，心不全や低酸素血症のため死亡する場合が多い．敗血症をきたし死亡する場合もある．多脾症候群では根治心臓手術で救命される場合が多いが，無脾症候群での手術成績は不良．

鑑別診断

内臓位置異常，複雑心奇形．無脾症候群の全部と多脾症候群の一部では赤血球内にHowell-Jolly小体が出現する．新生児期には正常児でも出現するので注意する．

表 両側左側構造(多脾症候群)と両側右側構造(無脾症候群)の異常の共通点と相違点

位置関係の根本的異常		
両側左側構造(bilateral left sideness)		両側右側構造(bilateral right sideness)
	肺	
両側2葉肺············60% 両側低位気管分枝動脈······70% (bilateral no eparterial bronchus)		95%············両側3葉肺 70%············両側高位気管分枝静脈 (bilateral eparterial bronchus)
両側心房左側類似 (both atria left isomerism)	心血管	両側心房右側類似 (both atria right isomerism)
下大静脈欠損············70% 37% 70% 50% 17% 10% 40% 10%	右胸心 肺静脈環流異常 両側上大静脈遺残 大血管転位 単心室 心内膜床欠損 肺動脈狭窄または閉鎖	40% 88% 75% 75% 60% 85% 75%
多脾	腹部臓器	無脾
25% 65%	対称肝 右側位胃 総腸間膜症 胆嚢欠如 胆道閉鎖	50% 65%

― 共通の異常 ―
― 特有の異常 ―

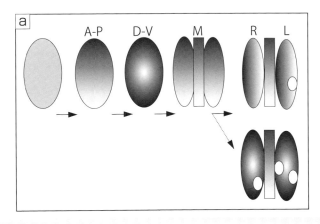

a:内臓位置決定仮説.最初に前後方向(A-P)と背腹方向(D-V)が決定される.次のステップは中心軸(M)の決定とそれに続く左右(RとL)対称性発現である.次のステップでモルフォゲン(morphogen)分子が左右いずれかの方向へ転送される.図は右側に転送された場合で,モルフォゲンの濃度勾配が生じ,右側の中央部と左側の周辺部で最も高い.高濃度分子が臓器形成のシグナルになっていれば,これが位置決定の機構である.左右非対称分子の不活化または分子濃度勾配の破綻はランダムな内臓位置決定の原因となる.

シークエンス・スペクトラム・連合

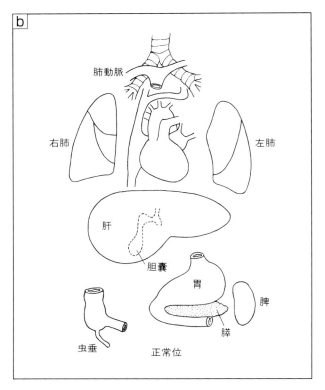

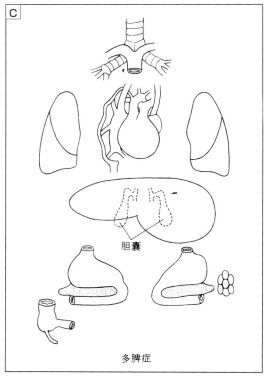
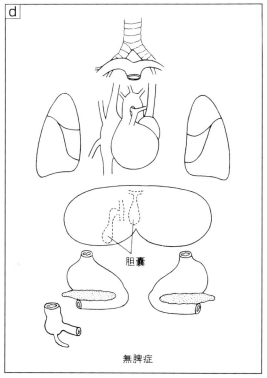

b〜d：正常（b）と対比した多脾症（c），無脾症（d）の臓器の位置・形態の異常の模式図．

全前脳症シークエンス
holoprosencephaly sequence

※小児慢性特定疾病

[MIM No.・マップ・Gene]
HPE1　%236100　21q22.3
HPE2　#157120　2q21　　　SIX3
HPE3　#142945　7q36.3　　SHH
HPE4　#142946　18p11.31　TGIF1
HPE5　#609637　13q32.3　 ZIC2
HPE6　%605934　2q37.1-q37.3
HPE7　#610828　9q22.32　 PTCH1
HPE8　%609408　14q13
HPE9　#610829　2q14.2　　GLI2
HPE11　#614226　11q24　　 CDON
[キーワード] 無嗅脳症，顔面中央部奇形，単眼，眼球近接，単一切歯
[key words] arhinencephaly, median facial anomaly, cyclopia, hypotelorism, central maxillary incisor
【GR】Holoprosencephaly Overview

概　念

前脳の左右半球・脳室への分離不全による脳の構造異常と様々な頭部顔面部の奇形を特徴とする先天異常．脳構造異常は，連続的であり様々な程度の分離の状態を示す．現在，脳構造異常のタイプより4つに分類（表）．

症状と検査所見

[脳] 大脳半球の分葉をまったく欠くalobar，やや分葉したsemilobar，分葉したlobarの各段階に対応した種々の程度の単脳室形態の前脳がみられる．

[顔面] 最重症型の単眼，proboscis（吻：長く突き出た鼻），単純な眼球近接から正常域顔貌まで幅がある．眼球近接および他の合併中央部奇形の程度は，眼球近接に伴う中央部奇形には篩骨鶏冠欠如，鼻中隔欠如・低形成，口唇・口蓋裂などがある．Face predicts the brain（顔は中枢の表現型）は必ずしも成り立たない．どのタイプでも有意な顔面の異常を伴わない症例が存在する．

[症状] 脳構造異常による中枢神経障害の症状として，種々の程度の発達遅滞，精神遅滞，成長障害，低身長，小頭症，痙攣，視床下部，脳幹機能不全による電解質異常，体温調節障害，下垂体低形成による下垂体機能不全，胃食道逆流症，摂食嚥下障害，新生児期に哺乳は良好でも年齢とともに嚥下障害が現れることが多い．便秘，誤嚥性肺炎，睡眠障害，過敏性．

[軽微な所見] 臨床遺伝学的には全前脳症の症候と考えられるが，軽微な所見，いわゆるmicroformが知られている：小頭，単一正中切歯，眼球近接，無嗅脳症，虹彩コロボーマ，顔面中央部低形成，先天性鼻腔狭窄，発達遅滞．AD遺伝の家系では，血縁者にこれらの所見を認める場合がある．再発率の遺伝カウンセリングには，これらの所見のみが唯一の罹患の証拠である場合があるので，評価が重要．

表　全前脳症の分類

分類	脳構造異常
Alobar（無分葉型）	最重症型，単脳室，大脳の分離なし
Semilobar（半分葉型）	左右の前頭葉，後頭葉は癒合し，大脳半球間裂は後部のみに存在
Lobar（分葉型）	最も軽度．左右の大脳半球，側脳室はほぼ分離．最も前方の前頭葉の腹側が融合
Middle interhemispheric fusion variant (MIHF or syntelencephaly)	前頭葉後部，側頭葉の分離不全，種々の程度の基底核，視床の癒合，脳梁の体部の欠損

頻　度

1万～2万出生に1人．胎児では1/250．

遺伝様式・病因

病因として，催奇形因子としての環境因子，遺伝要因としては，染色体異常，コピー数多型（copy number variation：CNV），単一遺伝子疾患として，先天異常症候群に合併する症候群性と非症候群性がある．染色体異常としては，トリソミー13，トリソミー18，三倍体，13q部位の異常，del(18p)，del(7)(q36)，dup(3)(p24-pter)，del(2)(p21)，del(21)(q22.3)など．18～25％は，他の先天異常症候群に合併する症候性．Smith-Lemli-Opitz症候群，Palliter-Hall症候群など．非症候群性の単独奇形では，AD遺伝形式．現在，*SHH*（7q36），*ZIC2*（13q32），*SIX3*（2p21），*TGIF*（18p11.3），*PTCH*（9q22.3），*GLI2*（2q14.2）など14の遺伝子が同定されている．家族例において，その中の*SHH*遺伝子変異が30～40％に見出される．また，FISH法でこれらの遺伝子を含む染色体微細欠失を約5％に認める．環境因子として母体糖尿病，母体の低コレステロール血症も報告されている．

経過・治療

寿命は，合併症の有無・程度，および脳奇形の程度による．診断が確定したら，成長障害，下垂体機能・電解質，水頭症，摂食障害の評価を行う．出現し得る症状の早期発見に努め，個々の症例にあった治療を行う．特に摂食障害，痙攣の管理は重要．また術後や発熱時に電解質異常の報告もあり注意．

■文献

1) DeMyer W, Zeman W, Palmer CG : The face predicts the brain. Diagnostic significance of median facial anomalies for holoprosencephaly (arhinencephaly). Pediatrics **34** : 256-263, 1964
2) Hahn JS, Barnes PD : Neuroimaging advances in holoprosencephaly : Refining the spectrum of the midline malformation. Am J Med Genet C Semin Med Genet **154C** : 120-132, 2010

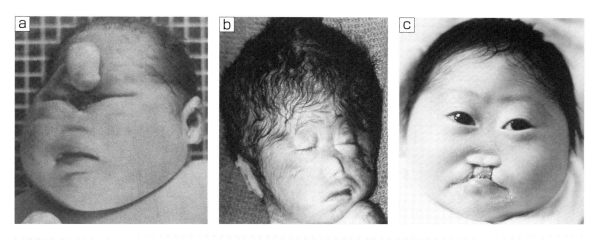

a:単眼,proboscis. b:眼球近接,単独鼻孔. c:眼球近接,正中口唇裂.

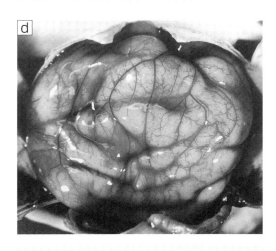

d:alobarタイプの脳.

T-3 鎖骨下動脈血流遮断シークエンス
subclavian artery supply disruption sequence

[MIM No.] %157900　[マップ] 13q12.2-q13　[Gene] *MBS1*
[キーワード] Poland奇形, Klippel-Feil奇形, Moebius奇形, 四肢末端横断欠損, Sprengel奇形, 大胸筋欠損, 胸部低形成
[key words] Poland anomaly, Klippel-Feil anomaly, Moebius anomaly, terminal transverse limb defect, Sprengel anomaly, absence of pectoralis major, breast hypoplasia

概念
Poland, Klippel-Feil, Moebius, Sprengel諸奇形および大胸筋欠損, 乳頭低形成, 四肢末端横断欠損などの奇形は病因的に関連があり, 胎齢第6週における鎖骨下動脈・椎骨動脈および分枝血管の発生異常による血管障害に起因するシークエンスである. BavinckとWeaver (1986) が提唱した.

症状と検査所見
この奇形群は単独でも起こるが, しばしば互いに合併することが知られている (表).

病因
StreeterのHorizon XVII～XVIII期 (胎齢37～42日, 第6週) の鎖骨下動脈・椎骨動脈あるいはその分枝血管の完全または不完全血流閉塞が原因と推定される.

[大胸筋欠損と同側乳頭低形成] 内胸動脈障害.

[四肢末端横断欠損] 内胸動脈分岐より遠位の鎖骨下動脈障害.

[Poland奇形] 内胸動脈分岐より近位かつ椎骨動脈分岐より遠位の鎖骨下動脈障害. Poland奇形 (K-1) の項目を参照.

[Klippel-Feil奇形] 椎骨動脈全域あるいは分枝血管障害による椎骨分節奇形. Klippel-Feil症候群 (T-6) の項目を参照.

[Moebius奇形] 脳底動脈・椎骨動脈閉塞または形成遅延に関係する原始三叉神経動脈障害. 最も重要な症状は先天性の顔面神経麻痺と外転麻痺である. 多くの場合, 他の脳神経の症状が随伴する. シークエンスの名前が示すとおり, 病因は単一ではない. 大部分は孤発例で, 家族内再罹患は少ない. なおMoebius奇形を合併する13q12欠失のある症例が報告されており, 遺伝的要因の関与も示唆される.

[合併奇形] 種々の鎖骨下動脈関連血管の複合障害による.

経過・治療
Moebius奇形では, 乳幼児期, 誤嚥に注意して管理する. 唾液の飲み込みや咳嗽が困難である. 乳児期早期からの口腔リハビリテーション, 歯科医や言語療法士の介入が望まれる. 成長とともに嚥下は改善する傾向がある. 6ヵ月までに難聴のスクリーニングを行い, 対応する. 表情に乏しいので, 周囲の人間が患児の要望を理解することが困難な場合がある. 発達遅滞のない患者も少なくない. Klippel-Feil奇形 (症候群) とPoland奇形の経過・治療についてはそれぞれの項目を参照.

表 鎖骨下動脈血流障害シークエンスの合併

	四肢横断欠損	大胸筋欠損	Klippel-Feil奇形	Moebius奇形
単独奇形	○	○		○
二者合併	○	○^A		
	○		○	
	○			○
		●	●	
		○		○
			○	○^B
三者合併	●	●	●	
	○	○		○^C
	○		●	●
		●	●	●
四者合併	●	●	●	●

●は報告の少ないもの. A: ときにPoland奇形. B: ときにWildervanck奇形. C: ときにPoland-Moebius奇形
(Bavinck JNB, Weaver DD: Am J Med Genet 23: 903-918, 1986より改変)

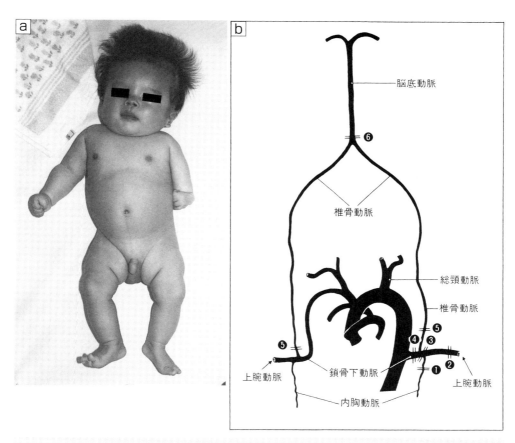

a：2ヵ月男児．左大胸筋欠損，左前腕低形成およびKlippel-Feil奇形を合併する．
b：血管病変と奇形．①大胸筋欠損（乳頭低形成を伴う）．②四肢末梢横断欠損．③Poland奇形．④複合奇形．⑤と⑥Klippel-Feil奇形．

Pierre Robin 症候群
Pierre Robin syndrome
（Robin sequence）

[MIM No.] %261800　[マップ] 17q24.3-q25.1
[キーワード] 小下顎，舌根沈下，口蓋裂，吸気性気道閉塞
[key words] micrognathia, glossoptosis, cleft palate, inspiratory obstruction

概念

胎生9週以前の下顎域の低形成により舌は後方に位置し，口蓋の癒合が阻害され，口蓋裂が生じた発生異常である．Robinシークエンスともよばれる．Shukowsky（1911）が最初に記載したが，Pierre Robin（1923，1934）の報告がよく知られており病名にもなっている．

症状と検査所見

①小下顎あるいは下顎後退，②舌根沈下，③それに伴う吸気性上気道閉塞を三主徴とする病態である．口蓋裂は胎生期の舌後方転位によるもので円形の口蓋裂を示す．知能は一般に正常である．

頻度

3万人に1人．

遺伝様式・病因

家族発生例からAR，X連鎖性遺伝が示唆されている．原因は何であれ病因は胎生早期の下顎の発生異常で，症候群というよりシークエンスとする方が妥当である．Ⅱ型コラーゲンの異常によるStickler症候群はPierre Robinの40％を占めるという報告がある．Ⅱ型コラーゲンは硝子体，軟骨に存在し，高度近視や関節症を発症する．

経過・治療

新生児期から乳児期早期の気道閉塞を乗り切れば予後は良好である．気道確保に有利な体位を工夫する．気道閉塞症状の強い症例には外科的に舌固定術を施して舌根沈下を予防し，全身状態の改善と下顎の発達を待つ．気管切開が必要となることもある．一方，経鼻咽頭エアウェイが有効との報告がある．大部分の症例は正常な成長・発達を遂げるが，一部に小顎に伴う不整咬合が残り，歯科矯正や下顎骨の形成手術を要する．

鑑別診断

下顎後退や小下顎を部分症状として有する染色体異常症や先天奇形症候群と鑑別するが，各症候群の特有な臨床像に着目すれば診断は容易である．

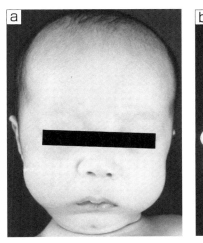
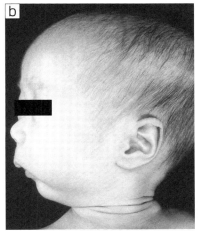

a, b：3ヵ月男児．著明な小下顎，下顎後退がみられる．頤部の創痕は舌固定による．前額突出，扁平鼻背，円形口蓋裂も認めた．

T-5 髄膜脳瘤・無脳症シークエンス
meningomyelocele, anencephaly sequence

[キーワード] 無脳症, 後頭孔脳脱出, 脊髄髄膜瘤, 神経溝
[key words] anencephaly, iniencephaly, meningomyelocele, neural groove

概念
胎生28日までに癒合して神経管を形作る神経溝の閉鎖障害が原因と考えられる. 頭部の神経管閉鎖不全は無脳症 (anencephaly), 後頭部・大後頭孔・頸髄から胸髄にかけての神経管閉鎖障害によるものを後頭孔脳脱出 (iniencephaly), 中部から尾部の神経溝癒合不全 (神経管閉鎖不全) が脊髄髄膜瘤 (meningomyelocele) である.

症状と検査所見
[中枢神経系] 無脳症・後頭孔脳脱出, 脊髄髄膜瘤. 二次的変化として脳組織の変性. 水頭症, Chiari奇形, 脳奇形, 潜在性の二分脊椎, 脊髄脂肪腫.
[頭蓋・顔面] 頭蓋骨の不完全な発育, 口蓋裂や頸椎異常.
[その他] 消化管閉鎖, 腎奇形, 心奇形, 羊水過多.
[骨格] 椎骨異常, 下肢の麻痺や変形 (内反足, 股関節脱臼).
[体幹] 横隔膜奇形 (ヘルニアなど), 肺低形成, 総排泄腔, 臍帯ヘルニア.
[検査所見] 超音波検査では, 無脳症は妊娠11~12週頃から, 二分脊椎・髄膜瘤は19週頃 (大きなものでは13週頃) から検出可能. 母体血清におけるαフェトプロテイン (AFP) も参考になる. 他の合併奇形を認めない場合には, 必ずしも染色体検査の適応とはならない. 脊髄髄膜瘤では, 他の奇形の組み合わせから染色体異常症が疑われる場合には, 羊水染色体検査も適応となる.

頻度
人種差が大きい. 無脳症は, 北アイルランドでは300出生に1例と高頻度だったが, 母体への葉酸の予防投与により発生頻度は低下している. 日本では80年代まで1,000出生に1例だったが, 出生前診断の普及により現在では出生は極めて稀.

遺伝様式・病因
多因子遺伝に分類される. 葉酸代謝にかかわる *MTHFR* の遺伝子型との関連も示唆されている. 人種によっては母親の肥満とも関連が示唆されている. 発生頻度の異なる人種では, 再発の可能性評価も異なってくる. 罹患者のいる家系での次子再発の可能性は2~5%とされるが, 上述の発生頻度の高い人種では葉酸の予防投与によりリスクの低減が可能.

経過・治療
脊髄髄膜瘤では, 早期の修復術, 水頭症に対するシャント留置, 排尿障害に対する管理指導, 下肢運動能力に関するリハビリテーションや療育が必要. 合併奇形がある場合には, その対応. 基礎疾患 (染色体異常症) に対応した医療管理. 次回妊娠に対して, 母体における葉酸の予防内服.

鑑別診断
染色体異常症 (18トリソミー, 三倍体). Meckel-Gruber症候群 (G-2) では腎奇形や多指趾が特徴.

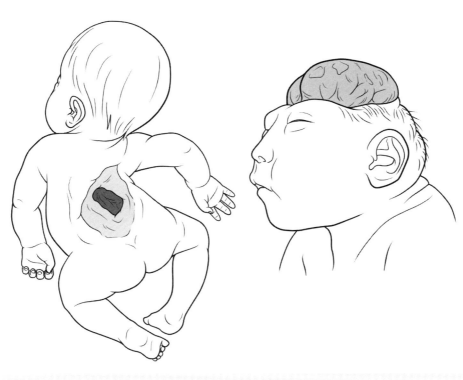

脊髄髄膜瘤（左）と無脳症（右）.

T-6 Klippel-Feil 症候群
Klippel-Feil syndrome
（lissencephaly syndrome）

[MIM No.] #118100（KFS1）；#214300（KFS2）；#613702（KFS3）
[マップ] 8q22.1（KFS1）；17q21.31（KFS2）；12p13.31（KFS3）
[Gene] *GDF6*（KFS1）；*MEOX1*（KFS2）；*GDF3*（KFS3）
[キーワード] 短頸，後毛髪線低位，頸部可動域制限，頸椎癒合
[key words] short neck, low posterior hair-line, limited movement of head, fusion of cervical vertebrae

概　念
先天性頸椎癒合症．Klippel と Feil（1912）が短頸・項部毛髪線低位・頸部可動域制限の三主徴を示す頸椎癒合症を記載したのが最初である．Feil が癒合部位から 3 型に分類した．

症状と検査所見
[脊椎] 頸椎癒合は必須．I 型は上部胸椎も含め広範囲に癒合し，一塊をなす．II 型は癒合が 1 または 2 頸椎間に限定．III 型は頸椎以外に下部胸椎・腰椎も癒合．その他，椎体扁平化，椎間板欠損・狭小，棘突起癒合，半椎，側・後弯，二分脊椎．

[頸部] 短頸．後毛髪線低位．頸部運動（側屈・回旋）制限．II 型では外表異常は少ない．

[ときにみられる症状] 多彩．Sprengel 奇形，聴力障害，心奇形，多合指，尺骨欠損，上肢形成不全，唇・口蓋裂，眼筋麻痺，腎奇形，尿道下裂，停留精巣，腟欠損，顔面正中裂．Müller 管由来組織の奇形を伴う場合，MURCS 連合と称する．Klippel-Feil 症候群と初めて診断された場合には，腹部エコーにより泌尿生殖器奇形の有無を調べておくことが望ましい．

頻　度
わが国では不明．欧米では I 型 0.17/1,000，II 型 7.7/1,000（うち C_2～C_3 が 5.3/1,000）．III 型は不明．

遺伝様式・病因
遺伝的異質性がある．一般に散発性．II 型のうち C_2～C_3 癒合は AD，C_5～C_6 癒合は AR とされる．Poland 奇形，Sprengel 奇形，Moebius 複合，末端四肢横断奇形などの合併例や症状の重複から，一部については胎生 6 週前後の鎖骨下動脈・椎骨動脈系の血流減少に起因すると考えられ，まとめて鎖骨下動脈血流遮断シークエンスが提唱されている．*GDF6* 遺伝子および *GDF3* のアミノ酸置換型変異のヘテロ接合体が報告されている．

経過・治療
重要な合併症に聴覚障害がある．診断時期が乳幼児期の場合，難聴のスクリーニングが必要．II 型は無症状が多い．癒合部に接する正常椎骨の動揺・変性による疼痛・神経刺激症状・脊髄圧迫症状の出現は 30 歳以降に多く，対症的に治療する．頸部に負荷のかかる運動を制限．

鑑別診断
Wildervanck 症候群は感音難聴・外転神経麻痺・眼球陥凹を伴う．Turner 症候群，Noonan 症候群（E-9）の短頸は翼状頸による．

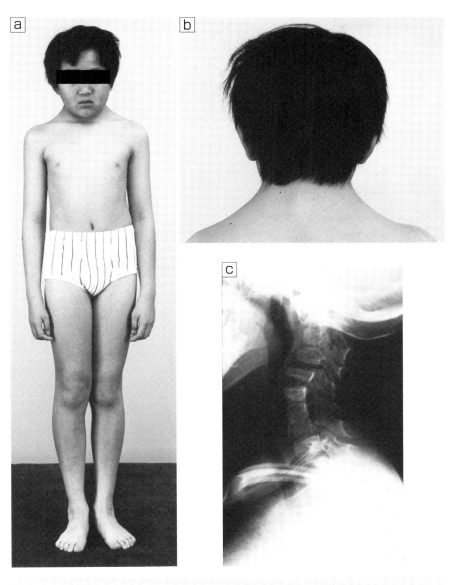

a, b：11歳男児．短頸，翼状頸，後毛髪線低位．
c：C_4の扁平椎，C_5〜C_7の癒合椎体．

T-7 OEIS 連合
OEIS complex

※小児慢性特定疾病

(omphalocele-exstrophy-imperforate anus-spinal defects, exstrophy of cloaca sequence；汚溝外反シークエンス)

[MIM No.] 258040
[キーワード] 汚溝外反，臍帯脱出，鎖肛，腰仙部二分脊椎
[key words] exstrophy of cloaca, omphalocele, anal atresia, lumbosacral spina bifida

概念
　将来，臍下部の間葉組織・汚溝隔壁・腰仙椎などに分化する運命にある中胚葉の早期の発生異常に基づく一連の病態である．

症状と検査所見
　汚溝隔壁の形成不全により総排泄腔が残存し，そこに尿管・回腸・痕跡的後腸が開口し鎖肛を伴う．また排泄腔膜の破壊により汚溝は外反し性器結節や恥骨枝の癒合は障害され，膀胱粘膜が露出し，腸管も開口している．小腸はやや短い．

　[合併症] 臍帯ヘルニアを高頻度に合併．腰仙椎の形成不全（二分脊椎），水脊髄症，脊髄瘤，尿道下裂，男性では停留精巣，女性では双角子宮や腟の重複・閉鎖．単一臍帯動脈，下肢の欠損，内反足．

頻度
　不明．

遺伝様式・病因
　発生異常．遺伝性の有無は不明．再発率は無視してよい．3番染色体中間部欠失症例が報告されており，疾患の発症にかかわる遺伝子の存在が示唆される．

経過・治療
　生命予後は絶対的不良とはいえないが，尿や便の失禁がある．性器を含む泌尿生殖器の形成術は困難である．染色体異常のない症例では発達予後は悪くない．

鑑別診断
　膀胱外反症では，膀胱の中に腸脱を伴う排便がみられることはない．臍帯ヘルニアや腹壁破裂も鑑別に上るが，臍帯の状態，ヘルニア嚢内容物，膀胱粘膜露出の有無などに注目すれば，鑑別は困難ではない．ただし病因論的にみた場合のOEIS連合と膀胱外反の異同については結論が出ていない．

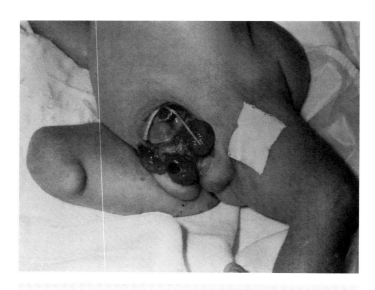

1ヵ月新生児．膀胱粘膜が露出し，中に腸脱がみられ，そこから便の排泄が認められる．右下肢欠損と左内反足を合併．基礎疾患はDown症候群．

T-8 人魚体シークエンス
sirenomelia sequence
（caudal regression syndrome）

[MIM No.] #600145　［マップ］1p13.1　［Gene］VANGL1
［キーワード］合脚体，単一臍帯動脈，鎖肛，尾部脊柱欠損，骨盤部分欠損
[key words] sympodia, single umbilical artery, anal atresia, defect of caudal spinal column, partial defect of pelvis

概　念
人魚体は尾部正中部の原基の欠損による最も重症の奇形である．Smith は Duhamel の意見を採用して，人魚体から鎖肛に至る一連の奇形を人魚体シークエンスあるいは（広義の）尾部退行症候群とよんでいる．

症状と検査所見
人魚体では下肢などの原基が腓側で癒合し，下肢の成長に伴う内旋が起こらないので，膝および爪先は後方へ向かう．尿膜血管が欠損し，臍帯動脈は単一で，大動脈に起始する（通常では臍帯動脈は2本で外腸骨動脈に起始する）．

遺伝様式・病因
人魚体または合脚体（sympodia）とよぶ奇形は胚子の尾側正中部の原基が欠如することによって生ずると考えられている．人魚体の原因となる原基の欠損は胎生第3週に存在すると推定される．狭義の尾部退行症候群は下部脊柱，骨盤，大腿骨の部分欠損をきたす症候群で，母の糖尿病に起因することがある．

頻　度
最近の欧米のデータでは頻度は1/100,000程度．

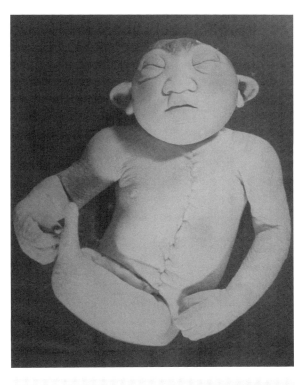

人魚体．腎の無形成を伴う Potter 症候群の顔貌を呈する．単一臍帯動脈．

T-9 羊膜破裂シークエンス
amnion rupture sequence
（amniotic band disruption sequence）

[MIM No.] %217100
[キーワード] 脳瘤，不規則顔面裂，四肢の絞扼輪，遠位偽性合指趾
[key words] encephalocele, unusual facial cleft, constriction bands, distal pseudosyndactyly

概念

胎生早期の羊膜破裂とそれに引き続く羊水過少と索状物の形成により，頭蓋顔面・四肢・その他の部位に破壊性病変をきたすものをいう．羊膜破裂の時期により異常の分布が異なる．一般に羊膜破裂が早期に起こるほど，頭蓋顔面や腹壁の破裂などを伴う重症の症例となりやすい．

症状と検査所見

[四肢] 最も一般的な異常は四肢の絞扼輪である．多くは四肢の末梢部に非対称性に起こる全周性あるいは部分的な輪状の瘢痕性バンドで，浅いものは皮膚や皮下組織に限られるが，深いものは筋，骨に達し，指趾や肢の切断を起こすこともある．絞扼部より末梢部の血行障害やリンパ液環流障害のため浮腫や腫大を起こすこともある．指尖部が癒合し指根部は離れた，いわゆる遠位仮性合指もしばしばみられる．

[体幹・頭部・顔面] 胸腹壁破裂，側弯，臍帯短縮，不規則な顔面裂，左右非対称性脳瘤，眼瞼裂欠損，頭皮欠損など．羊膜破裂の時期と異常の種類と分布を表に示す．

頻度

出生 2,000〜10,000 人に 1 人．

遺伝様式・病因

不明．一般に遺伝要因の関与はない．しかし，家族例の存在から遺伝要因の関与も否定できないとの報告もある．再発率は無視できる程度である．

経過・治療

予後は重症度による．中枢神経障害を伴う例は知的障害をきたす．最重症型は流死産に終わる．生命予後良好の症例は整形外科，形成外科的治療を要することもある．心理面の支援も必要．

鑑別診断

遺伝性指肢切断は両側性かつ対称性のことが多く，断端に皮膚紋理がみられる．

■文献

1) Jones KL : Smith's Recognizable Patterns of Human Malformation, 6th ed, Saunders, Philadelphia, pp732-735, 2006

表 羊膜破裂シークエンスの症状

胎幹	頭部顔面	四肢	その他
3 週	無脳症，顔面非対称，鼻の変形，通常みられない顔面裂，眼球欠損，脳瘤，髄膜瘤	—	頭部あるいは腹部に付着する胎盤
5 週	唇裂，後鼻孔閉鎖	減四肢症，多指症，合指症	腹壁欠損，胸壁欠損，側弯
7 週	口蓋裂（Pierre Robin）シークエンス，耳介変形，狭頭症	絞扼輪，切断，低形成，偽性合指，遠位部リンパ浮腫，足部変形，股関節脱臼	臍帯短小，臍帯ヘルニア
以降	羊水過多変形シークエンス	—	—

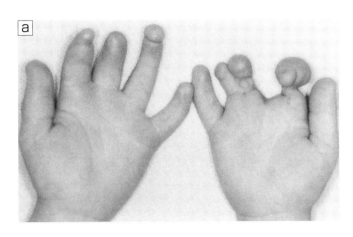
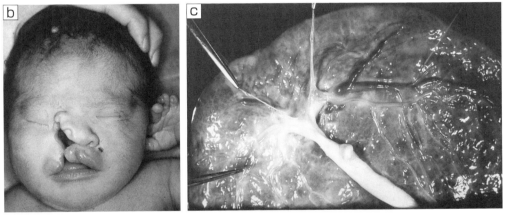

a：2歳男児．種々の絞扼輪と指切断．
b, c：新生女児．不規則な顔面裂，破裂性病変による鼻の強い変形，頭部の肉柱（b），胎盤表面に索状物の付着（c）．

T-10 Potterシークエンス
Potter sequence
(Potter syndrome ; oligohydramnios sequence)

※小児慢性特定疾病

[キーワード] 両側腎無形成，羊水過少，肺低形成，Potter顔貌，異常肢位
[key words] bilateral renal agenesis, oligohydramnios, pulmonary hypoplasia, Potter face, abnormal limb positioning

概念
Potter（1946）が両側性の腎無形成・異形成と特徴的な顔貌を記載して以来，多数の同様の報告がある．予後不良の一連の形態発生の異常である．羊水過少に基づく形態異常であり，その原因は多様である．

症状と検査所見
羊水過少症に基づく胎児圧迫により，次のような症状がみられる．

[顔面] Potter顔貌，すなわち，押しつぶされた鼻，内眼角から頬部に伸びる異常なしわ，大きく薄い耳介，小下顎など．尿細管異形成症では，大泉門開大．

[四肢・体幹] 低出生体重，脱水症状を示すしわの多い皮膚，異常肢位，関節屈曲拘縮，内反尖足および肺低形成がみられる．腎無形成，多嚢胞腎と並んで中腎管の発生異常として精嚢・輸精管の欠如，子宮・腟上部欠損などがしばしば認められる．

[その他] 羊水過少，骨盤位分娩．

[ときにみられる症状] 鎖肛，食道閉鎖，十二指腸閉鎖．

頻度
出生5,000〜10,000人に1人．男1：女3．

遺伝様式・病因
ADおよびARと考えられる症例報告がある．AR性尿細管異形成症を原因とする場合には，*REN*，*AGT*，*AGTR1*，*ACE*などの遺伝子変異が確認されている．病因は両側腎無形成，多嚢胞腎，閉塞性尿路奇形などの一次的原因で尿の羊膜腔への流出が欠如するか慢性の羊水漏出により羊水過少症が生じる．その結果として肺低形成，羊膜結節，胎児圧迫によるいわゆるPotter顔貌，胎内の異常肢位・殿位などをきたす．

経過・治療
40％が死産．出生児もほとんど生後数時間で死亡する．死因は肺低形成による．稀に数日生存するが腎不全で死亡することが多い．治療法はない．

鑑別診断
超音波による本症の出生前診断が可能．早期尿道閉鎖による胎児圧迫は腹部腫瘤，腹筋欠損などで鑑別可能．prune belly症候群では腹筋が欠損する．

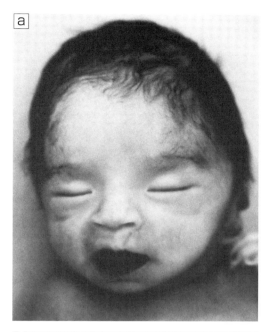
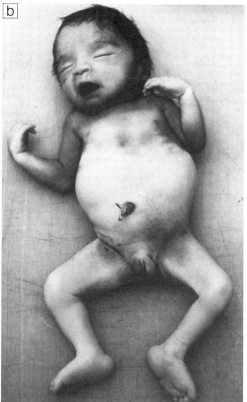
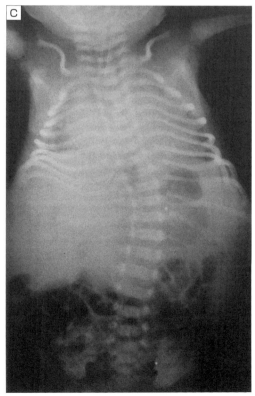

a〜c：新生男児．羊水減少症．老人様顔貌．肺低形成のための呼吸不全．乏尿．剖検で嚢胞腎を伴う両腎低形成を認めた．

T-11 臍上腹部縫線・顔面血管腫症
supraumbilical midline raphe and facial cavernous hemangioma

[MIM No.] 140850
[キーワード] 海綿状血管腫，腹部縫線
[keywords] cavernous hemangioma, abdominal raphe

概念
　腹部正中線上の皮膚縫線と顔面の海綿状血管腫を特徴とする．Leiber（1982）が女児2例を報告し，症候群だとした．Leiberは本症とその類似疾患をA～Cの3型に分類した．本症はB型に相当する．その後，3例の報告がある．上記のほかに胸骨の完全または部分的欠損を伴う例がある．症候群か，association か，developmental field defect かはまだ不明である．

症状と検査所見
　[皮膚] 剣状突起から臍上部に至る腹部正中線上の縫線．顔面，特に口唇・耳介周囲から頬部・頸部にわたる海綿状血管腫．
　[ときにみられる症状] 胸骨の欠損，心の位置異常，鼠径ヘルニア，臍ヘルニア，乳頭開離，斜視，胸骨剣状突起に相当する皮膚の小陥凹．

頻度
　胸骨裂と臍上縫線の組み合わせは多数の報告があり性差はないが，これに顔面血管腫も併せもつ31例では28例が女性であった．わが国では1例の記載のみだが，多数の患者が潜在すると推定される．

遺伝様式・病因
　不明．従来の報告例はすべて散発例である．近親婚もない．臍上部の縫線は胎生期の正中部癒合の障害として説明できる．

経過・治療
　生命予後に問題はない．血管腫が口腔，気道粘膜に及び，挿管を必要とすることがある．血管腫は自然退縮傾向を示す．合併奇形に対しては対症的治療．

鑑別診断
　顔面の血管腫のみの症例や胸骨の欠損のみの症例がある．顔面の血管腫を伴う場合は大多数が女性である．PHACES syndromeを鑑別する．

	臍上腹部縫線	胸骨縫線	顔面の血管腫
A型	+	+	
B型	+		+
C型	+	+	+

■文献
1) Igarashi M, Uchida H, Kajii T : Supraumbilical midabdominal raphe and facial cavernous hemangiomas. Clin Genet 27 : 196-198, 1985

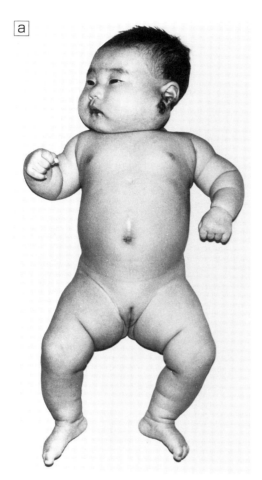
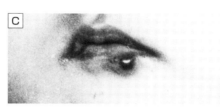
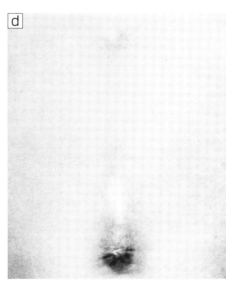

a～d：生後8週女児（文献1）．左耳介下部と耳介前方の顔面の海綿状血管腫（b）．口唇周囲の血管腫（c）．臍の上方と上腹部の正中の縫合線．生後2ヵ月でもなお血管腫が増大傾向を示したため，ステロイドを経口投与した（d）．

T-12 VATER 連合/VACTERL 連合
VATER association/VACTERL association

［MIM No.］ #192350；#314390（VACTERLX）；#276950（VACTERL-H）
［マップ］ 2q31.1；Xq26.3；10q23.31
［Gene］ *HOXD13*；*ZIC3*；*PTEN*
［キーワード］ 椎骨欠損，鎖肛，食道閉鎖，気管食道瘻，橈骨異形成，腎異形成
[key words] vertebral defects, anal atresia, esophageal atresia, tracheoesophageal fistula, radial dysplasia, renal dysplasia

概念

Quan と Smith（1972）は以下の奇形が1個体に合併する傾向を報告し，各奇形の頭文字をとって VATER 連合と命名した．すなわち，椎骨異常（vertebral defects），鎖肛（anal atresia），食道閉鎖を伴う気管食道瘻（tracheoesophageal fistula with esophageal atresia），橈骨および腎の異形成（radial and renal dysplasia）であるが，その後 Temtamy と Miller（1974）は血管異常（vascular anomalies）を追加した．このうち3種以上が併在すれば VATER 連合としてよい．Kaufman（1973）はさらに心奇形（cardiac malformations），四肢異常（limb anomalies）を追加し VACTERL 連合とした．

症状と検査所見

［脊椎］胸腰部の半椎，仙骨の異形成または無発生，椎骨突起の欠損・低形成，椎体の低形成・癒合，側・前・後弯（36％）．

［心・血管］心室中隔欠損が最も多い．他に Fallot 四徴症，心房中隔欠損，動脈管開存，単一臍帯動脈，右胸心，大動脈縮窄，大血管転位（80％）．

［会陰］高位鎖肛が低位鎖肛より2倍多い（40％）．直腸会陰瘻，直腸尿道瘻，直腸腟瘻などの外性器奇形．

［食道・気管］食道閉鎖を伴う気管食道瘻（24％）．必ずしも食道閉鎖を伴うわけではない．

［上肢］橈骨欠損，橈・尺骨の低形成，母指欠損，母指近位部付着，上腕骨低形成，多指（68％）．

［腎］腎無・低形成，腎の位置異常，馬蹄腎，尿道閉鎖，尿管腎盂結合部閉塞，水腎症（82％）．

［ときにみられる症状］耳介異常，口唇・口蓋裂，後鼻孔閉鎖，十二指腸閉鎖，鼠径ヘルニア，肋骨異常，股関節の異常，弯曲足，合趾，停留精巣，尿道下裂，性別不明瞭な外性器，尿管異常，喉頭狭窄，神経管奇形．

頻度

厚難：海外の文献によると出生5千人に1名程度と予測．わが国の発生頻度は不明．平成22年度の研究班の調査によると，全国の患者数は，最少でも147名，最大500名程度と推定される

遺伝様式・病因

中胚葉の分化異常が考えられている．大多数は散発例だが，兄弟例や，軽度の症状をもつ親子例も知られている．*HOXD13* やミトコンドリア DNA の3243変異を伴った症例の報告がある．Fanconi 貧血 D1 群において，VATER 連合を呈する5例（1例は VACTERL association with hydrocephalus：VACTERL-H, #276950）が報告されている．VACTERL-H では，*PTEN*, *FANCC*, *FANCD1/BRCA2* 変異が，#314390 では *ZIC3* 変異が一部の症例で報告されている．

経過・治療

新生児期に約20％が呼吸器・循環器疾患で死亡．発育遅延はあるが知的障害はないことが多く，個々の奇形に対して積極的に外科的・内科的治療を行う．

鑑別診断

Holt-Oram 症候群（K-2），CHARGE 症候群（H-13），Townes 症候群（I-6）との鑑別．13 トリソミーや 18 トリソミーなどの染色体異常症の部分症状．

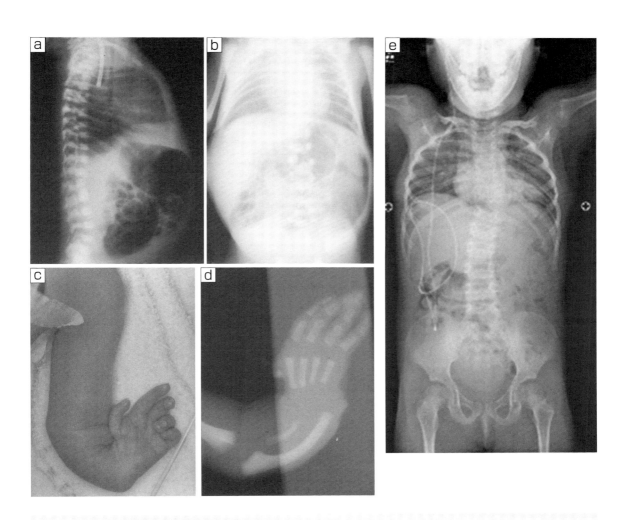

a〜d：新生男児．食道閉鎖，気管食道瘻（a）．半椎体（L_3〜L_4）（b）．橈側列低形成（橈骨・母指の低形成）（c, d）．
e：6歳女児．VATER連合における脊椎の奇形．

T-13 Cantrell 五徴
pentalogy of Cantrell
(thoracoabdominal syndrome)

[MIM No.] %313850　[マップ] Xq25-q26.1　[Gene] *THAS*
[キーワード] 正中臍上部腹壁欠損，胸骨下部欠損，横隔膜前方欠損，横隔膜部心膜欠損，先天性心疾患
[key words] midline supraumbilical abdominal wall defect, defect of lower sternum, deficiency of anterior diaphragm, defect in diaphragmatic pericardium, congenital heart defects

概念
O'Connor（1861）の報告が最初である．Cantrellら（1958）が，正中臍上部腹壁欠損，胸骨下部欠損，横隔膜前方欠損，横隔膜部心膜欠損，心疾患を呈した5例を報告し，文献例5例をまとめた．

症状と検査所見
[腹壁] 正中臍上部腹壁欠損として臍帯ヘルニア（63%），腹壁ヘルニア（32%），腹直筋離開，臍ヘルニア．

[胸部] 胸骨下部欠損，横隔膜前方欠損，横隔膜部心膜欠損，心嚢内ヘルニア（腹腔心嚢型横隔膜ヘルニア），胸腹部型逸脱心．

[先天性心疾患] 心室中隔欠損，心房中隔欠損，左室憩室，Fallot 四徴症が多い．右方偏位，右胸心．

[ときにみられる症状] 口唇・口蓋裂，前額・鼻異形成症，神経管閉鎖不全，腸回転異常．

頻度
海外では100万人に5.5人．

遺伝様式・病因
腹側中胚葉由来の cephalic fold の発生異常が考えられている．Cephalic fold の壁側板からは胸骨，上腹壁，横中隔（横隔膜前部，横隔膜部心膜）が形成され，臓側板からは心・大血管が形成される．大多数は散発例だが，兄弟例が1家系報告されている．18トリソミーに合併することもある．

経過・治療
臍帯ヘルニアの治療は，横隔膜欠損，心嚢内ヘルニア，心疾患などの合併奇形を総合的に判断し，方針を決定する．過半数は生後1ヵ月以内に死亡する．成人例の報告がある．

鑑別診断
Thoracoabdominal syndrome などの X 連鎖性正中部欠損症．Gorlin 症候群（P-10），Goltz 症候群（P-11）も要鑑別．

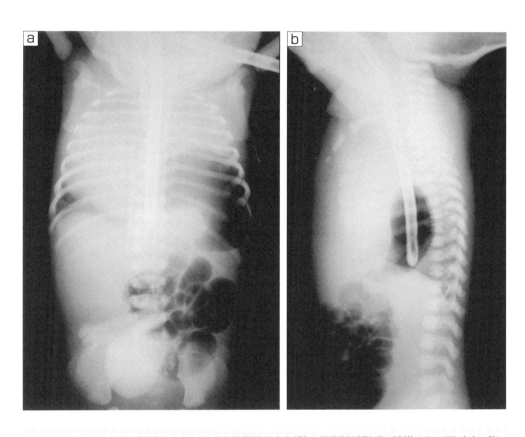

a, b：日齢0日女児．横隔膜ヘルニア（左横隔膜前方欠損），両側肺低形成，臍帯ヘルニア（a），胸骨下部欠損（b），心膜部分欠損，Ebstein奇形，末梢肺動脈狭窄．日齢1日に死亡．

一卵性双胎に関連する奇形
monozygotic twinning

[MIM No.] 276410
[キーワード] 双胎，腓骨低形成，小顎症
[key words] twinning, fibular hypoplasia, micrognathia

概念

一卵性双胎は200出生に1例ほど発生し，ヒトの発生において最も頻度の高い正常からの偏位である．一卵性双胎としての受精は1/200よりさらに高いと考えられ，先天奇形のために子宮内で死亡していると考えられる．生下時でみると一卵性双胎における先天異常の発症率は二卵性双胎や単胎に比較すると2～3倍高い．以下の4つの機序が想定されている．①一卵性双胎の発症と関連する機序，②双胎の不完全な分離，③胎盤を介した双胎間輸血，④子宮内における物理的な圧迫．

症状と検査所見

i）発症機序に関連すると推測される奇形

仙尾部の奇形腫，人魚体，VATER連合，OEIS連合，全前脳胞症シークエンス，無脳症，左右軸の形成異常症など．これらの場合の5～20％のみが双胎の両者の奇形が一致する．両者に同種の奇形が認められても，重症度は一致しないことが多い．

ii）双胎の不完全な分離

一卵性双胎の1％程度にconjoined twinsが認められる．胸部で双胎が癒合（thoracopagus）しているタイプが最も多いが，頭部，殿部で癒合していることが多い．接合部位以外の臓器の奇形も多い（特に先天性心奇形）．上肢のみ・下肢のみの重複例もある．

iii）胎盤を介した双胎間輸血
iv）胎盤血管の相互交通

一絨毛膜性の双胎では，胎盤血管の相互交通があることが原則である．胎児期早期の死亡の相当数はこの血管の交通に起因すると推測されている．

a）動脈間の交通

供血児から受血児に酸素飽和度の低い血液が流入する結果，受血児の各部に欠損が認められる．twin reversed arterial perfusion（TRAP）sequenceと称される．無心体（acardiac twin）もこの範疇に含まれる．下肢が優先的に灌流されるため，頭部を欠くことが多い．供血児の心臓には負荷がかかり，心不全や胎児水腫をきたす．

b）動脈・静脈間の交通

受血児の過成長，心不全，羊水過多をきたす．またヘマトクリットが上昇することから過凝固をきたす．供血児では腎血流の低下の結果，腎機能の低下，腎尿細管異形成，prune belly症候群をきたす．

上記のような双胎間輸血により，片方の胎児が死亡すると，生存した胎児に低血圧や血栓が生じ，皮膚欠損，孔脳症，水脳症，四肢欠損，腸管閉鎖，内臓破裂などが生ずる．

v）子宮内における物理的な圧迫

頭蓋の非対称性，多発性関節拘縮等．

遺伝様式・病因

X染色体の不活化のパターンの双胎間の差異，受精後の遺伝子変異（体細胞モザイク），エピジェネティクスの差異．

経過・治療

出生前：胎盤表面の血管のレーザー凝固．
出生後：対症療法．

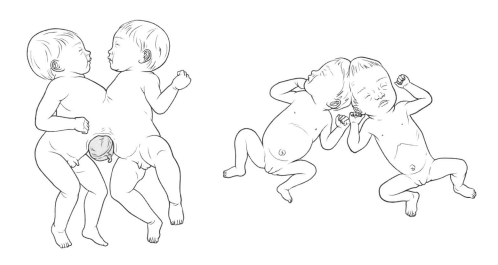

一卵性双胎の結合例．胸臍帯結合体（左），頭結合体（右）．

T-15 Currarino 症候群
Currarino syndrome

[MIM No.] #176450　[マップ] 7q36.3　[Gene] *MNX1*
[キーワード] 直腸肛門奇形，仙骨前腫瘤，仙骨奇形
[key words] anorectal malformation, presacral mass, partial sacral agenesis

概念
直腸肛門奇形，仙骨前奇形種，仙骨奇形を三徴とする．1981年にCurrarinoによって提唱された．

症状と検査所見
[骨格] 仙骨前奇形腫ないし仙骨前髄膜瘤による仙骨前腫瘤を認める．仙骨の欠損を認めるが，第1仙椎が正常な部分欠損で，半月刀状仙椎とよばれる．本症に特徴的である．直腸腟瘻，馬尾係留，神経因性膀胱，水腎症を合併することがある．

頻度
200例以上が報告されている．

遺伝様式・病因
AD．原因遺伝子は*HLXB9*（*MNX1*）．家族例のほぼ全例，孤発例の30%程度に変異が同定される．家系内での重症度の差が大きく，変異陽性の家系例の検討では三徴が揃わない．遺伝カウンセリングの際には注意する．変異を有する家系員は何らかの仙椎異常を呈することが多い．

経過・治療
MRIにより仙骨前腫瘤を評価する．便秘は直腸肛門奇形による場合，仙骨前腫瘤による圧排のいずれもあり得る．仙骨前腫瘤（仙骨前奇形腫・仙骨前髄膜瘤）に対して外科的処置を行う．なお，仙骨前奇形腫が悪性化したとの報告が少なくとも2例ある（32歳と53歳の発症）．便秘と，肛囲からの細菌侵入による敗血症・髄膜炎に注意する．尿失禁，月経困難症を合併することがある．乳児期に無症状であっても，進行性に馬尾係留の症状を認めることがあるので注意を要する．

鑑別診断
仙骨奇形は母体糖尿病に伴って起こることがあるが，欠損の程度が大きく，腰椎や胸椎の奇形を伴うことが多い．仙骨奇形はVATER連合（T-12），OEIS連合（T-7），左右軸異常に伴って発症することがある．仙尾部奇形腫が単独で起こるときは，仙尾部の腹側ではなく，背側に生ずることが多い．

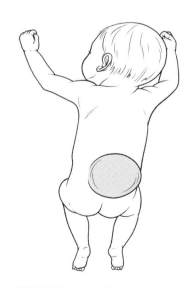

仙骨前腫瘤．

第Ⅱ章
鑑別に必要な奇形症候群の表

表1　頭蓋骨癒合症候群
表2　遺伝性（単独）短指趾
表3　骨系統疾患国際分類（2010）
表4　過成長を伴う症候群

表1 頭蓋骨癒合症候群
craniosynostosis syndromes

番号	病名	骨癒合	四肢	その他	責任遺伝子	MIMマップ	遺伝様式
1	クローバー葉頭蓋	高度・三葉に分かれる	クローバー葉頭蓋のみの場合と下記の種々の疾患の部分症状としてみられる場合とがある.		MSX2	148800 5q35.2	AD
2	Crouzon症候群	冠状・矢状・人字状縫合	正常	下顎突出, 鉤鼻	FGFR2	#123500 10q25.3-q26	AD
3	Apert症候群 (ACS*Ⅰ型)	不整・短頭, 泉門開大	Ⅱ〜V指趾の部分的骨癒合を伴う合指趾, 短い母指趾	眼瞼裂斜下, 小さい鼻, 上顎の形成不全	FGFR2	*101200 10q25.3-q26	AD
4	Pfeiffer症候群 (ACSV型)	冠状（矢状）縫合	幅広い母指趾, 種々の軟部組織合指趾	眼瞼裂斜下, 小さい鼻, 内眼角開離, 短頭	FGFR1 FGFR2	*101600 8p11.2-p12 10q25.3-q26	AD
5	Carpenter症候群 (ACPS*Ⅱ型)	冠状・矢状・人字状縫合	短指, 部分的合指趾, 前軸多趾	精神遅滞, 肥満, 内眼角開離, 短頭	RAB23	*201000	AR
6	Saethre-Chotzen症候群 (ACPSⅢ型)	冠状縫合	Ⅱ・Ⅲ指間の皮膚合指, 短指, 幅広い母指趾	泉門の開大, 顔面非対称, 前頭髪の低位, 眼瞼下垂, 鼻中隔弯曲	TWIST	*101400 (101120) 7p21	AD
7	Christian症候群	全縫合	多発性関節拘縮	眼瞼裂斜下, 口蓋裂		*309620	XLR
8	Summitt症候群	—	屈指趾, 合指趾, 幅広い母趾, 外反膝	肥満		272350	AR
9	Baller-Gerold症候群	冠状縫合	橈骨形成不全, 手根骨と橈側指の形成不全	精神遅滞, 成長障害	RECQL4	*218600	AR
10	Lowry症候群	冠状縫合	腓骨形成不全, 内反尖足	大きい眼, 斜視, 口蓋裂		218550	AR
11	Gorlin-Chaudhry-Moss症候群	冠状縫合	—	顔面中央の低形成, 眼瞼欠損, 多毛, 動脈管開存, 大陰唇低形成		233500	AR
12	Herrmann-Opitz症候群	—	短合指, 欠趾	—		—	AD?
13	Herrmann-Pallister-Opitz症候群	—	四肢の奇形	小頭, 口唇・口蓋裂, 眼間開離, 精神遅滞			AD?
14	Sakati-Nyhan-Tisdale症候群 (ACPS*Ⅲ型)	全縫合	多指趾, 頸骨形成不全, 腓骨変形	大きい頭蓋と小さい顔面, 上顎形成不全, 下顎突出		101120	AD?
15	Robinow-Sorauf症候群	—	両側母趾の二分末節骨	Saethre-Chotzen症候群様の顔面	TWIST	180750	AD
16	Antley-Bixler症候群	冠状・人字状縫合, 短頭	橈骨・上腕骨の癒合, 関節拘縮, 大腿骨弯曲, 骨折	顔面中央部の低形成, 眼瞼下垂, 長く細い指	POR	*207410	AR
17	Jackson-Weis症候群	冠状（矢状）縫合	幅広い母趾	顔面中央部の低形成	FGFR2	*123150 10q25.3-q26	AD
18	Boston型頭蓋骨癒合症	—	第1中足骨の短縮	近視・遠視	MSX2	*123101 5q34.5	AD
19	Adelaide型頭蓋骨癒合症				FGFR3 ? MSX1 ?	4p16	
20	Greig頭部多趾症				GLI3	175700 7q13	AD
21	Muenke症候群	冠状縫合	短指趾, 幅広い拇指	三角頭蓋, 精神遅滞, 眼瞼下垂	FGFR3		AD
22	Beare-Stevenson cutis gyrata症候群	Crouzon症候群に類似		特徴的な皮膚のひだ形成, 色素沈着, 外性器異常, 上気道閉鎖, Chiari奇形	FGFR2		AD
23	頭蓋外胚葉形成不全症 (Sensenbrenner症候群)	矢状縫合	四肢短縮, 短い指, Ⅴ指内弯	胸郭低形成, 関節弛緩, 薄い毛髪, 歯牙低形成, 腎機能異常	IFT122 (CED1) IFT43 (CED3) WDR35 (CED2) WDR19 (CED4)	218330 3q21.3-q22.1 614099 14q24.3 613610 2p24.1 614378 4p14	AR
24	頭蓋前額鼻症候群	冠状縫合		溝のある爪, 二分鼻, 漏斗胸	EFNB1	304110 Xq13.1	XL
25	Gomez-Lopez-Hernandez症候群	全縫合		精神遅滞, 低身長, 白内障, 部分的禿頭, 失調・小脳症状	—	601853	—

番号	病　名	骨癒合	四　肢	その他	責任遺伝子	MIMマップ	遺伝様式
26	下顎低形成顔面頭蓋症候群	全縫合などさまざま		頬骨低形成，著しい下顎低形成，羊水過多，呼吸不全	−	241310	AR
27	Loeys-Dietz 症候群	矢状縫合	関節弛緩性	血管脆弱性，大動脈異常，Marfan 症候群様の身体所見，二分口蓋垂，斜視		190181/609192 9q22.33	AD

*ACS：acrocephalosyndactyly，ACPS：acrocephalopolysyndactyly．　　　　　　　　　　　　　ゴシック文字は特徴のある症状を示す．

■文献

1) Cohen MM Jr : Syndromes with craniosynostosis. Craniosynostosis, Dignosis, Evaluation, and Management, Cohen MM Jr（ed）, Raven Press, New York, pp413-590, 1986
2) Cohen MM Jr : Craniosynosteosis: Phenotypic/molecular correlatios. Am Med Genet **56** : 334-339, 1995
3) Hennekam RCM, Krantz ID, Allanson JE（ed）: Gorlin's Syndrome of the Head and Neck. Oxford University Press, New York, 2010

（黒澤健司）

表2 遺伝性（単独）短指趾
hereditary (solitary) brachydactyly

国際分類	特徴	遺伝様式 (MIM)	短指の図 (黒い部分は侵された骨，斜線部分はときに侵される骨)
A	母指趾あるいはすべての中節骨短縮	AD	
A1 (Farabee型)	母指の基節骨短縮とすべての中節骨短縮．低身長のことが多い．	AD (*112500)	
A2 (Mohr-Wriedt型)	II指趾のみの中節骨短縮（しばしば楔形）．II指の橈側弯曲	AD (*112600)	
A3	V指中節骨短縮．最も頻度が高いので正常変異と考えられる．	AD (*112700)	
A4 (Temtamy型)	主としてII・V指中節骨短縮．IV指中節骨はときに変形短縮を示し，末節が橈側に弯曲．II〜IV趾中節骨欠損	AD (*112800)	
A5	II〜V指中節骨欠損あるいは短縮と爪異形成．母指二分節骨	AD (*112900)	
B synbrachydactyly	すべての中節骨短縮以外に末節骨の短縮あるいは欠損を認める．母指趾の変形は必発．指節骨癒合．爪欠損も多い．一般に橈側の指病変が尺側より著明	AD (*113000)	
C	中節骨の他に基節骨および一部の中手骨の短縮．特にII・III指の病変が著明．基節骨分離．IV指は正常なので最長の指にみえる．	AD (*113100)	
D	母指趾末節骨のみ短縮．比較的頻度が高い．	AD (*113200)	
E	中手（中足）骨のみ短縮．ときに中節短縮を伴う．円形顔貌，低身長が多い．	AD (*113300)	

(新川詔夫)

表3　骨系統疾患国際分類（2010）
International Classification of Osteochondrodysplasias

　骨系統疾患の国際分類は1970年が最初で，その後7回の改訂を経て2011年に"Nosology and classification of genetic skeletal disorders: 2010 revision."（Warmanら[1]）として発表された．表3（次頁）は，日本整形外科学会雑誌に掲載された「2010年版骨系統疾患国際分類の和訳」（日本整形外科学会小児整形外科委員会骨系統疾患和訳作業ワーキンググループ[2]）を，日本整形外科学会の許諾を得て転載したものである．

　2010年版国際分類における対象疾患の考え方は前回（2006年版）と同じであるが，新たに4グループの追加と1グループの削除ならびにグループの統合・再編が行われ，40グループ456疾患が収められた．そのうちの316疾患で226の遺伝子との関連が明らかにされている．ちなみに2006年版では37グループ372疾患が収載され，そのうちの215疾患が140遺伝子の変異によるものとされている（Superti-Furgaら[3]）．

　1疾患に1遺伝子が対応し，同じ臨床症状の家系でも既知の遺伝子の座位と連鎖しなければ，「～様疾患」として独立させている．言い換えれば1つの遺伝子が複数の疾患に対応し，2型コラーゲングループの*COL2A1*遺伝子は9疾患に対応している．このような分類方法をとれば，遺伝子探索の進歩とともに分類も変化することが予想できる．

■文献
1) Warman ML et al : Nosology and classification of genetic skeletal disorders : 2010 revision. Am J Med Genet A **155A** : 943-968, 2011
2) 日本整形外科学会小児整形外科委員会骨系統疾患和訳作業ワーキンググループ : 2010年版骨系統疾患国際分類の和訳. 日整会誌 **87** : 587-623, 2013
3) Superti-Furga A et al : Nosology and classification of genetic skeletal disorders : 2006 revision. Am J Med Genet A **143** : 1-18, 2006

（梶井　正，福嶋義光）

表3 骨系統疾患国際分類（2010）和訳（文献2より，日本整形外科学会の許諾を得て転載）

グループ/疾患名（原文）	グループ/疾患名（和訳）	遺伝形式
1. FGFR3 chondrodysplasia group	1. FGFR3 軟骨異形成症グループ	
Thanatophoric dysplasia type 1（TD1）	タナトフォリック骨異形成症1型（TD1）	AD
Thanatophoric dysplasia type 2（TD2）	タナトフォリック骨異形成症2型（TD2）	AD
Severe achondroplasia with developmental delay and acanthosis nigricans（SADDAN）	重症軟骨無形成症・発達遅滞・黒色表皮腫（SADDAN）	AD
Achondroplasia	軟骨無形成症	AD
Hypochondroplasia	軟骨低形成症	AD
Camptodactyly, tall stature and hearing loss syndrome（CATSHL）	屈指・高身長・難聴症候群（CATSHL）	AD
Hypochondroplasia-like dysplasia(s)	軟骨低形成症様異形成症	AD, SP

グループ39のFGFR3関連の表現型を示すLADD症候群同様，グループ33のFGFR3変異と関連する頭蓋骨癒合症候群も参照

2. Type 2 collagen group and similar disorders	2. 2型コラーゲングループおよび類似疾患	
Achondrogenesis type 2（ACG2; Langer-Saldino）	軟骨無発生症2型（ACG2: Langer-Saldino型）	AD
Platyspondylic dysplasia, Torrance type	扁平椎異形成症，Torrance型	AD
Hypochondrogenesis	軟骨低発生症	AD
Spondyloepiphyseal dysplasia congenita（SEDC）	先天性脊椎骨端異形成症（SEDC）	AD
Spondyloepimetaphyseal dysplasia（SEMD）Strudwick type	脊椎骨端骨幹端異形成症（SEMD）Strudwick型	AD
Kniest dysplasia	Kniest骨異形成症	AD
Spondyloperipheral dysplasia	脊椎末梢異形成症	AD
Mild SED with premature onset arthrosis	早発性関節症を伴う軽症脊椎骨端異形成症	AD
SED with metatarsal shortening（formerly Czech dysplasia）	中足骨短縮を伴う脊椎骨端異形成症（以前のCzech異形成症）	AD
Stickler syndrome type 1	Stickler症候群1型	AD
Stickler-like syndrome(s)	Stickler様症候群	

3. Type 11 collagen group	3. 11型コラーゲングループ	
Stickler syndrome type 2	Stickler症候群2型	AD
Marshall syndrome	Marshall症候群	AD
Fibrochondrogenesis	線維性軟骨発生症	AR
Otospondylomegaepiphyseal dysplasia（OSMED）, recessive type	耳脊椎巨大骨端異形成症（OSMED），劣性型	AR
Otospondylomegaepiphyseal dysplasia（OSMED）, dominant type（Weissenbacher-Zweymüller syndrome, Stickler syndrome type 3）	耳脊椎巨大骨端異形成症（OSMED），優性型（Weissenbacher-Zweymüller症候群，Stickler症候群3型）	AD

グループ2のStickler症候群1型も参照

4. Sulphation disorders group	4. 硫酸化障害グループ	
Achondrogenesis type 1B（ACG1B）	軟骨無発生症1B（ACG1B）	AR
Atelosteogenesis type 2（AO2）	骨発生不全症2型（AO2）	AR
Diastrophic dysplasia（DTD）	捻曲性骨異形成症（DTD）	AR

MIM番号	遺伝子座	遺伝子	タンパク	注釈
187600	4p16.3	FGFR3	FGFR3	以前のSan Diego型を含む
187601	4p16.3	FGFR3	FGFR3	
187600を参照	4p16.3	FGFR3	FGFR3	
100800	4p16.3	FGFR3	FGFR3	
146000	4p16.3	FGFR3	FGFR3	
187600	4p16.3	FGFR3	FGFR3	不活性化変異
				軟骨低形成症に類似するがFGFR3と非連鎖であり、おそらく異質性. 診断基準は不確定
200610	12q13.1	COL2A1	Type 2 collagen	
151210	12q13.1	COL2A1	Type 2 collagen	重症脊椎異形成症（グループ14）も参照
200610	12q13.1	COL2A1	Type 2 collagen	
183900	12q13.1	COL2A1	Type 2 collagen	
184250	12q13.1	COL2A1	Type 2 collagen	
156550	12q13.1	COL2A1	Type 2 collagen	
271700	12q13.1	COL2A1	Type 2 collagen	
	12q13.1	COL2A1	Type 2 collagen	p.R719Cとp.G474S変異にしばしば関係
609162	12q13.1	COL2A1	Type 2 collagen	R275C変異にしばしば関係
108300	12q13.1	COL2A1	Type 2 collagen	
				COL2A1, COL11A1, COL11A2のいずれにも非連鎖. 劣性型はCOL9A1も参照
604841	1p21	COL11A1	Type 11 collagen alpha-1 chain	
154780	1p21	COL11A1	Type 11 collagen alpha-1 chain	
228520	1p21	COL11A1	Type 11 collagen alpha-1 chain	
215150	6p21.3	COL11A2	Type 11 collagen alpha-2 chain	
215150	6p21.3	COL11A2	Type 11 collagen alpha-2 chain	
600972	5q32-33	DTDST	SLC26A2 sulfate transporter	以前はFraccaro型軟骨無発生症として知られていた
256050	5q32-33	DTDST	SLC26A2 sulfate transporter	de la Chapelle骨異形成症, McAlister骨異形成症, "新生児骨異形成症"を含む
222600	5q32-33	DTDST	SLC26A2 sulfate transporter	

グループ/疾患名（原文）	グループ/疾患名（和訳）	遺伝形式
MED, autosomal recessive type（rMED; EDM4）	多発性骨端異形成症，常染色体劣性型（rMED; EDM4）	AR
SEMD, PAPSS2 type	脊椎骨端骨幹端異形成症，PAPSS2 型	AR
Chondrodysplasia with congenital joint dislocations, CHST3 type（recessive Larsen syndrome）	先天性関節脱臼を伴う軟骨異形成症，CHST3 型（劣性 Larsen 症候群）	AR
Ehlers-Danlos syndrome, CHST14 type（"musculo-skeletal variant"）	Ehlers-Danlos 症候群，CHST14 型（"筋骨格型"）	AR

グループ 7 およびグループ 21 の多発性脱臼を伴う他の疾患も参照

5. Perlecan group / 5. Perlecan グループ

Dyssegmental dysplasia, Silverman-Handmaker type	分節異常骨異形成症，Silverman-Handmaker 型	AR
Dyssegmental dysplasia, Rolland-Desbuquois type	分節異常骨異形成症，Rolland-Desbuquois 型	AR
Schwartz-Jampel syndrome（myotonic chondrodystrophy）	Schwarts-Jampel 症候群（筋ミオトニー軟骨栄養症）	AR

6. Aggrecan group / 6. Aggrecan グループ

SED, Kimberley type	脊椎骨端異形成症，Kimberley 型	AD
SEMD, Aggrecan type	脊椎骨端骨幹端異形成症，Aggrecan 型	AR
Familial osteochondritis dissecans	家族性離断性骨軟骨炎	AD

7. Filamin group and related disorders / 7. Filamin グループと関連疾患

Frontometaphyseal dysplasia	前頭骨幹端異形成症	XLD
Osteodysplasty Melnick-Needles	異形成骨症 Melnick-Needles 型	XLD
Otopalatodigital syndrome type 1（OPD1）	耳口蓋指症候群 1 型（OPD1）	XLD
Otopalatodigital syndrome type 2（OPD2）	耳口蓋指症候群 2 型（OPD2）	XLD
Terminal osseous dysplasia with pigmentary defects（TODPD）	色素異常を伴う末端骨異形成症（TODPD）	XLD
Atelosteogenesis type 1（AO1）	骨発生不全症 1 型（AO1）	AD
Atelosteogenesis type 3（AO3）	骨発生不全症 3 型（AO3）	AD
Larsen syndrome（dominant）	Larsen 症候群（優性）	AD
Spondylo-carpal-tarsal dysplasia	脊椎・手根骨・足根骨異形成症	AR
Spondylo-carpal-tarsal dysplasia	脊椎・手根骨・足根骨異形成症	AR
Franck—ter Haar syndrome	Franck—ter Haar 症候群	AR
Serpentine fibula-polycystic kidney syndrome	蛇行腓骨・多嚢胞腎症候群	AD?

グループ 4 の劣性型 Larsen 症候群とグループ 20 の多発性脱臼の疾患も参照

8. TRPV4 group / 8. TRPV4 グループ

Metatropic dysplasia	変容性骨異形成症	AD
Spondyloepimetaphyseal dysplasia, Maroteaux type（Pseudo-Morquio syndrome type 2）	脊椎骨端骨幹端異形成症，Maroteaux 型（偽性 Morquio 症候群 2 型）	AD
Spondylometaphyseal dysplasia, Kozlowski type	脊椎骨幹端異形成症，Kozlowski 型	AD
Brachyolmia, autosomal dominant type	短体幹症，常染色体優性型	AD
Familial digital arthropathy with brachydactyly	短指を伴う家族性指関節症	AD

MIM番号	遺伝子座	遺伝子	タンパク	注釈
226900	5q32-33	DTDST	SLC26A2 sulfate transporter	多発性骨端異形成症および偽性軟骨無形成症グループ（グループ10）も参照
603005	10q23-q24	PAPSS2	PAPS-Synthetase 2	以前の"Pakistan型"．脊椎骨端骨幹端異形成症グループ（グループ13）も参照
608637	10q22.1	CHST3	Carbohydrate sulfotransferase 3; chondroitin 6-sulfotransferase	劣性型Larsen症候群，上腕-脊椎異骨症，脊椎骨端異形成症Oman型を含む
601776	15q14	CHST14	Carbohydrate sulfotransferase 14; dermatan 4-sulfotransferase	内転母指-内反足症候群を含む
224410	1q36-34	PLC（HSPG2）	Perlecan	
224400	1q36-34	PLC（HSPG2）	Perlecan	
255800	1q36-34	PLC（HSPG2）	Perlecan	軽症型および重症型．以前のBurton骨異形成症を含む
608361	15q26	AGC1	Aggrecan	
612813	15q26	AGC1	Aggrecan	
165800	15q26	AGC1	Aggrecan	
305620	Xq28	FLNA	Filamin A	明らかにFLNA変異を欠く例がある
309350	Xq28	FLNA	Filamin A	
311300	Xq28	FLNA	Filamin A	
304120	Xq28	FLNA	Filamin A	
300244	Xq28	FLNA	Filamin A	
108720	3p14.3	FLNB	Filamin B	ブーメラン骨異形成症，Piepkorn骨異形成症，脊椎上腕大腿骨（巨細胞）異形成症を含む
108721	3p14.3	FLNB	Filamin B	
150250	3p14.3	FLNB	Filamin B	
272460	3p14.3	FLNB	Filamin B	
272460				FLNBと非連鎖
249420	5q35.1	SH3PXD2B	TKS4	
600330				
156530	12q24.1	TRPV4	Transient receptor potential cation channel, subfamily V, member 4	致死型および非致死型を含む
184095	12q24.1	TRPV4	Transient receptor potential cation channel, subfamily V, member 4	
184252	12q24.1	TRPV4	Transient receptor potential cation channel, subfamily V, member 4	
113500	12q24.1	TRPV4	Transient receptor potential cation channel, subfamily V, member 4	
606835	12q24.1	TRPV4	Transient receptor potential cation channel, subfamily V, member 4	

グループ/疾患名（原文）	グループ/疾患名（和訳）	遺伝形式
9. Short-ribs dysplasias (with or without polydactyly) group	9. 短肋骨異形成症（多指症を伴う/伴わない）グループ	
Chondroectodermal dysplasia (Ellis-van Creveld)	軟骨外胚葉性異形成症 (Ellis-van Creveld)	AR
Short ribs—polydactyly syndrome (SRPS) type 1/3 (Saldino-Noonan/Verma-Naumoff)	短肋骨多指症候群 (SRPS) 1/3型 (Saldino-Noonan/Verma-Naumoff)	AR
SRPS type 1/3 (Saldino-Noonan/Verma-Naumoff)	短肋骨多指症候群 1/3型 (Saldino-Noonan/Verma-Naumoff)	AR
SRPS type 1/3 (Saldino-Noonan/Verma-Naumoff)	短肋骨多指症候群 1/3型 (Saldino-Noonan/Verma-Naumoff)	AR
SRPS type 2 (Majewski)	短肋骨多指症候群 2型 (Majewski)	AR
SRPS type 4 (Beemer)	短肋骨多指症候群 4型 (Beemer)	AR
Oral-facial-digital syndrome type 4 (Mohr-Majewski)	口・顔面・指症候群 4型 (Mohr-Majewski)	AR
Asphyxiating thoracic dysplasia (ATD; Jeune)	呼吸不全性胸郭異形成症 (ATD; Jeune)	AR
Asphyxiating thoracic dysplasia (ATD; Jeune)	呼吸不全性胸郭異形成症 (ATD; Jeune)	AR
Asphyxiating thoracic dysplasia (ATD; Jeune)	呼吸不全性胸郭異形成症 (ATD; Jeune)	AR
Thoracolaryngopelvic dysplasia (Barnes)	胸郭咽頭骨盤異形成症 (Barnes)	AD

14番染色体父性片親性ダイソミーおよび脳・肋骨・下顎症候群も参照

グループ/疾患名（原文）	グループ/疾患名（和訳）	遺伝形式
10. Multiple epiphyseal dysplasia and pseudoachondroplasia group	10. 多発性骨端異形成症および偽性軟骨無形成症グループ	
Pseudoachondroplasia (PSACH)	偽性軟骨無形成症 (PSACH)	AD
Multiple epiphyseal dysplasia (MED) type 1 (EDM1)	多発性骨端異形成症 (MED) 1型 (EDM1)	AD
Multiple epiphyseal dysplasia (MED) type 2 (EDM2)	多発性骨端異形成症 (MED) 2型 (EDM2)	AD
Multiple epiphyseal dysplasia (MED) type 3 (EDM3)	多発性骨端異形成症 (MED) 3型 (EDM3)	AD
Multiple epiphyseal dysplasia (MED) type 5 (EDM5)	多発性骨端異形成症 (MED) 5型 (EDM5)	AD
Multiple epiphyseal dysplasia (MED) type 6 (EDM6)	多発性骨端異形成症 (MED) 6型 (EDM6)	AD
Multiple epiphyseal dysplasia (MED), other types	多発性骨端異形成症 (MED), 他の型	
Stickler syndrome recessive type	Stickler 症候群, 劣性型	AR
Familial hip dysplasia (Beukes)	家族性臼蓋形成不全症 (Beukes)	AD
Multiple epiphyseal dysplasia with microcephaly and nystagmus (Lowry-Wood)	小頭症と眼振を伴う多発性骨端異形成症 (Lowry-Wood)	AR

遠位肢異形成症グループ（グループ15）のASPEDと同様，硫酸化障害（グループ4）の多発性骨端異形成症，常染色体劣性型（rMED, EDM4），Aggrecanグループ（グループ6）の家族性離断性骨軟骨炎も参照

グループ/疾患名（原文）	グループ/疾患名（和訳）	遺伝形式
11. Metaphyseal dysplasias	11. 骨幹端異形成症	
Metaphyseal dysplasia, Schmid type (MCS)	骨幹端異形成症, Schmid型 (MCS)	AD
Cartilage-hair hypoplasia (CHH; metaphyseal dysplasia, McKusick type)	軟骨・毛髪低形成症 (CHH; 骨幹端異形成症, McKusick型)	AR
Metaphyseal dysplasia, Jansen type	骨幹端異形成症, Jansen型	AD

MIM番号	遺伝子座	遺伝子	タンパク	注釈
225500	4p16	EVC1	EvC gene 1	
	4p16	EVC2	EvC gene 2	
263510	11q22.3	DYNC2H1	Dynein, cytoplasmic 2, heavy chain 1	
263510	3q25.33	IFT80	Intraflagellar transport 80 (homolog of)	
263510				DYNC2H1, IFT80 のどちらとも非連鎖
263520				
269860				
258860				
208500	3q25.33	IFT80	intraflagellar transport 80 (homolog of)	
208500	11q22.3	DYNC2H1	Dynein, cytoplasmic 2, heavy chain 1	
208500				DYNC2H1, IFT80 のどちらとも非連鎖
187760				
177170	19p12-13.1	COMP	COMP	
132400	19p13.1	COMP	COMP	
600204	1p32.2-33	COL9A2	Collagen 9 alpha-2 chain	
600969	20q13.3	COL9A3	Collagen 9 alpha-3 chain	
607078	2p23-24	MATN3	Matrilin 3	
120210	6q13	COL9A1	Collagen 9 alpha-1 chain	
				いくつかの多発性骨端異形成症様症例は既知の遺伝子に非連鎖
120210	6q13	COL9A1	Collagen 9 alpha-1 chain	
142669	4q35			
226960				
156500	6q21-22.3	COL10A1	Collagen 10 alpha-1 chain	
250250	9p13	RMRP	RNA component of RNAse H	成長抑制性異形成症を含む
156400	3p22-21.1	PTHR1	PTH/PTHrP receptor 1	活性化変異―Blomstrand 骨異形成症（グループ22）も参照

グループ/疾患名（原文）	グループ/疾患名（和訳）	遺伝形式
Eiken dysplasia	Eiken 異形成症	AR
Metaphyseal dysplasia with pancreatic insufficiency and cyclic neutropenia (Shwachman-Bodian-Diamond syndrome, SBDS)	膵不全，周期性好中球減少を伴う骨幹端異形成症（Shwachman-Bodian-Diamond 症候群，SBDS）	AR
Metaphyseal anadysplasia type 1	回復性骨幹端異形成症 1 型	AD, AR
Metaphyseal anadysplasia type 2	回復性骨幹端異形成症 2 型	AR
Metaphyseal anadysplasia, type	骨幹端異形成症，Spahr 型	AR
Metaphyseal acroscyphodysplasia (various types)	骨幹端先端杯状異形成症（種々の型）	AR
Genochondromatosis (type 1/type 2)	遺伝性軟骨腫症（1 型 /2 型）	AD/SP
Metaphyseal chondromatosis with D-2-hydroxyglutaric aciduria	D-2 水酸化グルタール酸尿症を伴う骨幹端軟骨腫症	AR/SP

12. Spondylometaphyseal dysplasias (SMD) / 12. 脊椎骨幹端異形成症（SMD）

グループ/疾患名（原文）	グループ/疾患名（和訳）	遺伝形式
Spondyloenchondrodysplasia (SPENCD)	脊椎内軟骨異形成症（SPENCD）	AR
Odontochondrodysplasia (ODCD)	歯軟骨異形成症（ODCD）	AR
Spondylometaphyseal dysplasia, Sutcliffe type or corner fractures type	脊椎骨幹端異形成症，Sutcliffe 型/corner fracture 型	AD
SMD with severe genu valgum	高度外反膝を伴う脊椎骨幹端異形成症	AD
SMD with cone-rod dystrophy	錐体・杆体ジストロフィーを伴う脊椎骨幹端異形成症	AR
SMD with retinal degeneration, axial type	網膜変性を伴う脊椎骨幹端異形成症，体幹型	AR
Dysspondyloenchondromatosis	異脊椎内軟骨腫症	SP
Cheiro-spondyloenchondromatosis	手・脊椎内軟骨腫症	SP

脊椎骨幹端異形成症 Sedaghatian 型（グループ 14）と同様，脊椎骨幹端異形成症 Kozlowski 型（グループ 8，TRPV4）も参照：脊椎骨幹端異形成症 variant は多くの報告あり

13. Spondylo-epi-(meta)-physeal dysplasias (SE(M)D) / 13. 脊椎・骨端（・骨幹端）異形成症（SE(M)D）

グループ/疾患名（原文）	グループ/疾患名（和訳）	遺伝形式
Dyggve-Melchior-Clausen dysplasia (DMC)	Dyggve-Melchior-Clausen 骨異形成症（DMC）	AR
Immuno-osseous dysplasia (Schimke)	免疫不全性骨異形成症（Schimke）	AR
SED, Wolcott-Rallison type	脊椎骨端異形成症，Wolcott-Rallison 型	AR
SEMD, Matrilin type	脊椎骨端骨幹端異形成症，Matrilin 型	AR
SEMD, short limb—abnormal calcification type	脊椎骨端骨幹端異形成症，短肢・異常石灰化型	AR
SED tarda, X-linked (SED-XL)	遅発性脊椎骨端異形成症，X 連鎖（SED-XL）	XLR
Spondylo-megaepiphyseal-metaphyseal dysplasia (SMMD)	脊椎・巨大骨端・骨幹端異形成症（SMMD）	AR
Spondylodysplastic Ehlers-Danlos syndrome	脊椎異形成 Ehlers-Danlos 症候群	AR
SPONASTRIME dysplasia	SPONASTRIME 骨異形成症	AR
SEMD with joint laxity (SEMD-JL) leptodactylic or Hall type	関節弛緩を伴う脊椎骨端骨幹端異形成症（SEMD-JL）細指型/Hall 型	AD
SEMD with joint laxity (SEMD-JL) Beighton type	関節弛緩を伴う脊椎骨端骨幹端異形成症（SEMD-JL）Beighton 型	AR
Platyspondyly (brachyolmia) with amelogenesis imperfecta	エナメル質形成不全を伴う扁平椎（短体幹症）	AR

MIM番号	遺伝子座	遺伝子	タンパク	注釈
600002	3p22-21.1	PTHR1	PTH/PTHrP receptor 1	活性化変異―Blomstrand 骨異形成症（グループ22）も参照
260400	7q11	SBDS	SBDS protein	
309645	11q22.2	MMP13	Matrix metalloproteinase 13	脊椎骨端骨幹端異形成症 Missouri 型を含む．優性と劣性変異の記述あり
	20q13.12	MMP9	Matrix metalloproteinase 9	
250400				
250215				
137360				
271550を参照				
271550	19p13.2	ACP5	Tartrate-resistant acid phosphatase（TRAP）	自己免疫を伴う免疫不全と脊椎骨幹端異形成症（MIM 607944）を含む
184260				
184255				
184253				脊椎骨端骨幹端異形成症 Schmidt 型と脊椎骨端骨幹端異形成症 Algeria 型を含む
608940				
602271				
				グループ29も参照
223800	18q12-21.1	DYM	Dymeclin	Smith-McCort 骨異形成症を含む
242900	2q34-36	SMARCAL1	SWI/SNF-related regulator of chromatin subfamily A-like protein 1	
226980	2p12	EIF2AK3	Translation initiation factor 2-alpha kinase-3	
608728	2p23-p24	MATN3	Matrilin 3	グループ10の matrillin 関連多発性骨端異形成症も参照
271665	1q23	DDR2	Discoidin domain receptor family, member 2	グループ21の点状石灰化を伴う他の疾患も参照
313400	Xp22	SEDL	Sedlin	
613330	4p16.1	NKX3-2	NK3 Homeobox 2	
612350	11p11.2	SLC39A13	Zinc transporter ZIP 13	
271510				
603546				
271640				
601216				

グループ/疾患名（原文）	グループ/疾患名（和訳）	遺伝形式
Late onset SED, autosomal recessive type	遅発性脊椎骨端異形成症，常染色体劣性型	AR
Brachyolmia, Hobaek and Toledo types	短体幹症，Hobaek 型・Toledo 型	AR

進行性偽性リウマチ様骨異形成症（進行性関節症を伴う脊椎骨端異形成症）（グループ31）と同様，短体幹症（グループ8），成熟遅延骨異形成症（グループ14），SMDs（グループ12），グループ27のムコ多糖症4型（Morquio 症候群）および他の疾患も参照

14. Severe spondylodysplastic dysplasias　14. 重症脊椎異形成症

Achondrogenesis type 1A（ACG1A）	軟骨無発生症1A型（ACG1A）	AR
Schneckenbecken dysplasia	蝸牛様骨盤異形成症	AR
Spondylometaphyseal dysplasia, Sedaghatian type	脊椎骨幹端異形成症，Sedaghatian 型	AR
Severe spondylometaphyseal dysplasia (SMD Sedaghatian-like)	重症脊椎骨幹端異形成症（脊椎骨幹端異形成症 Sedaghatian 様）	AR
Opsismodysplasia	成熟遅延骨異形成症	AR

タナトフォリック骨異形成症1型・2型（グループ1），軟骨無発生症2型とTorrance 骨異形成症（グループ2），線維性軟骨発生症（グループ3），軟骨無発生症1B型（ACG1B，グループ4），変容性異形成症（グループ8）も参照

15. Acromelic dysplasias　15. 遠位肢異形成症

Trichorhinophalangeal dysplasia types 1/3	毛髪鼻指節異形成症1型/3型	AD
Trichorhinophalangeal dysplasia type 2 (Langer-Giedion)	毛髪鼻指節異形成症2型（Langer-Giedion）	AD
Acrocapitofemoral dysplasia	先端大腿骨頭異形成症	AR
Cranioectodermal dysplasia (Levin-Sensenbrenner) type 1	頭蓋外胚葉異形成症（Levin-Sensenbrenner）1型	AR
Cranioectodermal dysplasia (Levin-Sensenbrenner) type 2	頭蓋外胚葉異形成症（Levin-Sensenbrenner）2型	AR
Geleophysic dysplasia	幸福顔貌骨異形成症	AR
Geleophysic dysplasia, other types	幸福顔貌骨異形成症，その他の型	AR
Acromicric dysplasia	先端短肢異形成症	AD
Acrodysostosis	先端異骨症	AD
Angel-shaped phalango-epiphyseal dysplasia (ASPED)	天使形指節骨・骨端異形成症（ASPED）	AD
Saldino-Mainzer dysplasia	Saldino-Mainzer 骨異形成症	AR

短肋骨異形成症グループも参照

16. Acromesomelic dysplasias　16. 遠位中間肢異形成症

Acromesomelic dysplasia type Maroteaux (AMDM)	遠位中間肢異形成症 Maroteaux 型（AMDM）	AR
Grebe dysplasia	Grebe 骨異形成症	AR
Fibular hypoplasia and complex brachydactyly (Du Pan)	腓骨低形成複雑短指症（Du Pan）	AR

MIM番号	遺伝子座	遺伝子	タンパク	注釈
609223				
271530, 271630				Hobaek型・Toledo型短体幹症と劣性型遅発性脊椎骨端異形成症との間の疾病分類上の関係は不明確で，現状では明確な区別の基準はない
200600	14q32.12	TRIP11	Golgi-microtubule-associated protein, 210-KD; GMAP210	
269250	1p31.3	SLC35D1	solute carrier family 35 member D1; UDP-glucuronic acid/UDP-N-acetylgalactosamine dual transporter	
250220				
	7q11	SBDS	SBDS gene, function still unclear	
258480				
190350	8q24	TRPS1	Zinc finger transcription factor	
150230	8q24	TRPS1 and EXT 1	Zinc finger transcription factor and Exostosin 1	小欠失症候群；グループ29の多発性軟骨性外骨腫症も参照
607778	2q33-q35	IHH	Indian hedgehog	
218330	3q21	IFT122	Intraflagellar transport 122 (Chlamydomonas, homolog of)	
613610	2p24.1	WDR35	WD repeat-containing protein 35	
231050	9q34.2	ADAMTSL2	ADAMTS-like protein 2	
102370				ADAMTSL2と非連鎖 以前Fantasy Island骨異形成症あるいはTattoo骨異形成症として知られていた先端咽頭骨異形成症を含む
101800				
105835				短指症C型と関連または対立遺伝子
266920				
602875	9p13-12	NPR2	Natriuretic peptide receptor 2	
200700	20q11.2	GDF5	Growth and Differentiation Factor 5	遠位中間肢異形成症Hunter-Thompson型を含む．短指症（グループ37）も参照
228900	20q11.2	GDF5	Growth and Differentiation Factor 5	短指症（グループ37）も参照

グループ/疾患名（原文）	グループ/疾患名（和訳）	遺伝形式
Acromesomelic dysplasia with genital anomalies	性器異常を伴う遠位中間肢異形成症	AR
Acromesomelic dysplasia, Osebold-Remondini type	遠位中間肢異形成症，Osebold-Remondini 型	AD
17. Mesomelic and rhizo-mesomelic dysplasias	**17. 中間肢・近位肢中間肢異形成症**	
Dyschondrosteosis（Leri-Weill）	異軟骨骨症（Leri-Weill）	Pseudo-AD
Langer type（homozygous dyschondrosteosis）	Langer 型（ホモ接合性異軟骨骨症）	Pseudo-AR
Omodysplasia	肩骨異形成症	AR
Robinow syndrome, recessive type	Robinow 症候群，劣性型	AR
Robinow syndrome, dominant type	Robinow 症候群，優性型	AD
Mesomelic dysplasia, Korean type	中間肢異形成症，Korea 型	AD
Mesomelic dysplasia, Kantaputra type	中間肢異形成症，Kantaputra 型	AD
Mesomelic dysplasia, Nievergelt type	中間肢異形成症，Nievergelt 型	AD
Mesomelic dysplasia, Kozlowski-Reardon type	中間肢異形成症，Kozlowski-Reardon 型	AR
Mesomelic dysplasia with acral synostoses（Verloes-David-Pfeiffer type）	先端癒合症を伴う中間肢異形成症（Verloes-David-Pfeiffer 型）	AD
Mesomelic dysplasia, Savarirayan type（Triangular Tibia-Fibular Aplasia）	中間肢異形成症，Savarirayan 型（三角形脛骨・腓骨無形成）	SP
18. Bent bones dysplasias	**18. 弯曲骨異形成症**	
Campomelic dysplasia（CD）	屈曲肢異形成症（CD）	AD
Stüve-Wiedemann dysplasia	Stüve-Wiedemann 骨異形成症	AR
Kyphomelic dysplasia, several forms	後弯肢異形成症，各型	

生下時の骨弯曲は，以下を含む多様な疾患でみられる：骨形成不全症，Antley-Bixler 症候群，軟骨・毛髪低形成症，Cumming 症候群，低フォスファターゼ症，分節異常骨異形成症，タナトフォリック骨異形成症，呼吸不全性胸郭異形成症，など

19. Slender bone dysplasia group	**19. 狭細骨異形成症グループ**	
3-M syndrome（3M1）	3M 症候群（3M1）	AR
3-M syndrome（3M2）	3M 症候群（3M2）	AR
Kenny-Caffey dysplasia type 1	Kenny-Caffey 骨異形成症 1 型	AR
Kenny-Caffey dysplasia type 2	Kenny-Caffey 骨異形成症 2 型	AD
Microcephalic osteodysplastic primordial dwarfism type 1/3（MOPD1）	小頭型骨異形成性原発小人症 1 型/3 型（MOPD1）	AR
Microcephalic osteodysplastic primordial dwarfism type 2（MOPD2; Majewski type）	小頭型骨異形成性原発小人症 2 型（MOPD2; Majewski 型）	AR
IMAGE syndrome（intrauterine growth retardation, metaphyseal dysplasia, adrenal hypoplasia, and genital anomalies）	IMAGE 症候群（子宮内発育遅延，骨幹端異形成，副腎低形成，性器異常）	XL/AD
Osteocraniostenosis	骨頭蓋狭窄症	SP
Hallermann-Streiff syndrome	Hallermann-Streiff 症候群	AR

脳・関節・指異形成症を参照

MIM番号	遺伝子座	遺伝子	タンパク	注釈
609441	4q23-24	BMPR1B	Bone morphogenetic protein receptor 1B	
112910				
127300	Xpter-p22.32	SHOX	Short stature—homeobox gene	Reinhardt-Pfeiffer 骨異形成症（MIM 191400）を含む
249700	Xpter-p22.32	SHOX	Short stature—homeobox gene	
258315	13q31-q32	GPC6	Glypican 6	「優性型肩骨異形成症」（OMIM 164745）の存在はまだ確認されていない
268310	9q22	ROR2	Receptor tyrosine kinase-like orphan receptor 2	以前の COVESDEM（中間肢短縮を伴う肋骨・脊椎分節異常）を含む．短指症 B 型も参照
180700				
	2q24-32		Duplication in HOXD gene cluster	
156232	2q24-32		Duplications in HOXD gene cluster	
163400				
249710				
600383	8q13	SULF1 and SLCO5A1	Heparan sulfate 6-O-endosulfatase 1 and solute carrier organic anion transporter family member 5A1	2つの隣接遺伝子を含む小欠失症候群
605274				Nievergelt 型骨異形成症と関連がある可能性．意義不明の 2q11.2 小欠失を伴う 1 報告例あり
114290	17q24.3-25.1	SOX9	SRY-box 9	軽症型屈曲肢異形成症（MIM 602196）と同様，acampomelic campomelic dysplasia（ACD）を含む
601559	5p13.1	LIFR	Leukemia Inhibitory Factor Receptor	以前の新生児 Schwartz-Jampel 症候群または Schwartz-Jampel 症候群2型と呼ばれていた疾患を含む
211350				おそらく異質性あり
273750	6p21.1	CUL7	Cullin 7	高脊椎異形成症と Yakut 低身長症候群を含む
612921	2q35	OBSL1	Obscurin-like 1	
244460	1q42-q43	TBCE	Tubulin-specific chaperone E	
127000				
210710	2q			Taybi-Linder 頭骨格異形成症を含む
210720	21q	PCNT2	Pericentrin 2	
300290				異質性がある可能性
602361				同胞発生例の報告あり，遺伝形式不明
234100				1例のみで GJA1 変異の報告

グループ/疾患名（原文）	グループ/疾患名（和訳）	遺伝形式
20. Dysplasias with multiple joint dislocations	**20. 多発性脱臼を伴う骨異形成症**	
Desbuquois dysplasia (with accessory ossification centre in digit 2)	Desbuquois 骨異形成症（第2指に余剰骨化中心を伴う）	AR
Desbuquois dysplasia with short metacarpals and elongated phalanges (Kim type)	中手骨短縮と指節骨延長を伴う Desbuquois 骨異形成症（Kim 型）	AR
Desbuquois dysplasia (other variants with or without accessory ossification centre)	Desbuquois 骨異形成症（余剰骨化中心を伴う/伴わない他の変異型）	AR
Pseudodiastrophic dysplasia	偽性捻曲性骨異形成症	AR

先天性脱臼を伴う軟骨異形成症，CHST3 型（グループ4），骨発生不全症3型と Larsen 症候群（グループ7），関節弛緩を伴う脊椎骨端骨幹端異形成症（グループ13）も参照

グループ/疾患名（原文）	グループ/疾患名（和訳）	遺伝形式
21. Chondrodysplasia punctata (CDP) group	**21. 点状軟骨異形成症（CDP）グループ**	
CDP, X-linked dominant, Conradi-Hünermann type (CDPX2)	点状軟骨異形成症，X 染色体優性，Conradi-Hünermann 型（CDPX2）	XLD
CDP, X-linked recessive, brachytelephalangic type (CDPX1)	点状軟骨異形成症，X 連鎖性劣性，末節骨短縮型（CDPX1）	XLR
CHILD (congenital hemidysplasia, ichthyosis, limb defects)	CHILD 症候群（先天性片側異形成，魚鱗癬，四肢欠損）	XLD
CHILD (congenital hemidysplasia, ichthyosis, limb defects)	CHILD 症候群（先天性片側異形成，魚鱗癬，四肢欠損）	XLD
Greenberg dysplasia	Greenberg 骨異形成症	AR
Rhizomelic CDP type 1	近位肢型点状軟骨異形成症 1 型	AR
Rhizomelic CDP type 2	近位肢型点状軟骨異形成症 2 型	AR
Rhizomelic CDP type 3	近位肢型点状軟骨異形成症 3 型	AR
CDP tibial-metacarpal type	点状軟骨異形成症　脛骨・中手骨型	AD/AR
Astley-Kendall dysplasia	Astley-Kendall 骨異形成症	AR?

点状石灰化は Zellweger，Smith-Lemli-Opitz，その他いくつかの症候群で生じることに注意．グループ13 の脊椎骨端骨幹端異形成症，短肢・異常石灰化型と同様，デスモステロール症を参照

グループ/疾患名（原文）	グループ/疾患名（和訳）	遺伝形式
22. Neonatal osteosclerotic dysplasias	**22. 新生児骨硬化性異形成症**	
Blomstrand dysplasia	Blomstrand 骨異形成症	AR
Desmosterolosis	デスモステロール症	AR
Caffey disease (including infantile and attenuated forms)	Caffey 病（乳児型・寛解型を含む）	AD
Caffey disease (severe variants with prenatal onset)	Caffey 病（出生前発症の重症型）	AR
Raine dysplasia (lethal and non-lethal forms)	Raine 骨異形成症（致死型・非致死型）	AR

グループ21 の Astley-Kendall 骨異形成症と点状軟骨異形成症も参照

グループ/疾患名（原文）	グループ/疾患名（和訳）	遺伝形式
23. Increased bone density group (without modification of bone shape)	**23. 骨変形を伴わない骨硬化性疾患グループ**	
Osteopetrosis, severe neonatal or infantile forms (OPTB1)	大理石骨病，重症新生児型/乳児型（OPTB1）	AR
Osteopetrosis, severe neonatal or infantile forms (OPTB4)	大理石骨病，重症新生児型/乳児型（OPTB4）	AR

MIM 番号	遺伝子座	遺伝子	タンパク	注釈
251450	17q25.3	CANT1		
251450	17q25.3	CANT1		
				おそらく遺伝的異質性あり
264180				
302960	Xp11	EBP	Emopamil-binding protein	
302950	Xp22.3	ARSE	Arylsulfatase E	
308050	Xp11	NSDHL	NAD(P)H steroid dehydrogenase-like protein	
308050	Xq28	EBP	Emopamil-binding protein	
215140	1q42.1	LBR	Lamin B receptor, 3-beta-hydroxysterol delta(14)-reductase	胎児水腫・異所性石灰化・虫食い像骨異形成症（HEM）およびまだら状骨幹異形成症を含む
215100	6q22-24	PEX7	Peroxisomal PTS2 receptor	
222765	1q42	DHPAT	Dihydroxyacetonephosphate acyltransferase（DHAPAT）	
600121	2q31	AGPS	Alkylglycerone-phosphate synthase（AGPS）	
118651				疾病分類が不確実
				骨形成不全症やGreenberg骨異形成症との関係が不明確
215045	3p22-21.1	PTHR1	PTH/PTHrP receptor 1	劣性の不活性化変異で生じる；Eiken骨異形成症とJansen骨異形成症を参照
602398	1p33-31.1	DHCR24	3-beta-hydroxysterol delta-24-reductase	他のステロール代謝に関連する疾患を参照
114000	17q21-22	COL1A1	Collagen 1, alpha-1 chain	1型コラーゲン遺伝子に関連する骨形成不全症（グループ25）を参照
114000				
259775	7p22	FAM20C		致死型と非致死型を含む
259700	11q13	TCIRG1	Subunit of ATPase proton pump	
611490	16p13	CLCN7	Chloride channel 7	

グループ/疾患名（原文）	グループ/疾患名（和訳）	遺伝形式
Osteopetrosis, infantile form, with nervous system involvement（OPTB5）	大理石骨病，乳児型，神経系の罹患を伴う（OPTB5）	AR
Osteopetrosis, intermediate form, osteoclast-poor（OPTB2）	大理石骨病，中間型，破骨細胞減少型（OPTB2）	AR
Osteopetrosis, infantile form, osteoclast-poor with immunoglobulin deficiency（OPTB7）	大理石骨病，乳児型，免疫グロブリン欠乏を伴う破骨細胞減少型（OPTB7）	AR
Osteopetrosis, intermediate form（OPTB6）	大理石骨病，中間型（OPTB6）	AR
Osteopetrosis, intermediate form（OPTA2）	大理石骨病，中間型（OPTA2）	AR
Osteopetrosis with renal tubular acidosis（OPTB3）	腎細管性アシドーシスを伴う大理石骨病（OPTB3）	AR
Osteopetrosis, late-onset form type 1（OPTA1）	大理石骨病，遅発型1型（OPTA1）	AD
Osteopetrosis, late-onset form type 2（OPTA2）	大理石骨病，遅発型2型（OPTA2）	AD
Osteopetrosis with ectodermal dysplasia and immune defect（OLEDAID）	外胚葉異形成と免疫不全を伴う大理石骨病（OLEDAID）	XL
Osteopetrosis, moderate form with defective leucocyte adhesion（LAD3）	大理石骨病，白血球接着不全を伴う中等症型（LAD3）	AR
Osteopetrosis, moderate form with defective leucocyte adhesion	大理石骨病，白血球接着不全を伴う中等症型	AR
Pyknodysostosis	濃化異骨症	AR
Osteopoikilosis	骨斑紋症	AD
Melorheostosis with osteopoikilosis	骨斑紋症を伴う流蝋骨症	AD
Osteopathia striata with cranial sclerosis	頭蓋骨硬化を伴う骨線状症（OSCS）	XLD
Melorheostosis	流蝋骨症（メロレオストーシス）	SP
Dysosteosclerosis	異骨性骨硬化症	AR
Osteomesopyknosis	骨中間濃化症	AD
Osteopetrosis with infantile neuroaxonal dysplasia	乳児神経軸索異形成症を伴う大理石骨病	AR?

24. Increased bone density group with metaphyseal and/or diaphyseal involvement
24. 骨幹端・骨幹罹患を伴う骨硬化性疾患グループ

グループ/疾患名（原文）	グループ/疾患名（和訳）	遺伝形式
Craniometaphyseal dysplasia, autosomal dominant type	頭蓋骨幹端異形成症，常染色体優性型	AD
Diaphyseal dysplasia Camurati-Engelmann	骨幹異形成症 Camurati-Engelmann 病	AD
Hematodiaphyseal dysplasia Ghosal	血液骨幹異形成症 Ghosal	AR
Hypertrophic osteoarthropathy	過形成型骨関節症	AR
Pachydermoperiostosis（hypertrophic osteoarthropathy, primary, autosomal）	皮膚骨膜肥厚症（過形成型骨関節症，一次性，常染色体優性）	AD
Oculodentoosseous dysplasia（ODOD） mild type	眼歯骨異形成症（ODOD）軽症型	AD
Oculodentoosseous dysplasia（ODOD） severe type	眼歯骨異形成症（ODOD）重症型	AR
Osteoectasia with hyperphosphatasia（juvenile Paget disease）	高フォスファターゼ症を伴う骨肥大症（若年性 Paget 病）	AR
Sclerosteosis	硬化性骨症	AR
Endosteal hyperostosis, van Buchem type	骨内膜性骨増殖症，van Buchem 型	AR
Trichodentoosseous dysplasia	毛髪歯骨異形成症	AD

MIM 番号	遺伝子座	遺伝子	タンパク	注釈
259720	6q21	OSTM1	Grey lethal/Osteopetrosis associated transmembrane protein	
259710	13q14.11	RANKL (TNFSF11)	Receptor activator of NF-kappa-B ligand（Tumor necrosis factor ligand superfamily, member 11）	
612302	18q21.33	RANK (TNFRSF11A)	Receptor activator of NF-kappa-B	骨溶解症グループ（グループ28）の家族性拡張性骨溶解症を参照
611497	17q21.3	PLEKHM1	Pleckstrin homology domain-containing protein, family M, member 1	
259710	16p13	CLCN7	Chloride channel pump	
259730	8q22	CA2	Carbonic anhydrase 2	
607634	11q13.4	LRP5	Low density lipoprotein receptor-related protein 5	Worth型骨硬化症（MIM 144750）を含む
166600	16p13	CLCN7	Chloride channel 7	
300301	Xq28	IKBKG (NEMO)	Inhibitor of kappa light polypeptide gene enhancer, kinase of	
612840	11q12	FERMT3 (KIND3)	Fermitin 3（Kindlin 3）	
612840	11q13	RASGRP2 (CalDAG-GEF1)	Ras guanyl nucleotide-releasing protein 2	
265800	1q21	CTSK	Cathepsin K	
155950	12q14	LEMD3	LEM domain-containing 3	Buschke-Ollendorff症候群（MIM 166700）を含む
155950	12q14	LEMD3	LEM domain-containing 3	混合型骨硬化性異形成症を含む
300373	Xq11.1	WTX	FAM123B	
				生殖細胞系列にLEMD3変異は今まで明らかにされていない
224300				骨硬化性骨幹端異形成症と関連がある可能性
166450				
600329				神経系の罹患を伴う大理石骨病と同じか（上を見よ）

123000	5p15.2-14.2	ANKH	Homolog of mouse ANK (ankylosis) gene	機能獲得変異
131300	19q13	TGFbeta1	Transforming growth factor beta 1	
231095	7q34	TBXAS1	Thromboxane A synthase 1	
259100	4q34-35	HPGD	15-alpha-hydroxyprostaglandin dehydrogenase	頭蓋・骨関節症と劣性の皮膚骨膜肥厚症を含む
167100				劣性型（MIM 259100, HPGD欠損）との関係は不明
164200	6q22-23	GJA1	Gap junction protein alpha-1	
257850				軽症型ODODのホモ接合の可能性
239000	8q24	OPG	Osteoprotegerin	
269500	17q12-21	SOST	Sclerostin	
239100	17q12-21	SOST	Sclerostin	SOSTの下流の52kb欠失に特異的
190320	17q21	DLX3	Distal-less homeobox 3	

グループ/疾患名（原文）	グループ/疾患名（和訳）	遺伝形式
Craniometaphyseal dysplasia, autosomal recessive type	頭蓋骨幹端異形成症，常染色体劣性型	AR
Diaphyseal medullary stenosis with bone malignancy	骨悪性腫瘍を伴う骨幹部骨髄腔狭窄症	AD
Craniodiaphyseal dysplasia	頭蓋骨幹異形成症	AD
Craniometadiaphyseal dysplasia, Wormian bone type	頭蓋骨幹端骨幹異形成症，Worm 骨型	AR
Endosteal sclerosis with cerebellar hypoplasia	小脳低形成を伴う骨内膜硬化症	AR
Lenz-Majewski hyperostotic dysplasia	Lenz-Majewski 骨増殖異形成症	SP
Metaphyseal dysplasia, Braun-Tinschert type	骨幹端異形成症，Braun-Tinschert 型	XL
Pyle disease	Pyle 病	AR

25. Osteogenesis Imperfecta and decreased bone density group
25. 骨形成不全症と骨密度低下を示すグループ

骨形成不全症の分類についての記述は本文を参照のこと

グループ/疾患名（原文）	グループ/疾患名（和訳）	遺伝形式
Osteogenesis imperfecta, non-deforming form (OI type 1)	骨形成不全症，非変形型（OI 1 型）	AD
Osteogenesis imperfecta, perinatal lethal form (OI type 2)	骨形成不全症，周産期致死型（OI 2 型）	AD, AR
Osteogenesis imperfecta, progressively deforming type (OI type 3)	骨形成不全症，変形進行型（OI 3 型）	AD, AR
Osteogenesis imperfecta, moderate form (OI type 4)	骨形成不全症，中等症型（OI 4 型）	AD, AR
Osteogenesis imperfecta, with calcification of the interosseous membranes and/or hypertrophic callus (OI type 5)	骨間膜石灰化・過形成仮骨を伴う骨形成不全症（OI 5 型）	AD
Osteogenesis imperfecta, other types	骨形成不全症，その他の型	
Bruck syndrome type 1 (BS1)	Bruck 症候群（BS1）	AR
Bruck syndrome type 2 (BS2)	Bruck 症候群（BS2）	AR
Osteoporosis-pseudoglioma syndrome	骨粗鬆症・偽神経膠腫症候群	AR
Calvarial doughnut lesions witht bone fragility	骨脆弱性を伴う頭蓋ドーナッツ様病変	AD
Idiopathic juvenile osteoporosis	特発性若年性骨粗鬆症	SP
Cole-Carpenter dysplasia (bone fragility with craniosynostosis)	Cole-Carpenter 骨異形成症（頭蓋骨癒合症を伴う骨脆弱性）	SP
Spondylo-ocular dysplasia	脊椎・眼異形成症	AR
Osteopenia with radiolucent lesions of the mandible	下顎骨 X 線透過性病変を伴う骨減少症	AD
Ehlers-Danlos syndrome, progeroid form	Ehlers-Danlos 症候群，早老型	AR
Geroderma osteodysplasticum	骨異形成性老人様皮膚症	AR
Cutis laxa, autosomal recessive form, type 2B (ARCL2B)	皮膚弛緩症，常染色体劣性型，2B 型（ARCL2B）	AR
Cutis laxa, autosomal recessive form, type 2A (ARCL2A) (Wrinkly skin syndrome)	皮膚弛緩症，常染色体劣性型，2A 型（ARCL2A）（皺状皮膚症候群）	AR
Singleton-Merten dysplasia	Singleton-Merten 骨異形成症	AD

MIM番号	遺伝子座	遺伝子	タンパク	注釈
218400	6q21-22			
112250	9p21-p22			
122860				
--				
213002				
151050				
605946				
265900				
		COL1A1, COL1A2	COL1A1: Collagen 1 alpha-1 chain, COL1A2: Collagen 1 alpha-2 chain, CRTAP: Cartilage-Associated Protein, LEPRE1: leucine proline-enriched proteoglycan (leprecan) 1, PPIB: peptidylprolyl isomerase B (cyclophilin B), FKBP10: FK506 binding protein 10, SERPINH: serpin peptidase inhibitor clade H 1, SP7: SP7 transcription factor (Osterix)	
		COL1A1, COL1A2, CRTAP, LEPRE1, PPIB		
		COL1A1, COL1A2, CRTAP, LEPRE1, PPIB, FKBP10, SERPINH1		Bruck症候群1型も参照（下記）
		COL1A1, COL1A2, CRTAP, FKBP10, SP7		
610967				
259450	17p12	*FKBP10*	FK506 binding protein 10	上記常染色体劣性骨形成不全症を参照；OI3とBS1間には家族内多様性の報告あり
609220	3q23-24	*PLOD2*	Procollagen lysyl hydroxylase 2	
259770	11q12-13	*LRP5*	LDL-receptor related protein 5	
126550				
259750				*LRP5*遺伝子内のヘテロ変異も報告あり
112240				group33の頭蓋骨癒合症候群も参照
605822				1型コラーゲンと2型コラーゲン遺伝子又は*LRP5*と非連鎖
166260				
130070	5q35	*B4GALT7*	Xylosylprotein 4-beta-galactosyltransferase deficiency	
231070	1q24.2	*GORAB*	SCYL1-binding protein 1	
612940	17q25.3	*PYCR1*	Pyrroline-5-carboxylate reductase 1	骨格の特徴は早老型EDSや骨異形成性老人様皮膚症と重複あり
278250, 219200	12q24.3	*ATP6VOA2*	ATPase, H+ transporting, lysosomal, V0 subunit A2	骨格の特徴は早老型EDSや骨異形成性老人様皮膚症と重複あり
182250				

表3 骨系統疾患国際分類（2010）

グループ/疾患名（原文）	グループ/疾患名（和訳）	遺伝形式
26. Abnormal mineralization group	**26. 異常骨石灰化グループ**	
Hypophosphatasia, perinatal lethal and infantile forms	低フォスファターゼ症，周産期致死性型・乳児型	AR
Hypophosphatasia, adult form	低フォスファターゼ症，成人型	AD
Hypophosphatemic rickets, X-linked dominant	低リン血症性くる病，X連鎖性優性	XLD
Hypophosphatemic rickets, autosomal	低リン血症性くる病，常染色体優性	AD
Hypophosphatemic rickets, autosomal recessive, type 1（ARHR1）	低リン血症性くる病，常染色体劣性，1型（ARHR1）	AR
Hypophosphatemic rickets, autosomal recessive, type 2（ARHR2）	低リン血症性くる病，常染色体劣性，2型（ARHR2）	AR
Hypophosphatemic rickets with hypercalciuria, X-linked recessive	高カルシウム尿症を伴う低リン血症性くる病，X連鎖劣性	XLR
Hypophosphatemic rickets with hypercalciuria, autosomal recessive（HHRH）	高カルシウム尿症を伴う低リン血症性くる病，常染色体優性（HHRH）	AR
Neonatal hyperparathyroidism, severe form	新生児上皮小体機能亢進症，重症型	AR
Familial hypocalciuric hypercalcemia with transient neonatal hyperparathyroidism	一過性新生児上皮小体機能亢進症を伴う家族性低カルシウム尿性高カルシウム血症	AD
Calcium pyrophosphate deposition disease（familial chondrocalcinosis）type 2	カルシウムピロリン酸塩沈着症（家族性軟骨石灰症）2型	AD

Jansen 骨異形成症，Eiken 骨異形成症も参照

グループ/疾患名（原文）	グループ/疾患名（和訳）	遺伝形式
27. Lysosomal Storage Diseases with Skeletal Involvement（Dysostosis Multiplex group）	**27. 骨変化を伴うリソソーム蓄積症（多発性異骨症グループ）**	
Mucopolysaccharidosis type 1H/1S	ムコ多糖症 1H/1S 型	AR
Mucopolysaccharidosis type 2	ムコ多糖症 2 型	XLR
Mucopolysaccharidosis type 3A	ムコ多糖症 3A 型	AR
Mucopolysaccharidosis type 3B	ムコ多糖症 3B 型	AR
Mucopolysaccharidosis type 3C	ムコ多糖症 3C 型	AR
Mucopolysaccharidosis type 3D	ムコ多糖症 3D 型	AR
Mucopolysaccharidosis type 4A	ムコ多糖症 4A 型	AR
Mucopolysaccharidosis type 4B	ムコ多糖症 4B 型	AR
Mucopolysaccharidosis type 6	ムコ多糖症 6 型	AR
Mucopolysaccharidosis type 7	ムコ多糖症 7 型	AR
Fucosidosis	フコシドーシス	AR
alpha-Mannosidosis	アルファ・マンノシドーシス	AR
beta-Mannosidosis	ベータ・マンノシドーシス	AR
Aspartylglucosaminuria	アスパルチルグルコサミン尿症	AR
GMI Gangliosidosis, several forms	GMI ガングリオシドーシス，各型	AR
Sialidosis, several forms	シアリドーシス，各型	AR
Sialic acid storage disease（SIASD）	シアル酸蓄積症（SIASD）	AR
Galactosialidosis, several forms	ガラクトシアリドーシス，各型	AR
Multiple sulfatase deficiency	多種サルファターゼ欠損症	AR
Mucolipidosis II（I-cell disease）, alpha/beta type	ムコ脂質症 II 型（I-cell 病），アルファ/ベータ型	AR
Mucolipidosis III（Pseudo-Hurler polydystrophy）, alpha/beta type	ムコ脂質症 III（偽性 Hurler ポリジストロフィー），アルファ/ベータ型	AR

MIM番号	遺伝子座	遺伝子	タンパク	注釈
241500	1p36.1-p34	ALPL	Alkaline phosphatase, tissue non-specific（TNSALP）	家族内多様性あり
146300	1p36.1-p34	ALPL	Alkaline phosphatase, tissue non-specific（TNSALP）	歯低フォスファターゼ症を含む
307800	Xp22	PHEX	X-linked hypophosphatemia membrane protease	
193100	12p13.3	FGF23	Fibroblast growth factor 23	
241520	4q21	DMP1	Dentin matrix acidic phosphoprotein 1	
613312	6q23	ENPP1	Ectonucleotide pyrophosphatase/phosphodiesterase 1	
300554	Xp11.22	ClCN5	Chloride channel 5	Dent病複体の一部
241539	9q34	SLC34A3	Sodium-phosphate cotransporter	
239200	3q13.3-21	CASR	Calcium-sensing receptor	
145980	3q13.3-21	CASR	Calcium-sensing receptor	
118600	5p15.2-14.2	ANKH	Homolog of mouse ANK（ankylosis）gene	機能喪失変異（group24の頭蓋骨幹端異形成症を参照）

MIM番号	遺伝子座	遺伝子	タンパク
607014	4p16.3	IDA	Alpha-1-Iduronidase
309900	Xq27.3-28	IDS	Iduronate-2-sulfatase
252900	17q25.3	HSS	Heparan sulfate sulfatase
252920	17q21	NAGLU	N-Ac-beta-D-glucosaminidase
252930	8p11-q13	HSGNAT	Ac-CoA: alpha-glucosaminide N-acetyltransferase
252940	12q14	GNS	N-Acetylglucosamine 6-sulfatase
253000	16q24.3	GALNS	Galactosamine-6-sulfate sulfatase
253010	3p21.33	GLB1	beta-Galactosidase
253200	5q13.3	ARSB	Arylsulfatase B
253220	7q21.11	GUSB	beta-Glucuronidase
230000	1p34	FUCA	alpha-Fucosidase
248500	19p13.2-12	MANA	alpha-Mannosidase
248510	4q22-25	MANB	beta-Mannosidase
208400	4q23-27	AGA	Aspartyl-glucosaminidase
230500	3p21-14.2	GLB1	beta-Galactosidase
256550	6p21.3	NEU1	Neuraminidase（sialidase）
269920	6q14-q15	SLC17A5	Sialin（sialic acid transporter）
256540	20q13.1	PPGB	beta-Galactosidase protective protein
272200	3p26	SUMF1	Sulfatase-modifying factor-1
252500	12q23.2	GNPTAB	N-Acetylglucosamine 1-phosphotransferase, alpha/beta subunits
252600	12q23.2	GNPTAB	N-Acetylgulcosamine 1-phosphotransferase, alpha/beta subunits

グループ/疾患名（原文）	グループ/疾患名（和訳）	遺伝形式
Mucolipidosis Ⅲ (Pseudo-Hurler polydystrophy), gamma type	ムコ脂質症Ⅲ（偽性 Hurler ポリジストロフィー），ガンマ型	AR

28. Osteolysis group / 28. 骨溶解症グループ

グループ/疾患名（原文）	グループ/疾患名（和訳）	遺伝形式
Familial expansile osteolysis	家族性拡張性骨溶解症	AD
Mandibuloacral dysplasia type A	下顎先端症候群 A 型	AD
Mandibuloacral dysplasia type B	下顎先端症候群 B 型	AR
Progeria, Hutchinson-Gilford type	早老症，Hutchinson-Gilford 型	AD
Torg-Winchester syndrome	Torg-Winchester 症候群	AR
Hajdu-Cheney syndrome	Hajdu-Cheney 症候群	AD
Multicentric carpal-tarsal osteolysis with and without nephropathy	多中心性手根骨・足根骨溶解症（腎症を伴う/伴わない）	AD
Lipomembraneous osteodystrophy with leukoencephalopathy (presenile dementia with bone cysts; Nasu-Hakola)	白質脳症を伴う脂肪膜性骨異栄養症（骨囊腫を伴う初老期認知症；Nasu-Hakola）	AR
Lipomembraneous osteodystrophy with leukoencephalopathy (presenile dementia with bone cysts; Nasu-Hakola)	白質脳症を伴う脂肪膜性骨異栄養症（骨囊腫を伴う初老期認知症；Nasu-Hakola）	AR

濃化異骨症，鎖骨頭蓋異形成症，Singleton-Merten 症候群も参照．注：いくつかの神経学的状態は先端骨溶解の原因となりうる．

29. Disorganized development of skeletal components group / 29. 骨格成分の発生異常グループ

グループ/疾患名（原文）	グループ/疾患名（和訳）	遺伝形式
Multiple cartilaginous exostoses 1	多発性軟骨性外骨腫症 1 型	AD
Multiple cartilaginous exostoses 2	多発性軟骨性外骨腫症 2 型	AD
Multiple cartilaginous exostoses 3	多発性軟骨性外骨腫症 3 型	AD
Cherubism	ケルビム症	AD
Fibrous dysplasia, polyostotic form	線維性骨異形成症，多骨性	SP
Progressive osseous heteroplasia	進行性骨性異形成症	AD
Gnathodiaphyseal dysplasia	下顎骨幹異形成症	AD
Metachondromatosis	メタコンドロマトーシス	AD
Osteoglophonic dysplasia	骨空洞性異形成症	AD
Fibrodysplasia ossificans progressiva (FOP)	進行性骨化性線維異形成症	AD, SP
Neurofibromatosis type 1 (NF1)	神経線維腫症 1 型（NF1）	AD
Carpotarsal osteochondromatosis	手根足根骨軟骨腫症	AD
Cherubism with gingival fibromatosis (Ramon syndrome)	歯肉線維腫症を伴うケルビム症（Ramon 症候群）	AR
Dysplasia epiphysealis hemimelica (Trevor)	片肢性骨端異形成症（Trevor）	SP
Enchondromatosis (Ollier)	内軟骨腫症（Ollier）	SP
Enchondromatosis with hemangiomata (Maffucci)	血管腫を伴う内軟骨腫症（Maffucci）	SP

グループ 30 の Proteus 症候群も参照

MIM番号	遺伝子座	遺伝子	タンパク	注釈
252605	16p13.3	GNPTG	N-Acetylglucosamine 1-phosphotransferase, gamma subunit	
174810	18q22.1	RANK (TNFRSF11A)		拡張性骨高フォスファターゼ症を含む（MIM 602080）
248370	1q21.2	LMNA	Lamin A/C	
608612	1p34	ZMPSTE24	Zinc metalloproteinase	
176670	1q21.2	LMNA	Lamin A/C	
259600	16q13	MMP2	Matrix metalloproteinase 2	結節症・関節症・骨溶解症候群（MIM 605156）を含む
102500				
166300				
221770	6p21.2	TREM2	Triggering receptor expressed on myeloid cells 2	
221770	19q13.1	TYROBP	Tyro protein tyrosine kinase-binding protein	
133700	8q23-24.1	EXT1	Exostosin-1	
133701	11p12-11	EXT2	Exostosin-2	
600209	19p			
118400	4p16	SH3BP2	SH3 domain-binding protein 2	
174800	20q13	GNAS1	Guanine nucleotide-binding protein, alpha-stimulating activity subunit 1	体細胞モザイクやインプリンティング現象；McCune-Albright症候群を含む
166350	20q13	GNAS1	Guanine nucleotide-binding protein, alpha-stimulating activity subunit 1	遺伝子はインプリンティングを生じやすい
166260	11p15.1-14.3	TMEM16E	Transmembrane protein 16E	
156250	12q24	PTPN11	Protein-tyrosine phosphatase nonreceptor-type 11	
166250	8p11	FGFR1	Fibroblast growth factor receptor 1	グループ33の頭蓋骨癒合症候群も参照
135100	2q23-24	ACVR1	Activin A (BMP type 1) receptor	
162200	17q11.2	NF1	Neurofibromin	
127820				
266270				
127800				
166000				PTHR1とPTPN11変異が小数例で発見されたのみ，役割不明
166000				PTPN11変異が小数例で発見されたのみ，役割不明

グループ/疾患名（原文）	グループ/疾患名（和訳）	遺伝形式
30. Overgrowth syndromes with skeletal involvement	30. 骨格罹患を示す過成長症候群	
Weaver syndrome	Weaver 症候群	SP/AD
Sotos syndrome	Sotos 症候群	AD
Marshall-Smith syndrome	Marshall-Smith 症候群	SP
Proteus syndrome	Proteus 症候群	SP
Marfan syndrome	Marfan 症候群	AD
Congenital contractural arachnodactyly	先天性拘縮性くも状指症	AD
Loeys-Dietz syndrome types 1A and 2A	Loeys-Dietz 症候群 1A 型と 2A 型	AD
Loeys-Dietz syndrome types 1B and 2B	Loeys-Dietz 症候群 1B 型と 2B 型	AD
Overgrowth syndrome with 2q37 translocations	2q37 転座を伴う過成長症候群	SP
Overgrowth syndrome with skeletal dysplasia (Nishimura-Schmidt, endochondral gigantism)	骨異形成を伴う過成長症候群（Nishimura-Schmidt, 内軟骨性巨人症）	SP?

頭蓋骨癒合グループ（グループ33）の Shprintzen-Goldberg 症候群も参照

グループ/疾患名（原文）	グループ/疾患名（和訳）	遺伝形式
31. Genetic inflammatory/rheumatoid-like osteoarthropathies	31. 遺伝性炎症性/リウマチ様骨関節症	
Progressive pseudorheumatoid dysplasia (PPRD; SED with progressive arthropathy)	進行性偽性リウマチ様骨異形成症（PPRD；進行性関節症を伴う脊椎骨端異形成症）	AR
Chronic infantile neurologic cutaneous articular syndrome (CINCA)/neonatal onset multisystem inflammatory disease (NOMID)	慢性乳児神経皮膚関節症候群（CINCA）/新生児期発症多系統炎症性疾患（NOMID）	AD
Sterile multifocal osteomyelitis, periostitis, and pustulosis (CINCA/NOMID-like)	無菌性多巣性骨髄炎，骨膜炎，膿疱症（CINCA/NOMID 様）	AR
Chronic recurrent multifocal osteomyelitis with congenital dyserythropoietic anemia (CRMO with CDA; Majeed syndrome)	先天性異常赤血球性貧血を伴う慢性再発性多巣性骨髄炎（CDA を伴う CRMO; Majeed 症候群）	AR
Hyperostosis/hyperphosphatemia syndrome	骨増殖症/高リン血症症候群	AR
Infantile systemic hyalinosis/Juvenile hyaline fibromatosis（ISH/JHF）	乳児全身性硝子化症/若年性ヒアリン線維腫症（ISH/JHF）	AR

グループ/疾患名（原文）	グループ/疾患名（和訳）	遺伝形式
32. Cleidocranial dysplasia and isolated cranial ossification defects group	32. 鎖骨頭蓋異形成症および単独頭蓋骨骨化障害グループ	
Cleidocranial dysplasia	鎖骨頭蓋異形成症	AD
CDAGS syndrome (craniosynostosis, delayed fontanel closure, parietal foramina, imperforate anus, genital anomalies, skin eruption)	CDAGS 症候群（頭蓋癒合症，泉門閉鎖遅延，頭頂孔，鎖肛，性器異常，発疹）	AR
Yunis-Varon dysplasia	Yunis-Varon 骨異形成症	AR
Parietal foramina（isolated）	頭頂孔（単独型）	AD
Parietal foramina（isolated）	頭頂孔（単独型）	AD

濃化異骨症, 皺状皮膚症候群, 他を参照

MIM番号	遺伝子座	遺伝子	タンパク	注釈
277590				NSD1変異を伴う報告例あり（Sotos症候群参照）
117550	5q35	NSD1	Nuclear receptor-binding su-var, enhancer of zeste, and trithorax domain protein 1	症例によりNFIX変異の可能性あり（Marshall-Smith症候群参照）
602535	19p13.3	NFIX	nuclear factor I/X	Sotos症候群との臨床的重複例あり（上記参照）
176920				Proteus様症例はPTEN遺伝子に変異を伴うものがある
154700	15q21.1	FBN1	Fibrillin 1	
121050	5q23.3	FBN2	Fibrillin 2	
609192, 610168,	9q22	TGFBR1,	TGFbeta receptor subunit 1	
608967, 610380	3p22	TGFBR2	TGFbeta receptor subunit 2	
--	2q37	NPPC	Natriuretic peptide precursor C	過成長はおそらくNPPCの過剰発現が原因
				疾病分類は不明確だがはっきりとした骨格表現型
208230	6q22-23	WISP3	WNT1-inducible signaling pathway protein 3	
607115	1q44	CIAS1	Cryopyrin	
147679	2q14.2	IL1RN	Interleukin 1 receptor antagonist	
609628	18p11.3	LPIN2	Lipin 2	
610233	2q24-q31;	GALNT3	UDP-N-acetyl-alpha-D-galactosamine: polypeptide N-acetylgalactosaminyltransferase 3	
236490	4q21	ANTXR2 (CMG2)	Anthrax toxin receptor 2	若年性ヒアリン線維腫症（JHF, 228600）およびPuretic症候群を含む
119600	6p21	RUNX2	Runt related transcription factor 2	
603116	22q12-q13			
216340				
168500	11q11.2	ALX4	Aristaless-like 4	前頭鼻異形成症I型（グループ34）を参照
168500	5q34-35	MSX2	Muscle segment homeobox 2	

表3 骨系統疾患国際分類（2010）

グループ/疾患名（原文）	グループ/疾患名（和訳）	遺伝形式
33. Craniosynostosis syndromes	**33. 頭蓋骨癒合症候群**	
Pfeiffer syndrome（FGFR1-related）	Pfeiffer 症候群（FGFR1 関連）	AD
Pfeiffer syndrome（FGFR2-related）	Pfeiffer 症候群（FGFR2 関連）	AD
Apert syndrome	Apert 症候群	AD
Craniosynostosis with cutis gyrata（Beare-Stevenson）	脳回状皮膚を伴う頭蓋骨癒合症（Beare-Stevenson）	AD
Crouzon syndrome	Crouzon 症候群	AD
Crouzon-like craniosynostosis with acanthosis nigricans（Crouzonodermoskeletal syndrome）	黒色表皮腫を伴う Crouzon 様頭蓋骨癒合症（Crouzon 皮膚骨格症候群）	AD
Craniosynostosis, Muenke type	頭蓋骨癒合症，Muenke 型	AD
Antley-Bixler syndrome	Antley-Bixler 症候群	AR
Craniosynostosis Boston type	頭蓋骨癒合症，Boston 型	AD
Saethre-Chotzen syndrome	Saethre-Chotzen 症候群	AD
Shprintzen-Goldberg syndrome	Shprintzen-Goldberg 症候群	AD
Baller-Gerold syndrome	Baller-Gerold 症候群	AR
Carpenter syndrome	Carpenter 症候群	AR

グループ 25 の Cole-Carpenter 症候群，グループ 32 の CDAGS 症候群，グループ 34 の頭蓋前頭鼻症候群も参照

グループ/疾患名（原文）	グループ/疾患名（和訳）	遺伝形式
34. Dysostoses with predominant craniofacial involvement	**34. 頭蓋顔面骨罹患を主とする異骨症**	
Mandibulo-facial dysostosis（Treacher Collins, Franceschetti-Klein）	下顎・顔面異骨症（Treacher Collins, Franceschetti-Klein）	AD
Mandibulo-facial dysostosis（Treacher Collins, Franceschetti-Klein）	下顎・顔面異骨症（Treacher Collins, Franceschetti-Klein）	AD
Mandibulo-facial dysostosis（Treacher Collins, Franceschetti-Klein）	下顎・顔面異骨症（Treacher Collins, Franceschetti-Klein）	AR
Oral-facial-digital syndrome type I（OFD1）	口・顔面・指症候群 1 型（OFD1）	XLR
Weyer acrofacial（acrodental）dysostosis	Weyer 先端顔面（先端歯）異骨症	AD
Endocrine-cerebro-osteodysplasia（ECO）	内分泌・脳・骨異形成症（ECO）	AR
Craniofrontonasal syndrome	頭蓋前頭鼻症候群	XLD
Frontonasal dysplasia, type 1	前頭鼻異形成症 1 型	AR
Frontonasal dysplasia, type 2	前頭鼻異形成症 2 型	AR
Frontonasal dysplasia, type 3	前頭鼻異形成症 3 型	AR
Hemifacial microsomia	片側顔面形成不全症	SP/AD
Miller syndrome（postaxial acrofacial dysostosis）	Miller 症候群（軸後性先端顔面異骨症）	AR
Acrofacial dysostosis, Nager type	先端顔面異骨症，Nager 型	AD/AR
Acrofacial dysostosis, Rodriguez type	先端顔面異骨症，Rodriguez 型	AR

短肋骨異形成症グループの口・顔面・指症候群 4 型も参照

グループ/疾患名（原文）	グループ/疾患名（和訳）	遺伝形式
35. Dysostoses with predominant vertebral with and without costal involvement	**35. 脊椎罹患（肋骨異常を伴う/伴わない）を主とする異骨症**	
Currarino triad	Currarino 三徴症	AD
Spondylocostal dysostosis type 1（SCD1）	脊椎肋骨異骨症 1 型（SCD1）	AR

MIM番号	遺伝子座	遺伝子	タンパク	注釈
101600	8p12	FGFR1	Fibroblast growth factor receptor 1	多くは FGFR1 P252R 変異（FGFR2 関連 Pfeiffer 症候群より一般的に軽い表現型）
101600	10q26.12	FGFR2	Fibroblast growth factor receptor 2	FGFR2 変異（下記参照）によって発症する Jackson-Weiss 症候群（MIM 123150）と Antley-Bixler 症候群変異型を含む
101200	10q26.12	FGFR2	Fibroblast growth factor receptor 2	
123790	10q26.12	FGFR2	Fibroblast growth factor receptor 2	
123500	10q26.12	FGFR2	Fibroblast growth factor receptor 2	
612247	4p16.3	FGFR3	Fibroblast growth factor receptor 3	FGFR3 A391E 特異的変異により定義される
602849	4p16.3	FGFR3	Fibroblast growth factor receptor 3	FGFR3 P250R 特異的変異により定義される
201750	7q11.23	POR	Cytochrome P450 oxidoreductase	FGFR2 変異を有する類似症例は Pfeiffer 症候群（MIM 207410）に分類される
604757	5q35.2	MSX2	MSX2	1家系で P148H ヘテロ接合変異
101400	7p21.1	TWIST1	TWIST	
182212				FBN1 変異を有する症例の報告あり
218600	8q24.3	RECQL4	RECQ Protein-like 4	すべての Baller-Gerold 症候群が RECQL4 変異では説明できないかもしれない
201000		RAB23		

154500	5q32	TCOF1	Treacher Collins-Franceschetti syndrome 1	
154500	13q12.2	POLR1D	Polymerase (RNA) I polypeptide D	
154500	6p21.1	POLR1C	Polymerase (RNA) I polypeptide C	
311200	Xp22.3	CXORF5	chr. X open reading frame 5	
193530	4p16	EVC1	Ellis-van Creveld 1 protein	
612651	6p12.3	ICK	Intestinal cell kinase	
304110	Xq13.1	EFNB1	Ephrin B1	
136760	1p13.3	ALX3	Aristaless-like-3	
613451	11p11.2	ALX4	Aristaless-like-4	
613456	12q21.3	ALX1	Aristaless-like-1	
				Goldenhar 症候群と眼・耳・脊椎スペクトラムを含む；おそらく遺伝的異質性を有する
263750	16q22	DHODH	Dihydroorotate dehydrogenase	
154400				
201170				

176450	7q36	HLXB9	Homeobox gene HB9	
277300	19q13	Dlll3	Delta-like 3	

グループ/疾患名（原文）	グループ/疾患名（和訳）	遺伝形式
Spondylocostal dysostosis type 2 (SCD2)	脊椎肋骨異骨症2型 (SCD2)	AR
Spondylocostal dysostosis type 3 (SCD3)	脊椎肋骨異骨症3型 (SCD3)	AR?
Spondylocostal dysostosis type 4 (SCD4)	脊椎肋骨異骨症4型 (SCD4)	AR
Spondylothoracic dysostosis	脊椎胸郭異骨症	AR
Klippel-Feil anomaly with laryngeal malformation	咽頭形態異常を伴うKlippel-Feil異常	AD
Spondylocostal/thoracic dysostosis, other forms	脊椎肋骨・胸郭異骨症，他の型	AD/AR
Cerebro-costo-mandibular syndrome (rib gap syndrome)	脳・肋骨・下顎症候群 (rib gap症候群)	AD/AR
Cerebro-costo-mandibular-like syndrome with vertebral defects	脊椎欠損を伴う脳・肋骨・下顎様症候群	AR
Diaphanospondylodysostosis	透明脊椎異骨症	AR

グループ7の脊椎手根骨足根骨異形成症とグループ13の脊椎・骨幹端・巨大骨端異形成症も参照

36. Patellar dysostoses / 36. 膝蓋骨異骨症

グループ/疾患名（原文）	グループ/疾患名（和訳）	遺伝形式
Ischiopatellar dysplasia (small patella)	坐骨膝蓋骨異形成症（小膝蓋骨症候群）	AD
Small patella-like syndrome with clubfoot	内反足を伴う小膝蓋骨様症候群	AD
Nail-patella syndrome	爪・膝蓋骨症候群	AD
Genitopatellar syndrome	性器膝蓋骨症候群	AR?
Ear-patella-short stature syndrome (Meier-Gorlin)	耳・膝蓋骨・低身長症候群 (Meier-Gorlin)	AR

屈曲肢異形成症の軽症型としての坐骨・恥骨・膝蓋骨異形成症と同様，膝蓋骨異常を伴う病態の多発性骨端異形成症グループを参照

37. Brachydactylies (with or without extraskeletal manifestations) / 37. 短指症（骨外形態異常を伴う/伴わない）

グループ/疾患名（原文）	グループ/疾患名（和訳）	遺伝形式
Brachydactyly type A1	短指症 A1 型	AD
Brachydactyly type A1	短指症 A1 型	AD
Brachydactyly type A2	短指症 A2 型	AD
Brachydactyly type A2	短指症 A2 型	AD
Brachydactyly type A2	短指症 A2 型	AD
Brachydactyly type A3	短指症 A3 型	AD
Brachydactyly type B	短指症 B 型	AD
Brachydactyly type B2	短指症 B2 型	AD
Brachydactyly type C	短指症 C 型	AD, AR
Brachydactyly type D	短指症 D 型	AD
Brachydactyly type E	短指症 E 型	AD
Brachydactyly type E	短指症 E 型	AD
Brachydactyly-mental retardation syndrome	短指症・精神遅滞症候群	AD

MIM番号	遺伝子座	遺伝子	タンパク	注釈
608681	15q26	MESP2	Mesoderm posterior (expressed in) 2	
609813	7p22	LFNG	Lunatic fringe	
	17p13.1	HES7	Hairy-and-enhancer-of-split-7	
	15q26	MESP2	Mesoderm posterior (expressed in) 2	JarchoとLevinにより最初に記述された病態を含む
148900	8q22.1	GDF6	Growth and differentiation factor 6	優性脊椎胸郭異骨症におけるGDF6変異の役割は不明瞭
				上述のGDF6を参照
117650				
611209	17q25	COG1	Component of oligomeric Golgi complex 1	CDGタイプⅡgとしても分類される
608022	7p14	BMPER	Bone morphogenetic protein-binding endothelial cell precursor-derived regulator	おそらく坐骨脊椎異骨症とオーバーラップする
147891	17q21-q22	TBX4	T-box gene 4	
	5q31	PITX1	Paired-like homeodomain transcription factor 1 (pituitary homeobox 1)	単独優性家族性内反足を含む
161200	9q34.1	LMX1B	LIM homeobox transcription factor 1	
606170				
224690				
112500	2q35-36	IHH	indian Hedgehog	
	5p31			
112600	4q23	BMPR1B	Bone morphogenetic protein receptor, 1B	
112600		BMP2	Bone morphogenetic protein type 2	
112600	20q11.2	GDF5	Growth and differentiation factor 5	
112700				
113000	9q22	ROR2	Receptor tyrosine kinase-like orphan receptor 2	Robinow症候群/COVESDEMを参照
611377	17q	NOG	Noggin	
113100	20q11.2	GDF5	Growth and differentiation factor 5	ASPED (グループ15) と他のGDF5異常症を参照
113200	2q31	HOXD13	Homeobox D13	
113300	12p11.22	PTHLH	Parathyroid hormone-like hormone (parathyroid hormone related peptide, PTHRP)	
113300	2q31	HOXD13	Homeobox D13	
600430	2q37.3	HDAC4	Histone deacetylase 4	隣接遺伝子に小欠失を有する (2q37欠損症候群) 症例もある

表3 骨系統疾患国際分類 (2010)

グループ/疾患名（原文）	グループ/疾患名（和訳）	遺伝形式
Hyperphosphatasia with mental retardation, brachytelephalangy, and distinct face	精神遅滞，末節骨短縮および特徴的な顔貌を伴う高フォスファターゼ症	AR
Brachydactyly-hypertension syndrome (Bilginturian)	短指症・高血圧症候群（Bilginturian）	AD
Brachydactyly with anonychia (Cooks syndrome)	爪欠損を伴う短指症（Cooks 症候群）	AD
Microcephaly-oculo-digito-esophageal-duodenal syndrome (Feingold syndrome)	小頭・眼・指・食道・十二指腸症候群（Feingold 症候群）	AD
Hand-foot-genital syndrome	手・足・性器症候群	AD
Brachydactyly with elbow dysplasia (Liebenberg syndrome)	肘異形成を伴う短指症（Liebenberg 症候群）	AD
Keutel syndrome	Keutel 症候群	AR
Albright hereditary osteodystrophy (AHO)	Albright 遺伝性骨異栄養症（AHO）	AD
Rubinstein-Taybi syndrome	Rubinstein-Taybi 症候群	AD
Rubinstein-Taybi syndrome	Rubinstein-Taybi 症候群	AD
Catel-Manzke syndrome	Catel-Manzke 症候群	XLR?
Brachydactyly, Temtamy type	短指症，Temtamy 型	AR
Christian type brachydactyly	Christian 型短指症	AD
Coffin-Siris syndrome	Coffin-Siris 症候群	AR
Mononen type brachydactyly	Mononen 型短指症	XLD?
Poland anomaly	Poland 異常	SP

末節骨短縮型点状軟骨異形成症と同様，グループ 20 の短指症を伴う他の病態を参照

38. Limb hypoplasia—reduction defects group　38. 四肢低形成/欠失グループ

Ulnar-mammary syndrome	尺骨・乳房症候群	AD
de Lange syndrome	de Lange 症候群	AD
Fanconi anemia (*see note below*)	Fanconi 貧血（下の注を参照）	AR
Thrombocytopenia-absent radius (TAR)	血小板減少症・橈骨欠損（TAR）	AR?/AD?
Thrombocythemia with distal limb defects	四肢遠位欠損を伴う血小板増加症	AD
Holt-Oram syndrome	Holt-Oram 症候群	AD
Okihiro syndrome (Duane—radial ray)	Okihiro 症候群（Duane-橈骨列異常）	AD
Cousin syndrome	Cousin 症候群	AR
Roberts syndrome	Roberts 症候群	AR
Split-hand-foot malformation with long bone deficiency (SHFLD1)	長官骨形成障害を伴う裂手・裂足形態異常（SHFLD1）	AD
Split-hand-foot malformation with long bone deficiency (SHFLD2)	長官骨形成障害を伴う裂手・裂足形態異常（SHFLD2）	AD
Split-hand-foot malformation with long bone deficiency (SHFLD3)	長官骨形成障害を伴う裂手・裂足形態異常（SHFLD3）	AD
Tibial hemimelia	脛骨欠損	AR
Tibial hemimelia-polysyndactyly-triphalangeal thumb	脛骨欠損・多合指症・母指三指節症	AD
Acheiropodia	欠手足症	AR
Tetra-amelia	無四肢症	XL
Tetra-amelia	無四肢症	AR
Ankyloblepharon-ectodermal dysplasia-cleft lip/palate (AEC)	眼瞼癒着・外胚葉異形成・口唇口蓋裂症候群（AEC）	AD

MIM番号	遺伝子座	遺伝子	タンパク	注釈
	1p36.11	PIGV	Phosphatidylinositol-glycan biosynthesis class V protein (GPI mannosyltransferase 2)	Mabry症候群としても知られている
112410	12p12.2-11.2			おそらくPTHLH
106995	17q24.3	SOX9		調節変異
164280	2p24.1	MYCN	nMYC oncogene	
140000	7p14.2	HOXA13	Homeobox A13	
186550				
245150	12p13.1-12.3	MGP	Matrix Gla protein	
103580	20q13	GNAS1	Guanine nucleotide binding protein of adenylate cyclase—subunit	グループ29の線維性骨異形成症，多骨性および進行性骨性異形成症を参照
180849	16p13.3	CREBBP	CREB-Binding Protein	
180849	22q13	EP300	E1A-Binding Protein, 300-KD	
302380				
605282				
112450				
135900				
301940				
173800				

MIM番号	遺伝子座	遺伝子	タンパク	注釈
181450		TBX3	T-box gene 3	
122470	5p13.1	NIPBL	Nipped-B-like	
227650	(several)	(several)		いくつかの関連グループと遺伝子
274000	1q21.1	(several)		1q21.1の小欠失
	3q27	THPO	Thrombopoietin	四肢遠位欠損は血管閉塞の結果とされる
142900	12q24.1	TBX5	T-box gene 5	
607323	20q13	SALL4	SAL-like 4	
260660	1p13	TBX15	T-box gene 15	
268300	8p21.1	ESCO2	Homolog of establishment of cohesion-2	
119100	1q42.2-q43			
610685	6q14.1			
612576	17p13.1			
275220				
188770				
200500	7q36	LMBR1	Putative receptor protein	LMBR1の部分欠失がソニックヘッジホック（SHH）の発現に影響を与える
301090				
273395	17q21	WNT3	Wingless-type MMTV integration site family, member 3	
106260	3q27	P63 (TP63)	Tumor protein p63	

グループ/疾患名（原文）	グループ/疾患名（和訳）	遺伝形式
Ectrodactyly-ectodermal dysplasia cleft-palate syndrome Type 3（ECC3）	欠指・外胚葉異形成・口蓋裂症候群3型（EEC3）	AD
Ectrodactyly-ectodermal dysplasia cleft-palate syndrome type 1（EEC1）	欠指・外胚葉異形成・口蓋裂症候群1型（EEC1）	AD
Ectrodactyly-ectodermal dysplasia-macular dystrophy syndrome（EEM）	欠指・外胚葉異形成・黄斑ジストロフィ（EEM）	AR
Limb-mammary syndrome（including ADULT syndrome）	四肢・乳房症候群（ADULT症候群を含む）	AD
Split hand-foot malformation, isolated form, type 4（SHFM4）	単独型裂手・裂足形態異常4型（SHFM4）	AD
Split hand-foot malformation, isolated form, type 1（SHFM1）	単独型裂手・裂足形態異常1型（SHFM1）	AD
Split hand-foot malformation, isolated form, type 2（SHFM2）	単独型裂手・裂足形態異常2型（SHFM2）	XL
Split hand-foot malformation, isolated form, type 3（SHFM3）	単独型裂手・裂足形態異常3型（SHFM3）	AD
Split hand-foot malformation, isolated form, type 5（SHFM5）	単独型裂手・裂足形態異常5型（SHFM5）	AD
Al-Awadi Raas-Rothschild limb-pelvis hypoplasia-aplasia	Al-Awadi Raas-Rothschild四肢・骨盤低（無）形成	AR
Fuhrmann syndrome	Fuhrmann症候群	AR
RAPADILINO syndrome	RAPADILINO症候群	AR
Adams-Oliver syndrome	Adams-Oliver症候群	AD/AR
Femoral hypoplasia-unusual face syndrome（FHUFS）	大腿骨低形成・異常顔貌症候群（FHUFS）	SP/AD?
Femur-fibula-ulna syndrome（FFU）	大腿骨・腓骨・尺骨症候群（FFU）	SP?
Hanhart syndrome（Hypoglossia-hypodactylia）	Hanhart症候群（舌低形成・指低形成）	AD
Scapulo-iliac dysplasia（Kosenow）	肩甲骨・腸骨異形成症（Kosenow）	AD

注）ファンコニー貧血とその相補群の特に複雑な遺伝子基盤は知られているがこの分類表ではさらに載せていない．MIMまたは他の特別なレヴューを参考にすること．グループ21のCHILD症候群や中間肢・遠位中間肢異形成症も参照．

39. Polydactyly-Syndactyly-Triphalangism group
39. 多指・合指・母指三指節症グループ

グループ/疾患名（原文）	グループ/疾患名（和訳）	遺伝形式
Preaxial polydactyly type 1（PPD1）	軸前性多指症1型（PPD1）	AD
Preaxial polydactyly type 1（PPD1）	軸前性多指症1型（PPD1）	AD
Preaxial polydactyly type 2（PPD2）/Triphalangeal thumb（TPT）	軸前性多指症2型（PPD2）/母指三指節症（TPT）	AD
Preaxial polydactyly type 3（PPD3）	軸前性多指症3型（PPD3）	AD
Preaxial polydactyly type 4（PPD4）	軸前性多指症4型（PPD4）	AD
Greig cephalopolysyndactyly syndrome	Greig頭多合指症候群	AD
Pallister-Hall syndrome	Pallister-Hall症候群	AD
Synpolydactyly（complex, fibulin1-associated）	多合指症（fibulin1関連複合）	AD
Synpolydactyly	多合指症	AD
Townes-Brocks syndrome（Renal-Ear-Anal-Radial syndrome）	Townes-Brocks症候群（腎・耳・肛門・橈骨症候群）	AD
Lacrimo-auriculo-dento-digital syndrome（LADD）	涙・耳・歯・指症候群（LADD）	AD
Lacrimo-auriculo-dento-digital syndrome（LADD）	涙・耳・歯・指症候群（LADD）	AD
Lacrimo-auriculo-dento-digital syndrome（LADD）	涙・耳・歯・指症候群（LADD）	AD
Acrocallosal syndrome	先端脳梁症候群	AR

MIM番号	遺伝子座	遺伝子	タンパク	注釈
604292	3q27	P63 (TP63)	Tumor protein p63	
129900	7q11.2-12.3			
225280	16q22	CDH3	Cadherin 3	
603273	3q27	P63 (TP63)	Tumor protein p63	
605289	3q27	P63 (TP63)	Tumor protein p63	
183600	7q21.3-22.1			
313350	Xq26			
600095	10q24	FBXW4	Dactylin	
606708	2q31			
276820	3p25	WNT7A	Wingless-type MMTV integration site family, member 7A	
228930	3p25	WNT7A	Wingless-type MMTV integration site family, member 7A	
266280	8q24.3	RECQL4	RECQ protein-like 4	
100300				
134780				いくつかの表現形は大腿骨・腓骨・尺骨症候群（下記）と重複
228200				
103300				
169550				
174400	7q36	SHH	Sonic Hedgehog	調節変異
174400				いくつかの例ではSHHと関連していない
174500	7q36	SHH	Sonic Hedgehog	調節変異
174600				
174700	7p13	GLI3	Gli-Kruppel Family Member 3	
175700	7p13	GLI3	Gli-Kruppel Family Member 3	
146510	7p13	GLI3	Gli-Kruppel Family Member 3	
608180	22q13.3	FBLN1	Fibulin 1	
186000	2q31	HOXD13	Homeobox D13	
107480	16q12.1	SALL1	SAL-like 1	
149730	10q26.12	FGFR2	Fibroblast growth factor receptor 2	
149730	4p16.3	FGFR3	Fibroblast growth factor receptor 3	
149730	5p13-p12	FGF10	Fibroblast growth factor 10	
200990	7p13			

グループ/疾患名（原文）	グループ/疾患名（和訳）	遺伝形式
Acro-pectoral syndrome	先端・胸症候群	AD
Acro-pectoro-vertebral dysplasia (F-syndrome)	先端・胸・椎体異形成症（F 症候群）	AD
Mirror-image polydactyly of hands and feet (Laurin-Sandrow syndrome)	鏡面像多指趾症（Laurin-Sandrow 症候群）	AD
Mirror-image polydactyly of hands and feet (Laurin-Sandrow syndrome)	鏡面像多指趾症（Laurin-Sandrow 症候群）	AD
Cenani-Lenz syndactyly	Cenani-Lenz 合指症	AR
Cenani-Lenz like syndactyly	Cenani-Lenz 様合指症	SP（AD?）
Oligosyndactlyy, radio-ulnar synostosis, hearing loss and renal defects syndrome	乏合指・橈尺骨癒合・難聴・無腎症候群	SP（AR?）
Syndactyly, Malik-Percin type	合指症, Malik-Percin 型	AD
STAR syndrome (syndactyly of toes, telecanthus, ano- and renal malformations)	STAR 症候群（合趾症・眼角隔離症・肛門・腎形態異常）	XL
Syndactyly type 1 (Ⅲ-Ⅳ)	合指症 1 型（Ⅲ-Ⅳ）	AD
Syndactyly type 3 (Ⅳ-Ⅴ)	合指症 3 型（Ⅳ-Ⅴ）	AD
Syndactyly type 4 (Ⅰ-Ⅴ) Haas type	合指症 4 型（Ⅰ-Ⅴ）Haas 型	AD
Syndactyly type 5 (syndactyly with metacarpal and metatarsal fusion)	合指症 5 型（中手骨・中足骨癒合を伴う合指症）	AD
Syndactyly with craniosynostosis (Philadelphia type)	頭蓋骨癒合症を伴う合指症（Philadelphia 型）	AD
Syndactyly with microcephaly and mental retardation (Filippi syndrome)	小頭症・精神発達遅滞を伴う合指症（Filippi 症候群）	AR
Meckel syndrome type 1	Meckel 症候群 1 型	AR
Meckel syndrome type 2	Meckel 症候群 2 型	AR
Meckel syndrome type 3	Meckel 症候群 3 型	AR
Meckel syndrome type 4	Meckel 症候群 4 型	AR
Meckel syndrome type 5	Meckel 症候群 5 型	AR
Meckel syndrome type 6	Meckel 症候群 6 型	AR

注）Smith-Lemli-Opitz 症候群は多指症・合指症を合併する．短肋骨多指症候群グループも参照

40. Defects in joint formation and synostoses	40. 関節形成不全・骨癒合症	
Multiple synostoses syndrome type 1	多発性骨癒合症候群 1 型	AD
Multiple synostoses syndrome type 2	多発性骨癒合症候群 2 型	AD
Multiple synostoses syndrome type 3	多発性骨癒合症候群 3 型	AD
Proximal symphalangism type 1	近位指節癒合症 1 型	AD
Proximal symphalangism type 2	近位指節癒合症 2 型	AD
Radio-ulnar synostosis with amegakaryocytic thrombocytopenia	無巨核球性血小板減少を伴う橈尺骨癒合症	AD

脊椎・手根骨・足根骨異形成症，先端癒合症を伴う中間肢異形成症，他も参照

MIM番号	遺伝子座	遺伝子	タンパク	注釈
605967	7q36			
102510	2q36			
135750	7q36	SHH	Sonic Hedgehog	
				SHHと非連鎖
212780	11p11.2	LRP4	low density lipoprotein receptor-related protein 4	
	15q13-q14	GREM1, FMN1	Gremlin 1, Formin 1	両方の遺伝子座の単一対立遺伝子重複（これまでに1例のみ）
	15q13-q14	FMN1	Formin 1	欠失
609432	17p13.3			
300707	Xq28	FAM58A		
185900	2q34-36			
185900	6q21-23	GJA1		
186200	7q36	SHH	Sonic Hedgehog	
186300	2q31	HOXD13		
601222	2q35-36.3			
272440				
249000	17q23	MKS1		
603194	11q			
607361	8q21	TMEM67		
611134	12q	CEP290		
611561	16q12.1	RPGRIPIL		
612284	4p15	CC2D2A		
186500	17q22	NOG	Noggin	
186500	20q11.2	GDF5	Growth and differentiation factor 5	
612961	13q11-q12	FGF9		
185800	17q22	NOG	Noggin	
185800	20q11.2	GDF5	Growth and differentiation factor 5	
605432	7p15-14.2	HOXA11	Homeobox A11	

表4 過成長を伴う症候群
Overgrowth Syndromes

番号	症候群	報告年	成長	顔の奇形
1	下垂体性巨人症（GH産生腫瘍）	1937	高身長	眼窩上縁突出・下顎突出
2	コントロール不良の糖尿病母体児	1939	巨大児	丸顔で多血による赤ら顔
3	Berardinelli リポジストロフィ（Seip 症候群）	1954	末端肥大症様巨人症	脂肪組織の消失
4	Beckwith-Wiedemann 症候群	1964	巨大児	巨舌，火焔状母斑，耳朶または後耳輪の溝
5	Sotos 症候群	1964	乳幼児期に大きい	長頭，前頭部の突出，眼瞼裂斜下，眼間開離，細い下顎，高口蓋
6	Weaver 症候群	1974	巨大児	大頭，眼間開離，眼瞼裂斜下，大きい耳介，長い人中，小顎，下顎のしわ
7	Marshall-Smith (Shurtleff) 症候群	1971	高身長	長頭，前額部突出，突き出た眼，短鼻，小さな下顎
8	Perlman 症候群	1973	巨大児	丸顔，逆立った前髪，長い人中，逆V字型の上口唇
9	Nevo 症候群	1974	巨大児，浮腫	長頭
10	Simpson-Golabi-Behmel 症候群	1975, 1984	高身長	特徴的顔貌，大頭，大きい口，口蓋裂，舌正中溝
11	macrocephaly capillary malformation 症候群	1997	巨大児	頭囲大，前頭突出，上口唇血管腫
12	Bannayan-Riley-Ruvalcaba 症候群	1960, 1971, 1987	大頭	Sotos 症候群に似る．
13	Proteus 症候群	1983	身体諸部の部分的肥大	大頭，頭蓋骨の外骨腫
14	Lujan-Fryns 症候群	1984	Marfan 様体型	長く細い顔面，小顎，高口蓋
15	脆弱 X 症候群	1986	巨大児	大頭，前頭突出，耳介大
16	Marfan 症候群	1896	高身長	Marfan 体型，水晶体脱臼
17	multiple endocrine neoplasia IIB	1966	高身長	口唇や舌の粘膜神経腫，厚い口唇
18	XYY 男性	1961	高身長	大きい歯
19	McCune-Albright 症候群	1922	高身長	―
20	22q13.3 欠失症候群	1998	巨大児，大頭	長頭，細い下顎，眼瞼下垂
21	CATSHL 症候群	2006	高身長	顔貌は正常
22	macrocephaly, macrosomia, facial dysmorphism syndrome	2007	生後高身長	広い前頭，眼瞼裂斜下，広い鼻先，長い人中，薄い上口唇
23	19p13.13 欠失症候群	2010	高身長	頭囲大，前頭突出，眼瞼裂斜下，斜視

*表現度に差がある常染色体優性遺伝

その他の奇形	MIM No.	遺伝様式	遺伝子	本書での分類番号
末端肥大	—	—	—	—
種々の奇形を伴うことがある	—	—	—	—
全身脂肪組織消失, 腹部膨満, 肝脾腫, 肝硬変, 筋肥大, 外性器肥大, 皮膚色素沈着	#269700	AR		D-4
臍帯ヘルニア, 臓器肥大, 半側肥大, 腫瘍発生	#130650	AD*	11p15.5領域インプリンティング異常	D-5
骨年齢亢進, 大きい手足, 不器用, 先天性心疾患, 側弯, 腫瘍	#117550	AD	NSD1	D-1
筋緊張亢進, 屈指, 指尖の隆起, 大腿骨骨幹端の拡大, 腫瘍	#277590	AD	EZH2	D-2
骨年齢亢進, 痩身, 筋緊張低下, 喘鳴	—	—	—	—
筋緊張低下, 腎過誤腫, Wilms腫瘍	*267000	AR		
筋緊張低下, 発達遅滞, 足の拘縮, 骨年齢亢進, 大きい手足, 紡錘形の指	#601451	AR	PLOD	
骨年齢亢進, 副乳, 成人は高身長, 腫瘍, 先天性横隔膜ヘルニア	#312870	XL	GPC3, GPC4	D-3
大理石様皮膚, 血管奇形, 第Ⅱ-Ⅲ趾合趾症, 小脳扁桃下垂, 水頭症	#602501	—		—
陰茎の色素斑, 腸ポリープ, 筋緊張低下, 筋脂質蓄積	#153480	AD	PTEN	—
多発性母斑, 骨格の奇形, 軟部組織腫瘍, 手掌・足蹠皮膚肥厚	#176920	体細胞モザイク	AKT1	P-7
知的障害	#309520	XL	MED12	
知的障害, 自閉症, fra(X)陽性, 巨大精巣	#300624	XL	FMR1	B-8
骨格変形, 心臓弁異常, 気胸, 関節脱臼, 長い指趾	#154700	AD	FBN etc.	O-1
褐色細胞腫, 消化管神経節腫, 甲状腺髄様癌	#162300	AD	RET	P-12
長い手足	—	染色体異常		—
多発性線維性骨異形成, 思春期早発, 色素斑	#174800	GNAS体細胞変異		P-6
知的障害, 自閉症, 筋緊張低下, 痛覚低下, 足爪異形成, 肉付きのよい手	#606232	隣接遺伝子	SHANK3	—
側弯, 屈指, 難聴	#610474	AD	FGFR3	—
皮膚弛緩, 臍ヘルニア, 腹直筋離開, 関節伸展障害, 骨年齢亢進	#614192	AD	RNF135	—
知的障害, 腹痛嘔吐など消化器症状, 視神経異常	#613638	隣接遺伝子	複数	—

(岡本伸彦)

第Ⅲ章
パターン認識による小奇形の判定

1. 視診（触診）による小奇形の判定
2. 医学皮膚紋理学

1. 視診（触診）による小奇形の判定

機能や美容に影響しない奇形を小奇形（minor anomalies）とよび，影響する奇形を大奇形（major anomalies）とよぶ．Marden ら（1964）によれば，小奇形（心奇形・腹部内臓奇形を除く）を1つでももつ新生児は 14.7％，大奇形を1つでももつ新生児は 2.04％である．大奇形をもたない新生児の 0.8％が複数の小奇形をもち，大奇形を1つもつ新生児の 6.9％，大奇形を2つもつ新生児の 56.2％が複数の小奇形をもつ．また，小奇形を複数もつ新生児 20 人中 18 人に大奇形を認めている．すなわち，小奇形が複数あれば大奇形がある可能性が高いといえる．同様の傾向は日本人新生児でも確認されている[10, 11]．症候群は多数の小奇形（と大奇形）の組み合わせだから，組み合わせを観察することによって症候群の診断に行き着くことになる．

視診（触診）による小奇形の判定方法を記載する（Marden ら，1964；梶井　正，1968；Méhes，1988）．視診で異常だと考えて計測する必要があれば，Hall ら（1980），本書第Ⅳ章の身体測定値を参照する．

a. 小奇形

1）大泉門（anterior fontanelle）

指で触って1横指半・2横指のように表現する．計測にはノギスを用い，大泉門の菱形の相対する2辺の中心点の長さの和の1/2を大泉門径とする（Elsässer 法）．生後1ヵ月が最大で，±2SD の範囲が 1.2〜3.3 cm（平均 2.3 cm），12 ヵ月で 0.3〜1.9 cm（平均 1.1 cm），18 ヵ月で 0.15〜1.5 cm（平均 0.8 cm）である（横井ら，1984）．大泉門閉鎖は6ヵ月から始まり，18ヵ月では 70％が閉鎖している．

大泉門の計測には色々な方法があり，アメリカでは菱形の相対する角を結ぶ線の長さの平均を使うので，注意する必要がある（Hall ら，1989）．

2）眼瞼裂（palpebral fissures）

図1は白人の眼瞼裂で，二重瞼で内眼角の涙湖が露出している．図2, 3は日本人小児で，一重瞼で上眼瞼の贅皮が涙湖を覆っている．Down 症候群は二重瞼で，内眼角贅皮（epicanthus）が上下に延びていることが異なっている．

筆者は，内眼角間距離の判定に，正常人では内眼角が鼻翼の内縁と外縁の間にあることを利用している（図2a）．日本人の乳幼児では内眼角が鼻翼外縁より外にあることも多く，そのため偽性内斜視をきたすことがある．生後1〜3ヵ月の日本人正常乳児の内眼角間距離は 2.3±0.6 cm で，3 cm を越えることはない．

眼間開離（hypertelorism）・内眼角（間）開離（telecanthus）では，どちらも内眼角が鼻翼外縁より外にあるが，前者では瞼裂の長さは正常で，外眼角も外側に偏位している（図3）．

両内眼角を結ぶ水平線に対して内眼角と外眼角を結ぶ線が 10 度以上傾斜している場合を眼瞼裂斜上（upward slanted palpebral fissures），5度以上さがっている場合を眼瞼裂斜下（downward slanted palpebral fissures）とよぶ（図4）．正常日本人には眼瞼裂斜上は多いと思われるが，その頻度の報告はない．

3）口の大きさ

筆者は口角の幅（intercomissural distance; mouth width）が鼻翼の幅よりも大きいことを正常下限の目安にしている（図2b）．

4）口蓋（palate）

仰臥位で口を開き水平面から 30 度の角度でライト照射したとき，口蓋の一部が照射できないものを高口蓋（high-arched palate）とよぶ．狭口蓋（narrow palate）は硬口蓋骨が中央で癒合する線上で溝状に深く落ち込んでいるものをいう．新生児・乳児では手指を消毒して直接口腔内に挿入して触ることによっても判定できるが，ふだんから正常児で練習して感触を確かめておく必要がある．

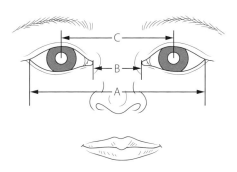

図1　白人の眼瞼裂
A：外眼角間距離，B：内眼角間距離，C：瞳孔間距離
(Feingold and Rossert，1974[6]) より)

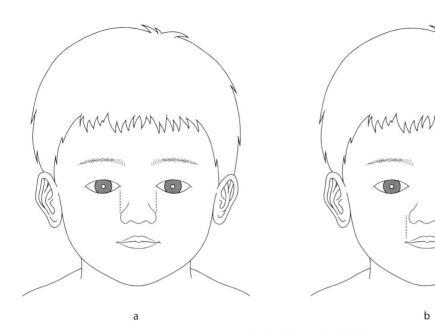

図2 日本人小児の眼瞼裂①
a. 内眼角. 鼻翼内縁と外縁の間にある. b. 口角. 鼻翼外縁の外側にある.

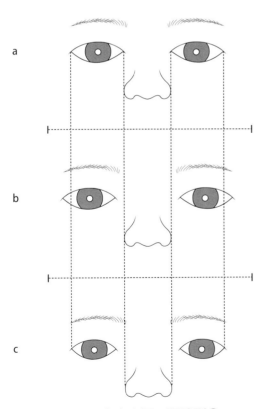

図3 日本人小児の眼瞼裂②
a. 正常, b. 眼間開離 (hypertelorism), c. 内眼角開離 (telecanthus)

5) 耳介 (ears)

耳介上縁の起点が眼瞼裂と後頭部隆起を結ぶ線上（または僅かに上方）にあるのが正常で（図5），この線より下にあれば耳介低位（low-set ears）とよぶ．耳介の長径の垂直線に対する傾斜は10～30度（平均20度）で（図6a），30度以上なら耳介斜位（slanted ears）である（図6b）．"slanted"を嫌って耳介後方傾斜（posteriorly-angulated ears）を用いる研究者もいる．耳介斜位は耳介低位に伴うことが多いので，耳介低斜位（low-set and slanted ears; low-set and angulated ears）とよぶ．

6) 毛髪線 (hair-line)

第3頸椎の後突起まで毛髪のあるのが正常でそれ以下まであるのは毛髪線低位（low hair-line）である．Klippel-Feil症候群に認める．頭を前傾して第7頸椎後突起から触診を始め，触診しながら上に向かって，毛髪の境目にある頸椎の番号を決める．

7) 乳頭間距離 (distance between nipples)

両腕を下げた状態で乳頭が鎖骨の中央から下ろした垂線にあるのが正常である．Turner症候群では乳頭間開離（widely-spaced nipples）がみられる．乳児は胸郭が横方向に狭く前後に厚いので，正常でも乳頭が外側にある．

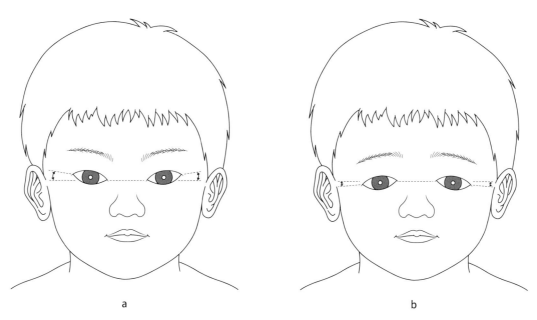

図4 眼瞼裂斜上（a）と眼瞼裂斜下（b）

8）精巣（testes）

停留精巣（retentio testes, cryptorchidism）は新生児では珍しくない．Scorer（1964）によると出生時に精巣が陰嚢まで下降していないものは成熟児で0.7％，未熟児で21％である．成熟児では生後6週まで，未熟児では3ヵ月までに下降しなければ異常だと考える．

9）指（fingers）

Ⅴ指の尖端がⅣ指の遠位屈曲線（distal flexion crease）に達するのが標準である（図7a）．筆者はⅤ指の遠位屈曲線がⅣ指の近位屈曲線よりやや遠位にあることも用いている．これより短いときはⅤ指短縮（short fifth fingers）といい，その多くは中節骨の短縮である．これが極端になるとⅤ指の単一屈曲線（single flexion crease）になる．単一屈曲線はDown症候群，Turner症候群などに多く，トリソミー13症候群でもみられることがある．

Ⅴ指中節骨の内側が外側より短縮していて末節骨が20度以上内弯していれば，Ⅴ指内弯（clinodactyly of the fifth finger）とよぶ（図7c；de Marinis and de Marinis, 1955）．Silver症候群でもⅤ指内弯を伴うが，中節骨は内側も外側も長さが同じで，末節骨の角度が傾いている．

10）趾（toes）

新生児では，Ⅱ趾とⅢ趾の間の軟部組織の癒合（部分的合趾；partial soft tissue syndactyly between the second and third toes）がⅡ趾の長さの30％までなら正常範囲である（Mardenら, 1964）．年長児では，Ⅱ趾とⅢ趾の基底部を結ぶ線を0％，Ⅱ趾とⅢ趾の端部を結ぶ線を100％として，癒合が10％以下ならば正常で，それ以上は異常である（図8）．

小奇形は上記の10項目で解説したものだけではない．Mardenら（1964）の大奇形を伴わない新生児での小奇形の経験を表示する．新生児の0.1％以上にみられるもの（表1）と，新生児の0.1％以下でみられるもの（表2）に分ける．大奇形を伴う新生児の小奇形は多数にわたるが，省略する．

b．正常変異（normal variants）

Mardenら（1964）は新生児の5％以上で遭遇する形態変化を正常表現型変異normal phenotypic variantsとよんで，小奇形と区別している（表3）．

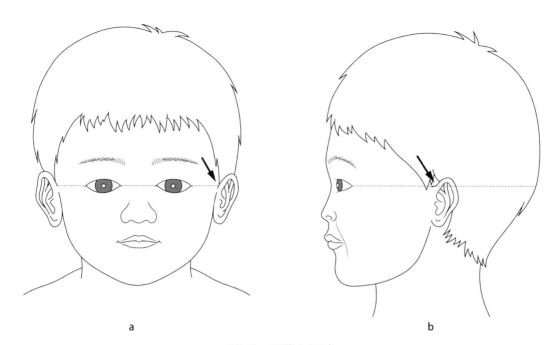

図5 正常な耳介
耳介上縁の付着点は,眼瞼裂と後頭部隆起を結ぶ線上(または僅かに上)にある.

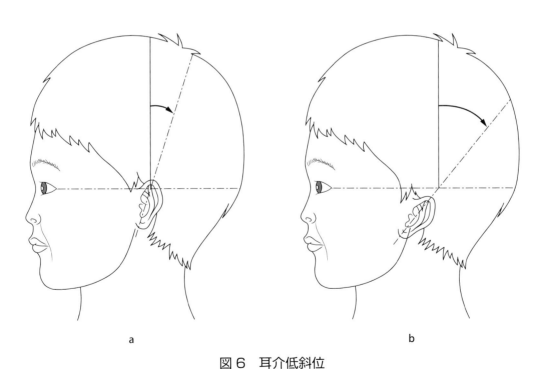

図6 耳介低斜位
a. 正常,b. 耳介低斜位(low-set and slanted ears)

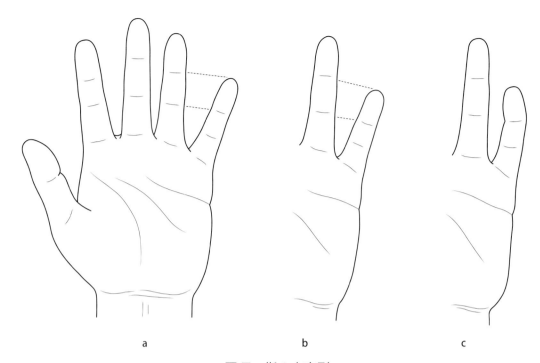

図7 指の小奇形
a. 正常, b. Ⅴ指短縮, c. Ⅴ指内弯 (clinodactyly of the fifth finger)

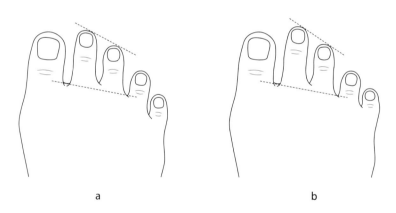

図8 趾の小奇形
a. 正常, b. Ⅱ趾とⅢ趾の部分的合趾症 (partial syndactyly).

おわりに

最後に「人は関心のないものを見ても見えていない」経験について述べる.

話は1970年代の後半のことだ. 当時, 私はジュネーブ大学の産婦人科にいたが, 日本の血液学の専門家からジュネーブ大学の血液センター見学の依頼を受けたので, あらかじめ予約をとり同道した. 産婦人科の建物を出て大学病院の本館に入ると廊下もエレベーターも患者であふれていた.

大学病院の本館に入ってから血液センターを見学して帰るまでに奇形症候群5種類の患者5人に行き会ったが, どれも一目でわかる症候群だった. Treacher-Collins症候群の患者は今でも記憶している. 私の部屋に帰り着いてから,「今日は症候群をたくさん見ましたね」と私は言った. 血液学者は「えっ?」と言って憶えていない様子なので, 説明した.「病院に入っ

表1 新生児（大奇形を伴わない）の0.1％以上でみられた小奇形

器官	小奇形
頭部・顔面	軽度の小顎
眼	内眼角贅皮
耳介	耳介の折れ曲がりの欠如，高度の耳介斜位，副耳，小耳，耳前陥凹
皮膚	顔面・項部以外の部位の毛細血管腫，色素性母斑
手	単一手掌屈曲線，その他の手掌屈線の異常，Ⅴ指内弯
足	Ⅱ趾とⅢ趾の部分合趾

表2 新生児（大奇形を伴わない）の0.1％以下にみられた小奇形

器官	小奇形
頭部・顔面	後頭部扁平，後頭部骨の突出
眼	眼瞼裂斜上，短い瞼裂，内眼角間距離の短縮
耳介	両側の大きい耳介，高位耳介，左右耳介の大きさの不均衡，重複耳垂，小耳，高度の耳介斜位と耳輪の折れ曲がりの欠如
皮膚	隆起した血管種，大きい毛細血管種，カフェオレ斑
手	多指の痕跡，拇指の爪の重複
足	踵の後方軽度突出，引っ込んだⅤ趾
その他の骨格	突出した胸骨，陥凹した胸骨，盾状胸，反張膝，外反肘
腹部	腹部直腹筋離開（>3 cm），臍ヘルニア
外陰部	大腿部への精巣の転位

表3 正常表現型変異

器官	小奇形
頭部・顔面	低い鼻稜
耳介	上部耳輪の折れ込み，Darwin結節
手	母指過伸展
足	外反踵
皮膚	毛細血管腫（眼瞼，前額部，項），黒人・東洋人の蒙古斑
その他	陰嚢水瘤

た広間でA症候群とB症候群，エレベーターに向かう廊下でC症候群，エレベーターに途中から乗ってきたのがD症候群，帰りにエレベーターを降りて玄関に向かう廊下で行き会ったのがE症候群です．」そのうえで5人の患者の特徴を説明した．それでも思い出さないらしい．そこで分かったのは，「人は関心のないものを見ても見えていない」ことだ．血液センターを見学したときに見たことをもち出されれば，私は関心がないから大部分は憶えていないに違いない．

この章の読者に小奇形の判定に興味をもつことを勧める．日常の診療で診る患者，電車の乗客，道を歩いていて行き会う人を自分で決めた順序にしたがって視

診することによって，個々の小奇形の頻度，年齢差を知ることができる．興味をもって観察を繰り返すことによって，いままで見えなかったものが見えるようになる．

■文献

1) Marden PM, Smith DW, McDonald MJ : Congenital anomalies in the newborn infant, including minor variations. A study of 4,412 babies by surface examination for anomalies and buccal smear for sex chromatin. J Pediatr 64 : 357-371, 1964
2) 梶井　正：XIV 新生児の奇形．医学シンポジウム第 31 集 新生児．診断と治療社, pp517-543, 1968
3) Méhes K : Informative Morphogenetic Variants in the Newborn Infant. Budapest : Académiai Kiadó, pp1-228, 1988
4) Hall JD, Froster-Iskenius UG, Allenson JE : "Handbook of Normal Physical Measurements" Oxford : Oxford University Press, pp1-504, 1989
5) 横井和子，石川昭：大泉門閉鎖時期の検討．第一報 月齢別にみた大泉門径の変動と各月齢における大泉門の閉鎖状況．小児保健研究 43 : 610-612, 1984
6) Feingold M, Rossert W : Normal values for selected physical parameters. Birth Defectc : Original Article Series 10 : 1-16, 1974
7) Scorer, CG : The descent of the testis. Arch Dis Childh 39 : 605-609, 1964
8) Beckman L, Gustavson, KH, Akesson HO : Studies of some morphological traits in mental defectives. Hereditas 48 : 105, 1962
9) de Marinis F, de Marinis MR : Frequency of clinodactyly and palmar print patterns betweens the ages of 5 and 12. Acta Genet Med (Rome) 4 : 192, 1955
10) 黒木良和，姫野国祐：新生児にみられる外表奇形の観察．医療 26 : 1094-1099, 1972
11) 黒木良和：小奇形のみかたと意義．小児科 MOOK 11 先天異常，金原出版, pp116-124, 1980

〈梶井　正，福嶋義光〉

2. 医学皮膚紋理学

a. 医学皮膚紋理学とはなにか

皮膚紋理学は，手指・手掌・足趾・足底の皮膚隆線（dermal ridges）が形成する紋理パターン（dermatoglyphic patterns）を分析する研究分野である．その知識を医学，特に先天奇形症候群などの診断に応用するのが医学皮膚紋理学（medical dermatoglyphics）である．

b. 皮膚紋理の特徴と限界

皮膚紋理には次のような特徴がある：
①種々の染色体異常症や奇形症候群などの迅速かつ簡便な補助診断法として用いることができる．
②大きな道具や特殊な場所を必要とせず費用はほとんどかからない．
③検査は非観血的である．
④紋理は終生変化しない．
⑤表現型の1つとして，その発生学的知見から異常発生の臨界期が推定できる．

一方，医学皮膚紋理学の限界には次のようなものがある．
①皮膚紋理は多因子遺伝形質であるから，表現型には遺伝的な back ground がある．したがって，皮膚紋理を分析するには一般集団における紋理パターンを熟知しておく必要がある．
②一般表現型と同様に，1つの特殊なパターンが存在してもすぐに診断にはつながらない．すなわち，補助診断としてしか利用できない．

c. 分析指標（landmarks）と隆線パターン（ridge patterns）

紋理を定性的・定量的に分析するにあたっての指標のうち，最も重要なのは隆線がほぼ120度で三叉になる部位，すなわち三叉（triadius）である．三叉の中心（core）から隆線の走行を追うと，紋理パターンが明瞭になる．パターンは，
①2個以上の三叉をもつ渦状紋（whorl：W）
②三叉が1個の蹄状紋（loop：L）
③三叉が0個の弓状紋（arch：A）

の3種に分類される（図1）．小指側に開いた紋理を示す蹄状紋を尺側蹄状紋（ulnar loop：UL），母指側に開いたものを橈側蹄状紋（radial loop：RL），遠位に開いたものを遠位側蹄状紋（distal loop：DL），近位に開いたものを近位側蹄状紋（proximal loop：PL）という（図2）．

紋理中心から三叉中心へ直線を引き，両中心を除外し，実線が横切る隆線の数を隆線数（ridge count）という．渦状紋では隆線数は2種類以上あるが，大きい値の方を代表値とする．弓状紋の隆線数は0である．

10指の隆線数の統計を総指降線数（TFRC：total finger ridge count）という．日本人男性の平均TFRCは 151.3 ± 46.1，女性では 142.2 ± 44.8 である[7]．手指・手掌・足趾・足底の紋理を分析するのに必要な位置の名称，landmarks，その定義，および日本人での頻度などを図2と表1～3に示す．

さらに，代表的な染色体異常症および先天奇形症候群における皮膚紋理パターンを図3に示す．また，Indiana 大学で作製した Down 症候群の診断に有用な紋理図を図4に示す．図3でゴシック文字の部分は特に重要な紋理である．例えば，Down 症候群を疑う新生児を診て足底の母趾球部に脛側弓状紋（tibial arch：TA）を両足に認めたら診断はほぼ確実である．足底の母趾球部は紋型が比較的大きく，新生児でも観察しやすい．

■文献

1) Cummins H, Midlo C : Finger Prints, Palms and Soles. An Introduction to Dermatoglyphics, Dover Publications, New York, 1961
2) Alter M : Dermatoglyphic analysis as a diagnostic tool. Medicine 46 : 35, 1966
3) Stough TR, Rodman SJ : Dermatoglyphics in medicine. Clin Pediatr 8 : 32-41, 1969
4) Mulvihill JJ, Smith DW : The genesis of dermatoglyphics. J Pediatr 75 : 579-589, 1969
5) 塩野 寛，門脇純一：先天性疾患と皮膚紋理．小児科領域における補助診断としての利用の方法．小児臨 23 : 1093-1106, 1970
6) Schaumann B, Alter M : Dermatoglyphics in Medical Disorders, Springer-Verlag, Heidelberg, 1976.
7) 松井一郎：皮膚紋理と先天異常．小児医学 11 : 814-868, 1978
8) Wertelecki W, Plato CC（eds）: Dermatoglyphics. Fifty years later. Birth Defects XV : 1979

（新川詔夫）

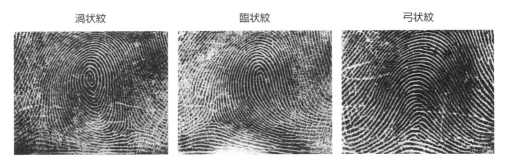

図1 紋理パターンの分類

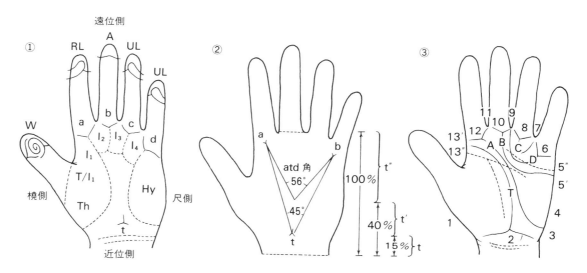

図2 医学皮膚紋理学に必要な部位の名称
①指紋・掌紋の名称と landmarks．
W：渦状紋，UL：尺側蹄状紋．RL：橈側蹄状紋．A：弓状紋．a〜d：指三叉 a, b, c, d．Th：母指球部．T/T₁母指球部と母指間部の間の領域．I_1〜I_4：母指〜Ⅳ指間部．Hy：小指球部．t：軸三叉（axial triadius）．
②軸三叉高位判定の基準（表1を参照）．
③主線 A〜D，および T 線とその走行分析に必要な手掌の領域（番号）．

表1 皮膚紋理の分析方法

紋理の種類	特に注意する部位	分析すべき紋理	定義と説明
指 紋	指 尖	紋理型	渦状紋（三叉≧2），蹄状紋（三叉＝1，紋理開口が尺側は尺側蹄状紋），弓状紋（三叉＝0）
		総指隆線数	指紋中心から三叉までの隆線数．10指の合計．
掌 紋	指間部	紋理型	
	指基部	a-b 隆線数	指三叉aとb間の隆線数．
	母指球部	紋理型	紋理が存在すると軸三叉も存在する．
	小指球部	紋理型	紋理が存在すると軸三叉も存在する．
	軸三叉	位置測定（軸三叉高位）	III指基部屈曲線と腕屈曲線の距離を100％としたときの三叉と腕屈曲線の距離（％）で表す．15％までをt，40％までをt'，それ以上をt"とする．
		atd角測定（軸三叉高位）	指三叉aと軸三叉tと指三叉bを直線で結び，その間の角度45°までをt，46°〜56°をt'，それ以上をt"とする．
	屈曲線	単一手掌屈曲線・Sydney線	近位水平屈曲線が母指間から尺側端まで連続する屈曲線を単一手掌屈曲線という．単一手掌屈曲線と遠位水平屈曲線の両方が存在するのをSydney線という．
足底紋	母趾球部	紋理型	紋理開口が脛側の弓状紋（脛側弓状紋）はDown症に特徴的である．

表2 日本人における指尖の紋理パターンの頻度（％）

性別	指 紋	左					右				
		V	IV	III	II	I	I	II	III	IV	V
男	弓状紋	0.6	0.9	3.5	4.8	1.6	0.8	4.6	1.9	0.6	0.4
	尺側蹄状紋	72.1	40.5	59.2	39.1	46.5	40.0	34.2	63.3	33.9	64.4
	橈側蹄状紋	0.2	0	1.2	13.6	0.4	0.6	15.5	2.5	1.0	0
	渦状紋	27.1	58.6	36.1	42.5	51.5	58.6	45.7	32.3	64.5	35.2
女	弓状紋	1.4	1.2	5.4	6.0	3.6	2.0	6.0	2.8	0.4	0.4
	尺側蹄状紋	73.4	44.7	57.0	39.0	45.1	51.1	47.9	67.6	41.9	72.0
	橈側蹄状紋	0.2	0.2	2.2	11.3	0.8	0.2	6.0	1.4	0.4	0.6
	渦状紋	25.0	53.9	35.4	43.7	50.5	46.7	40.1	28.2	57.3	27.0

（文献7から改変）

表3 日本人における軸三叉の位置の頻度（％）

性 別	左			右		
	t	t'	t"	t	t'	t"
男	40.4	58.4	1.2	41.1	57.5	1.4
女	30.5	66.9	2.6	31.3	67.5	1.2

（文献7から改変）

図3　染色体異常症および奇形症候群における皮膚紋理パターン

ゴシック文字は特に重要なポイントを示す．

Down症候群	①指尖UL増加，特にII指尖 ②IV・V指尖のRL増加 ③I_3紋理増加，I_4紋理減少 ④**主線の横走** ⑤指三叉bの欠如 ⑥主線DのI_2での終止 ⑦母指球部紋理増加 ⑧**小指球部の大型蹄状紋増加** ⑨軸三叉高位 ⑩**単一手掌屈曲線，Sydney線増加** ⑪V指単一屈曲線 ⑫**母趾球部のTA出現**	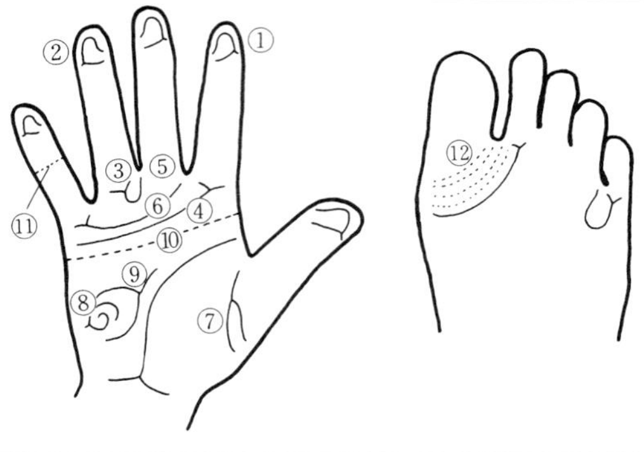
18トリソミー症候群	①**指尖A増加（≧6）** ②I指尖RL増加 ③主線Aが橈側に終止 ④I_3紋理増加，I_4紋理減少 ⑤軸三叉高位 ⑥単一手掌屈曲線増加 ⑦V指単一屈曲線 ⑧断裂隆線	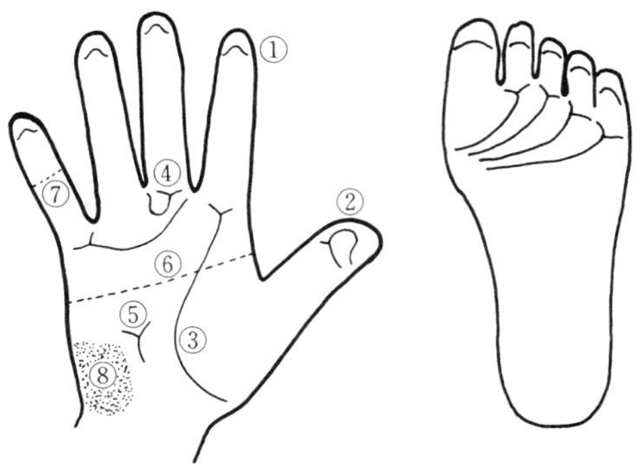
13トリソミー症候群	①指尖A増加 ②II指尖以外の指尖RL増加 ③I_3紋理増加，I_4紋理減少 ④a-b隆線数増加 ⑤主線Aが橈側に終止 ⑥軸三叉高位 ⑦単一手掌屈曲線 ⑧**足底のS状FA（A^f-S）出現** ⑨断裂隆線	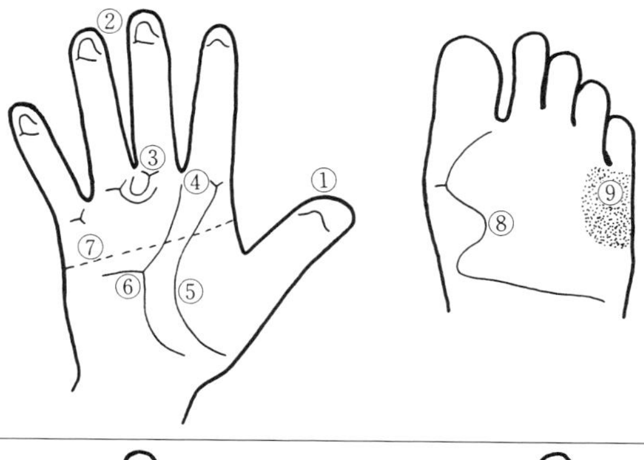
5p-症候群	①I_4紋理増加 ②主線Cが5'位に終止 ③指間三叉bcの出現 ④**母指球部紋理増加** ⑤軸三叉高位 ⑥単一手掌屈曲線	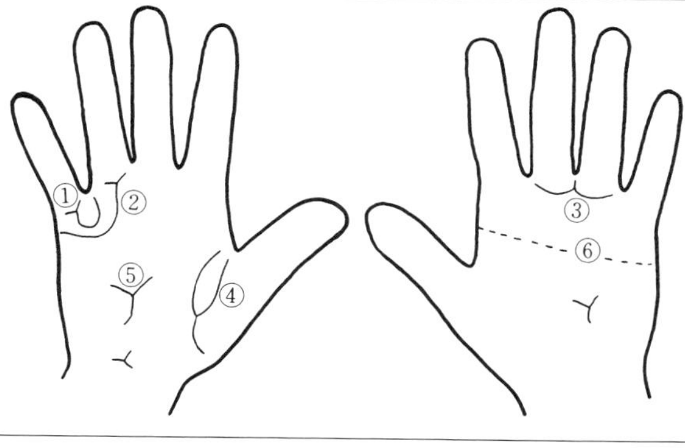

Turner 症候群	①指尖 W 増加 ②総指隆線数増加（≧160～180） ③a-b 隆線数増加 ④I_3・I_4 紋理増加 ⑤指三叉 c の欠如 ⑥主線 A が橈側に終止 ⑦T 線が I_2 で終止 ⑧小指球部紋理増加 ⑨軸三叉高位	
Klinefelter 症候群（XXY）	①指尖 A 増加, 小型 L 増加 ②総指隆線数減少（≦120） ③a-b 隆線数減少 ④軸三叉高位	
Rubinstein-Taybi 症候群	①指尖 A 増加 ②Ⅱ指以外の指尖 RL 増加 ③Ⅰ指の過剰三叉 ④I_2・I_3 紋理増加 ⑤指三叉 c の欠如 ⑥T/I_1 に皮膚隆起（pad） ⑦T/I_1 に W 出現 ⑧小指球部の UL 増加 ⑨軸三叉高位 ⑩単一水平屈曲線 ⑪母趾球部に DL/FL 出現 ⑫Ⅰ趾とⅡ趾間の屈曲線	
先天性風疹症候群	①指尖 W 増加 ②Ⅱ指以外の指尖 RL 増加 ③I_3 紋理増加 ④軸三叉高位 ⑤単一手掌屈曲線・Syndney 線	

Brachmann-de-Lange 症候群	①指尖 RL 増加，W 減少 ②I_3 紋理増加 ③指間三叉 bc 出現 ④I_4 紋理の横走 ⑤母指球部紋理増加 ⑥小指球部の断裂隆線 ⑦軸三叉高位 ⑧単一水平屈曲線 ⑨V 指単一屈曲線	
Smith-Lemil-Opitz 症候群	①指尖 UL 減少，W 増加 ②指三叉 c の欠如 ③母指球部紋理出現 ④軸三叉高位 ⑤断裂隆線 ⑥単一手掌屈曲線	
Sotos 症候群	①総指隆線数増加 ②a-b 隆線数増加 ③b-c 隆線数増加 ④手掌隆線横走 ⑤主線 A が橈側で終止 ⑥単一手掌屈曲線	
Kabuki 症候群	①指尖 UL 増加 ②指三叉 c, d の欠如 ③指間三叉 bc, cd の出現 ④小指球部紋理増加 ⑤指尖・小指球部の皮膚隆起 　（pad） ⑥I_4 紋理増加 ⑦主線 A の橈側終止 ⑧多数の細い屈曲線出現 ⑨Ⅳ・V 指単一屈曲線	

多指・欠指	① T＋1＝L＋D の関係 （T：三叉総数 　L：蹄状紋総数 　D：指または趾の総数）	
サリドマイド胎芽症	①重複指三叉 ②主線走行異常 ③掌降線の横走 ④単一水平屈曲線 ⑤軸三叉の欠如	
母指の欠損・低形成・三指節奇形 （Holt-Oram 症候群, 　Fanconi 貧血, 　Aase 症候群を含む）	①指三叉 a の過剰 ②指尖 W 増加と総隆線数増加（Holt-Oram 症候群） ③掌降線の横走 ④軸三叉の欠如・偏位 ⑤屈曲線の欠如，あるいは単一屈曲線	
爪欠損症 （爪・膝蓋骨症候群, 　B 型短指症を含む）	①指背に至る皮膚隆線	指腹　爪欠損指背　正常指背
末節骨低形成 （Albright 骨ジストロフィ，手・足・子宮症候群，Sorsby 症候群を含む）	①指尖の A 増加（〜10） ②総隆線数の減少	

2. 医学皮膚紋理学

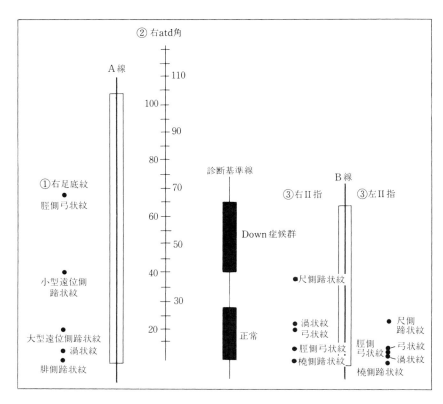

図4 Down症候群の皮膚紋理分析図
①右足母趾球部の紋理パターンに相当する点（図中左端）をマークする．②右手掌のatd角を記入する．③両Ⅱ指の紋理に相当する点（図中B線の両側）をマークする．④足底紋とatd点を通る線とA線の交点をマークし，両Ⅱ指紋点を結んだ線とB線の交点にマークする．⑤A，B両線上の点同士を結ぶと，Down症患者の約90%は診断基準線上の「Down症候群」の領域に入る．

(© Indiana University Foundation, 1970)

第Ⅳ章
身体測定値

1. 正常者の身長・体重・成長曲線
2. 正常者の頭囲・眼間距離
3. 中手骨・指節骨の長さ
4. Down 症候群患者の成長パターン
5. 軟骨無形成症候群患者の成長パターン
6. Prader-Willi 症候群患者の成長パターン
7. Turner 症候群患者の成長パターン

1. 正常者の身長・体重・成長曲線

表1 男子：平均身長・平均体重／標準偏差（2000年）

暦年齢(歳・月)	平均身長(cm) 平均値	SD	平均体重(kg) 平均値	SD	暦年齢(歳・月)	平均身長(cm) 平均値	SD	平均体重(kg) 平均値	SD	暦年齢(歳・月)	平均身長(cm) 平均値	SD	平均体重(kg) 平均値	SD
0・0	49.0	2.1	3.0	0.4	6・0	113.3	4.8	20.3	3.3	12・0	149.1	7.6	42.4	9.8
0・1	53.5	2.2	4.3	0.6	6・1	113.9	4.8	20.6	3.4	12・1	149.7	7.7	42.9	9.9
0・2	57.9	2.2	5.5	0.7	6・2	114.5	4.8	20.8	3.5	12・2	150.4	7.8	43.4	10.0
0・3	61.4	2.2	6.4	0.8	6・3	115.0	4.9	21.1	3.5	12・3	151.0	7.8	43.9	10.1
0・4	64.2	2.3	7.1	0.9	6・4	115.6	4.9	21.3	3.6	12・4	151.6	7.9	44.4	10.2
0・5	66.4	2.3	7.7	0.8	6・5	116.1	4.9	21.6	3.7	12・5	152.3	8.0	44.9	10.3
0・6	67.8	2.4	8.0	0.9	6・6	116.7	5.0	21.8	3.8	12・6	152.9	8.1	45.4	10.4
0・7	69.2	2.4	8.2	0.9	6・7	117.2	5.0	22.0	3.8	12・7	153.5	8.0	45.8	10.4
0・8	70.5	2.4	8.6	1.0	6・8	117.7	5.0	22.2	3.9	12・8	154.1	8.0	46.2	10.4
0・9	71.7	2.5	8.9	1.0	6・9	118.2	5.0	22.5	3.9	12・9	154.7	8.0	46.7	10.4
0・10	72.8	2.5	9.1	0.9	6・10	118.6	5.0	22.7	4.0	12・10	155.3	7.9	47.1	10.4
0・11	73.9	2.5	9.2	0.9	6・11	119.1	5.0	22.9	4.0	12・11	155.9	7.9	47.5	10.4
1・0	75.0	2.6	9.3	0.9	7・0	119.6	5.1	23.1	4.1	13・0	156.5	7.9	47.9	10.4
1・1	76.0	2.6	9.5	0.9	7・1	120.1	5.1	23.3	4.2	13・1	157.0	7.8	48.3	10.4
1・2	76.9	2.6	9.8	1.0	7・2	120.6	5.1	23.5	4.2	13・2	157.6	7.8	48.7	10.5
1・3	77.8	2.7	9.9	1.0	7・3	121.1	5.1	23.8	4.3	13・3	158.2	7.8	49.2	10.5
1・4	78.7	2.7	10.1	1.0	7・4	121.5	5.1	24.0	4.3	13・4	158.8	7.8	49.6	10.5
1・5	79.6	2.8	10.3	1.1	7・5	122.0	5.1	24.2	4.4	13・5	159.4	7.7	50.0	10.5
1・6	80.5	2.8	10.5	1.2	7・6	122.5	5.1	24.4	4.4	13・6	160.0	7.7	50.4	10.5
1・7	81.4	2.8	10.6	1.1	7・7	123.0	5.2	24.7	4.5	13・7	160.5	7.6	50.8	10.5
1・8	82.3	2.9	10.9	1.1	7・8	123.4	5.2	25.0	4.6	13・8	160.9	7.5	51.2	10.5
1・9	83.1	2.9	11.2	1.2	7・9	123.9	5.2	25.2	4.7	13・9	161.4	7.4	51.7	10.5
1・10	83.9	2.9	11.3	1.2	7・10	124.4	5.2	25.5	4.8	13・10	161.8	7.3	52.1	10.4
1・11	84.7	3.0	11.4	1.1	7・11	124.8	5.3	25.8	4.9	13・11	162.3	7.2	52.5	10.4
2・0	85.4	3.0	11.6	1.2	8・0	125.3	5.3	26.1	5.0	14・0	162.8	7.1	52.9	10.4
2・1	86.2	3.1	11.8	1.2	8・1	125.8	5.3	26.3	5.1	14・1	163.2	7.0	53.3	10.4
2・2	86.9	3.1	12.0	1.2	8・2	126.2	5.3	26.6	5.2	14・2	163.7	6.9	53.7	10.4
2・3	87.6	3.1	12.1	1.3	8・3	126.7	5.4	26.9	5.3	14・3	164.1	6.8	54.2	10.4
2・4	88.3	3.2	12.3	1.3	8・4	127.2	5.4	27.2	5.4	14・4	164.6	6.7	54.6	10.4
2・5	88.9	3.2	12.5	1.3	8・5	127.6	5.4	27.4	5.5	14・5	165.0	6.6	55.0	10.4
2・6	89.6	3.2	12.7	1.3	8・6	128.1	5.5	27.7	5.6	14・6	165.5	6.5	55.4	10.3
2・7	90.2	3.3	12.8	1.3	8・7	128.6	5.5	28.0	5.7	14・7	165.8	6.4	55.8	10.4
2・8	90.8	3.3	13.0	1.4	8・8	129.0	5.5	28.3	5.8	14・8	166.0	6.4	56.1	10.4
2・9	91.5	3.3	13.2	1.4	8・9	129.5	5.5	28.6	5.9	14・9	166.3	6.3	56.5	10.5
2・10	92.1	3.4	13.3	1.4	8・10	129.9	5.5	28.9	6.0	14・10	166.5	6.3	56.8	10.5
2・11	92.7	3.4	13.5	1.5	8・11	130.4	5.6	29.2	6.1	14・11	166.8	6.2	57.2	10.5
3・0	93.3	3.5	13.7	1.5	9・0	130.9	5.6	29.5	6.2	15・0	167.1	6.2	57.6	10.6
3・1	94.0	3.5	13.9	1.6	9・1	131.3	5.6	29.7	6.3	15・1	167.3	6.1	57.9	10.6
3・2	94.6	3.5	14.0	1.6	9・2	131.8	5.6	30.0	6.4	15・2	167.6	6.1	58.3	10.7
3・3	95.1	3.6	14.2	1.7	9・3	132.2	5.7	30.3	6.5	15・3	167.8	6.0	58.6	10.7
3・4	95.7	3.6	14.4	1.7	9・4	132.7	5.7	30.6	6.6	15・4	168.1	6.0	59.0	10.7
3・5	96.3	3.6	14.5	1.7	9・5	133.1	5.7	30.9	6.7	15・5	168.3	5.9	59.3	10.8
3・6	96.9	3.7	14.7	1.8	9・6	133.6	5.7	31.2	6.8	15・6	168.5	5.9	59.7	10.8
3・7	97.5	3.7	14.8	1.8	9・7	134.1	5.8	31.5	6.9	15・7	168.7	5.9	59.8	10.8
3・8	98.0	3.7	15.0	1.8	9・8	134.5	5.8	31.9	7.0	15・8	168.9	5.9	60.0	10.7
3・9	98.6	3.8	15.1	1.8	9・9	135.0	5.8	32.2	7.1	15・9	169.0	5.9	60.1	10.7
3・10	99.1	3.8	15.3	1.9	9・10	135.4	5.9	32.5	7.2	15・10	169.1	5.9	60.2	10.6
3・11	99.7	3.9	15.4	1.9	9・11	135.9	5.9	32.8	7.3	15・11	169.2	5.8	60.3	10.5
4・0	100.2	3.9	15.6	2.0	10・0	136.4	5.9	33.2	7.4	16・0	169.4	5.8	60.5	10.5
4・1	100.8	3.9	15.8	2.0	10・1	136.8	6.0	33.5	7.5	16・1	169.5	5.8	60.6	10.4
4・2	101.3	4.0	15.9	2.1	10・2	137.3	6.0	33.8	7.6	16・2	169.6	5.8	60.7	10.4
4・3	101.9	4.0	16.1	2.1	10・3	137.7	6.0	34.1	7.7	16・3	169.7	5.8	60.8	10.3
4・4	102.4	4.0	16.3	2.1	10・4	138.2	6.1	34.5	7.8	16・4	169.9	5.8	61.0	10.2
4・5	103.0	4.1	16.4	2.1	10・5	138.6	6.1	34.8	7.8	16・5	170.0	5.8	61.1	10.2
4・6	103.5	4.1	16.6	2.1	10・6	139.1	6.1	35.1	7.9	16・6	170.1	5.8	61.2	10.1
4・7	104.0	4.1	16.7	2.2	10・7	139.6	6.2	35.5	8.0	16・7	170.2	5.8	61.3	10.1
4・8	104.6	4.2	16.9	2.2	10・8	140.1	6.3	35.8	8.1	16・8	170.2	5.8	61.4	10.2
4・9	105.1	4.2	17.0	2.2	10・9	140.7	6.4	36.2	8.2	16・9	170.3	5.8	61.6	10.2
4・10	105.6	4.3	17.3	2.3	10・10	141.2	6.5	36.5	8.3	16・10	170.3	5.8	61.7	10.2
4・11	106.2	4.3	17.5	2.4	10・11	141.7	6.6	36.9	8.4	16・11	170.4	5.8	61.8	10.2
5・0	106.7	4.3	17.7	2.5	11・0	142.2	6.6	37.3	8.5	17・0	170.5	5.8	61.9	10.2
5・1	107.3	4.4	17.9	2.6	11・1	142.7	6.7	37.6	8.6	17・1	170.5	5.8	62.0	10.2
5・2	107.8	4.4	18.1	2.8	11・2	143.2	6.8	38.0	8.7	17・2	170.6	5.8	62.1	10.3
5・3	108.3	4.4	18.3	2.9	11・3	143.8	6.9	38.3	8.8	17・3	170.6	5.8	62.3	10.3
5・4	108.9	4.5	18.5	2.9	11・4	144.3	7.0	38.7	8.9	17・4	170.7	5.8	62.4	10.3
5・5	109.4	4.5	18.7	2.9	11・5	144.8	7.1	39.0	9.0	17・5	170.7	5.8	62.5	10.3
5・6	110.0	4.5	18.9	3.0	11・6	145.3	7.1	39.4	9.2	17・6	170.8	5.8	62.6	10.3
5・7	110.5	4.6	19.1	3.0	11・7	145.9	7.2	39.9	9.3					
5・8	111.1	4.6	19.3	3.0	11・8	146.6	7.3	40.4	9.4					
5・9	111.6	4.7	19.6	3.0	11・9	147.2	7.4	40.9	9.5					
5・10	112.2	4.7	19.8	3.1	11・10	147.8	7.4	41.4	9.6					
5・11	112.7	4.7	20.1	3.2	11・11	148.5	7.5	41.9	9.7					

表2 女子：平均身長・平均体重／標準偏差（2000年）

暦年齢 (歳・月)	平均身長 (cm) 平均値	SD	平均体重 (kg) 平均値	SD	暦年齢 (歳・月)	平均身長 (cm) 平均値	SD	平均体重 (kg) 平均値	SD	暦年齢 (歳・月)	平均身長 (cm) 平均値	SD	平均体重 (kg) 平均値	SD
0・0	48.4	2.1	3.0	0.4	6・0	112.7	4.6	19.6	3.0	12・0	149.6	6.3	42.6	8.5
0・1	52.6	2.1	4.1	0.5	6・1	113.3	4.7	19.9	3.1	12・1	150.0	6.2	43.0	8.5
0・2	56.7	2.2	5.2	0.6	6・2	113.8	4.7	20.2	3.2	12・2	150.4	6.2	43.4	8.5
0・3	60.0	2.2	6.0	0.7	6・3	114.1	4.6	20.4	3.3	12・3	150.9	6.1	43.8	8.5
0・4	62.6	2.2	6.6	0.8	6・4	114.6	4.7	20.7	3.4	12・4	151.3	6.1	44.2	8.6
0・5	64.6	2.3	7.0	0.8	6・5	115.2	4.8	21.0	3.5	12・5	151.7	6.0	44.6	8.6
0・6	66.2	2.3	7.5	0.8	6・6	115.8	4.9	21.3	3.6	12・6	152.1	5.9	45.0	8.6
0・7	67.5	2.3	7.8	0.8	6・7	116.3	4.9	21.5	3.6	12・7	152.4	5.9	45.3	8.6
0・8	68.9	2.4	8.0	0.9	6・8	116.8	4.9	21.7	3.7	12・8	152.6	5.8	45.6	8.5
0・9	70.0	2.4	8.2	0.9	6・9	117.3	4.9	21.9	3.7	12・9	152.9	5.8	45.8	8.5
0・10	71.2	2.4	8.5	0.9	6・10	117.8	5.0	22.1	3.8	12・10	153.1	5.8	46.1	8.5
0・11	72.3	2.5	8.6	0.9	6・11	118.3	5.0	22.3	3.8	12・11	153.4	5.7	46.4	8.4
1・0	73.4	2.5	8.7	1.0	7・0	118.8	5.0	22.6	3.9	13・0	153.6	5.7	46.7	8.4
1・1	74.5	3.0	9.0	0.9	7・1	119.2	5.0	22.8	3.9	13・1	153.9	5.6	46.9	8.4
1・2	75.5	2.6	9.2	0.9	7・2	119.7	5.0	23.0	4.0	13・2	154.1	5.6	47.2	8.4
1・3	76.5	2.6	9.3	1.0	7・3	120.2	5.1	23.2	4.1	13・3	154.4	5.5	47.5	8.3
1・4	77.5	2.6	9.5	0.9	7・4	120.7	5.1	23.4	4.1	13・4	154.6	5.5	47.8	8.3
1・5	78.4	2.7	9.7	1.0	7・5	121.2	5.1	23.6	4.2	13・5	154.9	5.4	48.0	8.3
1・6	79.4	2.7	9.9	1.0	7・6	121.7	5.1	23.8	4.2	13・6	155.1	5.4	48.3	8.2
1・7	80.3	2.8	10.2	1.1	7・7	122.2	5.2	24.1	4.3	13・7	155.2	5.4	48.5	8.2
1・8	81.2	2.8	10.4	1.1	7・8	122.7	5.2	24.3	4.4	13・8	155.4	5.4	48.7	8.2
1・9	82.0	2.8	10.4	1.0	7・9	123.2	5.2	24.6	4.5	13・9	155.5	5.4	48.9	8.2
1・10	82.8	2.9	10.7	1.2	7・10	123.6	5.3	24.9	4.6	13・10	155.7	5.4	49.1	8.1
1・11	83.5	2.9	11.0	1.2	7・11	124.1	5.3	25.1	4.7	13・11	155.8	5.4	49.3	8.1
2・0	84.3	2.9	11.0	1.1	8・0	124.6	5.4	25.4	4.7	14・0	156.0	5.4	49.5	8.1
2・1	85.0	3.0	11.2	1.2	8・1	125.1	5.4	25.7	4.8	14・1	156.1	5.3	49.7	8.1
2・2	85.7	3.0	11.4	1.2	8・2	125.6	5.4	25.9	4.9	14・2	156.2	5.3	49.9	8.0
2・3	86.4	3.0	11.6	1.3	8・3	126.1	5.5	26.2	5.0	14・3	156.4	5.3	50.1	8.0
2・4	87.1	3.1	11.8	1.3	8・4	126.5	5.5	26.5	5.1	14・4	156.5	5.3	50.3	8.0
2・5	87.7	3.1	12.0	1.4	8・5	127.0	5.5	26.7	5.2	14・5	156.7	5.3	50.5	8.0
2・6	88.4	3.1	12.2	1.4	8・6	127.5	5.6	27.0	5.3	14・6	156.8	5.3	50.7	8.0
2・7	88.4	3.2	12.3	1.4	8・7	128.0	5.6	27.3	5.4	14・7	156.8	5.3	50.8	8.0
2・8	89.0	3.2	12.5	1.4	8・8	128.5	5.7	27.6	5.5	14・8	156.9	5.3	50.9	8.0
2・9	90.3	3.3	12.7	1.5	8・9	129.0	5.7	27.9	5.5	14・9	156.9	5.3	51.1	8.0
2・10	90.9	3.3	12.8	1.5	8・10	129.5	5.8	28.2	5.6	14・10	157.0	5.3	51.2	8.1
2・11	91.6	3.3	13.0	1.5	8・11	130.0	5.8	28.5	5.7	14・11	157.0	5.3	51.3	8.1
3・0	82.2	3.4	13.1	1.6	9・0	130.5	5.9	28.9	5.8	15・0	157.1	5.3	51.4	8.1
3・1	92.8	3.4	13.3	1.6	9・1	131.0	5.9	29.2	5.9	15・1	157.1	5.3	51.5	8.1
3・2	93.5	3.4	13.4	1.6	9・2	131.5	6.0	29.5	6.0	15・2	157.1	5.2	51.6	8.2
3・3	94.1	3.5	13.6	1.7	9・3	132.0	6.0	29.8	6.1	15・3	157.2	5.2	51.8	8.2
3・4	94.7	3.5	13.8	1.7	9・4	132.5	6.1	30.1	6.2	15・4	157.2	5.2	51.9	8.2
3・5	95.3	3.5	13.9	1.7	9・5	133.0	6.1	30.4	6.3	15・5	157.3	5.2	52.0	8.2
3・6	95.9	3.6	14.1	1.7	9・6	133.5	6.2	30.7	6.4	15・6	157.3	5.2	52.1	8.3
3・7	96.5	3.6	14.3	1.7	9・7	134.1	6.2	31.1	6.5	15・7	157.3	5.2	52.2	8.2
3・8	97.1	3.6	14.4	1.7	9・8	134.6	6.3	31.4	6.6	15・8	157.4	5.2	52.3	8.2
3・9	97.7	3.7	14.6	1.7	9・9	135.2	6.3	31.8	6.7	15・9	157.4	5.2	52.3	8.1
3・10	98.3	3.7	14.8	1.8	9・10	135.8	6.4	32.1	6.8	15・10	157.4	5.2	52.4	8.1
3・11	98.9	3.8	15.0	1.9	9・11	136.3	6.4	32.5	6.9	15・11	157.5	5.2	52.5	8.1
4・0	99.5	3.8	15.2	2.0	10・0	136.9	6.5	32.8	7.0	16・0	157.5	5.2	52.6	8.0
4・1	100.0	3.8	15.4	2.1	10・1	137.5	6.5	33.2	7.1	16・1	157.5	5.2	52.6	8.0
4・2	100.6	3.9	15.6	2.2	10・2	138.0	6.6	33.5	7.1	16・2	157.6	5.2	52.7	8.0
4・3	101.2	3.9	15.8	2.4	10・3	138.6	6.6	33.9	7.2	16・3	157.6	5.2	52.8	7.9
4・4	101.7	3.9	15.9	2.3	10・4	139.2	6.7	34.2	7.3	16・4	157.6	5.2	52.9	7.9
4・5	102.3	4.0	16.1	2.2	10・5	139.7	6.7	34.6	7.4	16・5	157.7	5.2	52.9	7.8
4・6	102.8	4.0	16.3	2.2	10・6	140.3	6.8	34.9	7.5	16・6	157.7	5.2	53.0	7.8
4・7	103.4	4.0	16.4	2.1	10・7	140.9	6.8	35.3	7.6	16・7	157.7	5.2	53.0	7.8
4・8	103.9	4.1	16.6	2.1	10・8	141.4	6.8	35.8	7.7	16・8	157.8	5.2	53.0	7.8
4・9	104.5	4.1	16.8	2.0	10・9	142.0	6.8	36.2	7.7	16・9	157.8	5.2	53.0	7.8
4・10	105.0	4.1	17.0	2.1	10・10	142.6	6.8	36.6	7.8	16・10	157.8	5.2	53.0	7.8
4・11	105.6	4.2	17.2	2.2	10・11	143.1	6.8	37.1	7.9	16・11	157.9	5.2	53.0	7.8
5・0	106.2	4.2	17.4	2.3	11・0	143.7	6.7	37.5	7.9	17・0	157.9	5.2	53.1	7.9
5・1	106.7	4.3	17.6	2.4	11・1	144.3	6.7	37.9	8.0	17・1	157.9	5.2	53.1	7.9
5・2	107.3	4.3	17.8	2.5	11・2	144.9	6.7	38.4	8.1	17・2	158.0	5.2	53.1	7.9
5・3	107.8	4.3	18.0	2.6	11・3	145.4	6.7	38.8	8.1	17・3	158.0	5.2	53.1	7.9
5・4	108.4	4.4	18.1	2.6	11・4	146.0	6.7	39.2	8.2	17・4	158.0	5.2	53.1	7.9
5・5	108.9	4.4	18.2	2.6	11・5	146.5	6.7	39.7	8.3	17・5	158.1	5.2	53.1	7.9
5・6	109.5	4.4	18.4	2.7	11・6	147.1	6.7	40.1	8.4	17・6	158.1	5.3	53.1	7.9
5・7	110.0	4.5	18.5	2.7	11・7	147.5	6.6	40.5	8.4					
5・8	110.6	4.5	18.6	2.7	11・8	147.9	6.5	40.9	8.4					
5・9	111.1	4.5	18.7	2.8	11・9	148.4	6.5	41.3	8.4					
5・10	111.6	4.6	19.0	2.8	11・10	148.8	6.4	41.7	8.4					
5・11	112.2	4.6	19.3	2.9	11・11	149.2	6.4	42.1	8.5					

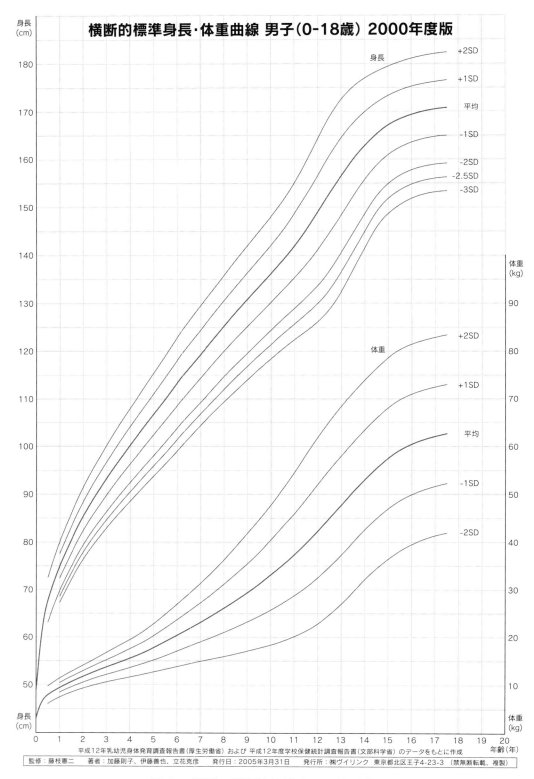

図1　男子：横断的標準身長・体重曲線

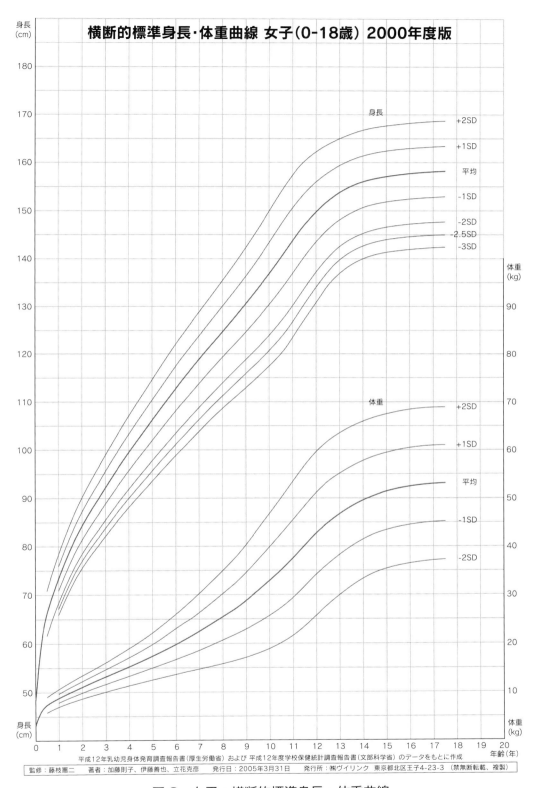

図2　女子：横断的標準身長・体重曲線

2. 正常者の頭囲・眼間距離

	検査日	年　齢	身　長	頭囲 (mm)	眼間距離 (mm)
男性 (n=62)	最小値 最大値 平均値 標準偏差	19 69 36.69355 12.534	157.7 184 169.579 5.347594	540 613 566.9032 15.95764	27 42 33.403226 3.3361393
女性 (n=146)	最小値 最大値 平均値 標準偏差	20 70 41.30137 12.45315	145 169 155.5238 5.179337	505 585 548.7123 15.29028	26 41 32.479452 2.8532357
男女 (n=208)	最小値 最大値 平均値 標準偏差	19 70 39.92788 12.62501	145 184 159.7133 8.291581	505 613 554.1346 17.56069	26 42 32.754808 3.0268486

3. 中手骨・指節骨の長さ

1) 手部の骨計測による奇形症候群の診断

手部の骨は末節骨・中節骨・基節骨の14個の指節骨と5個の中手骨，8個の手根骨から成り，解剖学的に複雑な構造をとる．いずれの骨も出生から成人に至るまで成熟度を反映して常に変化している．そのため骨年齢の評価に手部X線写真が用いられている．骨年齢は主に骨の形態的変化の度合いから算出されるが，骨長径の変化も骨格発達の評価で利用価値が高い．さらに奇形症候群など遺伝性疾患で手管骨長径の短縮や延長が観察されることから，これらを診断するうえでも重要な所見となる．

2) 手管骨長径の計測

手管骨長径の変異と判定するには，手部X線写真を直接計測し，各年齢・性別の正常値と比較することが必要となる．日本人小児の19個の手管骨長径正常値を次頁から2頁にわたって表1に示す．これは正常日本人小児1,585人の手部X線写真を，各年齢・性別で分類し，直接計測して得たデータから計算した各平均値と標準偏差（SD）である[3]．

手部X線写真はフィルム管球距離100 cm，手背から手掌方向で，中心線をⅢ中手骨小頭部に向け撮影した．フィルム管球距離が91.4 cm（36 inch）の場合でも100 cm（39.37 inch）との計測誤差は0.1%以下であり，計測に用いることができる．

長径計測はGarnら（1972）の方法に準じた．図1で示すように指節骨・中手骨の19個の手管骨の遠位・近位の軸に沿って骨端を含めた最大長径を0.1 mmまで計測した．

3) MCPP

Poznanskiら（1972）が発表したMCPP（metacarpophalangeal pattern profile）は手管骨長径の変異をグラフ化することにより，変異の組み合わせをパターンで認識できるようにしたものである．すなわちⅠ中手骨からⅤ末節骨までの19個の項目の計測値と，これに対応する正常値からそれぞれの標準偏差を計算しグラフ（図）にプロットして便宜的に直線で結んだものである．MCPP分析の1例を図に示した．

既知の，または新しい奇形症候群でMCPPが特徴的なパターンを示すことが報告されている．MCPP分析は奇形症候群の詳細な定義・鑑別診断・家計調査において今後さらに有力な手段となることが予想される．

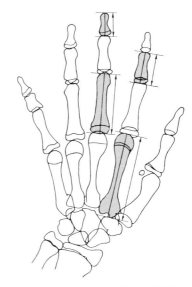

図1　手管骨長径の計測
遠位・近位の軸に沿って，骨端を含めた最大長径を計測する．Ⅱ中手骨のようにフックがあれば，これも含め計測する．

DijkstraとVenema（1991）は0～7歳の児で下記の方式によるMCPPの記載を推奨している．この場合は骨端核は計測から除外する．

　Q=^{10}log（骨の長さ/標準値）
　　Qスコアとよぶ．日本人のデータはない．

■文献

1) Garn SM, Hertzog KP, Poznanski AK, Nagy JM : Metacarpophalangeal length in the evaluation of skeletal malformation. Radiology **105** : 375-381, 1972
2) Poznanski AK, Garn SM, Nagy JM, Gall JC : Metacarpophalangeal pattern profiles in the evaluation of skeletal malformations. Radiology **104** : 1-11, 1972
3) Matsuura S, Kajii T : Radiographic measurements of metacarpophalangeal lengths in Japanese children. Jpn J Hum Genet **34** : 159-168, 1989
4) Dijkstra PF, Venema HW : Metacarpophalangeal pattern profiles : Q-score for ages from birth to 7years. Am J Med Genet **40** : 107-114, 1191

〈藤丸浩輔，松浦伸也〉

表1 日本人小児（0〜17歳）の中手骨・指節骨の長さ（mm）

年齢（歳） 骨		0 平均	SD	1 平均	SD	2 平均	SD	3 平均	SD
男児									
末節骨	V	5.2	0.6	5.9	0.6	7.2	0.8	8.6	1.4
	IV	6.5	0.6	7.3	0.8	9.1	1.0	10.4	1.2
	III	6.3	0.5	7.1	0.6	9.0	1.0	10.1	1.2
	II	5.6	0.5	5.8	0.7	7.4	0.8	9.1	1.1
	I	7.5	0.6	9.3	1.1	11.3	0.9	12.6	1.1
中節骨	V	6.0	0.9	7.4	1.0	8.4	1.0	9.5	1.4
	IV	9.6	1.0	11.6	1.1	13.5	1.1	14.8	1.5
	III	10.1	0.9	11.6	0.9	13.8	1.2	15.5	1.6
	II	8.2	0.8	9.5	0.6	11.0	0.8	12.9	1.2
基節骨	V	11.5	1.5	14.2	1.3	16.8	1.3	18.7	1.7
	IV	14.9	1.9	18.7	1.8	22.0	1.7	24.2	2.0
	III	15.8	1.8	20.1	1.8	23.1	2.0	25.7	2.0
	II	13.8	2.3	17.8	1.6	20.8	1.8	23.1	1.8
	I	10.2	1.2	12.6	1.2	14.4	1.5	16.6	1.7
中手骨	V	15.3	1.7	18.8	1.8	23.1	2.3	26.7	2.1
	IV	16.7	2.0	21.3	2.1	25.9	2.7	30.1	2.9
	III	18.9	2.1	23.9	2.4	29.4	2.8	33.3	2.4
	II	20.2	2.4	25.1	3.3	31.7	2.8	35.4	2.3
	I	12.8	1.5	15.7	1.6	19.6	2.0	23.1	1.6
女児									
末節骨	V	5.5	1.5	6.3	0.9	8.3	0.4	8.7	1.0
	IV	6.2	0.5	8.0	1.1	9.7	0.9	10.4	1.0
	III	6.2	0.5	7.9	0.9	9.4	0.8	10.2	0.9
	II	5.3	0.6	6.7	0.8	8.5	0.5	9.3	1.1
	I	7.3	1.2	10.1	0.8	11.6	1.0	12.1	1.3
中節骨	V	6.1	0.5	7.4	1.0	9.0	1.2	9.5	1.5
	IV	9.4	1.4	11.9	1.2	13.9	1.2	14.5	1.5
	III	9.8	1.2	12.5	1.2	14.4	1.3	15.3	1.5
	II	8.3	0.8	10.1	0.8	11.8	1.2	12.9	1.4
基節骨	V	11.1	1.6	15.1	1.3	17.0	1.2	18.1	1.6
	IV	14.6	2.4	19.6	1.2	22.1	1.3	23.4	2.1
	III	15.5	2.5	20.8	1.2	23.6	1.6	25.0	2.3
	II	13.9	2.2	18.7	1.1	21.0	1.4	22.6	1.9
	I	9.7	1.4	12.7	1.1	15.5	1.4	16.4	1.6
中手骨	V	14.5	1.8	20.3	2.5	23.3	2.1	26.5	2.7
	IV	16.3	2.3	22.7	3.1	26.2	1.8	29.9	3.0
	III	18.5	2.5	25.3	3.0	29.4	2.2	33.5	3.4
	II	19.3	2.8	27.3	3.3	31.5	2.2	35.4	3.3
	I	12.6	1.9	17.4	2.0	20.5	2.1	23.0	2.9

4 平均	SD	5 平均	SD	6 平均	SD	7 平均	SD	8 平均	SD
男児									
9.4	0.8	10.3	0.7	10.8	0.6	11.5	0.9	12.3	1.0
10.9	0.8	11.9	0.8	12.3	0.8	13.1	0.9	14.2	1.1
10.6	0.8	11.6	0.8	12.0	0.7	12.8	0.8	13.8	1.1
9.7	0.9	10.7	0.8	11.2	0.7	11.7	0.7	12.8	1.1
13.1	0.9	14.0	1.0	14.8	1.0	15.6	1.2	17.0	1.3
10.5	1.0	11.1	1.3	11.5	1.3	12.1	1.4	13.5	1.3
15.6	1.0	16.6	1.2	17.2	1.2	17.9	1.3	19.5	1.3
16.4	1.0	17.4	1.2	18.1	1.2	18.9	1.3	20.5	1.4
13.6	0.9	14.6	1.1	15.2	1.1	15.9	1.2	17.2	1.3
19.3	1.1	20.6	1.3	21.6	1.3	22.4	1.6	24.2	1.5
25.0	1.3	26.6	1.5	28.1	1.6	29.0	2.0	31.1	1.5
26.9	1.5	28.3	2.1	30.2	1.9	31.1	2.1	33.2	1.7
23.9	1.4	25.4	1.5	27.0	1.7	27.7	1.9	30.1	1.9
17.5	1.1	18.7	1.4	19.7	1.6	20.5	1.7	22.5	1.7
28.7	2.2	31.3	2.2	33.4	2.5	35.0	2.3	38.5	2.3
31.7	2.4	34.5	2.2	36.5	2.7	38.4	2.5	41.9	2.4
35.5	2.7	38.4	2.5	41.0	3.0	42.8	2.9	46.7	2.5
38.0	2.6	40.7	2.3	43.5	3.0	45.3	3.1	49.2	2.7
24.7	1.8	26.6	2.0	28.6	2.0	29.9	2.3	33.1	2.2
女児									
9.8	0.7	10.4	0.8	11.1	1.0	11.8	1.0	12.2	1.0
11.0	0.8	11.9	0.8	12.8	1.0	13.4	1.2	14.1	0.9
10.7	0.8	11.6	0.7	12.5	1.0	13.1	1.2	13.7	0.9
9.9	0.8	10.7	0.8	11.5	0.9	12.3	1.1	12.9	0.9
13.0	1.1	13.9	0.9	15.1	1.0	15.9	1.6	16.7	1.0
10.7	1.4	11.3	1.3	12.0	1.6	12.8	1.5	12.8	1.7
15.9	1.1	16.8	1.0	17.8	1.5	18.8	1.6	19.4	1.4
16.6	1.3	17.7	1.1	18.9	1.4	19.9	1.5	20.6	1.3
13.9	1.1	14.8	1.0	15.7	1.3	16.7	1.4	17.2	1.3
19.4	1.3	20.5	1.2	22.1	1.6	23.1	1.8	24.0	1.5
25.2	1.4	26.6	1.5	28.4	2.0	29.8	2.1	31.1	1.8
27.1	1.5	28.6	1.5	30.7	2.0	32.0	2.1	33.7	1.9
24.3	1.4	25.8	1.3	27.6	1.9	29.1	2.4	30.3	1.7
17.6	1.0	18.7	1.3	20.0	1.7	21.4	1.9	22.4	1.5
29.6	2.4	32.0	2.2	34.6	2.6	36.4	2.6	38.4	2.4
32.9	2.6	35.2	2.3	37.8	2.7	39.6	2.6	42.1	2.4
36.6	2.6	39.2	2.5	42.3	3.0	44.3	2.9	46.7	3.0
38.4	2.6	41.1	2.5	44.5	2.8	46.7	2.9	49.1	2.7
25.7	1.7	27.4	1.7	30.0	2.6	31.5	2.3	33.5	2.0

年齢（歳）		9		10		11		12	
	骨	平均	SD	平均	SD	平均	SD	平均	SD
男児									
	末節骨 V	12.8	1.1	13.7	1.0	14.2	1.4	15.0	1.3
	IV	14.9	1.0	15.6	1.1	16.5	1.4	17.1	1.4
	III	14.5	1.0	15.4	1.3	16.2	1.4	16.6	1.3
	II	13.4	1.0	14.3	1.1	15.0	1.2	15.5	1.1
	I	17.8	1.2	18.6	1.4	19.7	1.6	20.3	1.7
	中節骨 V	13.8	1.6	14.9	1.2	15.5	1.8	16.3	1.6
	IV	20.3	1.4	21.4	1.5	22.3	2.2	23.5	1.9
	III	21.4	1.4	22.7	1.6	23.9	1.8	24.8	1.7
	II	18.0	1.3	18.9	1.4	19.9	1.5	20.8	1.5
	基節骨 V	25.1	1.6	26.1	1.6	28.0	1.8	29.3	2.2
	IV	32.4	1.9	33.7	2.1	36.0	2.6	37.5	2.7
	III	35.0	2.0	36.2	2.2	38.6	2.6	40.1	2.8
	II	31.4	1.9	32.5	2.1	34.7	2.1	36.0	3.0
	I	23.5	1.8	24.7	1.9	26.4	2.1	27.8	2.3
	中手骨 V	39.9	2.6	41.9	3.2	44.4	3.1	45.4	5.3
	IV	43.4	2.8	45.3	2.8	48.3	3.4	49.7	3.8
	III	48.8	3.3	50.5	3.0	54.2	3.8	55.9	4.6
	II	51.5	3.3	53.2	3.2	56.6	4.6	59.1	4.2
	I	34.7	2.3	35.9	2.6	38.9	2.7	40.3	3.0
女児									
	末節骨 V	13.2	1.1	14.1	1.0	14.5	1.1	15.1	1.0
	IV	15.0	1.1	15.8	1.2	16.3	1.1	17.1	1.0
	III	14.7	1.1	15.5	1.2	16.0	1.1	16.8	1.0
	II	13.7	1.0	14.6	1.1	14.9	1.0	15.5	1.0
	I	17.9	1.4	19.0	1.3	19.6	1.3	20.6	1.5
	中節骨 V	13.9	2.1	15.2	1.7	15.9	1.5	16.8	2.2
	IV	20.6	1.8	22.1	1.7	23.1	1.3	24.5	1.5
	III	21.9	1.9	23.5	1.8	24.4	1.4	26.0	1.8
	II	18.3	1.7	19.8	1.6	20.5	1.3	21.9	1.3
	基節骨 V	25.6	2.0	27.5	1.9	28.9	1.6	30.7	1.7
	IV	32.9	2.2	35.2	2.4	36.9	2.0	39.0	2.1
	III	35.4	2.4	38.0	2.5	39.7	2.1	42.2	2.6
	II	31.9	2.1	34.3	2.3	35.9	1.9	38.0	2.1
	I	24.0	2.2	26.1	2.2	27.3	1.7	29.0	1.7
	中手骨 V	40.5	3.3	43.3	2.7	45.2	2.7	47.6	2.6
	IV	44.1	3.1	47.1	2.9	48.9	2.6	51.6	2.7
	III	49.5	3.6	52.7	3.3	54.9	3.0	58.3	3.5
	II	52.1	3.8	55.6	3.5	57.4	4.2	61.5	3.4
	I	35.4	2.7	37.8	2.5	39.5	2.1	41.5	2.0

	13		14		15		16		17	
	平均	SD	平均	SD	平均	SD	平均	SD	平均	SD
男児										
	16.0	1.4	17.0	1.2	17.2	1.2	17.7	1.1	17.6	1.5
	18.3	1.5	19.0	1.1	19.4	1.2	19.8	1.1	19.5	1.4
	17.9	1.4	18.5	1.1	18.9	1.1	19.1	1.2	19.0	1.5
	16.5	1.4	17.3	1.0	17.6	1.1	17.9	1.2	18.0	1.5
	22.0	2.0	22.9	1.5	23.2	1.4	23.3	1.6	23.5	1.9
	17.9	2.0	18.9	1.5	19.1	1.6	19.5	1.9	19.6	2.0
	25.6	2.1	26.5	1.5	26.6	1.6	27.2	1.7	27.5	1.9
	26.7	2.3	27.9	1.5	28.1	1.7	28.7	1.9	29.0	2.0
	22.6	1.9	23.5	1.6	23.7	1.5	24.5	1.4	24.5	1.7
	31.7	2.6	33.1	2.1	34.0	2.0	34.8	1.9	34.6	2.4
	40.6	3.0	42.1	2.5	42.6	2.5	43.9	2.4	43.8	2.9
	43.1	3.2	45.3	2.5	45.6	2.7	46.8	2.6	46.6	3.2
	39.0	2.8	40.7	2.3	40.9	2.3	42.2	2.3	41.7	2.7
	30.4	2.6	31.5	2.0	32.0	1.9	32.7	1.9	33.1	2.7
	49.6	3.6	51.6	2.8	52.9	3.0	54.2	3.1	53.5	3.6
	53.6	4.0	55.7	3.2	56.6	3.3	57.9	2.9	57.4	3.9
	60.4	4.5	63.1	4.0	63.9	3.9	65.4	3.6	64.9	4.4
	63.5	4.6	66.2	3.7	67.0	3.9	68.4	4.2	67.5	4.4
	43.4	3.1	45.2	2.7	45.6	2.3	46.4	2.6	46.7	3.0
女児										
	15.6	1.2	15.6	1.0	15.9	1.3	16.0	1.2	15.8	1.2
	17.7	1.0	17.6	0.9	17.7	1.1	18.0	1.1	17.8	1.3
	17.2	1.0	17.1	1.0	17.3	1.1	17.5	1.0	17.4	1.1
	16.1	1.0	15.9	0.9	16.2	1.1	16.5	0.9	16.3	1.1
	21.1	1.4	20.9	1.1	21.1	1.5	21.3	1.2	21.3	1.5
	17.1	1.8	17.3	1.6	17.3	1.8	17.5	1.8	17.5	1.6
	24.6	1.8	25.0	1.3	25.2	1.5	25.2	1.3	25.0	1.7
	26.1	2.0	26.4	1.3	26.4	1.7	26.8	1.6	26.5	1.3
	21.9	1.7	22.2	1.2	22.2	1.3	22.4	1.1	22.4	1.4
	31.5	1.6	31.6	1.4	32.0	1.6	32.0	1.6	32.0	2.0
	40.0	2.1	40.2	1.7	40.5	2.1	40.4	1.8	40.4	2.3
	42.4	2.4	42.9	1.7	43.3	2.3	43.3	1.9	43.0	2.1
	38.6	2.3	38.8	1.6	38.9	2.0	39.0	1.8	38.9	2.2
	29.5	1.7	29.7	1.5	29.9	1.8	29.9	1.5	30.1	1.9
	48.7	2.4	49.3	2.1	50.0	2.8	50.0	2.6	49.3	3.2
	53.0	2.5	52.9	2.0	54.0	3.3	53.7	2.7	53.2	3.2
	60.0	2.9	60.1	2.7	60.8	3.7	60.4	3.3	60.3	3.7
	62.5	2.5	63.2	2.7	63.9	3.5	63.2	3.3	63.0	3.7
	41.9	2.2	42.5	2.0	42.6	2.3	43.0	2.1	42.4	2.7

（梶井　正，新川詔夫）

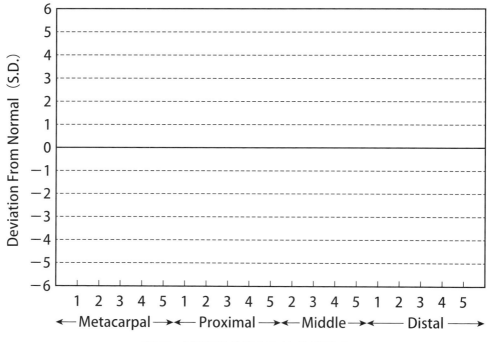

図5 MCPP分析のためのグラフ
19個の指節骨長径のSDをプロットし,直線で結ぶ.
Metacarpal:中手骨,Proximal:基節骨,Middle:中節骨,Distal:末節骨

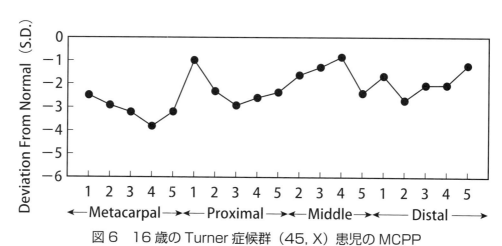

図6 16歳のTurner症候群(45, X)患児のMCPP
図4のイラストのもととなったX線写真を計測した.第4中手骨が短縮し,第1基節骨が相対的に長い.

4. Down症候群患者の成長パターン

　Down症候群は常染色体異常の中で最も頻度の高い疾患であり，近年では専門病院のみでなく広く一般の病院や診療所でも医療の対象となっている．一般の乳幼児の成長評価には母子手帳の標準的成長パターンが役に立つ．しかし，Down症児の成長評価には母子手帳のチャートは利用できない．そこでDown症患児の成長パターンを，神奈川県立こども医療センターでフォローしている症例の身体計測値に基づいてまとめた．

1）Down症児の出生体格

　598例の本症児の出生体格は，妊娠週数38.6±1.8週で体重2,832±443g，身長48.1±2.2cmであった[1]．
　神岡（1977）によれば，日本人の出生体重は過去80年間に1880年から1940年代には年平均3gずつ増加し，第二次世界大戦の頃に大きく落ち込んだが，1945年から1965年には年平均12～13gもの増加率を示し，その後は再び約3gの平均増加率を示し，1975年頃からは3.18～3.20kgと一定の出生体重となっている．Kurokiら[1]（1979）はDown症児にも同様の成長促進現象があることを示した．すなわち，1962年から1979年の17年間にDown症児の出生体重は100gも増加している．

2）生後の成長パターン

　Down症候群の成長についての日本人の大規模な資料はない．そこで，神奈川県立こども医療センターでフォローしている約1,500名の本症児の中から縦断的身体計測値の整っている676例（男児365例，女児311例）の計測値を基に，身体発育の標準値を求めた．
　詳細は文献4にゆずり，ここには要約のみを示す．
①出生時体格は男女児とも正常下限である．
②乳児期に急速に成長障害が進み，全指標で−1.5～−2SDレベルを示す．個人差が大きい．
③幼児期は身長−1.5～−2SDレベル，体重−1.0SDレベルで推移する．
④身長は10歳頃までは−1.5SDで推移するが，体重は6～7歳から増加し始め肥満となる．体重の個人差はさらに拡大する．
⑤男児10歳，女児8歳頃から成長の加速現象がみられるが，成長率は急降下し始め男女児とも14歳頃には身長増加は停止する．
⑥最終身長の平均値は男145cm，女141cmである．
⑦頭囲は全期間−2SDレベルで推移し，男女とも12歳頃に増大は停止する．
⑧男女別標的身長と患者の最終身長との間には緩い相関関係が認められた[5]．したがって，個々の症例で成人後の最終身長の予測が可能である．Down症候群の平均身長は⑥に述べたとおりであるが，標的身長を利用することで，Down症児1人ひとりの最終身長を予測でき，より個別の育児上有益な情報を提供できる．男児の最終身長は男の標的身長−14cm，女児の最終身長は女の標的身長−12cmと予測することができる．−14cmや−12cmはDown症候群ゆえに標的身長より男で14cm，女で12cm低身長である事実に基づいている．

　標的身長とは両親の遺伝特性を加味した男女別平均身長をいう．具体的には父の身長をPH，母の身長をMHとすれば以下の式で算出できる．

　息子の標的身長 = (PH + MH + 13 cm) ÷ 2
　娘の標的身長 = (MH + PH − 13 cm) ÷ 2

13cmを加減するのは日本人成人身長の性差が13cmであることによる．

■文献

1) Kuroki Y, Matsui I, Yamada Y : Secular trends of birth weight in Down syndrome. International Symposium on Trisomy 21. Rapallo, Italy, 1979
2) 諏訪城三，立花克彦，田中敏章：Growth Chart, 共進印刷，1982
3) 黒木良和：身体発育パターン．黒木良和（編）：ダウン症候群．小児科MOOK **38**：93-107, 1985
4) Kuroki Y : Growth patterns in children with Down syndrome : From birth to 15 years of age. Physical and Motor Development in Mental Retardation, Vermeer, Davis（ed）, Karger, Basel, pp 159-167, 1995
5) 黒木良和：遺伝カウンセリングに役立つ成長曲線．福嶋義光（編）遺伝カウンセリングハンドブック，メディカルドゥ，pp398-402, 2011

〈黒木良和〉

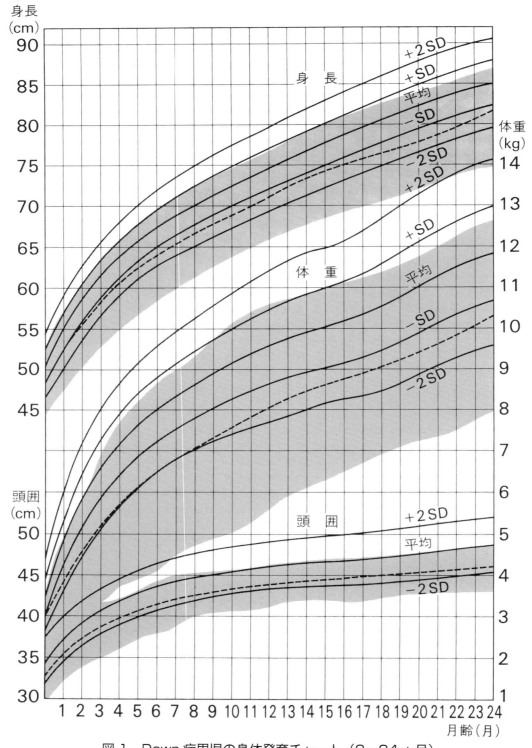

図1 Down症男児の身体発育チャート（0〜24ヵ月）
諏訪ら[2]のチャートの上に作図．破線でDown症男児の平均を示し，平均±2SDの範囲に影をつけた．

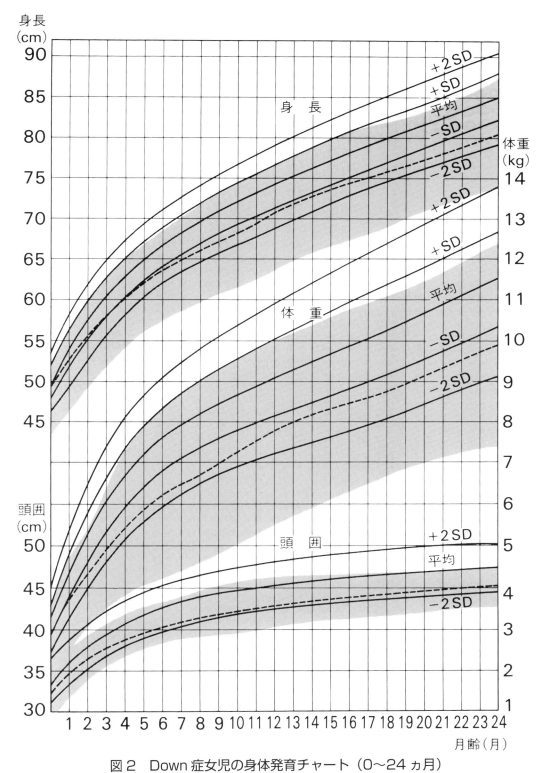

図2 Down症女児の身体発育チャート（0～24ヵ月）
諏訪ら[2]のチャートの上に作図．破線でDown症女児の平均を示し，平均±2SDの範囲に影をつけた．

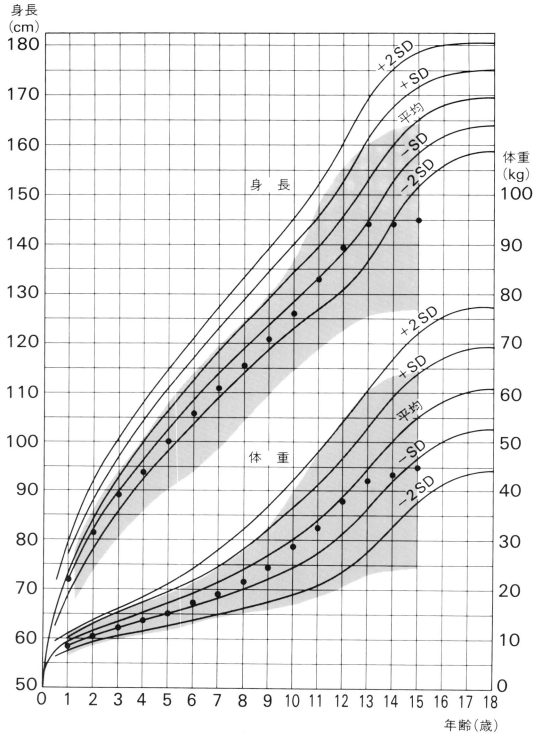

図3 Down症男児の身体発育チャート（0〜15歳）
諏訪ら[2]のチャート上に作図.

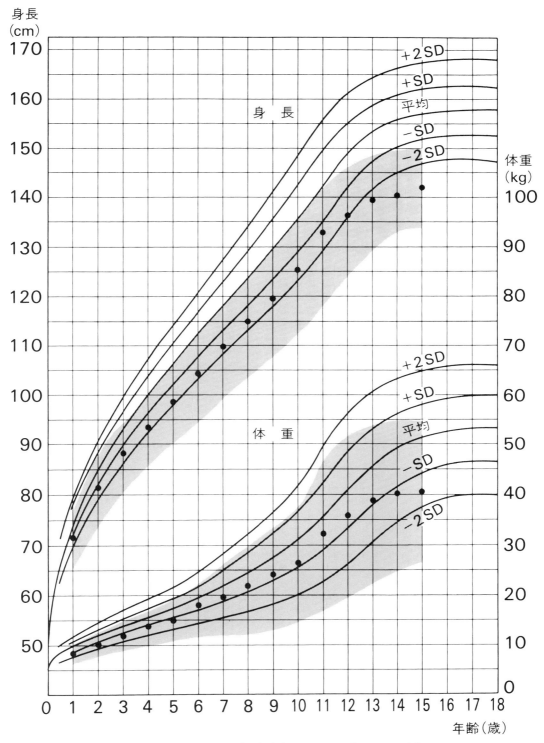

図4 Down症女児の身発発育チャート（0〜15歳）
諏訪ら[2]のチャート上に作図.

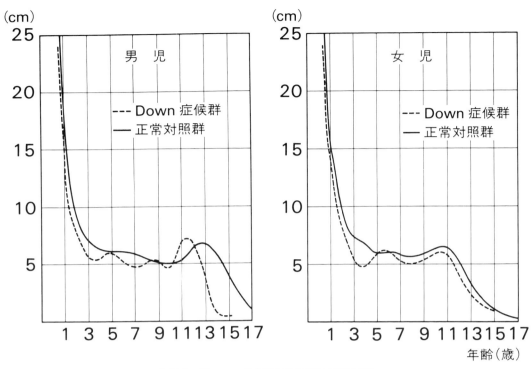

図5　Down症児の身長増加率曲線
正常対照群は1980（昭和55）年度厚生省乳幼児身体発育値および1980（昭和55）年度学校統計調査報告書の資料による．

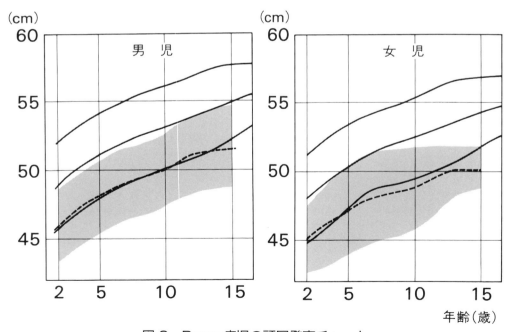

図6　Down症児の頭囲発育チャート
平均±2SDに影をつけた．最終頭囲は−3SDレベルの小頭症を示す．

5. 軟骨無形成症患者の成長パターン

軟骨無形成症は生命予後良好な四肢短縮症では最も頻度の高い疾患の1つであり，近年，成長ホルモン療法，脚延長術など低身長や四肢短縮に対して様々な治療が試みられている．これらの治療法の効果を客観的に評価するためには，軟骨無形成症患者の成長の自然歴を知り，それと比較することが必要である．欧米においては以前より軟骨無形成症患者の成長曲線の報告があり，臨床の場で広く用いられていたが，身長には人種差があることから，日本人患者の成長曲線についての情報が望まれるところであった．立花ら（1997）は日本人患者135人（男64人，女71人）の身長記録に基づいて軟骨無形成症の日本人患者の成長曲線を作成した（図1）[1,2]．

これを見ると，出生時から身長は低く，加齢とともに正常児との差は広がり，さらに思春期に正常児ではみられる身長の伸びのスパートがないため，差はさらに広がる傾向があることがわかる．

身長のバラツキ，すなわち+2SDの幅は，軟骨無形成症と正常児でほとんど変わらないことがすでに報告されており，この図では実用のために正常児のSDを患者の成長曲線にあてはめている．身長のバラツキが正常児と変わらないことは軟骨無形成症の原因が単一であることを示唆するものであり，実際に本症のほとんどの例では，4p16.3に局在する*FGFR3*遺伝子のコドン380のグリシン→アルギニン置換（G380R）をもたらす点変異が原因であることが明らかにされたことは興味深い．

■文献
1) 立花克彦，諏訪城三，井澤淑郎：軟骨無形成症患児の身長および成長速度の検討．ホルモンと臨床 43：863-865，1995
2) 立花克彦，諏訪城三，西山宗六，松田一郎：全国調査に基づいた軟骨無形成症患児の身長の検討．小児診療 60：1363-1369，1997

（福嶋義光）

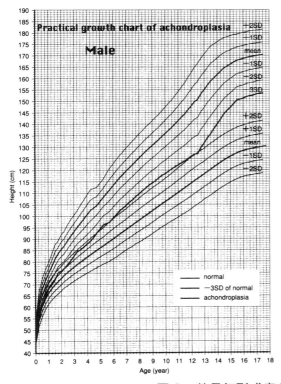 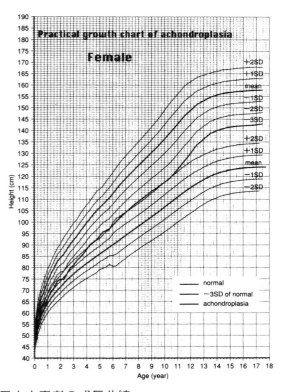

図1 軟骨無形成症の日本人患者の成長曲線
SDは正常児のデータを使用（文献2の資料より作製された診断と治療社発行の図を許可を得て転載）．

6. Prader-Willi 症候群（PWS）患者の成長パターン

　PWS 患者の成長パターンは，肥満と低身長が特徴となる．しかし，低身長の程度，原因および肥満の程度，出現時期は明確でない．欧米では，すでに PWS の成長曲線が完成し臨床応用されているが，わが国では完成していない．疾患独自の成長曲線作成の意義は以下の3点に集約される．①将来の身長，体重が予測可能となる，②合併症の存在の有無の判定に有用である，③成長ホルモンなどの治療効果判定が容易になる．現在まで，わが国での疾患独自の成長曲線は，Down 症候群，Turner 症候群，軟骨無形成症が完成している．本項では，未完成ではあるが，臨床上使用に耐えうる PWS 患者の成長曲線を提示する．

　日本人 PWS 患者 84 人（男 54 人，女 30 人，年齢 0～16 歳）の縦断的データを基に"時間的重み付け移動平均法"で毎月のデータを予測し作成した．なお，染色体異常の有無での成長パターンに差違がなかったので一括してまとめた．身長パターンは 0～4 歳，0～16 歳に分けて作成した．体重は食事療法などの処置が入るため数学的予測法が利用できず生データをプロットして，その傾向をみた．

a. PWS 患者の身長の成長パターン

　男性 PWS 患者の成長は，0～13 歳頃まで，患者の平均身長が健常児の-2 SD に沿って経過する．その後，思春期のスパートがみられず健常児の-2 SD から大きく離れ 16 歳でほぼ 145 cm となる．

　女性 PWS 患者の成長は男性と同様の経過で，0～10 歳頃まで患者の平均身長が健常児の-2 SD に沿って成長し，その後健常児の-2 SD から大きく離れ 16 歳でほぼ 140 cm となる．

　PWS 患者の低身長の原因は以下の3点が推察される．①染色体異常による効果（低身長が生下時から健常児の-2 SD であること），②思春期発現が不十分（思春期に成長のスパートがみられないこと），③骨形成異常の関与（Turner 症候群同様微細な骨形成異常が存在すること），などの関与が考えられる．

b. PWS 患者の体重の成長パターン

　PWS 患者の体重は 2～3 歳まで健常児の平均を下回っているが，3～4 歳から肥満傾向が出現する．欧米では，肥満による呼吸障害や糖尿病が問題になるが，日本人 PWS 患者の肥満度は欧米人のそれに比較して程度が軽い．これは，日本人と欧米人の食習慣の差違，生活習慣の差違（日本は child oriented society で患者のために，家族が犠牲になって食事管理を実施するが，欧米では independency 重視の社会であるため PWS 患者も独立が求められる）ことなどの要因が推察される．

■文献

1) Nagai T, Fukushima Y, Niikawa N et al : Standard growth curves in Prader-Willi syndrome in Japan. Clin Pediatr Endocrinol **2**（1）: 39-43, 1993.
2) Butler MG, Meaney FJ : Standards of selected anthropometric measurements in Prader-Willi syndrome. Pediatrics **88** : 853-860, 1991.

〈永井敏郎，小崎健次郎〉

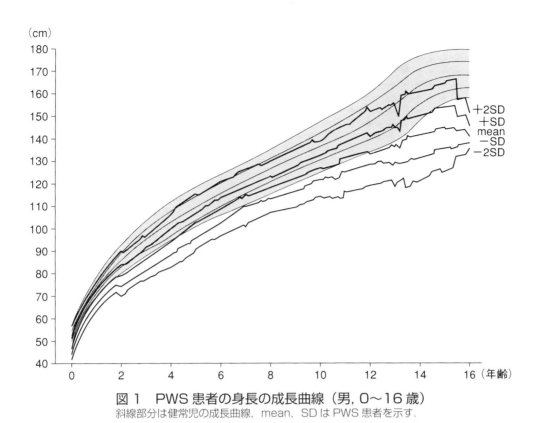

図1 PWS 患者の身長の成長曲線（男，0～16歳）
斜線部分は健常児の成長曲線，mean，SD は PWS 患者を示す．

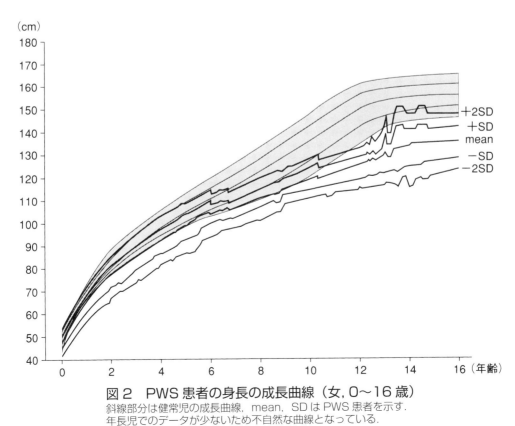

図2 PWS 患者の身長の成長曲線（女，0～16歳）
斜線部分は健常児の成長曲線，mean，SD は PWS 患者を示す．
年長児でのデータが少ないため不自然な曲線となっている．

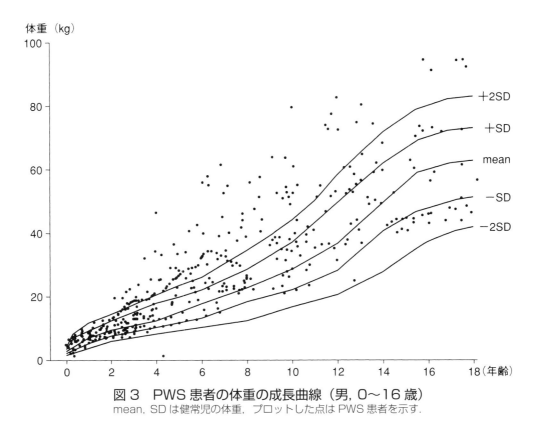

図3 PWS 患者の体重の成長曲線（男, 0〜16歳）
mean, SD は健常児の体重, プロットした点は PWS 患者を示す．

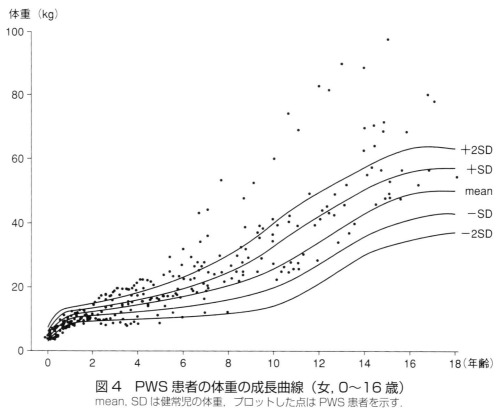

図4 PWS 患者の体重の成長曲線（女, 0〜16歳）
mean, SD は健常児の体重, プロットした点は PWS 患者を示す．

7. Turner症候群患者の成長パターン

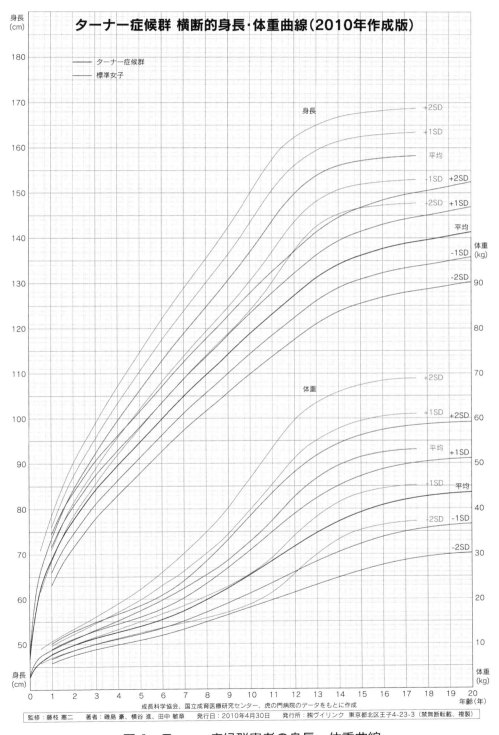

図1 Turner症候群患者の身長・体重曲線

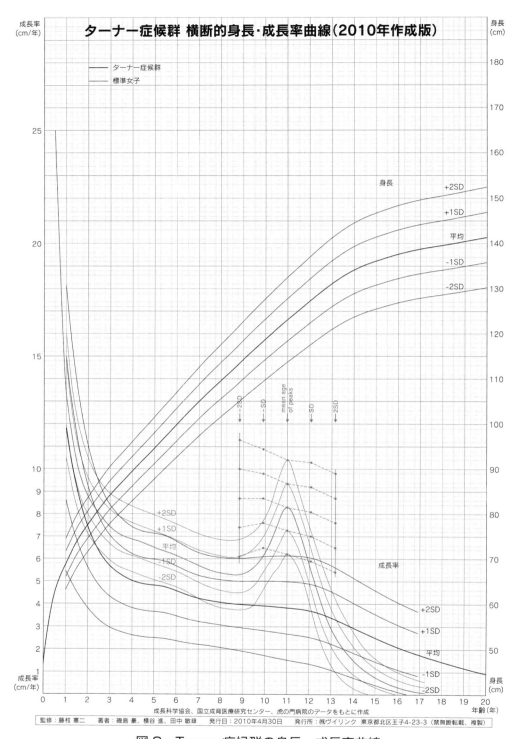

図2 Turner症候群の身長・成長率曲線

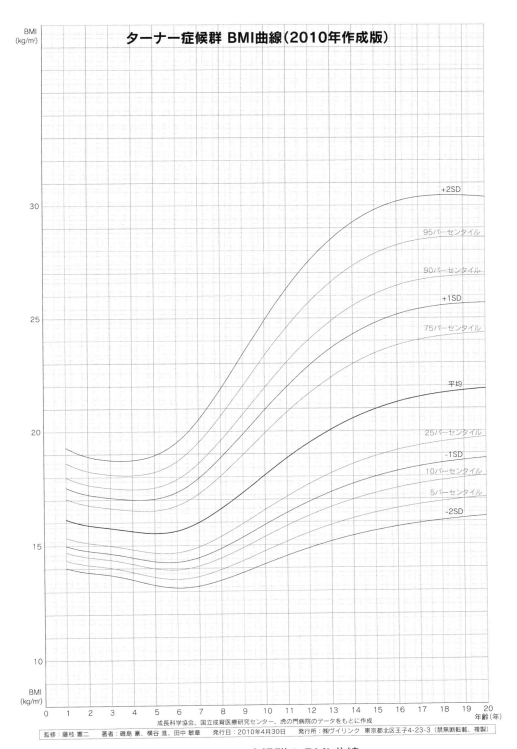

図 3 Turner 症候群の BMI 曲線

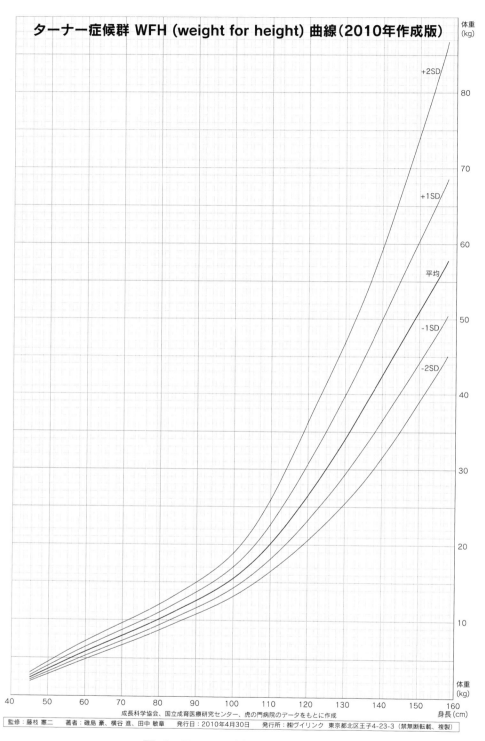

図4　Turner症候群 WFH曲線

用語解説

あ

アノマラド　anomalad：⇒連鎖

アレイ CGH 法　array comparative genomic hybridization：ある蛍光色素でラベルした患者由来 DNA と他の蛍光色素でラベルした正常人由来 DNA を，スライドグラス上に配置されたある染色体領域特異的 DNA に対応するプローブにハイブリダイズさせ，両方の蛍光色素由来の蛍光の相対的強度を比較して，欠失ないし重複のある領域を明らかにする．

アレリズム　allelism：臨床的には異なる疾患だが，同一の遺伝子の（異なる）変異によること．アレル特異性（allelic heterogeneity）．これらの疾患は allelic であるという．

い

異栄養症（ジストロフィ）　dystrophy：いったんほぼ正常に発生した組織が，栄養障害のため進行性に変性し，組織の萎縮・低形成（または肥大・増生）など正常に比較して不均衡な組織成分を結果すること．しかし，ほとんどの場合，原因たる栄養障害は推測であり，疾患の本態が解明されると別な用語に置き換わった例が多い．

異形症　dysmorphism：組織・器官の形態が正常と異なったもの．奇形とほぼ同義だが，主に外表奇形疾患を総称する．

異形成　dysplasia：器官原基としてほぼ正常に発生したが，その後の発生過程，特に細胞から組織への形成（増殖・分化）過程に障害があるため正常にはみられないような組織の形態を結果すること．組織・器官の構成成分の量的・質的関係が不均等に発育したもの．類語：異発生．

異骨症　dysostosis：骨化障害のため起こる骨の異形成．

（遺伝的）異質性　genetic heterogeneity：表現型は同じであるのに，その表現型を支配する遺伝子型が個体と個体の間で異なっていたり，遺伝様式が異なる場合．

異所性　ectopia（systopia）：発生過程の障害のため，ある組織・器官あるいはその一部が本来定着して発育すべき部位（局所）以外の部位に位置したこと．器官原基細胞の移動障害のために起こることが多い．副器官（accessory organ），隔離器官（sequenstrated organ）または迷入組織としてみられる．

（双生児の）一致　concordance：双生児の双方がある形質について同質性を示すこと．反語：不一致 discordance．

遺伝形質　genetic trait：遺伝子が発現した結果，個体・組織・細胞に現れる形態的・機能的特徴．

遺伝子距離　gene distance：遺伝子（DNA 断片）が親→子供に伝達されるときの組み換え率から互いの相対的距離を推定すること．

遺伝子クローニング　gene cloning：1 個の遺伝子（または 1 個の DNA 断片）と同じものを多数作製する分子生物学的技術．

遺伝子（染色体）地図（マップ）　gene（chromosome）map：遺伝子がどの染色体の，どの領域に，どのような順で配列しているかを表した地図．

遺伝子発現　gene expression：遺伝子 DNA が転写されて mRNA となり，mRNA が翻訳されタンパク質となって機能を発揮すること．単に転写物（mRNA）ができたときにも用いる．

遺伝子量効果　gene dosage effect：遺伝子の過不足が異常な形質を発現すること．

遺伝的多型　genetic polymorphism：正常人の間で多様性があるような遺伝形質または DNA 領域．

遺伝的地図　genetic map：遺伝的距離をもとに，種々の遺伝子（DNA 断片）を染色体上に配置すること．

遺伝的表現促進　genetic anticipation：世代が進むと発症年齢が早まり，より重症化する遺伝現象．

遺伝病地図　disease map：各遺伝病の責任遺伝子が染色体のどこに存在するかを表した地図．

異発生　dysgenesis：器官原基の発生障害のため組織構成成分が不均等に発育すること．類語：異形成．

イントロン　intron：mRNA が核外に出るときに切り捨てられる DNA 塩基配列．

インフレーム変異　in-frame mutation：欠失・挿入があっても，3 の倍数で起きたものは，以下のトリプレットの読み枠は変わらない．このような遺伝子変異．

え

atd 角　atd angle：手掌の指三叉 a と軸三叉 t，および指三叉 d を実線で結び，at と dt 線間の角度．atd 角が広いと軸三叉高位を示す（第Ⅲ章-2，462 頁図

2-②参照).

a-b 隆線数 a-b ridge count：指三叉 a と b 間の隆線数（第Ⅲ章-2，表1参照）．

X 不活化 X-inactivation：間期細胞では複数のX染色体のうち1本を残して凝集し，遺伝子群は不活化される．この不活化X染色体は胎生初期に無作為に決定される．この仮説を Lyon の仮説という．

エクソン exon：mRNA に転写されるべき DNA 塩基配列のうち，イントロン以外の部分．

エピカンサス epicanthus：⇒内眼角贅皮

MLPA 法 multiplex ligation-dependent probe amplification method：「全サブテロメア FISH 法」に替わる方法として開発された．精製した DNA から，全部のサブテロメアを同時に増幅する．各サブテロメアから増えてくる DNA の長さは，サブテロメアごとに異なる．相対的な定量により，サブテロメアの異常の有無を検出する．「全サブテロメアFISH」に比べると，検査の手間が少なくコストも安い．

塩基欠失/挿入 base deletion/insertion：1個以上の DNA 塩基を失う/付加されること．インデル（indel）ともいう．

塩基置換 base substitution：1個から数個の DNA 塩基が他の塩基に置き換わること．

お

男→男伝達 male-to-male transmission：父から息子への遺伝．伝達される染色体は常染色体あるいは Y 染色体なので，X 連鎖遺伝は否定される．

か

核型 karyotype：①有糸分裂中期の染色体数・形態などの染色体構成のこと．②染色体番号の順に染色体写真を台紙に添付したもの．類語：イディオグラム ideogram（idiogram）：核型の模式図．

過形成 hyperplasia：細胞数の増加による組織・器官の容積の増大．類語：肥大（hypertrophy：個々の細胞容積の増大による組織の増大）．

渦状紋 whorl pattern：2個以上の三叉をもつ皮膚紋理パターン．

家族例 familial case：1家族に複数の罹患者がいること．

片親性ダイソミー uniparental disomy（UPD）：1対の相同染色体が双方とも片親から由来すること．

眼間開離 hypertelorism：眼窩間距離が正常平均値より2標準偏差値以上隔たっているもの．簡易基準を下に示す（第Ⅲ章1.⑨参照）．

① $\dfrac{内眼角間距離}{外眼角間距離} \times 100 \geq 38$（木田による）

② 内眼角間距離 $\geq 2\,SD$（鈴木による）

③ $\dfrac{内眼角間距離}{頭囲} \times 100 \geq 7.16$（鈴木による）

がん原遺伝子 proto-oncogene：正常の状態では，細胞周期や分裂などを調節する遺伝子だが，変異を起こすと「がん」の原因となるような遺伝子．

眼瞼裂斜上 upslanting palpebral fissures：両内眼角を結ぶ線に対して内外眼角線が10度以上のもの．

き

偽常染色体領域 pseudoautosomal region（PAR）：X 染色体とY染色体短腕・長腕の末端には相同な領域があり，ここに存在する遺伝子は1対のアレルからなるので，常染色体と同様の形式で伝達発現する．

機能獲得変異 gain-of-function mutation：新たな機能をもつような突然変異．

機能喪失変異 loss-of-function mutation：機能を失うような突然変異

キメラ chimera：2個以上の受精卵由来の個体．2種類以上の核型からなることが多い．参考語：キメラ症（chimerism）．

弓状紋 arch pattern：三叉をまったくもたない皮膚紋理パターン．

胸骨短小 short sternum：

$$\dfrac{胸骨長（剣状突起を除く）}{胴長（胸骨柄上縁から恥骨結合上縁）} > 3.83$$

く

組み換え修復 recombination repair：一方の DNA に傷がついたとき，その片鎖は他方の無傷な DNA といったん組み換え，正常な鎖の塩基配列を利用して複製し，修復してしまう機構．

(DNA) クローニング DNA cloning：分子生物学的技術を用いて，1つの核酸分子由来の多数のコピーを作ること．

クローン（分枝系） clone：ある1つの細胞から由来する細胞群．クローンは必ずしも同質性を示すとは限らない．

け

蛍光 in situ ハイブリダイゼーション（FISH） fluorescence in situ hybridization：染色体上で行われる分子雑種形成をプローブDNAに標識した蛍光で観察する手法．

欠失 deletion：染色体あるいはDNA塩基配列の一部が欠けていること．

ゲノム genome：1配偶子中に存在するDNA塩基配列または遺伝子の総量．

ゲノム刷り込み genomic imprinting：子供に伝達されたアレルが，それを伝えた親の性別依存性に発現の程度が異なること．

減数（形成）異常 reduction deformity：正常にあるべき四肢の骨や筋の数や大きさが減少するような奇形．器官発生の初期における多数の細胞壊死が原因の大部分を占める．

こ

高口蓋 high-arched palate：仰臥位で開口させ電灯照射したとき，水平から30度以上の照射では口蓋の一部が陰影となるもの．

高精度分染法 high-resolution chromosome banding：非常に伸びた状態の染色体上で分染する手法．解析精度が高いのでこの命名がある．

さ

催奇（形）因子 teratogen：胎芽（embryo）あるいは胎児（fetus）に作用し，先天異常を誘発する環境要因．参考語：**臨界期** critical period．

サザンハイブリダイゼーション Southern hybridization：電気泳動したDNAをナイロン膜に移行させ，次いでプローブDNAと分子雑種形成させる手技．

雑種形成 hybridization：①種間雑種形成：2つの異なった自然集団に属する個体間の交雑．②個体雑種形成：遺伝的に異なった2つの個体の交雑から雑種（hybrid）の子孫を作ること．③細胞雑種形成：2つの遺伝的に異なった体細胞を融合して雑種細胞を作ること．④分子雑種形成：2つの異なった，しかし，相補性のあるDNA分子間，あるいはDNA-RNA間で二重鎖形成を行わせること．

サブテロメア異常の概念：染色体末端部のテロメアに隣接する領域（サブテロメア）は染色体複製時に切断されやすく転座が生じやすい部位である．この領域には高密度に遺伝子が分布するため，この部分の構造異常（欠失あるいは重複）が発達遅滞・低身長・多発奇形などの表現型が生じる原因の1つと考えられてきた．しかしながら，従来のG-band法による染色体検査では"微細"な構造異常の検出精度に限界があった（"微細"という接頭辞は「通常のG-band法で検出できない」という意味で使われている）．そのため，この領域を詳しく調査するためのサブテロメア特異的プローブが開発され，FISHベースで解析が行われており，欧米のデータでは，G-band検査で「正常」と診断された発達遅滞患者の5～10％にサブテロメアに異常が認められている．サブテロメア異常は，突然変異として配偶子形成時に偶然生じる場合もあるが，両親のどちらかがサブテロメア間の均衡型相互転座をもっていて，子にサブテロメアの欠失や重複が起こることもある．後者の場合には，両親の次子が再罹患する可能性が無視できない．

三叉（点） triradius：皮膚隆線が互いに120度の角度をもつ三叉路のように集束した点．

散発例 sporadic case：1家族に唯1人しか罹患者がいないこと．

し

耳介低位 low-set ear：耳介付着部上端が，外眼角と外後頭隆起を結ぶ線より下にあるもの．

シークエンス sequence：原因が1つであることがすでに知られているか，あるいは推測される原発奇形．または物理的な力による複合奇形．原発異常が次の異常の原因となり，次々に連続的な奇形・変形を結果するもの．アノマラドあるいは複合（complex）と同義．

ジストロフィ：⇒異栄養症

受容体 receptor：主として細胞表面に存在し，他細胞由来の分子に特異的結合するタンパク分子．複数のタンパクからなる複合分子のことが多い．

腫瘍（がん）抑制遺伝子 tumor suppressor gene：正常の状態では，腫瘍の発生を抑えている遺伝子．この遺伝子の機能が失われると発癌する．

小奇形 minor anomaly（minor malformation）：生命に重大な影響を与えないような，あるいは日常生活を送るうえで支障をきたさないような軽微な奇形．一般集団中の5％内外の個人にもみられるような奇形も含む．

常染色体 autosome(s)：性染色体［sex chromosome(s)］以外の染色体の総称．ヒトでは1～22番染色体をいう．

除去修復 excision repair：傷がついたDNA鎖の一部を切り捨て，無傷な鎖上の塩基をもとに再合成

し，修復する機能．

新生突然変異 fresh mutation：新しく生じた突然変異．いったん生じた変異は以後，次世代に伝達される．

浸透度（率） penetrance：ある遺伝子によって支配される形質が保因者（ここでは優性遺伝子のヘテロ接合体および劣性遺伝子のホモ接合体のこと）の表現型として発現される割合のこと．発現されるべき保因者に表現型として現れないとき不完全浸透または不浸透という．

す

垂直伝達 vertical transmission：親→子→孫と家系図上垂直的に形質が伝達されること．

せ

制限酵素断片長多型 restriction fragment length polymorphism（RFLP）：制限酵素で切断したときの長さが多型となる DNA 断片．

性腺モザイク germinal mosaicism：生殖細胞系のみがモザイクとなること．

成長因子 growth factor：細胞・組織に作用してその成長を促進するタンパク分子．

責任遺伝子 causative gene：直接疾患の原因となる遺伝子．

全サブテロメア FISH 法 subtelomeric FISH：従来の染色体検査（G-band 法）で検出し得ないような小さな染色体の異常（微細欠失や微細重複）を検出するためには，欠失ないし重複のあるゲノム領域に対応する FISH プローブを用いて FISH 検査を行う．一度の検査で，全部のサブテロメアを検査する方法が「全サブテロメア FISH」で，全サブテロメアの種類数の蛍光プローブを準備しておき，全染色体の長腕・短腕のサブテロメアそれぞれについて，FISH 検査を行う．全サブテロメア FISH は手間がかかりコストが高いために，臨床検査としては普及していない．

染色体異常 chromosome aberration（chromosome abnormality）：①個体レベルにおける染色体の数・構造の異常．広義では正常変異染色体も含む．②1個体内の組織レベルでの染色体の異常．

染色体不分離 chromosome non-disjunction：成熟分裂時（または体細胞分裂時）に相同染色体または染色分体が両極に分離しないで，片極に双方とも移動し，娘細胞に双方が移動すること．

染色分体 chromatid(s)：有糸分裂中期の染色体は 2 本の染色分体から構成される．この 2 本を互いに姉妹染色分体という．

選択的スプライシング alternative splicing：あるエクソンを飛ばして転写すること．転写物は通常のものと異なる．

そ

創始者効果 founder effect：ある集団の最初の 1 人がもつ変異遺伝子が子孫集団中に広がること．

総指隆線数 total finger ridge count（TFRC）：ある 1 つの皮膚紋理の中心と三叉間の隆線の数を隆線数というが，10 本の指尖紋理隆線数の合計のこと．渦状線では三叉が 2 つあるから 2 種の隆線数が得られるが，そのうち大きい方を採用する．

相補性 complementation：ある患者の細胞と別の患者細胞を融合させたとき，双方の異常形質が正常化すること．これは融合細胞が二重ヘテロ接合になるからである．

た

胎芽 embryo：2〜8 週まで受胎産物．胎芽は器官発生の経過中のものであり，ヒト特有の形態は未完成である．

大奇形 major anomaly（major malformation）：小奇形に対して用いる用語．生命に重大な影響を与えるか，あるいは日常生活を送るうえで支障をきたすような奇形．

第 5（V）指短小 short fifth fingers：V 指先端が IV 指の遠位屈曲線に達しないもの．これは中節骨短縮（brachymetaphalangy）によることが多いので

$$\frac{\text{末節近位屈曲線から中節近位屈曲線までの距離}}{\text{V 指基節屈曲線から中節近位屈曲線までの距離}} < 0.6$$

を用いることもある．極端な中節骨短小ではしばしば屈曲線は単一（single flexion crease）である．

第 5 指（V）内弯 clinodactyly of fifth fingers：V 指が末節で 20 度以上の角度で内弯しているもの．

対立遺伝子（アレル） allele：相同染色体上に存在する 1 対の対立遺伝子の片方．両方のアレルを合わせて遺伝子という．

多因子遺伝 multifactorial inheritance：ある形質を支配するのは 1 個の遺伝子ではなく多数の因子，たとえば，多遺伝子（polygene）および環境などの相互作用によるような遺伝．Mendel 遺伝様式に従わない量的な形質の大多数はこの遺伝である．多遺伝子遺伝（polygenic inheritance）とほぼ同義．

多型 polymorphism：集団中の個体において，1 つの形質に不連続な変異がみられること．次の特徴を

もつ．①この変異が生存に不利に働かない．②一般集団中で，ある割合で存在する．③親から子へと共優性遺伝で伝達される．ABO式血液型が好例である．DNA配列の変異の一部は①〜③の特徴を示す．

多型マーカー polymorphic marker：長さ・塩基構成に多型を示すDNA断片．

多面発現 pleiotropism：1つの遺伝子が病因的に一見無関係と思われる多数の表現型を発現すること．単因子遺伝による多発奇形は好例である．

単一遺伝子疾患 single-gene disease：1つの遺伝子によって発症する疾患の総称．

ち

致死効果 lethal effect：非常に重症なため，出生前，出生直後，または生殖年齢前に死亡すること．

着糸点（セントロメア） centromere：染色体上の紡錘糸が付着する部位．着糸点は動原体（kinetocore）を含む．

て

低形成 hypoplasia：構成成分たる細胞数の減少のため，組織・器官発生が正常より矮小になること．

蹄状紋 loop pattern：1つの三叉をもつ皮膚紋理パターン．

DNA修復異常 DNA repair abnormality：DNA鎖上の塩基変異を修復できないような異常．

DNA修復遺伝子 DNA repair gene：DNA塩基の変異を修復する酵素をコードする遺伝子．

DNA診断 DNA-based diagnosis：遺伝子やDNAを調べることで疾患を診断すること．

点突然変異 point mutation：1個の塩基置換や1個の塩基欠失・挿入とほぼ同義．

と

動原体 kinetochore：⇒着糸点

突然変異 mutation：遺伝子DNAの塩基が不可逆的に変化し，野生型と異なるものになること．

トリソミー trisomy：相同染色体は通常1対だが，3本の相同染色体からなること．

トリプレットリピート（3塩基反復）多型 triplet repeat polymorphism：3つの塩基が1単位となり，単位の繰り返しが多型となっているDNA断片．

トリプレットリピート病 triplet repeat disease：トリプレットリピートの伸長が発症原因となる疾患．

な

内眼角贅皮（エピカンサス） epicanthus：一般に東洋人種では，上眼瞼の眼窩部皮膚が涙丘を覆って生理的贅皮を形成している．涙丘は白人種では露出する．したがって，日本人では，白人種に似た上眼瞼をもち，贅皮が上下ともに存在するものをいう．

ナリ接合 nullizygous：ある遺伝子座のアレルが両方とも存在しない状態．類語：ナリ接合体（nullizygote）．

ナンセンス変異 nonsense mutation：ポリペプチドができないような遺伝子変異．

に

2段階仮説（2ヒット仮説） two-hit hypothesis：遺伝性腫瘍の発がんには2つの連続した変異が必要だとする仮説．

乳頭間開離 wide-set nipples：

$$\frac{乳嘴間距離}{乳嘴の高さでの胸郭の幅} \times 100 > 77.5$$

乳児では

$$\frac{乳嘴間距離}{胸囲} \times 100 > 30$$

は

発生異常 developmental defect：受精→初期発生→器官形成の経過中に，何らかの外因が作用して起こる奇形や機能異常．

発生の場 developmental field：複数の一連の組織・器官の発生が起こる空間的・機能的に共通の発生場所．

ハプロタイプ haplotype：同一の染色体上で極めて密接に連鎖した一連の遺伝子座またはDNA配列．

ハプロ不全 haploinsufficiency：ヘミ接合による遺伝子量効果のために機能を失い，異常な形質を表すこと．

ひ

皮膚紋理学 dermatoglyphics：皮膚の隆線のパターンを研究する学問．皮膚の屈曲線も扱うことが多い．

表現型 phenotype：アレルの組み合わせ（遺伝子型）によって現れる形態・機能的特徴．

表現度 expressivity：形質の軽重．

表現模写 phenocopy：特定の環境要因によって修飾された非遺伝性の表現型で，遺伝子により発現した表現型と極めて似たもの．

ふ

不完全浸透 incomplete penetrance：変異遺伝子をもちながら発症しないこと．

（遺伝的）複合 (genetic) compound：同じ遺伝子座の2つの変異アレル（mutant alleles：m1, m2）がヘテロ接合になっていること．遺伝子型はm1/m2で野生型アレルはない．

（奇形の）複合 (malformation) complex：⇒シークエンス，連鎖．

物理的地図 physical map：塩基配列をもとに，種々のDNA断片が染色体のどこに存在するかを表した地図．

フレームシフト変異 frame-shift mutation：欠失・挿入のために，3個の塩基ずつからなる読み枠（フレーム）がずれるような遺伝子変異．

プローブ probe：塩基の相補性を利用して，目標とする核酸を選択するための短いDNA．

へ

ヘテロ接合 heterozygous：1個体あるいは細胞が，互いに遺伝的に異なった性質をもつアレルの双方を有する状態．この個体・細胞をヘテロ接合体（heterozygote）という．

ヘミ接合 hemizygous：アレルが対にならないような接合．相同染色体の片方が部分的に相同でない（欠失）場合．ヒト男性の性染色体上の遺伝子の大部分はヘミ接合である．

変異遺伝子 mutated gene：野生型と異なる形質を表す遺伝子．

変形 deformation：正常な器官発生をたどったが，機械的な力により引き起こされた体の一部の形態異常．

ほ

（形質）保因者 carrier (of trait)：ある遺伝形質を決定する遺伝子を有するが，その形質自体は発現していない個体．①劣性形質遺伝子のヘテロ接合体，②浸透度（penetrance）が低いため発現していない優性形質遺伝子のヘテロ接合体，あるいは年長にならなければ発現しないような形質の場合には，まだ発現していない年少の個体．

母系遺伝 maternal inheritance：母→娘→女孫と女性系列で伝達される遺伝．

ポジショナルクローニング positional cloning：遺伝子のゲノム上の局在からスタートして，その遺伝子を単離する手法．

発端者 proband：ある異常形質を有する家族・家系を発見するきっかけになった者．同義語：propositus（男）；proposita（女）；propositi（複数）．

ホモ接合 homozygous：1個体あるいは細胞が，遺伝的に同質のアレルを2個もつ状態．この個体・細胞をホモ接合体（homozygote）という．

ホモログ（相同物） homolog：他の動物などの遺伝子と相同の塩基配列をもつ遺伝子．

ポリメラーゼ連鎖反応（PCR） polymerase chain reaction：DNAの変性→プライマーDNAとのアニーリング→ポリメラーゼが触媒するDNA合成→DNA変性のサイクルが次々と進行すること．

ま

マイクロサテライト多型 microsatellite polymorphism：反復単位が2〜3塩基であるDNA多型．

み

ミスセンス変異 missense mutation：正常と異なるポリペプチドを作るような遺伝子変異．通常は1個のアミノ酸が他のものに置換されている．

ミトコンドリア遺伝病 mitochondrial disease：ミトコンドリアDNAに存在する遺伝子の変異によって発症する遺伝病．

ミニサテライト多型 minisatellite polymorphism：反復単位が割合小さいDNA多型．

MIM Mendelian Inheritance in Man：歴史的にはJohns Hopkins大学のMcKusickが編集したヒト遺伝形質のカタログ．現在はオンライン化されOMIMとよばれている．

む

無形成 aplasia：器官原基細胞は存在するが，その後の分化・増生障害による組織・器官発生が欠如すること．

無発生 agenesis：器官原基細胞が存在しないかそれに隣接する先駆組織の欠損のため，組織・器官の発生自体がないこと．

め

メンデル形質 Mendelian trait：Mendel法則に従って伝達される遺伝形質．

も

モザイク mosaic：1つの受精卵由来であるが，2種類以上の核型からなる個体．参考語：モザイク症（mosaicism）．

モザイク症 mosaicism：1個体が2種類以上の異なった遺伝子型あるいは異なった染色体構成の細胞からなること．この2種類以上の細胞は同一の配偶子由来である．2種類以上の配偶子由来の場合はキメラとよぶ．

モノソミー monosomy：1対の相同染色体の1本を失った状態．

や

野生型遺伝子 wild-type gene：大多数の人がもつ遺伝子．

ゆ

優性 dominance：ある形質を支配する2つのアレルがヘテロ接合のとき一方の遺伝子の形質が発現すること．

①完全優性：優性遺伝子Aと劣性遺伝子aのヘテロ接合AAとホモ接合AAの表現型に差がないこと．ヒトの疾患では稀である．

②半優性あるいは部分優性：AaとAAとaaの中間の表現型を示す．ヒト優性遺伝子病の大部分は部分優性．

③共優性：ABO血液型のように遺伝子型ABは双方の形質を発現する．

その他④不規則優性，⑤条件優性，⑥変換優性，⑦遅発優性，⑧移行優性，⑨従性優性などがある．

優性阻害効果 dominant negative effect：変異アレルの産物が野生型アレル産物を障害し，遺伝子機能を完全に失うこと．

よ

羊水穿刺 amniocentesis：経腹的に注射針を刺して羊水を採取する手技．

り

リードスルー異常 read-through mutation：イントロンとエクソン境界に存在し，スプライシングに関わる塩基が変化するとスプライシングが起きず，イントロン領域を含む成熟mRNAが生じること．

（奇形の）臨界期 critical period：ある特定の奇形発生には，奇形が生じる特定の時期（胎生時期）がある．奇形は主として，その器官原基の出現あるいはそれよりやや早い時期の障害が原因となる．逆に，器官形成が完全に終了してから後の傷害は一般的に奇形を生じない．臨界期は感受期（sensitive period）ともいう．

臨床的異質性 clinical heterogeneity：臨床的に何らかの区別が可能な疾患．遺伝的には同質かも知れない．

隣接遺伝子症候群 contiguous gene syndrome：染色体上のある領域に隣接して存在する遺伝子群の変異によって発症し，一定の症状を示す疾患．

れ

（奇形の）連合 association：複数の奇形が1個体に非偶然的に出現すること．しかし，この合併がシークエンスや症候群でないものについていう．類語：シークエンス，アノマラド．

（遺伝子の）連鎖 linkage：遺伝子は染色体DNA上に配列している．いま，2つの遺伝子があるとして，いつでも2つの遺伝子がともに上位世代から下位へ伝達されるとき，連鎖しているという．これは，遺伝子がともに同一の染色体に存在し，かつその間で染色体交叉による遺伝子組み換えがないことを意味する．

（奇形の）連鎖 anomalad：ある奇形が原発的に存在し，それに基づく二次的な障害による奇形．類語：（奇形の）複合（malformation complex），シークエンス

（小崎健次郎，新川詔夫）

症候群人名索引

　症候群の名称として本書の標題に記載した人名194をアルファベット順に配列し，姓名，生没年，発音，国籍について記載した．発音はその国語のそれに従い，国籍の判明しないときは英語式の発音を採用し，Jones式発音記号に従って記載してある．

　資料の収集には予想以上の困難があった．Beighton and Beighton の "The Man Behind the Syndrome" には先天奇形症候群以外の症候群も含めて210人の略歴が載っているが，これだけではとても足りない．Webサイト "Who-named it?" は医学用語に用いられている人名3,000近くの略歴を収録し，本書の人名の大部分をカバーしているので，参照した．刊行初期の Birth Defects Original Article Series には発表者の略歴が載っているので参考にした．

　その他，種々の努力にもかかわらずリストには不完全な点が多い．誤りもあると思う．人名が多様なこと，古い文献の入手が困難なこと，各国語の人名発音辞典が入手できないこと，研究者が国から国へ移動すること，なども原因である．読者の指摘を歓迎する．

　日本人の人名は省略した．伊藤白斑（Q-2）は東北大学皮膚科の伊藤実教授（1894-1982）の記載に由来する．

　194人のうち，女性は下記の14人である．

姓，名（生年-没年）	国籍	症候群番号
de Lange, Cornelia Catharina（1871-1951）	オランダ	E-4
Holt, Mary（1924-　）	イギリス	K-2
Johanson, Ann	アメリカ	E-5
Kaveggia, Elisabeth G.	アメリカ	I-16
Laxova, Renata	アメリカ	G-1
Louis-Bar, Denise（1914-　）	フランス	B-6
Magenis, R. Ellen	アメリカ	A-11
Neill, Catherine A.	イギリス	C-3
Noonan, Jacqulline Anne（1921-　）	アメリカ	E-9
Papillon-Léage, Éline	フランス	I-3
Potter, Edith Louise（1925-1993）	アメリカ	T-10
Siris, Evelyn（1914-　）	アメリカ	K-10
Teschler-Nicola, Maria	オーストリア	Q-3
van der Woude, Anne	アメリカ	H-10

　この14人中，Cornelia de Lange（də láŋə）はアムステルダム大学小児科の主任教授で，van Creveld の前任者であり，数種の奇形症候群を記載した．その名を冠した Brachmann-de Lange 症候群は以前は de Lange 症候群，Cornelia de Lange 症候群，Typus Degenerativus Amstelodamensis などの名で呼ばれていた．Brachmann の名をつけることを提唱したのは Opitz（1985）である．Wisconsin 大学医学部の地下の図書室がパイプの破裂により冠水し，その被害を受けた Jahrbuch für Kinderheilunde を Opitz が点検して，冠水せずに残っていたページに Brachmann の症例報告を発見したものである．この報告は1916年で，de Lange による1933年の報告より17年早い．この報告の中で Brachmann は第一次大戦に召集されたために研究を中断せざるを得ず，したがって記載が不十分なことを断り書きしている．症候群の名称の裏にはこのようなドラマが必ずある．

　人名を2人以上並べて症候群名とするときは人名の間にハイフンをつける．ところが，個人の名前であるにもかかわらず，姓を2つ並べて用いる場合があり，紛らわしい．この場合，ハイフンをつけるときと，つけないときとがある．前者の例は Albers-Schönberg, Louis-Bar, Papillon-Léage，後者の例は Treacher Collins である．個人のフルネームを病名に用いる場合もある．Cornelia de Lange 症候群や Pierre Robin シークエンスがその例である．

姓，名（生年-没年）	発音	国籍	症候群番号
A			
Aarskog, Dagfinn（1928-　）	óːrskogə	ノルウェー	E-13
Adams Forrest H.	ǽdəmz		K-4
Aicardi, Jean F. M.（1926-　）	εkardi（Fr.）	フランス	G-8
Alagille, Daniel（1925-　）	alaʒil（Fr.）	フランス	H-14

Albers-Schönberg, Heinrich Ernst (1865-1921)	albərs ʃøːnbɛrk (Ger.)	ドイツ	M-1
Albright, Fuller (1900-1969)	ɔ́ːlbrait	アメリカ	P-6
Angelman, Harry (1915-1996)	ǽndʒelmən	イギリス	A-3
Antley, Ray M.	ǽntliː	アメリカ	F-6
Apert, Eugène Charles (1868-1940)	apɛ́r (Fr.)	フランス	F-2

B

Bardet, Georges Louis (1885-)	bardé (Fr.)	フランス	K-9
Beals, Rodney Kenneth (1931-)	biːlz	アメリカ	O-2
Beckwith, John Bruce (1933-)	békwið	アメリカ	D-5
Behmel, Annemarie	bémel	オーストリア	D-3
Berardinelli, W.	berardíneli	ブラジル	D-4
Beuren, Alois J. (1919-1984)		ドイツ	A-6
Biedl, Arthur (1869-1933)	bédel	ハンガリー	K-9
Bixler, David (1929-)	bíkslə	アメリカ	F-6
Blizzard, Robert M.	blízəd	アメリカ	E-5
Bloch, Bruno (1878-1933)	blox	スイス	Q-1
Bloom, David	bluːm	アメリカ	B-3
Börjeson, Mats (1922-)	bə́ːrjesɔ́ːn	スウェーデン	E-17
Bourneville, D. Magloire (1840-1909)	búrnəvil (Fr.)	フランス	P-4
Brachmann, Winfried Robert Clemens (1888-)	bráːxman (Ger.)	ドイツ	E-4
Brocks, Eric R.	broks	アメリカ	I-6

C

Camurati, Mario (1896-1948)	kamuráːti	イタリア	M-3
Cantrell	kǽntrəl		T-13
Carpenter, George A. (1859-1910)	Káːpintə	イギリス	F-5
Chotzen, F.	kóːtsən	ドイツ	F-4
Christ, Joset (1871-1948)	kráist	ドイツ	R-5
Clausen, Jøgen (1931-)	kláuzen	デンマーク	L-3
Claussen, O.	kláusən	ノルウェー	I-4
Clouston, H. R.	klúːstən	カナダ	R-6
Cockayne, Edward Alfred (1880-1956)	Kokéin	イギリス	C-3
Coffin, Grange S. (1923-)	kó(ː)fin	アメリカ	I-9, K-10
Cohen, M. Michael Jr. (1937-)	kóuin	カナダ	E-16
Cole, Harold Newton (1884-1968)	koul	アメリカ	R-2
Costello, J. M.	kɔtélou	ニュージーランド	E-12
Crouzon, Louise Edouard Octave (1874-1938)	krúzɔn (Fr.)	フランス	F-1
Currarino, Guido (1920-)	kuraríno	イタリア→アメリカ	T-15

D

Danlos, Henri-Alexandre (1844-1912)	dānlo (Fr.)	フランス	O-3
de Lange, Cornelia Cathalina (1871-1951)	de láŋə	オランダ	E-4
Diamond, Louis Klein (1902-1999)	dáiəmənd	アメリカ	L-26
Dieker, Hans	diːkə (Ger.)	ドイツ	A-10

DiGeorg, William L. (1906-)	didʒɔ́:dʒ	アメリカ	A-1
Donohue, William L. (1906-)	dʌ́nəhu:	カナダ	R-9
Dubowitz, Victor (1931-)	djubɔ́vits	南アフリカ→イギリス	E-3
Dyggve, Holger Victor (1913-1984)	djgve	デンマーク	L-3

E

Ehlers, Edvard Lawritz (1863-1937)	éjlerz	デンマーク	O-3
Ellis, Richard White Bernhard (1902-1966)	élis	イギリス	L-23
Engelmann, Guido (1876-)	éŋəlma:n	オーストリア	M-3
Engman Martin Feeney (1869-1953)	ɛ́ŋman	アメリカ	R-2
Escobar, Victor	eskobá: (Span.)	アメリカ	K-8

F

Fanconi, Guido (1892-1979)	fankó:ni	スイス	B-1, R-2
Feil, André(1884-)	fɛj(Fr.)	フランス	T-6
Forssman, Hans (1912-)	fɔ́:ʃma:n	スウェーデン	E-17
Franceschetti, Adolphe (1896-1968)	frantʃeskéti	スイス	H-9
Fraser, F. Clarke (1920-)	fréizə	カナダ	H-12
Fraser, George R. (1932-)	fréizə	イギリス	H-4
Freeman, Ernest Arthur (1900-1975)	fri:mən	イギリス	J-2
Frias, Jaime L.	frí:a:s	チリ→アメリカ	E-15
Fryns, Jean-Pierre	frin	ベルギー	G-3, E-15

G

Giedion, Andreas (1925-)	gí:dion	スイス	A-7, G-6
Gilford, Hastings (1861-1941)	gílfəd	イギリス	C-1
Golabi, Mahin	góuləbai	イラン→アメリカ	D-3
Goldberg R. B.	góuldbə:g		F-7
Goldenhar, Maurice (1924-2001)	goldānar (Fr.)	フランス	H-11
Goltz, Robert William (1923-)	gɔlts	アメリカ	P-10, P-11
Gorlin, Robert James (1923-2006)	gɔ́:lin	アメリカ	P-10
Greig David Middleton (1864-1958)	greg	スコットランド	I-15
Gruber, George Benno (1884-1977)	grú:bər (Ger.)	ドイツ	G-2

H

Hallermann, Wilhelm (1909-1975)	hálərma:n (Ger.)	ドイツ	E-7
Hirschhorn, Kurt (1926-)	həˊ:ʃhɔ:(r)n	オーストリア→アメリカ	A-5
Holt, Mary(1924-)	hóult	イギリス	K-2
Hutchinson, Jonathan (1828-1913)	hʌ́tʃinsn	イギリス	C-1

I

Ivemark, Biorn I (1925-)	ivmark (Swed.) áivma:k	スウェーデン→アメリカ	T-1

J

Jadassohn, Josef (1863-1936)	já:da:szo:n (Ger.)	ドイツ	P-3
Jampel, Robert Steven (1926-)	dʒǽmpl	アメリカ	J-5
Jeghers, Harold Joseph (1904-1990)	dʒégə:z	アメリカ	P-9
Jeune, M	ʒø:nə(Fr.)	フランス	L-20
Johanson, Ann	dʒouhá:nsn	アメリカ	E-5

K

Kaveggia, Elisabeth G.	kavidʒiə	アメリカ	I-16
Kartagener, Manes (1897-1975)	kártagainə	チェコスロバキア→スイス	T-11
Kieser, Willibald	ki:zə	ドイツ	N-4
Killian, Wolfgang (1944-)	kiliən	オーストリア	Q-3
Klein, David (1908-1993)	klain	オーストリア→スイス	H-9
Klippel, Maurice (1858-1942)	kli:pəl	フランス	P-2, T-6
Kniest, Wilhelm	kni:ʃt(Ger.)	ドイツ	L-9
Kozlowski, Kazimiez(1928-)	kɔ́zlɔ:fski:	ポーランド→オーストラリア	L-15

L

Langer Jr. Leonard O. (1928-)	lǽŋgə	アメリカ	A-7, L-19
Larsen, Loren Joseph (1914-)	lǽ:sən	アメリカ	N-2
Larsson, Tage K. L. (1905-1998)	lá:ʃon	スウェーデン	R-3
Laxova, Renata	læksóva	アメリカ	G-1
Lefèvre, Paul	lɔ́fe:vr(Fr.)	フランス	R-4
Lehmann, J. O. Orla (1927-)	lé:man	スウェーデン	E-17
Lemli, Luc (1935-)	lemli	アメリカ	E-8
Léri, André (1875-1930)	léri(Fr.)	フランス	N-5
Louis-Bar, Denise (1914-)	lwiba:r(Fr.)	フランス	B-6
Lowry, Robert Brian (1932-)	láuəri	アイルランド→カナダ	I-9

M

Mafucci, Angelo (1847-1903)	mafú:ttʃi	イタリア	P-8
Magenis, Ruth Ellen	mǽgənis	アメリカ	A-11
Marchesani, Oswald (1900-1952)	markɛsá:ni	ドイツ	I-12
Marden, Philip M.	má:dn	アメリカ	J-6
Marfan, Antoine Bernard-Jean (1858-1942)	márfan(Fr.)	フランス	O-1
Marshall, Don (1905-)	má:ʃəl	アメリカ	H-8
McCune, Donovan James (1902-1976)	mækjú:n	アメリカ	P-6
McKusick, Victor Almon (1921-)	məkùsik	アメリカ	L-14
Meckel, Johann Friedrich (1781-1833)	mɛ́kəl(Ger.)	ドイツ	G-2
Melchior, Johannes Christian (1923-1995)	melʃjɔ:ə	デンマーク	L-3
Melnick John Charles (1928-)	mélnik	アメリカ	I-8
Melnick Michael	mélnik	?	H-12
Menkes, John H. (1928-)	ménkes	オーストリア→アメリカ	G-4
Miller, James Q.	milə	アメリカ	A-10
Mohr, Otto Lous (1886-1967)	mɔ́:ə	ノルウェー	I-4

Mowat, David R.	móuət	オーストラリア	G-10

N

Nager, Felix Robert (1877-1959)	nágə	スイス	I-1
Needles, Carl F. (1935-)	ní:dlz	アメリカ	I-8
Neill, Catherine A.	ni:l	イギリス	C-3
Neu, Richard L.	njú:	アメリカ	G-1
Noonan, Jacqueline A. (1921-)	nú:nən	アメリカ	E-9, Q-3

O

Oliver, C. P.	ɔ́livə	アメリカ	K-4
Ollier, Louis Xavier Edouard Léopold (1830-1900)	ɔ́:lie	フランス	P-8
Opitz, John Marius (1935-)	óupits	ドイツ→アメリカ	E-8, E-15, I-16
Oram, Samuel (1939-)	óuræm	イギリス	K-2

P

Pallister, Phillip David (1920-)	pǽli:stə	アメリカ	Q-3
Papillon, M. M.	papijɔ̃ (Fr.)	フランス	R-4
Papillon-Léage, Éline	papijɔ̃ leá:ʒ (Fr.)	フランス	I-3
Pena, Sergio D. J. (1947-)	pénə	ブラジル	J-3, J-4
Peutz, Johannes L.A. (1886-1957)	pøuts	オランダ	P-9
Pfeiffer, Rudolph Arthur (1931-)	pfáifər (Ger.)	ドイツ	F-3
Poland, Alfred (1822-1872)	póulənd	イギリス	K-1
Potter, Edith Louise (1901-1993)	pɔ́tə	アメリカ	T-10
Prader, Andrea (1919-2001)	prádə	スイス	A-2
Pringle, John James (1855-1922)	príngl	イギリス	P-4
Psaume, Jean (1920-)	psó:m (Fr.)	フランス	I-3

R

Rautenstrauch, Thomas (1942-)	ráutənʃtraux (Ger.)	ドイツ	C-2
Ribbing, Seved (1902-1993)	ribíŋ	スウェーデン	M-3
Rieger, Herwigh (1898-1986)	ri:gə	オーストリア	H-3
Roberts, John Bingham (1852-1924)	rɔ́bəts	アメリカ	B-2
Robin, Pierre (1867-1950)	rɔbɛ̃ (Fr.)	フランス	T-4
Robinow, Meinhard (1909-1997)	robinof (Ger.) robinau	ドイツ→アメリカ	E-14
Rothmund, August von, Jr. (1830-1906)	ró:tmut	ドイツ	B-5
Rubinstein, Jack Herbert (1925-2006)	rú:binstein	アメリカ	I-14
Russell, Alexander (1914-)	rʌ́sl	イギリス	E-2

S

Saethre, Haakon	sétre	ノルウェー	F-4
Saldino, Ronald M. (1941-)	səldí:nou	アメリカ	L-7
Schinzel, Albert A. G. L. (1944-)	ʃintʒel	オーストリア→スイス	G-6
Schwachman, Harry		アメリカ？	L-26
Schwartz, Oscar (1919-)	ʃwɔ:ts	アメリカ	J-5
Scott, Charles I. Jr.	skɔt	アメリカ	E-13

Seckel, Helmut Paul George (1900-1960)	sékl	ドイツ	E-6
Seip, Martin (1921-)	saip	ノルウェー	D-4
Sheldon, Joseph H. (1893-1972)	ʃéldən	イギリス	J-2
Shokeir, Mohamed H. K.	ʃo:ki:ə	エジプト →カナダ	J-3, J-4
Shprintzen, Robert J.	ʃpríntzən	アメリカ	F-7
Siemens, Hermann Werner (1891-1969)	zi:mɛns (Ger.)	ドイツ	R-5
Silver, Henry K. (1918-)	sílvə	アメリカ	E-2
Simpson Joe Leigh (1943-)	simpsn	アメリカ	D-3
Siris, Evelyn (1914-)	sáiris	アメリカ	K-10
Sjögren, Karl Gustaf Torsten (1896-1974)	ʃjøgren	スウェーデン	R-3
Smith, Ann C. M.	smiθ	アメリカ	A-11
Smith, David Weyhe (1926-1981)	smiθ	アメリカ	D-2, E-8
Sotos, Juan Fernandez (1927-)	soútɔs	アメリカ	D-1
Stickler, Gunnar B. (1925-)	stiklə	ドイツ→ アメリカ	H-7
Streiff, Enrico Bernardo (1908-)	stréif	イタリア	E-7
Sturge, William Allen (1850-1919)	stə:dʒ	イギリス	P-1
Sulzberger Marion Baldur (1895-1983)	sʌlzbá:gə	アメリカ	Q-1

T

Taybi, Hooshang (1919-2006)	téibi	イラン→ アメリカ	I-7, I-14
Teschler-Nicola, Maria	teʃlə-nikoula:	オーストリア	Q-3
Thomson, Mathew Sydney (1894-1969)	tómsn	イギリス	B-5
Touraine, Albert (1883-1961)	turɛ̀n (Fr.)	フランス	R-5
Townes, Philip L.	taunz	アメリカ	I-6
Treacher Collins, Edward (1862-1932)	trí:tʃəkólinz	イギリス	H-9
Trénaunay, Paul (1875-)	tréno:nei	フランス	P-2
Turner, John W.	tə́:nə	アメリカ	N-4

V

van Creveld, Simon (1894-1971)	vankréifelt	オランダ	L-22
van der Woude, Anne	vǽndəwu:d vándervául de	アメリカ (オランダ)	H-10
von Recklinghausen, Friedrich Daniel (1833-1910)	fɔnréklinháu-zən (Ger.)	ドイツ	P-5

W

Waardenburg, Petrus Johannes (1886-1979)	vá:rdenburx	オランダ	H-5
Walker, Arthur Earl (1907-1995)	wɔ́:kə	カナダ→ アメリカ	G-9
Walker, W. Allen	wɔ́:kə	アメリカ	J-6
Warburg, Mette (1926-)	wɔ́:bə:g	デンマーク	G-9
Watson, Geoffrey H. (1920-)	wɔ́tsn	イギリス	E-9
Weaver, David D. (1939-)	wi:və	アメリカ	D-2
Weber, Frederick Parkes (1863-1962)	wi:bə	イギリス	P-1, P-2
Weill, Georges (1866-1952)	vail	フランス	I-12

Weill, Jean A. (1903-)	weil(Fr.)	フランス	N-5
Werner, C. W. Otto (1879-1936)	vɛənə	ドイツ	C-4
Wiedemann, Hans-Rudolf (1915-2006)	víːdəmaːn (Ger.)	ドイツ	C-2, D-5
Willi Heinrich (1900-1971)	vili	スイス	A-2
Williams, J. C. D. (1930-)	wíljəmdz	ニュージーランド	A-6

Wilson, Meredith	wílsn	オーストラリア	G-10
Wolf, Ulrich	vólf	ドイツ	A-5

Z

Zellweger, Hans Ulrich (1909-1990)	tselvégə (Ger.) zelwíːge	スイス→アメリカ	G-5
Zinsser, Ferdinand (1865-1952)	tsinsə (Ger.)	ドイツ	R-2

■文献

1) Brachmann W : Ein Fall von symmetrischer Monodaktylie durch Ulnadefekt, mit symmetrisscher Flughautbildung in den Ellenbogen sowie anderen Abnormalitäten. JB Kinderheilk Phys Erzieh **84** : 225-235, 1916
2) The Clinical Delineation of Birth Defects, Parts I-XVI. Birth Defects, 1969-1974
3) 大塚高信，寿岳文章，菊野文夫：固有名詞英語発音辞典．東京，三省堂，1-954, 1983
4) Opitz JM : Editorial Comment. The Brachmann-de Lange syndrome. Am J Med Genet **22** : 89-102, 1985
5) Beighton P, Beighton G : "The Man Behind the Syndrome". Springer-Verlag, Berlin, pp1-240, 1986
6) "Webster's New Biographical Dictionary". Merriam-Webster, Massachusetts, 1988
7) Whonamedit?—A dictionary of medical : http://www.whonamedit.com/

索　　引

和文索引

外国人名を冠した症候群は欧文索引で検索ください．ゴシック数字は198種の症候群名を示す．

1p36 欠失症候群　24
3 塩基リピート　56
3 指節母指　5
4p 欠失症候群　26
9q34 欠失症候群　32
12 番短腕テトラソミー　352
14 番染色体父性片親性ダイソミー
　　280
19p13.13 欠失症候群　450
22q11.2 欠失症候群　18
22q13.3 欠失症候群　450
Ⅰ・Ⅱ趾間開離　108
Ⅱ・Ⅲ指合指　108
Ⅱ・Ⅲ趾合趾　84
Ⅱ型コラーゲンの異常　390
Ⅱ指短縮　62
Ⅱ指弯曲　70
Ⅴ指短縮　88, 456, 458
Ⅴ指短小　80, 82, 102, 376
Ⅴ指内弯　80, 82, 84, 102, 150, 376, 456, 458

あ

アーモンド様の眼瞼裂　20
アキレス腱の硬縮　100
悪性高熱症　94
悪性黒色腫　64
悪性腫瘍　46, 82, 266, 328, 338, 340
　　──易発生　332
　　──好発　46, 64
悪性リンパ腫　46, 68, 82
浅い眼窩　112, 114, 162
アセチルコリン受容体γサブユニット　234
厚い口唇　28, 238, 270, 346, 370
厚い頭蓋冠　110
アデノイド肥大　72
アデノシンデアミナーゼ欠損症　264
アプガースコア　2
アミノ酸尿　328, 358

アリルスルファターゼE欠損症　274
アルコール　376
アルコール関連障害　376
鞍鼻　28, 138, 362

い

硫黄欠乏性毛髪発育異常症　54
医学皮膚紋理学　461
易感染性　46, 52, 134, 198
異形成　4
易骨折性　30, 294, 319
胃軸捻転症　382
易刺激性　92, 134
萎縮性鼻炎　362
異常肢位　400
胃食道逆流　26
異所性
　　──灰白質　142
　　──骨化　322
　　──腎　92
　　──唾液腺　166
位置決定シークエンス　**382**
一次孔欠損型　92
一卵性双胎に関連する奇形　**408**
一直線の眉毛　24
遺伝医療　14
遺伝学的検査　7
遺伝性（単独）短指趾　414
遺伝的早老症　64
伊藤白斑　**350**
易発汗性　192
易疲労　296
陰核低形成　104
陰核肥大　72, 88, 232, 370
陰茎
　　──軸捻　200
　　──低形成　232
　　──肥大　72
　　──弯曲　146
インスリン抵抗性糖尿病　72, 370

咽頭部の白色角化　366
陰嚢欠損　232
陰嚢低形成　150

う

上向きの鼻　28, 36, 84, 162, 192, 218, 280, 308
ウォーム骨　298
右胸心　382
烏口突起低形成　190
齲歯　50, 62
薄い上口唇　30, 60, 152, 224
薄い皮膚　64
薄い眉毛　50
薄い毛髪　30
内軟骨腫　338
内反尖足　400
うっ血乳頭　296
うつ病　34
運動発達遅滞　52

え

永久歯欠損　86
エナメル質低形成　88, 196, 298
エピ変異　280
襟巻様陰嚢　5, 102, 132
遠位
　　──関節拘縮症候群　**208, 220**
　　──偽性合指趾　398
　　──屈曲線　456
　　──肢節短縮　284
　　──側蹄状紋　461
　　──中間肢異形成症 Maroteaux 型　**258**
　　──中間肢節短縮　258
円形顔貌　310
円形脱毛症　110
嚥下運動協調障害　26
嚥下障害　106, 172, 385
円錐骨端　30

円錐歯　152
円錐状の切歯　192
円錐動脈幹異常顔貌症候群　18
円錐動脈幹奇形　18

横隔膜
　――挙上症　132
　――前方欠損　406
　――部心膜欠損　406
　――ヘルニア　40, 132, 234, 378
黄色腫　174
黄疸　174
横断型四肢欠損　228
黄斑低形成　34
横紋筋肉腫　48
大きい母指　114
大きな陰茎　60
大きな鼻翼　4
太田母斑　360
汚溝外反シークエンス　396
落ちくぼんだ眼　62
音声過敏　2

か

外陰部異形成　232
外陰部低形成　5
外眼角間距離　454
外仰趾足　314
開口不全　208, 210, 220
開口不全・偽屈曲指症候群　208, 220
外骨腫　34, 302
外耳奇形　164
外耳道
　――狭窄　168
　――狭小　176
　――閉鎖　164, 170
外斜視　140
外性器異常　92, 206
外性器低形成　20, 128
外転麻痺　388
外胚葉異形成　5, 194, 230, 284, 350
外胚葉異形成・欠指・網膜色素変性症候群　**230**
外胚葉形成異常　3
外反股　190
外反膝　94, 108, 110, 190, 240, 260, 284, 298
外反足　44
外反肘　94, 108, 190, 284, 304

外反母趾　28, 118, 322
外表奇形　3
海綿状血管腫　326, 338, 402
火焔母斑　200
顔・外性器・膝窩症候群　232
下顎
　――角開大　187
　――・顔面異骨症　176
　――後退　19, 30, 190
　――骨骨髄炎　292
　――前突　32
　――低形成　252, 277
　――低形成顔面頭蓋症候群　413
　――突出　22, 114, 156, 192
　――囊胞　342
　――発育不全　180
過角化　354
下眼瞼
　――外側1/3の外反　198
　――外皮　356
　――欠損　176
　――の外反　198
　――のノッチ状欠損　164
角化性紅斑　360
核型記載法　1
角質異常　364
学習障害　236
角膜混濁　34, 40, 44, 62, 132
角膜変性症　50
下口唇
　――小窩　166
　――突出　32
　――瘻孔　232
過誤腫　336
下肢屈曲拘縮　358
下肢長差　338
過剰歯　298
過剰手（足）根骨　187, 270, 300
過剰椎体　132
渦状紋　38, 461
過剰肋骨　132, 348
過食　20
下垂体
　――性巨人症　450
　――性小人症　78
　――低形成　385
過成長　3, 66, 70, 74, 76
　――症候群　66, 68, 74
　――を伴う症候群　450
家族性甲状腺髄様癌　346
家族性自律神経失調症　374
家族内再発　2
家族歴　2

片親性ダイソミー　76
片腎無形成　66
褐色細胞腫　346
滑脳症　36, 144, 380
カフェオレ斑　42, 46, 80, 96, 330, 332, 334
歌舞伎メーキャップ症候群　**198**
仮面様顔貌　52, 210
カリフラワー様耳　270
顆粒球減少　108
カルシウム沈着　28
眼・歯・骨異形成症　196
眼・歯・指症候群　196
眼圧上昇　304
陥凹した眼球　4
陥凹乳頭　68
感音難聴　62, 86, 96, 156, 160, 162, 170, 186, 296
眼窩
　――下縁皮膚の溝　114
　――上縁突出　192, 240
　――上縁隆起　187, 362
　――内囊胞　40
肝芽腫　74, 76, 280
眼間開離　26, 32, 44, 66, 68, 70, 82, 94, 96, 106, 114, 118, 124, 126, 128, 132, 146, 158, 202, 212, 254, 378, 380
眼間狭小　28
眼間距離　474
肝機能障害　72
眼球
　――近接　4, 385
　――結膜類上皮腫　168
　――突出　44, 94, 114, 118, 126, 190, 370
　――脈絡膜の血管腫　324
眼瞼
　――炎　194, 356
　――外皮　354
　――下垂　4, 18, 34, 42, 82, 92, 94, 118, 148, 150, 208, 210, 218, 234, 238, 378
　――欠損　44
　――斜上　274
　――の神経腫　346
　――癒合　154, 166
眼瞼裂
　――狭小　4, 60, 82, 110, 148, 150, 210, 216, 218, 254, 280, 376
　――狭小症候群　**148**
　――欠損　398
　――斜下　4, 66, 70, 88, 90, 108,

140, 164, 176, 200, 202, 218, 454
　　──斜上　4, 38, 224, 454
　　──長　3
肝硬変　290
寛骨臼突出　312
眼コロボーマ　172
環軸椎亜脱臼　262
環軸椎癒合　272
肝腫大　136
管状骨の低形成　275
冠状動脈硬化　58
冠状縫合の早期骨癒合　114
眼振　34, 42, 52, 60
関節
　　──運動制限　302
　　──過可動性　30
　　──過伸展　3, 108, 124, 192, 200, 316
　　──可動制限　68, 216, 306, 322
　　──強直　322
　　──拘縮　62, 208, 212, 214, 218, 240, 270, 274, 314
　　──弛緩　266
　　──痛　260
　　──の屈曲変形　128
　　──部皮膚色素沈着　364
　　──変形　260, 270, 274
　　──癒合　122
肝線維化　278
間挿骨　298
乾燥した皮膚　134
間代性痙攣　26
かん高い声　78, 216
かん高い嗄声　82
環椎後頭骨癒合　352
眼底異常　110
肝低形成　278
肝嚢胞　76
肝脾腫大　174
顔面
　　──異骨症　80
　　──形態異常　116
　　──血管腫　324
　　──骨低形成　60
　　──神経麻痺　242, 296, 388
　　──正中部低形成　24, 32, 122, 138, 160, 256, 262, 274, 300, 378
　　──正中裂症候群　158
　　──中央部奇形　385
　　──の左右非対称　80, 126, 168, 186
　　──半側萎縮　186
　　──半側横裂　186

き

気管
　　──食道瘻　172, 404
　　──軟化症　300
　　──分岐異常　226
偽屈曲指　220
奇形　4
　　──腫　66, 138
　　──の発症時期　5
　　──の評価　3
騎乗位歩行　58
偽性
　　──副甲状腺機能低下症　310
　　──サリドマイド症候群　44
　　──内斜視　454
　　──副甲状腺機能低下症　310
基底細胞母斑　342
気道閉塞　90
企図振戦　52
稀発月経症　72
逆内眼角贅皮　148
臼蓋扁平　246
嗅覚減退　96
吸気性気道閉塞　390
球状小水晶体　197
弓状眉毛　26, 30, 32
弓状紋　461
嗅神経低形成　254
急性リンパ性白血病　98
胸郭
　　──異常　94
　　──狭小　272, 278
　　──低形成　190, 250, 280, 282, 284, 290
　　──変形　70, 312
　　──容積の低下　272
驚愕反応　192
狭口蓋　114, 170, 454
凝固障害　274
胸骨
　　──化骨不全　254
　　──下部欠損　406
　　──長　4
　　──の欠損　402
　　──の突出　256
頬骨低形成　46, 90, 108, 176
胸腺過形成　358
胸腺低形成　194
協調運動障害　376
協調障害　66
強直性痙攣　26
胸椎後弯　244, 246

共通房室弁口　92
橋低形成　138
頬突出　190
強迫性性格　34
頬部陥凹　72
胸部低形成　388
頬部低形成　28, 164
頬部膨隆　252
極長鎖脂肪酸の蓄積　136
棘突起癒合　394
巨口　164, 168
距骨消失　254
巨細胞性アストロサイトーマ　330
巨指趾　336
巨舌　32, 74, 104
巨体　68, 74
巨大角膜　324
巨大結腸　346
巨大精巣　56
巨大頭蓋　250
巨大尿管　170
魚鱗癬　358
　　──様角化症　274
　　──様皮膚病変　98, 128, 274
切れ長の眼瞼裂　198
近位側蹄状紋　461
筋緊張亢進　34, 68, 210
筋緊張低下　20, 24, 32, 36, 52, 108, 136, 150, 204
筋硬直　138
近視　197
筋線維萎縮　216
筋肉痛　296
筋の低形成　314
筋力低下　296

く

口・顔・指症候群Ⅰ型　180
口・顔・指症候群Ⅱ型　182
口・顔・指症候群Ⅳ型　282
口笛顔貌症候群　210
屈指　30, 68, 94, 126, 132, 196, 212, 218, 234
屈折異常　38
くも膜嚢胞　66, 182
グリオーシス　212
クローバー葉頭蓋　116, 122, 250, 412

け

脛骨

和文索引　511

――低形成　228, 282
――の弯曲　254, 260
――無形成　158
頸骨のS状弯曲　190
頸髄圧迫　272
頸髄狭窄　272
痙性四肢麻痺　358
痙性対麻痺　196, 358
脛側弓状紋　461
形態異常学　9
頸椎
　――亜脱臼　272
　――異形成　200
　――後弓癒合　322
　――後弯　254, 270, 300
　――歯状突起の低形成　244
　――椎体形成異常　270
　――癒合　286, 394
軽度知的障害　94
頸囊胞　170
頸部運動制限　286
頸部可動域制限　394
痙攣　18, 22, 24, 26, 36, 60, 76, 98, 204, 324, 328, 330
下顎後退　390
ゲシュタルト　6
血管
　――筋脂肪腫　330
　――・骨過形成症候群　326
　――腫　98, 326, 330, 336, 338
　――脆弱性　316
　――線維腫　330
月経不順　52, 92
結合織疾患　3, 368
欠指　230
欠指・外胚葉異形成・唇裂症候群
　　　　　　　　　　　　194
結節性硬化症　330
ゲノム刷り込み　20
ケロイド形成　200
減汗性外胚葉異形成症　362, 364
肩甲骨低形成　223, 254
言語発達遅滞　30, 70
原始三叉神経動脈障害　388
減指趾　84
原発性卵巣機能障害　148
減毛　90

濃い睫毛　238
濃い眉　238
高位鎖肛　404

構音障害　52, 196
口蓋　454
　――垂欠損　104
　――垂裂　146
　――帆・心・顔症候群　18
　――裂　5, 18, 24, 38, 44, 70, 88, 92, 150, 160, 166, 176, 187, 194, 208, 218, 224, 234, 256, 262, 270, 288, 390, 392
口角
　――下降　80
　――下垂　26, 84, 234, 352
　――斜下　38
　――の幅　454
　――裂　168
高カルシウム血症　28
合脚体　397
後弓反張　36
高狭口蓋　80, 90
口腔小帯の肥厚　182
口腔粘膜の白色角化　366
後頸部贅皮　92
後頸部毛髪線低位　5
高口蓋　5, 84, 88, 164, 198, 277, 454
高ゴナドトロピン性性腺機能低下
　　　　　　　　　　　　148
高コレステロール血症　174
虹彩
　――異形成　152
　――異常　26
　――異色症　156
　――欠損　40, 108, 130, 146, 236
合指趾　42, 44, 92, 94, 114, 116, 126, 128, 154, 180, 232, 344
甲状腺
　――癌　64
　――機能低下症　32
　――髄様癌　346
口唇外皮　354
高身長　312
口唇
　――突出　378
　――裂　26, 38, 44, 156, 166, 194
　――瘻　166
厚生労働省難治性疾患に関する研究事業　1
光線過敏症　54, 358
後側弯　192, 272
好中球減少　82, 266
喉頭気管軟骨低形成　254
喉頭狭窄　154, 404
後頭孔脳脱出　392
後頭骨環椎癒合　168

行動障害　38
行動特性　2
後頭部
　――外骨症　368
　――脳瘤　144
　――扁平　38
孔脳症　142, 180
好発癌性　342
紅斑　50
広汎性発達障害　20, 34
後鼻孔閉鎖　116, 122, 164, 172
高ビリルビン血症　136, 174
後部胎生環　174
硬膜下水腫　66
後毛髪線低位　94, 394
肛門
　――奇形　154, 186
　――狭窄　152, 186
　――前方開口　186
　――の前方変位　5
絞扼輪症候群　228, 372
後弯　62, 216, 268
股関節脱臼　26, 42, 254
股関節の異形成　88
呼吸障害　250, 278
黒子　96
黒色表皮腫　72, 370
固形腫瘍　100
骨異形成症　262, 270
　――国際分類　258
　――，骨硬化性　294
　――，準致死性　254
　――，致死性　250, 252
　――，捻曲性　270
　――，変容性　268, 272
　――，多発性線維性　334
骨格異常　42, 94
骨幹骨肥厚　242
骨関節炎　160
骨幹端
　――異形成　264, 266, 268, 290
　――骨幹モデリング異常　190, 240
　――早期癒合　178
　――軟骨異形成症　264
　――軟骨異形成症 McKusick 型　266
　――の亜鈴状変形　272
　――モデリング異常　242, 292
骨幹部骨肥厚　242
骨棘形成　246
骨形成不全症候群　319
骨形成誘導タンパク　322

骨系統疾患国際分類　268, 415, 416
骨欠損　44
骨硬化　292, 294, 296
骨硬化性骨異形成症　242, 294
骨髄機能不全　292
骨髄低形成　290
骨脆弱　292, 294
骨端
　——異形成　260
　——核の骨化障害　260
　——早期骨化　282
　——の異常骨化　260
　——の骨化遅延　260
骨痛　296
骨軟骨
　——異形成　132
　——腫　302
　——腫症　338
骨肉腫　50, 64
骨年齢遅延　82, 88, 94, 178, 192, 268
骨発生不全症　252, 270
骨発生不全症 I, III 型　300
骨盤
　——異形成　88, 216
　——狭小　244
　——前傾　248
　——部分欠損　397
骨融解　294
骨梁肥厚　334
コヒーシン　48, 84
鼓膜肥厚　366
コラーゲン異常　160
コラーゲン遺伝子の異常　319
コレステロール合成障害　274
コロジオンベビー　354
コロボーマ　142, 344, 385
混合難聴　170, 240, 300, 319
コントロール不良の糖尿病母体児　450

鰓弓奇形　170
鰓弓症候群　168
鰓・耳・腎症候群　170
臍周囲の贅皮　152
臍上腹部縫線・顔面血管腫症　402
再生不良性貧血　266
臍帯
　——脱出　396
　——短縮　398
　——ヘルニア　396, 406

鰓洞　170
臍ヘルニア　28, 74, 202, 206, 238, 380, 402
下がった口角　187
先細り指　192
索状性腺　34
鎖肛　5, 86, 106, 186, 204, 286, 396, 397, 404
鎖骨
　——下動脈血流遮断シークエンス　222, 388
　——下動脈障害　388
　——欠損　298
　——上方偏位　278
　——低形成　223
　——・頭蓋異骨症　298
嗄声　64, 68, 82, 362
痤瘡　110
サブテロメア
　——異常症　32
　——欠失疾患　24
　——・スクリーニング法　7
左右非対称　80
三角状の視神経孔　112
三角頭蓋　178, 380
三角形の顔　4, 80
三角形の爪半月　304
三角形の鼻　308
三指節母指　223, 378
三尖手　246

シークエンス　5
耳介　455
　——異常　176, 187
　——奇形　44, 176, 186
　——後部の小窩　74
　——後方傾斜　455
　——後方付着　140
　——斜位　455
　——聳立　46, 376, 378
　——前孔　170
　——前肉柱　116, 158, 176, 186
　——前部小窩　168
　——前部の皮膚隆起　168
　——長　3
　——低位　4, 38, 60, 82, 84, 90, 118, 148, 218, 342, 378, 455
　——低形成　224
　——低斜位　455, 457
耳介変形　18, 20, 24, 36, 82, 132, 170, 172, 270, 314, 380

歯牙
　——形成不全　319
　——欠損　90, 134, 187
　——低形成　28, 152, 192, 240, 362
　——の異常　5, 342, 344, 348
　——の異所性萌出　50
　——萌出　60, 66
　——萌出遅延　58, 298
耳下腺欠損　164
歯間狭小　114
弛緩性皮膚症候群　368
歯間離開　230
色素失調症　348
色素性乾皮症　54
色素性母斑　326, 336
色素性網膜症　236
色素沈着　42, 72
色素斑　350
子宮
　——形成異常　34
　——欠損　26, 400
　——内成長障害　44, 88
　——内成長遅滞　212
　——内多発骨折　319
　——内発育遅延　28, 80, 128, 288, 370, 376
糸球体基底膜の肥厚　304
視空間認知障害　28
軸後性多合指趾症　202
軸後性多指趾　70, 92, 140, 182, 236, 284
軸三叉高位　38
軸前性多合趾　120
軸前性多指趾　186
軸前多趾　158
耳口蓋指症候群　187, 190, 240
自己咬傷　374
篩骨鶏冠欠如　385
自己免疫性溶血性貧血　18
四肢
　——異常　94, 404
　——欠損　44, 84
　——短縮　44, 84, 250, 270, 272, 277, 282
　——短縮型小人症　246, 248, 250, 272, 290
　——短縮型低身長　260, 264, 266
　——中部短縮型小人症　104
　——の筋萎縮　240
　——の絞扼輪　398
　——の左右非対称　80
　——の疼痛　296

――半側肥大　326
――末端横断欠損　388
――末端の低形成　132
――麻痺　134
――弯曲　254
指趾
――異常　208
――欠損　44, 184, 228
――拘縮　210
――の末節の低形成　238
――変形　26
脂質異常症　72
歯周症　360
思春期早発　334
思春期遅発　174
自傷行為　38, 206, 374
指掌紋異常　70
視診　454
視神経
――萎縮　62, 236
――異常　26
――欠損　90
――低形成　34
――乳頭欠損　142
耳垂低形成　232
耳垂の線状溝　74
耳脊椎巨大骨端異形成症　256
指節骨
――端拡大　254
――短縮　244
――の長さ　475
――癒合　116
肢先端脳梁症候群　**140**
指尖の隆起　38, 198
歯槽
――縁過形成　5
――堤裂　180
――隆起　92
――隆起不整　182
――隆線の過形成　104
下向きの口角　20, 206, 354
膝蓋骨脱臼　200
膝蓋骨低形成　304
膝窩翼状片　232
膝窩翼状片症候群　166, **232**
湿疹様皮疹　82
失調性歩行　22, 52, 62
耳道閉鎖　112
歯肉異常　282
歯肉肥大　104
自閉症　56, 330
自閉症スペクトラム　18
脂肪アルデヒド脱水素酵素　358

脂肪過誤腫　182
脂肪腫　336, 344
脂肪腫様母斑　372
脂肪の吸収障害　290
脂肪ヘルニア　344
脂肪便　86
姉妹染色分体交換　46
耳鳴　296
尺側蹄状紋　461
若年性関節リウマチ　18
若年性白内障　50, 64
斜頸　220, 322
斜視　22, 24, 26, 28, 34, 38, 42, 66, 76, 146
斜短指趾　178
習慣性脱臼　316
周産期致死性骨異形成症　252
重症近視　262
重症先天性魚鱗癬症　**354**
舟状頭　90
重度近視　256
重度四肢短縮　252
重度精神運動発達障害　32, 144
重度成長障害　84
重度知的障害　22, 32, 84, 88, 206, 218, 238
羞明　194, 362
手管骨長径　475
手関節尺側偏位　212
縮毛　72
踵骨二重骨化　300
手根骨化骨遅延　244
手根骨癒合　156
手指の尺側偏位　210
手掌紋低形成　212
出生時歯（魔歯）　282, 284
腫瘍発生　66, 76, 200
受話器様大腿骨　250
準致死性骨異形成症　254
上衣嚢胞　330
小陰茎　20, 28, 224, 236
小陰唇低形成　92
小下顎　26, 30, 58, 84, 90, 132, 160, 176, 216, 224, 234, 270, 288, 390
消化管
――過誤腫性ポリポーシス　340
――奇形　36
――神経節腫　346
――ポリポーシス　340
小顎　36, 60, 82, 104, 124, 150, 218, 277, 408
上顎
――形成不全　90

――骨低形成　112, 194
――骨の低形成　112
――低形成　19, 102, 152, 308, 362
――洞欠損　118
――突出　142
小角膜　38, 196, 214
松果体腫瘍　352
小眼球　34, 40, 90, 130, 142, 144, 158, 196, 214
小眼球症・線状皮膚欠損症候群　40
上眼瞼肥厚　192
小奇形　5, 454
小奇形の判定　454
小球状水晶体　197
小口　164
症候群　5
上口唇小帯の欠損　5
小歯　152
上肢異常　223
小歯牙　84
小耳介　186
上肢奇形　156, 222
小指球部横走屈曲線　192
小指球部蹄状紋　198
生歯不整　308
小精巣　224
掌蹠
――過角化　360
――角化　356
――の角質肥厚　364
上節長／下節長比　3, 277
常染色体
――優性遺伝　1
――劣性遺伝　1
――劣性無手足症　184
小胎盤　212
小胆管増殖　278
小頭　22, 30, 36, 42, 44, 46, 62, 84, 88, 108, 134, 200, 214, 226
小頭症　3, 4, 26, 40, 48, 82, 88, 92, 128, 144
小児慢性特定疾病　14
小人症　58, 62, 78
――，下垂体性　78
――，四肢短縮型　246, 248, 250, 272, 290
――，四肢中部短縮型　104
――，体幹短縮型　244, 272, 286
――，中間肢短縮性　277, 306
――，不均衡型　246
――，変容性　272
小脳
――失調症　52

――症状　62
――性運動失調　52
――虫部低形成　106, 182
――虫部の形成不全　48
――低形成　92, 130
――半球の低形成　26
――半球の無形成　26
小鼻孔　196
静脈瘤　326
睫毛欠損　176
上腕骨低形成　224, 304
食思亢進　72
触診　454
食道閉鎖　404
女性化乳房　178
視力障害　162
視力低下　108
歯列不整　90, 178, 187, 192, 298, 344
腎異形成　170, 404
腎盂奇形　170
腎回転異常　26
唇顎口蓋裂　232
心拡大　74
腎過形成　76
心奇形　24, 36, 44, 223
腎奇形　36, 42, 44, 74, 92, 170
心筋症　24, 100
神経因性膀胱　410
神経芽細胞腫　66, 74
神経管閉鎖障害　5, 392
神経管閉鎖不全　156, 380
神経原性萎縮　212
神経原性関節拘縮　212
神経膠腫　330, 332
神経孔の狭窄　296
神経溝癒合不全　392
神経根圧迫症状　286
神経障害　214
神経成長因子受容体チロシンキナーゼ　374
神経性難聴　62
腎形成不全　26
神経線維腫　332
神経発達異常　376
神経皮膚症候群　328, 330
神経変性　54
心血管奇形　26, 28, 94, 98, 146, 382
進行性
――化骨性線維異形成症　322
――近視　160
――拘縮　240
――後側弯　268

――骨幹異形成症　296
――脳室拡大　138
――脳皮質変性　134
――の関節拘縮　214
――の神経変性　214
――肥大性心筋症　96
心室中隔欠損　28, 120, 130, 172, 223
滲出性中耳炎　34, 172
唇小窩・唇裂症候群　166
振戦　62
心臓
　　――・顔・皮膚症候群　98
　　――・上肢症候群　223
　　――・手症候群　223
身体計測　2
身体所見　3
身体測定値　469
診断補助データベース　9
身長・体重曲線　472, 473
腎低形成　92, 130, 170, 186
心伝導障害　40
心内膜床欠損　382
心内膜線維弾性症　290
腎尿路奇形　186
腎尿路生殖器奇形　34
心囊内ヘルニア　406
腎囊胞　48, 132
腎皮質囊胞　92
深部腱反射減退　218
深部腱反射亢進　196
腎不全　278
心房中隔欠損　28, 92, 120, 130, 223, 284
腎無形成　92
腎無発生　154

す

膵外分泌機能不全　86, 290
髄芽腫　342
水晶体偏位　197, 312
水腎症　66, 92, 138, 170, 404
錐体ジストロフィ　268
水頭症　44, 98, 130, 132, 144, 392
――様顔貌　58
――様頭蓋　60
水平眼振　136
水平な（一直線の）眉毛　24
髄膜脳瘤・無脳症シークエンス　392
睡眠時無呼吸　90
睡眠障害　2, 38

ステロイド合成障害　122
刷り込み（インプリンティング）　20
――センター　20
――変異　22
スロープ状前額部　130

せ

性器
　　――奇形　154
　　――低形成　42, 104, 172
　　――発育不全　236
性逆転　254
生歯遅延　348
生歯不整　198
脆弱X症候群　56, 450
脆弱X染色体　56
星状虹彩　28
正常頭・四肢骨　286
正常表現型変異　456, 459
正常変異　456
青色強膜　4, 44, 90, 319, 348
精神運動発達遅滞　38, 96, 100
成人型早老症　64
成人様副腎　212
性腺
　　――異形成　254
　　――芽細胞腫　34
　　――機能低下　110
　　――機能不全　20, 42
　　――モザイク　268
精巣萎縮　52
性早熟　80
正中臍上部腹壁欠損　406
正中唇裂　158, 182
成長曲線　2, 470
成長障害　26, 28, 30, 36, 42, 44, 58, 60, 82, 86, 92, 134, 138, 172, 174, 238, 280, 368, 376, 378
成長促進　72, 336
成長ホルモン
　　――完全欠損　78
　　――単独欠損症 IA 型　78
　　――分泌不全　172
　　――療法　20
精囊の欠如　400
性分化異常　80
性ホルモン補充　20
西洋梨型椎体　262
西洋梨型の鼻　122
脊髄髄膜瘤　392
脊柱変形　248, 274

脊椎
　——間狭小　192
　——奇形　198
　——骨幹端異形成症　**268**
　——骨数の減少　286
　——骨端異形成　160
　——骨端骨幹端異形成症　262
　——手根骨足根骨異形成症　300
　——末梢異形成症　262
　——癒合　322
　——・肋骨異形成症　**286**
　——・肋骨異骨症　**286**
責任遺伝子　1
石灰化上皮腫　200
舌強直　232
舌根沈下　390
切歯突出　108
摂食嚥下障害　385
舌低形成・欠損　184
舌挺出　22
舌癒着　166
狭い顔　4
狭い眼瞼裂　18
狭い胸郭　250
狭い鼻　4
線維腫　330, 332
全エクソーム解析　2
前額
　——突出　36, 50, 68, 78, 106, 112, 136, 140, 187, 190, 200, 202, 242, 250, 362
　——・鼻異形成症　**158**
　——部正中部のV字型頭髪　102
　——部頭髪の立ち毛　204
　——毛髪線低位　118
前胸部突出　96, 124, 216, 262, 312
仙骨
　——奇形　410
　——前奇形腫　410
　——前腫瘤　410
　——低位　248
　——分節異常　224
潜在眼球　154
潜在性二分脊椎　174, 224
潜在性二分頭蓋　158
線状白斑　352
線状皮脂腺母斑症候群　**328**
線状皮膚欠損　40
線状皮膚低形成　344
染色体
　——異常　34
　——脆弱性　42
　——断裂症候群　42

　——不安定性　50
　——モザイク　350
染色分体型切断　52
染色分体早期開離　48
全身性脂肪組織萎縮　72
全身の鱗状皮膚　372
全前脳症　5
全前脳症シークエンス　385
喘息　34
先端異骨症　308
仙腸関節低位　246
先天奇形症候群　2
先天奇形症候群診断補助データベース　10
先天性
　——横隔膜ヘルニア　132
　——角化異常症候群　**356**
　——完全眼瞼癒合　154
　——魚鱗癬　358
　——筋緊張低下　204
　——頸椎癒合症　394
　——股関節脱臼　124, 316
　——心奇形　222
　——心疾患　32, 34, 150, 172, 284, 406
　——水腎症　32
　——脊椎骨端異形成症　253, **262**
　——全身性脂肪ジストロフィ　72
　——爪肥厚症　**366**
　——痛覚不感症　374
　——難聴　156
　——白内障　90
　——無痛無汗症　**374**
　——緑内障　324
尖頭　114, 120
前頭径短縮　82
尖頭合指趾症　116
前頭骨
　——幹端異形成症　187, 190, 240
　——中央部欠損　158
　——肥厚　187
前頭洞・蝶形骨洞欠損　187
前頭鼻突起の融合不全　164
前頭縫合隆起　102
全前脳症シークエンス　385
繊毛関連疾患　140, 180, 278, 284
泉門開大　294
前腕短縮　104, 306

そ

爪異栄養症　364
双角子宮　44, 114, 132, 154

早期変形性関節症　260
象牙様骨端　30
創傷治癒障害　316
総指隆線数　461
痩身　62
双胎　408
総腸間膜症　382
爪低形成　378
総動脈幹症　18
総排泄孔遺残　122
早発乳房　200
早発卵巣機能不全　56
爪肥厚　366
僧帽弁
　——逸脱　100, 312
　——逸脱症　160
　——逆流症　100
　——閉鎖不全症　192
早老症　58, 64
早老症様顔貌　60, 64
早老徴候　62
足関節の位置異常　100
側頭狭小　192
側頭部突出　90
側弯　20, 22, 26, 28, 30, 94, 104, 124, 132, 142, 198, 208, 224, 234
鼠径ヘルニア　28, 34, 68, 70, 192, 380, 402
咀嚼障害　220
粗な顔貌　32, 70, 100, 110, 132, 192, 206

た

ターナー症候群BMI曲線　491
ターナー症候群WFH曲線　492
第1・第2鰓弓形成不全　164
第8染色体トリソミー　50
大陰唇低形成　92, 104
大陰唇の欠損　232
体温調節障害　385
体幹短縮　268
　——型小人症　244, 272, 286
　——型低身長　262, 286
大奇形　454
大胸筋欠損　388
大胸筋低形成　222
大血管転位　382
大後頭孔の狭小化　246
大耳介　186
胎児水腫　252
胎児性
　——アルコール・スペクトラム障

害 376
——アルコール症候群 376
——腫瘍 74
——バルプロ酸症候群 380
——ヒダントイン症候群 378
——ヘモグロビン増加 290
体重増加不良 20, 26, 36
対称肝 382
胎児様顔貌 104
大泉門 454
——開大 122, 136, 200, 298, 400
——閉鎖遅延 60, 190, 192, 202, 368
大腿骨
——・顔症候群 224
——頸部短縮 322
——低形成 224
——弯曲 122
大腿骨頭
——骨化遅延 262
——骨端異形成 216
——の早期骨化 284
——のペルテス病様変化 178
大腸憩室 28
大長頭 254
大 頭 3, 4, 66, 68, 70, 80, 140, 202, 204, 252, 352
耐糖能低下 52
大動脈
——拡張 312
——弓離断症 B 型 18
——縮窄 130
——弁上狭窄 28
——離断 18
大脳鎌石灰化 342
大脳皮質形成異常 18, 88
胎盤形成不全 128
大理石骨病 292
大理石様皮膚 192, 226
唾液減少 290
高い鼻 62, 108
高い鼻根部 4
高い額 26
多汗 72
多形皮膚萎縮症 50
多合指趾 120, 202
多合母趾 182
多彩異数性モザイク 48
多彩転座モザイク 64
多 指 26, 30, 36, 42, 180, 282, 284
多指趾 70, 130, 140, 236
多数の口腔小帯 284
脱色素斑 350

脱毛巣 348
楯状胸 98
多動 38, 102, 236
タナトフォリック骨異形成症 250
多嚢胞肝 130
多嚢胞腎 130, 174, 180
多嚢胞卵巣 72
多発異椎体症 286
多発奇形 32
多発奇形症候群 2, 3
多発性
——外骨腫症 302
——関節拘縮 218, 234, 314
——関節脱臼 60, 270, 300
——黒子 96
——骨端異形成症 260, 270
——線維性骨異形成 334
——内軟骨腫症 338
——内分泌腫瘍症 2B 型 346
——軟骨性外骨腫 30
——良性輪状皮膚溝 372
多脾症候群 382
多弁 38
多毛 60, 72, 76, 84, 138, 238
樽状胸郭 100, 244, 252, 262
たるんだ皮膚 192
単一
——屈曲線 456
——臍帯動脈 116, 397, 404
——指趾 228
——手掌屈曲線 5, 68, 108, 130, 136, 138, 214
——上顎正中切歯 5
——切歯 385
短顎 84
単眼 385
胆管増殖性線維症 130
短頸 44, 94, 128, 216, 394
短指 3, 30, 38, 104, 180, 258, 264, 266, 282, 284, 414
短趾 414
短指趾 178, 197, 232, 266, 308
短指趾・水晶体症候群 197
単純血管性母斑 104
単純性血管腫 326
男性仮性半陰陽 92
弾性の皮膚 3
短尖頭 116
短体幹症 268
短頭 38, 44, 84, 126
胆道閉鎖 382
胆嚢欠如 382
胆嚢無発生 382

短鼻 104
短肋骨多指症候群 282

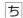

チアノーゼ 192
小さい陰茎 110
小さい手足 20, 178
小さい鼻 162
小さな鞍鼻 50
小さな陰茎 104
小さな口 252, 254
小さな耳介 280
小さな手足 50, 84
小さな歯 50
恥骨結合離開 298
恥骨低形成 138
致死性 250, 354
——骨異形成症 250, 252
——四肢短縮型小人症 250
——先天奇形 212
縮れ毛 134
腟上部欠損 400
窒息性胸郭異形成症 282
腟閉鎖 122, 154
知的障害 18, 20, 22, 24, 26, 28, 30, 32, 34, 36, 42, 44, 60, 62, 66, 76, 82, 86, 88, 92, 98, 100, 108, 110, 120, 132, 134, 136, 138, 140, 142, 146, 150, 174, 192, 198, 200, 204, 236, 238, 244, 288, 308, 328, 330, 352, 358, 374, 380
着糸点早期開離 44
注意欠陥・多動性障害 376
中間肢（短縮）型小人症 277, 306
中間肢節の短縮 138
肘関節
——運動制限 104, 122, 248
——可動域制限 224
——伸展制限（不全） 176, 266
中耳炎 198
中指骨の短縮 197
中手骨
——短縮 118, 192, 244, 270, 275, 310
——低形成 92
——の短縮 342
——の長さ 475
——癒合 44
中心窩低形成 34
中腎管の発生異常 400
中枢神経奇形 40
中節骨

和文索引 517

――短縮　178, 198
――低形成　102, 196
――の円錐骨端　178
――の短縮　456
――の低形成　120
中足骨短縮　224
中足骨低形成　260
腸回転異常　212
聴覚過敏　28
腸管吸収不全　266
長管骨
　　――骨端不整　162
　　――捻曲　190
　　――変形　338
　　――弯曲　250, 282
腸管蠕動障害　280
蝶型紅斑　46
腸骨
　　――狭小　244
　　――低形成　248
　　――の角状突起　304
　　――翼低形成　278
腸重積　340
長頭　46
重複腎盂　178
重複尿管　178
重複母指　140
重複母趾　140
直腸
　　――会陰瘻　404
　　――奇形　154
　　――肛門奇形　154, 410
　　――膣瘻　410

椎間板欠損　394
椎骨
　　――欠損　404
　　――分節奇形　388
　　――扁平　62, 244
　　――癒合　286
椎体
　　――異常　142
　　――冠状裂　256
　　――楔形変形　246
　　――骨化不全　252
　　――矢状裂　198
　　――の冠状裂　274
　　――扁平　216, 394
つまんだような顔　4
爪の
　　――異形成　104, 304, 348

――異常　5
――長軸方向の溝　126
――低形成　28, 70, 132, 138, 238, 284, 352, 362, 364, 380
爪・膝蓋骨症候群　**304**
爪半月の低形成　304
爪変形萎縮　356
釣鐘状胸郭　254

手足末端の横断性欠損　226
低音の声　368
低カルシウム血症　18, 310
低γグロブリン血症　292
低血糖　74
低コレステロール血症　92
低出生体重　26
蹄状紋　461
低身長　38, 40, 42, 46, 48, 50, 62, 72, 78, 80, 82, 88, 90, 94, 98, 100, 102, 104, 108, 146, 162, 178, 192, 194, 197, 198, 208, 216, 224, 262, 266, 268, 272, 277, 294, 298, 308, 310, 319, 344, 358
　　――，四肢短縮型　260, 264, 266
　　――，体幹短縮型　262
低体重　46, 48, 82
停留精巣　20, 26, 34, 44, 74, 80, 84, 88, 92, 94, 98, 106, 130, 136, 150, 212, 236, 284, 456
テタニー　310
鉄亜鈴状の長管骨　256
鉄亜鈴変形　256
鉄道線路様耳介　376
伝音難聴　26, 158, 160, 164, 168, 170, 176, 182, 187, 234, 236, 288
電解質異常　310
てんかん　22, 24, 32, 34, 38, 66, 84, 98, 110, 146, 226, 324, 330, 358
点状石灰化　274
点状軟骨異形成症　**274**
点頭てんかん　142, 328, 330

と

頭囲　474
頭蓋
　　――・顔面異骨症　80, 112
　　――欠損
　　　　――外胚葉異形成症Ⅱ型　282
　　　　――外胚葉形成不全症　412
　　――顔面骨肥厚　242

――左右非対称　26
――静脈怒張　60
――前額鼻症候群　412
――・前頭・鼻症候群　126
――内圧亢進　118
――内石灰化　324
――の変形　112
――縫合早期癒合　112, 118, 120, 122, 124, 126
――縫合の離開　294
頭蓋骨
　　――幹端異形成症　**242**
　　――欠損　226
　　――石灰化　62
　　――早期癒合　88, 112
　　――早期癒合症　4
　　――の肥厚　364
　　――肥厚　62
　　――縫合骨化遅延　298
　　――縫合早期癒合　114, 202
　　――癒合症候群　412
頭蓋底
　　――骨硬化　292
　　――の骨肥厚　296
　　――扁平　90
道化師様胎児　354
瞳孔間距離　454
統合失調症　64
橈骨
　　――異形成　404
　　――欠損　5, 44, 380, 404
　　――尺骨癒合　122
　　――側低形成　42
　　――脱臼　88
　　――低形成　176
　　――頭脱臼　104
　　――頭の低形成　304
　　――のS状弯曲　190
　　――無形成　176
橈・尺骨癒合　176
橈・尺骨弯曲　162
塔状頭蓋　114
動静脈瘻　326
橈側奇形　42
橈側蹄状紋　461
橈側列奇形　186
糖転移酵素　144
銅転送障害　134
糖尿病　20
頭皮欠損　226, 398
頭皮部分欠損　86
頭部非対称　106
動脈管開存　92, 130, 146, 172

動脈硬化　58, 64
動脈瘤　124
透明中隔欠損　40
尖った頤　24
尖った鼻　58, 64
特異な皮膚紋理　198
特徴的顔貌　20, 24, 26, 28, 32, 36, 38, 46, 66, 68, 82, 88, 90, 92, 102, 108, 110, 124, 132, 138, 146, 174, 178, 198, 204, 214, 224, 238, 362, 370, 376, 380
禿頭　58, 64
特発性血小板減少性紫斑病　18
特発性副甲状腺機能低下症　310
突出した眼球　4
突出した耳介　30
突出した前額　66
凸の鼻堤　26
貪食細胞機能不全　292

【な】

内眼角（間）開離　98, 148, 150, 156, 158, 454
内眼角間距離　3, 454
内眼角贅皮　4, 26, 28, 38, 82, 92, 140, 158, 160, 352, 376, 378, 380, 454
内胸動脈障害　388
内斜視　224
内臓奇形　32
内臓錯位症候群　382
内軟骨腫　338
内反股　260, 262, 298
内反尖足　68, 218, 220, 314
内反足　26, 124, 136, 166, 270, 288
内弯　198
長い眼瞼裂　104
長い耳介　368
長い指趾　314
長い人中　24, 28, 30, 68, 84, 102, 104, 224, 252, 352
長い鼻　4
長い睫毛　72, 200
長い指　3, 94, 122, 124, 240, 312
軟口蓋裂　187
軟骨
　――異栄養症　246
　――壊死　270
　――低形成症　248
　――低発生症　252
　――肉腫　338
　――無形成症　246, 248, 485

　――無発生症　252
　――毛髪低形成症　264, 266
難治性痙攣　48
難聴　24, 38, 42, 170, 172, 187, 208, 256, 262, 319
難病情報センター　11
軟部組織石灰化　64, 310

【に】

新川・黒木症候群　198
二次性牛眼　324
二次性徴欠如　52
二次性徴発現遅延　108
西田症候群　374
日光過敏　46, 62, 214
日光過敏性皮膚炎　62
二分陰嚢　92, 106
二分口蓋垂　5, 92, 124, 166
二分精巣　236
二分脊椎　82, 90, 94, 380
二分鼻尖　126
二分母趾　140
乳歯の残存　294, 455
乳頭間開離　60
乳頭間距離　4, 455
乳頭腫　328, 344
乳頭蒼白　136
乳頭低形成　86, 132, 138
乳び胸　94, 132
乳房の過形成　370
入眠障害　38
尿管拡張　138
尿管奇形　42
尿細管異形成症　400
尿道下裂　26, 34, 42, 44, 80, 92, 106, 236, 284
尿道上裂　5, 284
尿毒症　236
尿膜管遺残　130
尿路奇形　26
人魚体シークエンス　397
妊娠中多毛　122
妊娠分娩歴　2
認知症　64

【ね】

熱性痙攣　146
ネフローゼ症候群　200
捻曲状肋骨　190
捻曲性骨異形成症　270
粘膜下口蓋裂　18, 146, 166

粘膜神経腫　346
粘膜白板角化　356

【の】

脳回異常　136, 226
濃化異骨症　294
脳室拡大　36, 60, 62, 66, 144
脳室周囲結節性異所性灰白質　240
脳神経圧迫　242, 292
脳内奇形　66
脳軟膜血管腫　324
脳波異常　22, 36
脳ヘルニア　44
脳・眼・顔・骨格症候群　214
囊胞腎　76, 130, 136, 170
脳瘤　130, 398
脳梁
　――欠損　40, 92, 130, 140, 142, 202
　――低形成　106, 146
　――の菲薄化　26
　――部分欠損　180, 224
脳・肋骨・下顎症候群　288

【は】

杯体ジストロフィ　268
肺低形成　212, 400
肺動静脈奇形　226
肺動脈
　――還流異常　382
　――狭窄　96, 130, 146, 174
　――弁狭窄　28, 94
　――末梢狭窄　28
破壊　4
白内障　4, 26, 34, 38, 40, 44, 48, 62, 64, 214, 236, 274
白斑　330, 350, 352
白板角化　356
白皮症　156
白毛症　156
橋本病　18
パターン認識　6
発音不明瞭　216
発汗減少　362
発汗の異常　5
白血病　52, 290
発達障害　60
発達遅滞　2, 20, 24, 30, 32, 68, 70, 172
発達歴　2
馬蹄腎　26, 404

鼻低形成　308
歯の低形成　150
幅広い顔　4
幅広い二分鼻　158
幅広い鼻　4
幅広い鼻根　24, 132, 182, 192, 202
幅広い鼻稜　26, 82, 102
幅広い母指趾　116, 126, 200, 204
幅広の肋骨　138
馬尾係留　410
腹直筋離開　280
バルプロ酸　380
腫れぼったい眼瞼　28
汎血球減少　42, 290, 356
反射減弱　214
斑状丘疹様母斑　30
斑状脱毛　180
半側過形成　76
半側肥大　34, 336, 372
反張膝　240, 300
半椎　394, 404
半椎癒合　286
反復性中耳炎　146

【ひ】

鼻咽腔閉鎖不全　18
皮下脂肪減少　58, 60
皮下脂肪発達不全　62
皮下腫瘍　336
低い鼻根　4, 78
低い鼻尖　198
低い鼻稜　182, 246, 250
腓骨低形成　224, 277, 408
鼻骨低形成　274, 308
鼻骨無形成　308
鼻根
　――低形成　254
　――部陥凹　246
　――部平坦　32, 38, 274, 380
　――扁平　136
皮脂腺低形成　362
皮脂腺母斑　328
非水疱型先天性魚鱗癬様紅皮症　354
肥大型心筋症　72, 96, 100
ビタミンD抵抗性くる病　328, 334
ビタミンK欠乏症　274
ビタミンK代謝異常症　274
ヒダントイン　378
鼻中隔欠如　385
鼻中隔偏位　112, 118
ヒッチハイカー母指　270

ヒトMendel遺伝形質のカタログ　1
ヒトゲノムと人権に関する世界宣言　14
ヒト染色体の分類と命名に関する国際標準規約　1
泌尿・性器奇形　154
鼻背隆起　60
ひび割れた皮膚　354
皮膚
　――萎縮　50, 344
　――潰瘍　64
　――角化異常症　354
　――癌　54
　――硬化　64
　――弛緩　368
　――静脈怒張　72
　――性合指　118
　――性合指趾　154
　――性合指趾症　116
　――線条　312
　――乳頭の低形成　194
　――粘膜の色素斑　340
　――の角質増殖　354
　――の過伸展　94, 316
　――の色素沈着　42, 334, 356
　――の日光過敏症　46
　――の白斑　330
　――・付属器の異常　94
　――隆線　461
皮膚紋理
　――異常　378
　――学　461
　――低形成　138
　――パターン　464
尾部脊柱欠損　397
尾部退行症候群　397
鼻閉　242
肥満　20, 32, 34, 108, 110, 120, 236
非免疫性胎児水腫　94
病的骨折　338
表皮嚢腫　366
鼻翼
　――低形成　4, 19, 44, 86, 156, 178, 180, 362
　――軟骨低形成　180
　――部分欠損　154
ビリルビン尿　174
鼻涙管閉鎖　356
広い前額　202
貧毛　362, 364

【ふ】

不安障害　34
フェニトイン　378
深い手掌皺　100
不規則顔面裂　398
不規則な指の短縮　180
不均衡型小人症　246
副甲状腺過形成　346
副甲状腺ホルモン　264, 310
副骨化中心　187
副耳　170, 186
副腎皮質腺腫　76
副腎ホルモン合成障害　122
腹直筋離開　74, 106
副乳　70
副乳頭　200
副鼻腔炎　34
腹部縫線　402
腹部膨隆　250
腹壁異常　280
腹壁ヘルニア　406
福山型筋ジストロフィ　144
浮腫　128
不整形皮膚色素沈着　348
不整咬合　114, 164
不整脈　100, 223
太い鼻稜　242
部分巨指趾　336
部分合指趾　116
部分的合趾　456, 458
部分的白皮症　156
部分的無歯　112
分節異常異形成症 Silverman-Handmaker型（DDSH）　216
分節異常骨異形成症　256
分葉舌　180, 182

【へ】

平均身長　470
平均体重　470
閉塞性気道障害　90
閉塞性睡眠時無呼吸　34
平坦脊椎　162
平坦な顔　4
平坦な顔面中央部　187
平坦な鼻　128
ヘパラン硫酸グリコアミノグリカン　302
へら状指趾　187, 300
ペルオキシソーム形成異常症　136
ペルオキシソーム酵素欠損症　274

ベル型小胸郭　288
変形　4
変形耳介　198
変形した爪　294
変形性関節症　260
片側後頭部平坦化　5
胼胝　366
扁平顔貌　160
扁平後頭　68
扁平足　38, 94, 192, 260
扁平椎　258, 262, 268, 272
扁平椎異形成症　252
扁平な眼窩上縁　136
扁平な鼻根部　370
片麻痺　324
変容性骨異形成症　268, **272**
変容性小人症　272

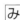

方形骨盤　248
膀胱
　——外反　5
　——憩室　28, 150, 368
　——腫瘍　100
　——尿管逆流　66, 146, 186
乏歯　152
乏指趾　224, 344
傍体幹骨骨化遅延　262
ポートワイン斑　324
ポーランド奇形　222
ボクサー様顔貌　187
歩行異常　296
歩行障害　62
母指奇形　186
母趾奇形　322
母指球低形成　92
母指欠損　50, 223
母指短縮　322
母趾短縮　322
母指低形成　5, 50, 118, 176, 223, 322
母指無形成　176
細い鼻　20, 180
細く長い四肢　312
細長い顔　46
細長い手指　146
ホッケースティックサイン　172, 376
哺乳障害　20, 26, 28, 90
哺乳摂食障害　18, 100
哺乳不良　24, 98, 214
母斑　326, 328, 336, 336, 342
母斑性基底細胞上皮腫（癌）　342

歩容異常　268
ホルモン抵抗性　308
ホルモン不応症　310

マイクロアレイ染色体解析　2
マイクロアレイ染色体検査法　7
マイトマイシンC　42
前向き鼻孔　4, 32, 92
魔歯　282, 284
末梢神経感覚障害　38
末節骨
　——短縮　178, 294
　——低形成　132, 138, 274, 275, 378
　——の鍵穴状変化　192
　——の変形　360
　——の融解　58, 294
末端異骨症　308
疎な頭髪　30, 50
疎な睫毛　60
疎な毛（頭）髪　44, 91, 266
慢性腎炎　278
慢性滲出性中耳炎　26
慢性胆汁うっ滞　174

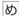

ミオクローヌス　328
ミオトニー　216, 306
ミオパチー　216
眉間膨隆　242
短い頸　286
短い鎖骨　190
短い指趾　24, 104
短い人中　26, 38, 148, 152
短い鼻　4, 274
短い鼻中隔　198
短い指　94, 190
ミシュランタイヤ児症候群　**372**
水イボ様偽腫瘍　316
耳奇形　170, 208
脈絡膜ジストロフィ　108

無嗅脳症　132, 172, 226, 385
無形成腎　224
無虹彩症　4, 34
無歯　360
無心体　408
無舌・無指症候群　**184**

無痛覚　374
無脳症　130, 392
無発汗　374
無反射　214
無脾症候群　382

め

メチル化特異的PCR法　20
メッケリン　130
眼・歯・骨異形成症　196
眼・歯・指症候群　196
メラニン色素斑　340
免疫不全　46, 52, 266

も

毛細血管拡張　40, 52
　——性紅斑　46
　——性失調症　52
　——性大理石様皮膚　226
毛細血管腫　338
毛髪線　455
　——異常　154
　——低位　455
毛髪・鼻・指節症候群　30, 178
網膜
　——異形成　144, 348
　——黄斑変性　358
　——過誤腫　330
　——色素異常　40
　——色素変性　62, 90, 236
　——剥離　34, 38, 160, 256, 262
　——斑状色素変性　108, 230
　——変性　62
網脈絡膜欠損　142
モザイク　4, 352
モデリング異常　187, 190, 240, 242, 292
モルフォゲン　382
門脈周囲線維症　278
紋理パターン　461, 462

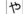

柔らかい手指　100

ゆ

有汗性外胚葉異形成症　**364**
幽門狭窄　146
輸精管の欠如　400
指欠損　194

指の左右差　180
揺り椅子状足底　128, 212, 234

容易に誘発される笑い　22
葉酸代謝　392
羊水過少　400
羊水過多　5, 70, 74, 98, 128, 132, 250, 252, 280
妖精様顔貌　28
腰仙部二分脊椎　396
腰椎前弯　244, 246, 248, 262
腰椎の冠状裂　256
洋梨状の鼻　30
羊膜破裂シークエンス　398
翼状頸　5, 94, 98, 280
翼状肩甲（骨）　90, 96, 178
翼状片　5, 232, 208, 234

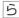

落屑　358

り

リボン状肋骨　190

流涎　22
隆線数　461
隆線パターン　461
両側大腿骨低形成　224
両眼開離　4
両側三葉肺　382
両側腎無形成　400
両眉毛癒合　84, 156
緑内障　26, 34, 152, 197, 304
隣接遺伝子症候群　26, 30, 34, 36, 38, 40
リンパ管腫　326, 336
リンパ腫　52

涙管閉鎖　170, 194
涙腺皮膚瘻　86
涙嚢炎　194
類皮腫　158

れ

レース様腸骨稜　244
裂手　194, 222, 228, 344
裂手裂足　194, 344
裂足　194, 228, 344

連合　5
連珠状毛髪　134

ろ

老人様顔貌　4, 62, 368
漏斗胸　28, 90, 94, 96, 124, 187, 312
肋・椎骨分節奇形　286
肋骨
　——異常　104, 342
　——縁拡大　246
　——ギャップ　288
　——骨折　252
　——数減少　286
　——低形成　286
　——捻珠　246

ワーファリン胎芽症　274
弯曲肢異形成症　254
弯曲した下肢　266
弯指　116, 130, 178, 180
弯趾　68, 178

欧文索引

A

α-thalassemia　206
Aarskog syndrome　102
Aarskog-Scott syndrome　102
ABCA12　354
abdominal raphe　402
aberrant behavior　38
abnormal frenulum of the upper lip　284
abnormal limb positioning　400
absence of pectoralis major　388
absent permanent teeth　86
accelerated growth　336
achondrogenesis　252
achondroplasia　246
acrocallosal syndrome　140
acrocephalopolysyndactyly type II　120
acrocephalosyndactyly
　　type I　114
　　type III　118
　　type V　116
acrocephaly　114
acrodysostosis　308
acrodysplasia with exostoses Giedion-Langer　30
acromelia　3
acromelic shortening　284
acromesomelic dwarfism　258, 268
acromesomelic dysplasia Maroteaux type　258
acromesomelic shortening　258
acroosteolysis　294
acrorenal syndrome　228
ACVR1　322
ACVR2B　382
Adams-Oliver syndrome　226
ADAMTS10　197
Adeleide 型頭蓋骨癒合症　412
adenoma sebaceum　330
agenesis of corpus callosum　140, 142
agenesis of gall bladder　382
aglossia-adactylia syndrome　184
AGPAT2　72
AGPS　274
Aicardi syndrome　142
AKT1　336

Alagille syndrome　174
albinism-deafness syndrome　156
Albright 遺伝性骨異栄養症候群　310
alcohol-related effects　376
ALDH3A2　358
ALDH18A1　368
alopecia　58
ALX
　　—1　158
　　—3　158
　　—4　158
amnion rupture sequence　398
amniotic band disruption sequence　398
anal anomaly　186
anal atresia　396, 397, 404
analgia　374
Anauxetic dysplasia　266
anencephaly sequence　392
Angelman syndrome　22
angio-osteohypertrophy syndrome　326
anhidrosis　374
aniridia　4, 34
ANKH　242
anodontia　360
anorectal malformation　410
anterior fontanelle　454
anteverted nostrils　4
Antley-Bixler syndrome　122, 412
aortic dilatation　312
Apert syndrome　114, 412
aplastic thumb　176
ARHGAP31　226
arhinencephaly　385
ARID1A　238
ARID1B　238
Arnold-Chiari 奇形　130
arrhythmia　223
ARSE　274
arterial aneurysm　124
arteriohepatic dysplasia　174
arteriosclerosis　58
arterio-venous fistula　326
arthrogryposis　208
arthrogryposis multiplex congenital with pulmonary hypoplasia　212

ASPED (angel-shaped phalangoepiphyseal dysplasia)　260
asphyxiating thoracic dystrophy　278
asplenia syndrome　382
association　5
asymmetry　80
ataxia-telangiectasia　52
ataxic gait　22
ATD　278
atd 角増大　192
atelosteogenesis　252, 270
atherosclerosis　64
ATM　52
ATP6V0A2　368
ATP7A　134, 368
ATR　88
ATRX　206
autism　56, 330
autosomal dominant multiple hemivertebral polydysspondyly　286
Axenfeld-Rieger syndrome　152

B

B3GALNT2　144
B3GNT1　144
B9D1　130
B9D2　130
Baller-Gerold syndrome　412
Bannayan-Riley-Ruvalcaba syndrome　450
Bardet-Biedl syndrome　236
Barnes syndrome　282
basal cell nevus syndrome　342
Beals syndrome　314
Beare-Stevenson cutis gyrata syndrome　412
Beckwith-Wiedemann syndrome　74, 450
bell-shaped small thorax　288
bent limb　254
Berardinelli syndrome　72
Berardinelli-Seip congenital lipodystrophy　72
Berardinelli lipodystrophy (Seip syndrome)　450
bifid thumb　5
bilateral femoral hypoplasia　224

欧文索引　**523**

bilateral renal agenesis 400
biliary atresia 382
bird-headed dwarfism 88
Blaschko lines 350
blepharophimosis 4, 150
blepharophimosis syndrome 148
BLM 46
Bloch-Sulzberger syndrome 348
Bloom syndrome 46
blue sclera 4, 319
BMP（bone morphogenetic protein） 322
BMP1 320
bone fragility 292, 294
bone marrow dysfunction 292
bone pain 296
bone within a bone 292
boomerang 骨異形成症 300
BOR syndrome 170
Börjeson-Forsman-Lehmann syndrome 110
Boston 型頭蓋骨癒合症 412
Bourneville-Pringle syndrome 330
BPES（blepharophimosis, ptosis, and epicanthus inversus） 148
brachydactyly 178, 197, 258, 266, 282, 284
brachymorphia-spherophakia syndrome 197
brachysyndactyly 232
BRAF 94, 96, 98
brain anomaly 66
branchial arch anomaly 170
branchial arch syndrome 168
branchial fistula 170
branchio-oculo-facial syndrome 156
branchio-oto-renal dysplasia 170
Branchmann-de Lange syndrome 84
BRCA2 43
breast hypoplasia 388
BRIP1 43
broad face 4
broad thumbs and great-toes 116, 200
BSCL2 72
BUB1B 48
Burton syndrome 210

C

CA1 292
CA2 293
café au lait spots 332
CAHMR syndrome 214
calcification of falx 342
campomelic dwarfism 254
campomelic dysplasia 254
campomelic syndrome 254
camptodactyly 196, 234
Camurati-Engelmann disease 296
Cantrell 五徴 406
cardiac defects 223
cardiac-limb syndrome 223
cardiomyopathy 100
cardiovascular abnormalities 174
cardiovascular anomalies 382
Carpenter syndrome 120, 412
CASK 204
cataract 4, 214, 274
CATCH22 18
CATSHL syndrome 450
caudal regression syndrome 397
cauliflower ear 270
CAV1 72
cavernous hemangioma 402
CBFA1 298
CC2D2A 130
CDH3 230
CDKN1C 74, 80
CDON 385
CDP（chondrodysplasia punctata） 274
CENPJ 88
central maxillary incisor 385
CEP
——*63* 88
——*152* 88
——*290* 130
cerebral gigantism 66
cerebro-costo-mandibular syndrome 288
cerebro-hepato-renal syndrome 136
cervical stenosis 272
cervical vertebral defects 200
CFC（cardiofaciocutaneous） syndrome 98
CFC1 382
characteristic finger joints 102
CHARGE syndrome 172
Charlin M syndrome 184
CHD7 172
CHH（cartilage hair hypoplasia） 266

Chiari 奇形 392
choanal atresia 172
cholestasis with peripheral pulmonary stenosis 174
chondrodysplasia punctata 274
chondrodystrophic myotonia 216
chondroectodermal dysplasia 284
chorioretinal lacunae 142
Christian syndrome 412
Christ-Siemens-Touraine syndrome 362
CHRNG 234
chromosomal mosaicism 350
chromosome abnormality 34
chromosome breakage syndrome 42
chronic cholestasis 174
ciliopathy 140, 180, 284
CLCN7 292, 293
cleft lip 44, 166, 194, 232
cleft palate 44, 92, 166, 187, 194, 208, 224, 232, 256, 270, 390
cleft tongue 182
cleidocranial dysostosis 298
cleidocranial dysplasia 298
clinodactyly 178
clinodactyly of the fifth finger 456, 458
Clouston syndrome 364
clubfoot 270
CMD（craniometaphyseal dysplasia） 242
coarse face 70, 100, 192, 206
Cockayne syndrome 62
Cockayne-Neil syndrome 62
Coffin-Lowry syndrome 192
Coffin-Siris syndrome 238
COFS（cerebro-oculo-facio-skeletal syndrome） syndrome 214
COH1 108
Cohen syndrome 108
COL
——*1A1* 320
——*1A2* 320
——*2A1* 160, 256, 262
——*9A1* 160, 260
——*9A2* 160, 260
——*9A3* 260
——*10A1* 264
——*11A1* 160, 162
——*11A2* 160
collagen abnormality 160
coloboma 172

coloboma of nasal alae　154
COMP　260
complete deficiency of growth hormone　78
conductive deafness　176, 182
cone-shaped epiphyses　30
congenital
　── contractural arachnodactyly　314
　── deafness　156
　── diaphragmatic hernia　132
　── generalized lipodystrophy　72
　── heart defects　172, 222, 406
　── heart disease　150, 284
　── ichthyosis　358
　── indifference to pain　374
　── insensitivity to pain with anhidrosis　374
　── lipoatrophic diabetes　72
conotruncal anomaly face syndrome　18
constriction bands　398
contiguous gene syndrome　36
convulsions　328
copper transport deficiency　134
Cornelia de Lange syndrome　84
Costello syndrome　100
costovertebral segmentation anomalies　286
coxa vara　262
cracked skin　354
cranial nerve compression　292
cranio-carpo-tarsal dysplasia　220
cranio-carpo-tarsal dystrophy　210
craniofacial dysostosis　80, 112
craniofacial hyperostosis　242
craniofacial-deafness-hand syndrome　156
craniofrontonasal dysplasia　126
craniosynostosis　4, 118, 126
craniosynostosis syndromes　412
CREBBP　200
Crouzon syndrome　112, 412
CRTAP　320
crumpled ears　208, 314
cryptophthalmos syndrome　154
cryptorchidism　94, 106, 456
CSA　62
CSB　62, 214
CTSC　360
CTSK　294
Cumming syndrome　254

Currarino syndrome　410
curvature of the long bones　190
cutaneous fibroma　330
cutaneous syndactyly　118
cutis laxa syndrome　368
cyclopia　385
CYLN2　28
cystic kidneys　136

Dandy-Walker 奇形　48, 130, 132
Dandy-Walker 囊胞　218
DDB2　55
deafness　172, 319
DECIPHER　11
decreased visual acuity　108
deep-set eyes　4
defect in diaphragmatic pericardium　406
defect of caudal spinal column　397
defect of clavicle　298
defect of lower lid, malformed ear　164
defect of lower sternum　406
defective DNA excision repair　54
deficiency of anterior diaphragm　406
deformation　4
deformed vertebrae　248
deformities of long bones　338
delayed eruption of teeth　298
delayed ossification of juxtatruncal bones　262
delayed ossification of proximal femoral epiphyses　262
delayed puberty　174
dental anomaly　342, 344, 348
dentinogenesis imperfecta　319
dermal ridges　461
dermatoglyphic patterns　461
Desbuquois syndrome　270, 300
developmental delay　172
dextrocardia　382
diaphyseal hyperostosis　242
diastrophic dwarfism　270
diastrophic dysplasia　270
DiGeorge syndrome　18
digital anomalies　208
digital asymmetry　180
diminution of subcutaneous fat　60
diphenylhydantoin　378

displacement of the lens　312
disruption　4
distal arthrogryposis　220
　── syndrome　208
　── type 2A　210
distal digital hypoplasia　132
distal flexion crease　456
distal loop　461
distal pseudosyndactyly　398
distance between nipples　455
distinctive facies　26, 36, 38, 46, 66, 82, 102, 110, 124, 132, 174, 178, 197, 214, 224, 238, 370, 376, 380
distinctive facies, cleft palate　92
DKC1　356
DLK1-MEG3　280
DLL3　286
DLX5　228
DNA2　88
DNA 除去修復機構の欠陥　54
DOCK6　226
DOK7　212
dolichostenomelia　312
Donohue syndrome　370
double calcaneal ossification　300
downslanting palpebral fissure　164
downward slanting of palpebral fissures　200
dried skin　134
drop attack　192
Duane 奇形　186
Dubowitz syndrome　82
dumbbell deformity　256
dwarfism　58, 62, 78
dwarfism, microcephaly　88
Dyggve-Melchior-Clausen syndrome　244
DYM　244
DYNC2H1　278, 282
dyschondroplasia　338
dyschondrosteosis　306
dysencephalia splanchnocystica　130
dyskeratosis　364
dyskeratosis congenita syndrome　356
dysmorphology　9
dysphagia　106
dysplasia　4

E

ear anomalies　170, 172
ear defect　176
easily evoked laughter　22
easy bruisability　316
easy fatigability　296
EBP　274
ECEL1　208
eclabium　354
ectodermal dysplasia　194, 230, 350
ectrodactyly　194, 228, 230
ectropion　354
eczematous skin eruptions　82
EDA　362
EDAR　362
EDARADD　362
edema　128
EDM（epiphyseal dysplasia multiplex）260
EDN3　156
EDNRB　156
EEC（ectrodactyly, ectodermal dysplasia, clef lip/palate）syndrome　194
EEM（ectodermal dysplasia, ectrodactyly, macular dystrophy）syndrome　230
EFEMP2　368
EFNB1　126
Ehlers-Danlos syndrome　316
EHMT1　32
elfin face syndrome　28
Ellis-van Creveld syndrome　284
ELN　28, 368
embryonal tumor　74
EMG syndrome　74
enamel hypoplasia　196
encephalocele　130, 144, 398
encephalofacial angiomatosis　324
enchondromata　338
enchondromatosis　338
enlarged lip　346
EOGT　226
EP300　200
epibulbar dermoid　168
epicanthus　4, 454
epidermal cyst　366
epilepsy　110
epilioia　330
epi-mutation　280
epiphyseal dysplasia　260
ERCC
　—*1*　214
　—*2*　55, 214
　—*3*　55
　—*4*　43, 55
　—*5*　55, 214
　—*6*　62, 214
　—*8*　62
ESCO2　44
Escobar syndrome　234
esophageal atresia　404
EVC　284
EVC2　284
exocrine pancreatic insufficiency　86, 290
exomphalos-macroglossia-gigantism syndrome　74
exophthalmos　114, 118, 190
exostosis　302
exstrophy of cloaca sequence　396
EXT1　30, 302
EXT2　302
extended ala nasi　4
EYA1　170
EZH2　68

F

FAAP95　43
FAAP250　43
facial asymmetry　126
facial cavernous hemangioma　402
facial dysmorphism　116
facial hemangioma　324
faciodigitogenital syndrome　102
facio-genito-popliteal syndrome　232
Fallot 四徴症　18, 120, 158, 172, 376
FANCA　43
FANCB　43
FANCC　43
FANCD1　43
FANCD2　43
FANCE　43
FANCF　43
FANCG　43
FANCI　43
FANCJ　43
FANCL　43
FANCM　43
FANCN　43
Fanconi anemia　42
Fanconi pancytopenia　42
fatty herniation　344

FBLN5　368
FBN1　197, 312
FBN2　208, 314
femoral hypoplasia-unusual facies syndrome　224
femoral-facial syndrome　**224**
fetal
　— alcohol effect　376
　— alcohol spectrum disorders　376
　— alcohol syndrome　**376**
　— face syndrome　104
　— hydantoin effect　378
　— hydantoin syndrome　**378**
　— valproate syndrome　**380**
FG syndrome　**204**
FGD1　102
FGFR
　—*1*　116
　—*2*　112, 114, 116, 118, 122
　—*3*　246, 248, 250
fibroma　332
fibular hypoplasia　277, 408
fifth digit syndrome　238
first and second branchial arch syndrome　168
FKBP10　320
FKRP　144
FKTN　144
flat face　4
flexion deformities　128
FLNA　187, 204, 240
FLNB　300
FMD（frontometaphyseal dysplasia）240
FMR1　56
Fontaine syndrome　176
FOP（fibrodysplasia ossificans progressiva）**322**
FOXC1　152
FOXL2　148
fragile bone　319
fragile X chromosome　56
fragile X syndrome　**56**
Franceschetti-Klein syndrome　164, 176
FRAS1　154
Fraser syndrome　**154**
Freeman-Sheldon syndrome　208, **210**
FREM2　154
frontonasal dysplasia　158
Fryns syndrome　**132**

full cheeks 190
fusion of cervical vertebrae 394

G

G バンド染色体検査 7
GABRD 24
ganglioneuromatosis of the gastro-intestinal tract 346
gastrointestinal polyposis 340
GDF
　――1 382
　――3 394
　――6 394
generalized folded skin 372
GeneReviews 8, 11
GeneReviews Japan 11
GeneTests 11
Genetics Home Reference 11
genital
　―― abnormalities 206
　―― anomaly 92
　―― dysplasia 232
　―― hypoplasia 172
genitourinary anomalies 34, 154
genomic imprinting 20
Gestalt 6
GH 産生腫瘍 450
GH1 78
Ghent の診断基準 312
gigantism 68, 74
GJA1 196, 242
GJB6 364
Glasgow thanatophoric variant 254
GLI2 385
GLI3 202
glioma 332
glossoptosis 390
GMPPB 144
GNAQ 324
GNAS 310, 334
GNASAS1 310
GNPAT 274
Goldenhar syndrome 168
Goltz syndrome 344
Gomez-Lopez-Hernandez syndrome 413
Gorlin syndrome 342
Gorlin-Chaudhry-Moss syndrome 412
GPC3 70
GPX4 268

Graves 病 18
Grebe 型 258
Greenberg 骨異形成症 274
Greig cephalopolysyndactyly syndrome 202, 412
GRHL3 166
GRIP1 154
grossopalatine ankylosis syndrome 184
growth deficiency 26, 28, 60, 134, 174, 238, 368
growth retardation 82, 92, 172, 376, 378
Gruber syndrome 130

H

H19 74, 76, 80
hair-line 455
hair-line abnormality 154
Hallermann-Streiff syndrome 90
hallux duplication 140
Hanhart syndrome 184
harlequin fetus 354
HbH inclusion 206
HCCS 40
HDAC8 84
hearing impairment 187, 256, 262
hearing loss 170
heart-hand syndrome 223
Hedgehog signal 202
hemangiomata 326, 338
hemifacial microsomia 168, 186
hemihyperplasia 76
hemihypertrophy 74, 326, 336
heparan sulfate glycosaminoglycans : GAGs 302
hepatomegaly 136
hereditary sensory radicular neuropathy 374
hereditary (solitary) brachydactyly 414
Herrmann-Opitz syndrome 412
Herrmann-Pallister-Opitz syndrome 412
HES7 286
HGMD 11
hidrotic ectodermal dysplasia 364
high-arched palate 454
high nasal bridge 4
high-pitched hoarse voice 82
Hirschsprung 病 156, 266
hitchhiker thumb 270

hoarse voice 68
hoarseness 6
holoprosencephaly sequence 385
Holt-Oram syndrome 223
Howell-Jolly 小体 382
HOXD13 404
HRAS 100, 328
HSAN Ⅳ (hereditary sensory and autonomic neuropathy Ⅳ) 374
HSPG2 216
Hunter-Thompson 型 258
Hutchinson-Gilford syndrome 58
hydrocephalus 144
hydronephrosis 138
hypercalcemia 28
hyperextensibility of joint 316
hyperextensibility of skin 316
hyperkeratosis 354
hyperphagia, obesity 20
hyperpigmentation 42, 350
hyperpigmentation of skin 356
hypertelorism 4, 68, 96, 106, 114, 118, 126, 454
hypertrichosis 138
hypertrophic cardiomyopathy 96
hypo-aglossia 184
hypocalcemia 310
hypocholesterolemia 92
hypochondroplasia 248
hypodontia 152, 166, 362
hypoglossia-hypodactylia syndrome 184
hypoglycemia 74
hypogonadism 110, 236
hypohidrosis 362
hypohidrotic ectodermal dysplasia 362
Hypomelanosis of Ito 4, 350
hypomelanotic macules 300
hypopigmentation 350
hypoplasia of alae nasi 180
hypoplasia of breast 222
hypoplastic
　―― alae nasi 4, 86, 178
　―― genitalia 20, 128
　―― nails 238, 362, 378
　―― teeth 150
　―― terminal phalanges of 5th fingers 238
　―― thumb 176
hypospadias 106
hypotelorism 4, 385
hypotonia 20, 108, 136

hypotrichosis 362, 364

ichthyosis congenita gravis 354
ichthyosiform hyperkeratosis 274
IDH1 338
IDH2 338
IFITM5 320
IFT80 278
IG-DMR 280
IGF2 74, 80
IKBKG 292, 293, 348, 362
iliac horn 304
immunodeficiency 46, 52, 266
incomplete ossification of the vertebral bodies 252
incontinentia pigmenti 4, **348**
infantile spasms 142
iniencephaly 392
inspiratory obstruction 390
INSR 370
insulin resistant diabetes 370
intellectual disabilities 20, 22, 26, 28, 30, 32, 34, 36, 44, 56, 60, 62, 66, 88, 92, 100, 108, 110, 132, 136, 138, 140, 142, 150, 174, 192, 197, 200, 236, 238, 244, 288, 308, 328, 330, 352, 358, 374, 380
International Classification of Osteochondrodysplasias 415
International System for Human Cytogenetic Nomenclature (ISCN) 1
intracranial calcification 324
intrauterine growth deficiency 44
intrauterine growth retardation 80, 88, 128, 288, 370
IRF6 166, 232
iris dysplasia 152
irregular pigmented skin 348
isolated growth hormone deficiency type IA 78
ISPD 144
Ivemark syndrome 382

Jackson-Weis syndrome 412
Jadassohn sebaceous nevus 328
JAG1 174
Jeune syndrome **278**
Johanson-Blizzard syndrome **86**
joint contractures 314

joint malalignment 260, 270
joint restriction 240
juvenile cataract 50, 64

K

Kabuki make-up syndrome **197**
Kabuki syndrome 197
KAT6B 150
KCNQ1OT1 74, 76
KDM6 197
keratosis diffusa fetalis 354
Keutel syndrome 275
KIF7 140
kinky hair disease 134
Kleefstra syndrome 32
Klein-Waardenburg syndrome 156
Klippel-Feil anomaly 388
Klippel-Feil syndrome 234, **394**
Klippel-Trénaunay-Weber syndrome 326
Kniest dysplasia 256
Kniest syndrome 256
KRAS 94, 98, 328
KRT
——*6A* 366
——*6B* 366
——*16* 366
——*17* 366
kyphoscoliosis 192, 272

L

Léri-Weill syndrome 306
lacy iliac crest margin 244
Langer mesomelic dysplasia **277**
Langer-Giedion syndrome **30**, 302
LARGE 144
Larsen syndrome **300**
late ossification of cranial suture 298
laterality sequence **382**
Laurence-Moon syndrome 236
Laurence-Moon-Bardet-Biedl syndrome 236
LBN 284
LEOPARD syndrome **96**
LEPRE1 320
leprechaunism 370
Léri-Weill syndrome **306**
Lester 徴候 304
lethal short-limbed dwarfism 250

lethal skeletal dysplasia 252
lethality 354
LETM1 26
leukoderma 330
leukoplakia 356
LFNG 286
limb anomalies 404
limb deficiency 184
limitation of joints 68
limitation of motion at the elbows 248
limited movement of head 394
LIMK1 28
linear dermal hypoplasia 344
linear hypopigmentation 352
linear sebaceous nevus syndrome 328
linear skin defect 40
lip pit-cleft lip syndrome 166
lipodystrophy 58
lipomatous nevus 372
LIS1 36
Lisch 結節 332
lissencephaly 36, 144
lissencephaly syndrome 36, 394
LIT1 76
LMNA 58
LMX1B 304
Loeys-Dietz syndrome **124**, 413
long fingers 3, 240, 312, 314
long nose 4
Louis-Bar syndrome 52
low hair-line 455
low nasal bridge 4, 246, 250
low nasal root 78
low posterior hair-line 394
low set ear 4
lower lip pit 166
Lowry syndrome 412
Lowry-Wood syndrome 260
low-set and slanted ears 457
low-set ears 455
LRP5 292, 293
LTBP2 197
LTBP4 368
Lujan-Fryns syndrome 450
lumbosacral spina bifida 396

M

macrocephaly 4, 140, 202
macrocephaly capillary malformation syndrome 450

macrocephaly, macrosomia, facial dysmorphism syndrome 450
macrocrania 68
macroglossia 74
macroorchidism 56
macular dystrophy 230
Madelung deformity 104, 306
Madelung-like deformity 258
Maffucci syndrome **338**
major anomalies 454
malar hypoplasia 164
malformation 4
malformed ears 164, 186
malignancy 338, 340
malignant change 328
mandibular cyst 342
mandibular osteomyelitis 292
mandibulofacial dysostosis 164, 176
mandibulofacial dysostosis with limb anomalies 176
MAP2K1 98
MAP2K2 98
Marden-Walker syndrome **218**
Marfan syndrome **312**, 450
Marfanoid habitus 124, 296, 346
Marshall syndrome 162
Marshall-Smith (Shurtleff) syndrome 450
Martsolf syndrome 214
MATN3 260
maxillary hypoplasia 112
MBS1 388
McCune-Albright syndrome **334**, 450
MCOPS7 (microphthalmia, syndromic 7) 40
MCPP (metacarpophalangeal pattern profile) 475, 478
Meckel syndrome 130
Meckel-Gruber syndrome **130**
meckelin 130
MECP2 重複症候群 206
MED12 150, 204
median cleft face syndrome 158
median facial anomaly 385
medical dermatoglyphics 461
medullary carcinoma of the thyroid 346
MEG3-DMR 280
MEGE8 120
Melnick-Fraser syndrome 170
Melnick-Needles syndrome 187, 190, 240

MEN2B (multiple endocrine neoplasia type 2) 346, 450
meningealhemangioma 324
meningomyelocele **392**
Menkes syndrome **134**
mental retardation 34
MEOX1 394
mesenterium commune 382
mesoectodermal dysplasia 284
mesomelia 3
mesomelic dwarfism 277, 306
MESP2 286
metachondromatosis 302
metadiaphyseal undermodeling 190, 240
metaphyseal
  —— acroscyphodysplasia 264
  —— chondrodysplasia **264**
  —— chondrodysplasia McKusick type 266
  —— dysplasia 264, 266, 268, 290
  —— flaring 272
  —— undermodeling 242, 292
metatropic dwarfism 256
metatropic dysplasia **272**
mewing cry 6
Michelin-tire baby syndrome **372**
microcephalic primordial dwarfism 88
microcephaly 4, 48, 82, 88, 92, 128, 214
microform 5
micrognathia 224, 277, 288, 408
micrognathia, glossoptosis 390
micromelia 270
micromelic short stature 260, 264, 266
microphthalmia 40, 196, 214
microphthalmia-linear skin defects 40
MID1 106
MIDAS (microphthalmia, dermal aplasia, and sclerocornea) syndrome 40, 344
midface hypoplasia 138, 160, 256, 274, 300, 378
midline supraumbilical abdominal wall defect 406
midphalangeal hypoplasia 196
Miller syndrome 176
Miller-Dieker syndrome 36
MIM (Mendelian Inheritance in Man) 1
minor anomalies 454
MITF 156
mitral valve prolapse 312
MKS1 130
MLL2 197
MMP13 264
MMP9 264
MNX1 410
Moebius anomaly 222, 388
Moebius syndrome 184
Mohr syndrome 182
monozygotic twinning **408**
morphogen 382
Morquio 型ムコ多糖症 244
mosaic variegated aneuploidy syndrome 48
mosaicism 4, 352
Mowat-Wilson syndrome **146**
mucocutaneous pigmentation 340
mucosal neuroma syndrome 346
Muenke syndrome 412
multiple
  —— benign ring-shaped skin creases 372
  —— cartilaginous exostoses 30
  —— epiphyseal dysplasia **260**
  —— exostoses **302**
  —— joint dislocation 300
  —— lentigines 96
  —— lentigines syndrome 96
  —— pterygium syndrome 234
muscle weakness 296
muscular hypertonia 68
Mutchinick syndrome 150
MVA syndrome 48
MYBPC1 208
MYH3 208, 210
MYH8 208, 220

N

Nager acrofacial dysostosis 176
Nager syndrome **176**
nail
  —— dysplasia 304
  —— dystrophy 356
  —— hypoplasia 284
  ——-patella syndrome **304**
nanocephalic dwarfism 88
narrow face 4
narrow nose 4
narrow palate 454

narrow thorax 250
nasal hypoplasia 308
natal teeth 284
NDN 20
NEK1 278, 282
neonatal progeroid syndrome 60
neoplasia 200
Neu-Laxova syndrome 128
neural deafness 62
neural groove 392
neurocutaneous syndrome 330
neurodevelopmental abnormalities 376
neurofibroma 332
neurofibromatosis type I 332
neurologic degeneration 54
Nevo syndrome 450
NF1 332
Niikawa-Kuroki syndrome 197
NIN 88
NIPBL 84
NODAL 382
NOLA2 356
NOLA3 356
Noonan syndrome 94
normal phenotypic variants 456
normal skull and limbs 286
normal variants 456
NOTCH1 226
NOTCH2 174
NPHP3 130
NRAS 94
NRP2 258
NSD1 66
NTRK1 374

O

obesity 108, 110, 236
occipital horn syndrome 316
oculoauriculovertebral dysplasia 168
oculodentodigital dysplasia 196
oculodentodigital syndrome 196
oculodentoosseous dysplasia 196
oculomandibulofacial syndrome 90
OEIS complex 396
OFD syndrome 180, 182
OFD1 180
OGS2 106
Ohdo blepharophimosis syndrome 150

Okihiro 症 186
OLEDAID (osteopetrosis, lymph-edema, ectodermal dysplasia, anhidrosis, immune defect) 292
oligohydramnios sequence 400
Ollier disease/Maffucci syndrome 338
O-mannosyltransferase 144
Omenn syndrome 264
OMIM (Online Mendelian Inheritance in Man) 9
omphalocele 396
omphalocele-exstrophy-imperforate anus-spinal defects 396
onychodystrophy 364
onychoosteo-dysplasia 304
open fontanel 294
open staircase 268
Opitz G/BBB syndrome 106
Opitz oculogenitolaryngeal syndrome 106
Opitz-Frias syndrome 106
Opitz-Kaveggia syndrome 204
oral frenulae 180
oral-facial-digital syndrome
　type Ⅰ 180
　type Ⅱ 182
oromandibular limb hypogenesis 184
Orphanet 9
Osebold-Remindini 型 258
osteochondroma 302
osteochondromatosis 338
osteogenesis imperfecta syndrome 319
osteogenic sarcoma 50
osteopetrosis 292
osteosclerosis 292, 294, 296
OSTM1 292, 293
otopalatodigital syndrome 187, 240
overgrowth 66, 70, 74, 767
overgrowth syndromes 450

P

P63 228
pachyonychia congenita 366
PAFAH1B1 36
palate 454
PALB2 43
Pallister mosaic syndrome 352
Pallister-Hall syndrome 202

Pallister-Killian syndrome 352
palmoplantar hyperkeratosis 360
palmoplantar keratosis periodontopathy 360
palpebral fissures 454
palpebral fusion 154
pancreatic insufficiency and bone marrow dysfunction 290
pancytopenia 42, 290, 356
Papillon-Léage-Psaume syndrome 180
Papillon-Lefévre syndrome 360
parastremmatic dysplasia 268
partial albinism 156
partial cleft in alveolar ridge 180
partial defect of pelvis 397
partial macrodactyly 336
partial sacral agenesis 410
partial syndactyly 116, 458
patchy alopecia 348
patella hypoplasia 304
paternal UPD14 280
paternal UPD14-like syndrome 280
PAX3 156
PAX6 34
PCS syndrome/MVA syndrome 48
PDE4D 308
pear-shaped nose 30
pear-shaped vertebral bodies 262
pectus excavatum 94
Pena-Shokeir phenotype 212
Pena-Shokeir syndrome 212, 214
pentalogy of Cantrell 406
periodontosis 360
peripheral dysostosis 308
Perlman syndrome 450
peroxisome biogenesis disorder 136
Peutz-Jeghers syndrome 340
PEX
　—1 137
　—2 137
　—3 137
　—5 137
　—6 137
　—7 274
　—10 137
　—12 137
　—13 137
　—14 137
　—16 137

——*19* 137
——*26* 137
Pfeiffer syndrome **116**, 412
Phenomizer 9
PhenoTips 9
phenytoin 378
pheochromocytoma 346
PHF6 110
PHF9 43
PHGDH 128
phocomelia 44
photosensitivity 54, 62
photosensitivity of skin 46
Pierre Robin sequence 160, 162
Pierre Robin syndrome **390**
PIEZO2 208, 218
pigmentary dysplasia 350
pigmentary retinopathy 236
pigmented nevus 336
pinched face 4
PITX2 152
plagiocephaly 5
platyspondyly 244, 258, 268, 272
PLEKHM1 292, 293
POH（progressive osseous heteroplasia）322
poikiloderma 50, 344
Poland anomaly **222**, 388
POLH 55
POLR1C 164
POLR1D 164
polycystic kidney 130, 180
polydactyly 70, 130, 236, 282, 284
polyostotic fibrous dysplasia 334
polysplenia syndrome 382
polysyndactyly 202
polysyndactyly of hallux 182
POMGNT1 144
POMGNT2 144
POMK 144
POMT1 144
POMT2 144
poor wound-healing 316
popliteal pterygium syndrome 232
POR 122
PORCN 344
portwine stain 324
POSSU 9
postaxial polydactyly 140, 182
posterior embryotoxon 174
posteriorly-angulated ears 455
Potocki-Shaffer syndrome 302

Potter face 4, 400
Potter sequence **400**
Potter syndrome 400
PPIB 320
Prader-Willi syndrome **20**
preauricular pit 168
preauricular tag 168
precocious puberty 334
predisposition to malignancy 46, 64
premature
—— aging 58, 64
—— chromatid separation syndrome 48
—— craniosynostosis 112, 114
—— degenerative joint disease 260
—— ossification of the epiphyses 282
prematurely aged face 4
presacral mass 410
PRKCZ 24
proboscis 385
progeria 58
progeroid face 60
progressive
—— arthrogryposis 214
—— degeneration of cerebral cortex 134
—— diaphyseal dysplasia 296
—— myopia 160
—— neurodegeneration 214
—— osseous heteroplasia 322
—— ventricular dilatation 138
prominent
—— eyes 4
—— forehead 78, 136
—— incisors 108
Proteus syndrome **336**, 450
protruding supraorbital ridge 240
proximal loop 461
proximally-placed thumb 5
pseudocamptodactyly 220
pseudohypoparathyroidism **310**
pseudothalidomide syndrome 44
PTCH1 342, 385
PTCH2 342
PTEN 404
pterygium 5, 208, 234
PTHR1 264
PTH 不応性 310
ptosis 4, 118, 150, 208, 234
PTPN11 94, 96

PTRF 72
pugilistic face 187
pulmonary hypoplasia 400
pulmonary stenosis 96
punctuate calcification 274
PYCR1 368
pyknodysostosis **294**
Pyle 病 242

R

RAB23 120
RAB33B 244
RAD21 84
RAD51C 43
radial dysplasia 404
radial hypoplasia 42
radial loop 461
RAF1 94, 96
RAI1 38
RAPSN 212
RBBP8 88
RBPJ 226
receding chin 190
RECQL
——*2* 64
——*3* 46
——*4* 50
renal hypoplasia（dysplasia）170, 404
renoureteral anomalies 186
RET 346
retentio testes 94, 106, 456
retinal degeneration 62
retinal dysplasia 144
RFC2 28
rhizomelia 3
rib anomaly 342
rib-gap 288
rib-gap defects with micrognathia 288
ridge count 461
ridge patterns 461
Rieger syndrome 152
RMRP 264, 266
Roberts syndrome **44**
Robin sequence 288, 390
Robinow syndrome **104**
Robinow-Sorauf syndrome 412
Romberg syndrome 156
ROR2 104
Rothmund-Thomson syndrome **50**
round face 310

RPGRIP1L 130
RPS6KA3 192
RTEL1 356
Rubinstein-Taybi syndrome 200
RUNX2 298
Russell-Silver Syndrome 80

S

Saethre-Chotzen syndrome 118, 412
Sakati-Nyhan-Tisdale syndrome 412
SALL1 186
SBDS 264, 290
SC phocomelia syndrome 44
SC syndrome 44
scalp defect 86
scapular hypoplasia 254
SCE（sister chromatid exchanges） 46
Schimmelpenning-Feuerstein-Mims syndrome 328
Schinzel-Giedion syndrome 138
Schmid 型骨幹端異形成症 248
Schwartz-Jampel syndrome 216
scoliosis 208, 234
sebaceous nevus 328
Seckel syndrome 88
SEDC（spondyloepiphyseal dysplasia congenita） 160, 262
Seip syndrome 72, 450
seizures 22, 26, 36, 324, 330
self-mutilating behavior 374
SEMA3A 172
semilethal skeletal dysplasia 254
senile-like appearance 62
sensorineural deafness 96, 208
sequence 5
SERPINF1 320
SERPINH2 320
SETBP1 138
severe intellectual disabilities 206
severe myopia 256, 262
sex reversal 254
SF3B4 176
SFD（small for dates）児 3
shallow orbit 112
shawl scrotum 5, 102
SHFM
——*1* 228
——*2* 228
——*5* 228

SHH 385
short
—— fifth fingers 456
—— fingers 3, 38
—— forearms 306
——-limbed dwarfism 246, 248
—— limbs 272
—— metacarpals 310
—— neck 394
—— nose 4
—— rib polydactyly syndrome 282
—— stature 38, 46, 80, 100, 102, 178, 192, 197, 208, 294, 308, 319, 344, 358
—— trunk 268
——-trunk dwarfism 244, 286
SHORT syndrome 152
SHOX 277, 306
SHOXY 277, 306
Shprintzen-Goldberg syndrome 124
Shwachman-Diamond syndrome 290
Silver-Russell syndrome 80
Simpson dysmorphia syndrome 70
Simpson-Golabi-Behmel syndrome 70, 450
single flexion crease 456
single maxilary central incisor 5
single umbilical artery 397
sirenomelia sequence 397
sister chromatid exchanges 46
SIX3 385
SIX5 170
Sjögren-Larsson syndrome 358
SKI 24, 124
skin pigmentation 334
slanted ears 455
SLC26A2 252, 260, 270
sleep disturbance 38
SLX4 43
SMAD3 124
small
—— ilia 244
—— incurved fifth fingers 80
—— spherical lens 197
—— thorax 272
SMARC
——*A2* 238
——*A4* 238
——*B1* 238

——*E1* 238
SMC1A 84
SMC3 84
Smith-Lemli-Opitz syndrome 92, 275
Smith-Magenis syndrome 38
Smith-McCort dysplasia 244
SNAI2 156
SNORD116 20
snoRNA 20
SNRPN 20
solid tumor 100
SOS1 94
Sotos syndrome 66, 450
SOX9 254
SOX10 156
SP7 320
Spahr 型 264
sparse hair 30, 50, 266
spastic paraplegia 358
spatulate fingers and toes 187, 300
split hand/split foot malformation 228
spondylocostal dysostosis 286
spondylocostal dysplasia 286
spondyloepiphyseal dysplasia 160, 262
spondylometaphyseal dysplasia 268
Sprengel anomaly 224, 388
Stickler syndrome 160, 162, 256, 390
STK11 340
Strudwick 型 262
stubby hands and feet 178
Sturge-Weber anomaly 324
Sturge-Weber syndrome 324
Stuve-Wiedemann syndrome 254
STX16 310
subclavian artery supply disruption sequence 388
subcutaneous tumor 336
subtelomeric deletion 32
SUFU 342
Sugio-Kajii syndrome 178
Summitt syndrome 412
sunlight-induced skin cancer 54
supermumerary nipples 70
supraumbilical midline raphe and facial cavernous hemangioma 402
supravalvular aortic stenosis 28
susceptibility

―― to cancer　342
―― to infection　52
―― to malignancy　332
―― to tumor　66
Sydney 線　192
symmetric liver　382
sympodia　397
syndactyly　114, 128, 154, 344
syndactyly of toes　92
syndrome　5
Syndrome Finder　9
synophrys　156

T

tapering fingers　192
TBX
　――*1*　18
　――*5*　223
　――*6*　286
TCIRG1　292, 293
TCOF1　164
TCTN2　130
telangiectasia　52
telecanthus　156, 454
telephone receiver appearance of femur　250
teratoma　138
TERC　356
Ter-Haar syndrome　190
terminal transverse limb defect　388
TERT　356
Teschler-Nicola/Killian syndrome　352
tetany　310
tetralogy of Fallot
tetrasomy 12p　352
TFRC（total finger ridge count）　461
TGFβ　296
TGFB1　296
TGFBR1　124
TGFBR2　124
TGIF1　385
thanatophoric dysplasia　250
THAS　406
thoracic hypoplasia　282
thoracic-pelvic-phalangeal dystrophy　278
thoracoabdominal syndrome　406
thoracopagus　408
thumb anomaly　186

thumb hypoplasia　223
tibial arch　461
tibial hypoplasia　228
Tietz 症候群　156
TINF2　356
TMEM
　――*5*　144
　――*38B*　320
　――*67*　130
　――*216*　130
　――*231*　130
TNFRSF11A　292, 293
TNFSF11　292, 293
TNNI2　208
TNNT3　208
Townes syndrome　186
Townes-Brocks syndrome　186
TP63　194
TPM2　208
tracheoesophageal fistula　404
Treacher Collins syndrome　164, 176
triangular face　4
TRIP11　252
tri-phalangeal thumb　5
triplet repeat　56
trismus　208, 220
trismus-pseudocamptodactyly syndrome　220
TRP（tricho-rhino-phalangeal）syndrome　30, 178
TRPS1　30, 178
TRPV4　268, 272
TSC1　330
TSC2　330
TTC21B　278
tuberous sclerosis　330
tumor development　76
Turner-Kieser syndrome　304
twinning　408
TWIST1　118
twisted ribs　190

U

UBE3A　22
UBR1　86
UCSC Genome Browser　13
ulnar loop　461
umbilical hernia　74
unresponsiveness to PTH　310
unusual facial cleft　398
UPD（uniparental disomy）　20, 22,

76
upper limb defects　156, 222, 223
UR-DBMS　9

V

VACTERL association　404
valproic acid embryopathy　380
Valsalve 動脈瘤　240
valvular pulmonary stenosis　94
van der Woude syndrome　166, 232
VANGL1　397
varicosity　326
VATER association　186
VATER association/VACTERL association　404
velo-cardio-facial syndrome　18
vertebral anomalies　142, 197
vertebral coronal clefts　256
vertebral defects　404
very short limb　252
von Recklinghausen disease　332

W

Waardenburg syndrome　156
Waardenburg-Shah syndrome　156
waddling gait　268
WAGR syndrome　34
Walker-Warburg syndrome　144
WBDD（Winter-Baraitser Dysmorphology Database）　9
WDR35　282
WDR60　282
Weaver syndrome　68, 450
Weaver-Smith syndrome　68
webbed neck　94
Weill-Marchesani syndrome　197
Weissenbacher-Zweymuller syndrome　256
Werner syndrome　64
Weyer 先端顔面異骨症　284
Whistling face syndrome　210
WHSC1　26
WHSCR2　26
wide nose　4
widely-spaced nipples　455
widow's peak　102, 106, 158
Wiedemann-Rautenstrauch syndrome　60
Williams-Beuren syndrome　28
Williams syndrome　28

Wilms tumor 34, 48, 66, 74, 76
WNT1 320
WNT10B 228
WNT5A 104
Wolcott-Rallison syndrome 260
Wolf-Hirschhorn syndrome 26
WRAP53 356
WRN 64
WT1 34

X 染色体連鎖優性遺伝 1
X 染色体連鎖劣性遺伝 1
X 短腕端部微細欠失 40

X 連鎖 α サラセミア／知的障害症候群 206
X 連鎖性知的障害 56
X 連鎖知的障害症候群 192
xeroderma pigmentosum 54
X-linked α-thalassemia/mental retardation syndrome 206
Xp terminal microdeletion 40
XPA 55
XPC 55
XPD 214
XPG 214
XRCC9 43
XYY 男性 450

Young-Simpson syndrome 150
Yunis-Varon syndrome 298
YWHAE 36

ZEB2 146
Zellweger syndrome 136, 275
ZIC2 385
ZIC3 382, 404
Zinsser-Cole-Engman syndrome 356
Zinsser-Fanconi syndrome 356

新 先天奇形症候群アトラス　改訂第2版

1998年11月10日　第1版第1刷発行	監修者　梶井　正，黒木良和，
2011年 3月 1日　第1版第5刷発行	新川詔夫
2015年 8月25日　第2版第1刷発行	発行者　小立健太
2021年 9月10日　第2版第3刷発行	発行所　株式会社 南江堂

　　　　　　　　　　　　　　　〒113-8410 東京都文京区本郷三丁目42番6号
　　　　　　　　　　　　　　　☎(出版)03-3811-7236　(営業)03-3811-7239
　　　　　　　　　　　　　　　ホームページ https://www.nankodo.co.jp/
　　　　　　　　　　　　　　　　　　　　　印刷・製本　横山印刷
　　　　　　　　　　　　　　　　　　　　　　　　装丁 アートライン

New Atlas of Congenital Malformation Syndromes, 2nd Edition
© Tadashi Kajii, Yoshikazu Kuroki, Norio Niikawa, Kenji Naritomi, Yoshimitsu Fukushima, 2015

定価はカバーに表示してあります．　　　　　　　　Printed and Bound in Japan
落丁・乱丁の場合はお取り替えいたします．　　　　ISBN978-4-524-24288-7

本書の無断複写を禁じます．

JCOPY〈出版者著作権管理機構　委託出版物〉
本書の無断複写は，著作権法上での例外を除き，禁じられています．複写される場合は，そのつど事前に，出版者著作権管理機構(TEL 03-5244-5088, FAX 03-5244-5089, e-mail: info@jcopy.or.jp)の許諾を得てください．

本書をスキャン，デジタルデータ化するなどの複製を無許諾で行う行為は，著作権法上での限られた例外(「私的使用のための複製」など)を除き禁じられています．大学，病院，企業などにおいて，内部的に業務上使用する目的で上記の行為を行うことは私的使用には該当せず違法です．また私的使用のためであっても，代行業者等の第三者に依頼して上記の行為を行うことは違法です．